INCONGRUÊNCIA DE GÊNERO

INFÂNCIA, ADOLESCÊNCIA E FASE ADULTA DA VIDA

INCONGRUÊNCIA DE GÊNERO

INFÂNCIA, ADOLESCÊNCIA E FASE ADULTA DA VIDA

COORDENADORES

Alexandre Saadeh

Sandra Scivoletto

(in memoriam)

manole

editora

A edição desta obra foi financiada com recursos da Editora Manole Ltda., um projeto de iniciativa da Fundação Faculdade de Medicina em conjunto e com a anuência da Faculdade de Medicina da Universidade de São Paulo – FMUSP.

Produção editorial: Rosana Arruda da Silva
Projeto gráfico: Departamento de arte da Editora Manole
Editoração eletrônica e ilustrações: Estúdio Castellani
Capa: Ricardo Yoshiaki Nitta Rodrigues

CIP-BRASIL. CATALOGAÇÃO NA PUBLICAÇÃO
SINDICATO NACIONAL DOS EDITORES DE LIVROS, RJ

I33

Incongruência de gênero : infância, adolescência e fase adulta da vida / coordenador Alexandre Saadeh, Sandra Scivoletto (in memoriam). – 1. ed. – Santana de Parnaíba [SP] : Manole, 2024.
488 p.

ISBN 9786555769272

1. Identidade de gênero. 2. Pessoas transgênero – Identidade. 3. Transexuais – Psicologia. I. Scivoletto, Sandra.

23-86341 CDD: 306.768
CDU: 316.7-055.3

Gabriela Faray Ferreira Lopes – Bibliotecária – CRB-7/6643

Editora Manole Ltda.
Alameda América, 876
06543-315 – Santana de Parnaíba – SP – Brasil
Tel.: (11) 4196-6000
www.manole.com.br
https://atendimento.manole.com.br

Impresso no Brasil
Printed in Brazil

Coordenadores

Alexandre Saadeh

Médico psiquiatra, psicodramatista. Doutor pelo Departamento de Psiquiatria da Faculdade de Medicina da Universidade de São Paulo (FMUSP). Médico Supervisor do Serviço de Psicoterapia do Instituto de Psiquiatria do Hospital das Clínicas da FMUSP (IPq-HCFMUSP). Coordenador do Ambulatório Transdisciplinar de Identidade de Gênero e Orientação Sexual (AMTIGOS) do (IPq-HCFMUSP). Professor Colaborador do Departamento de Psiquiatria da FMUSP. Ex-Professor Doutor do Curso de Psicologia da Faculdade de Ciências Humanas e da Saúde da Pontifícia Universidade Católica de São Paulo (FaCHS-PUC-SP). Membro da World Professional Association for Transgender Health (WPATH) desde 2018.

Sandra Scivoletto (*in memoriam*)

Graduou-se em medicina pela Universidade de São Paulo (USP), tem doutorado em Psiquiatria pela mesma instituição e é especialista em Psiquiatria pela Associação Brasileira de Psiquiatria. Foi professora Doutora de Psiquiatria da Infância e Adolescência do Departamento de Psiquiatria da Faculdade de Medicina da Universidade de São Paulo (FMUSP), e orientadora de pós-graduação, para os níveis de mestrado e doutorado, no Departamento de Psiquiatria da mesma universidade. Em 2014, recebeu o Prêmio Saúde, na categoria Saúde Mental e Emocional, da revista *Saúde* da Editora Abril, pelos resultados alcançados pelo "Programa Equilíbrio" na reintegração de crianças em situação de risco social.

Autores

Alexandre Saadeh

Médico psiquiatra, psicodramatista. Doutor pelo Departamento de Psiquiatria da Faculdade de Medicina da Universidade de São Paulo (FMUSP). Médico Supervisor do Serviço de Psicoterapia do Instituto de Psiquiatria do Hospital das Clínicas da FMUSP (IPq-HCFMUSP). Coordenador do Ambulatório Transdisciplinar de Identidade de Gênero e Orientação Sexual (AMTIGOS) do (IPq-HCFMUSP). Professor Colaborador do Departamento de Psiquiatria da FMUSP. Ex-Professor Doutor do Curso de Psicologia da Faculdade de Ciências Humanas e da Saúde da Pontifícia Universidade Católica de São Paulo (FaCHS-PUC-SP). Membro da World Professional Association for Transgender Health (WPATH) desde 2018.

Ana Carolina de Albuquerque Cavalcanti Ferreira Novo

Médica pediatra e neonatologista. Mestre em Ciências pelo Departamento de Pediatria do Hospital das Clínicas da Faculdade de Medicina da Universidade de São Paulo (HCFMUSP). Médica assistente do Instituto da Criança e do Adolescente do HCFMUSP. Colaboradora do Ambulatório Transdisciplinar de Identidade de Gênero e Orientação Sexual (AMTIGOS) do Instituto de Psiquiatria do HCFMUSP (IPq-HCFMUSP).

André Henrique Oliveira Gonçalves

Médico psiquiatra e psiquiatra da infância e adolescência. Voluntário no Ambulatório Transdisciplinar de Identidade de Gênero e Orientação Sexual (AMTIGOS) do Instituto de Psiquiatria do Hospital das Clínicas da Faculdade de Medicina da Universidade de São Paulo (IPq-HCFMUSP). Formado pela

Universidade Federal da Bahia (UFBA), fez residência de psiquiatria e psiquiatria da infância e adolescência na FMUSP. Tem formação em psicodrama. Atua em consultório particular e em diferentes serviços do Sistema Único de Saúde (SUS) na cidade de São Paulo (SP).

Andrea Hercowitz

Pediatra e hebiatra. Coordenadora da Pós-graduação de Hebiatria do Hospital Israelita Albert Einstein (HIAE). Coordenadora do Grupo Médico Assistencial LGBTI+ do HIAE. Coordenadora de Saúde da ONG Mães pela Diversidade (SP). Professora convidada da disciplina optativa de Saúde LGBTQIA+ da Faculdade de Medicina da Universidade de São Paulo (FMUSP). Hebiatra da Casa Viva Clínica de Tratamento de Transtornos Alimentares. Membro dos Departamentos de Adolescência, do Núcleo de Estudos dos Direitos da Criança e do Adolescente e Coordenadora do Grupo de Trabalho de Fase de Transição para a Vida Adulta da Sociedade de Pediatria de São Paulo (SPSP). Editora e autora do livro *Saúde LGBTQIA+: práticas de cuidado transdisciplinar*. Coordenadora do Espaço Transcender do Centro de Saúde Escola Samuel Barnsley Pessoa (CSEB) da FMUSP. Coordenadora e professora do Curso "Saúde LGBTQIA+: práticas de cuidado transdisciplinar".

Beatriz Bork

Mestre em Psicologia Escolar e do Desenvolvimento Humano pela Universidade de São Paulo (USP). Especialista em Psicodinâmica com enfoque Psicanalítico no atendimento de pré-adolescentes e adolescentes/adultos pelo Instituto Sedes Sapientiae, e em distúrbios de aprendizagem pela Associação Brasileira de Dislexia (ABD). Possui 31 anos de experiência em Psicologia Clínica, orientação de pais e professores, atendimento de grupo de adultos transgêneros em 2014 e atendimentos e supervisão de atendimentos de pais de crianças e adolescentes transgêneros no Hospital das Clínicas da Faculdade de Medicina da USP (HCFMUSP).

Bruna Seixas Pestana

É graduada em Psicologia pela Universidade Estadual Paulista Júlio de Mesquita Filho (Unesp). Possui aprimoramento em Saúde Coletiva pelo Instituto de Saúde de São Paulo. Atua desde 2017 como psicóloga voluntária no Ambulatório Transdisciplinar de Identidade de Gênero e Orientação Sexual (AMTIGOS) do Instituto de Psiquiatria do Hospital das Clínicas da Faculdade de Medicina da Universidade de São Paulo (IPq-HCFMUSP) e desde 2019 como psicóloga em consultório particular.

Caio Mayrink

Médico formado pela Universidade Federal do Ceará (UFC). Residência em psiquiatria e ano adicional em psiquiatria da infância e adolescência pelo Instituto de Psiquiatria do Hospital das Clínicas da Faculdade de Medicina da Universidade de São Paulo (IPq-HCFMUSP). Psiquiatra e psicanalista voluntário no Ambulatório Generidades do Instituto de Psicologia da USP (AGE-IPUSP). Psicanalista em formação na Rede para Escutas Marginais (REM Coletivo Margens Clínicas).

Camila Porto Fischberg

Psicóloga formada pela Pontifícia Universidade Católica de São Paulo (PUC-SP). Psicodramatista formada pelo Grupo de Estudos e Trabalhos Psicodramáticos (Getep). Possui aprimoramento em Psicoterapia de Casal e Família pela PUC-SP e Treinamento Intensivo em Dialectical Behavior Therapy (DBT) – DBT Behavioral Tech pela DBT Brasil. É pós-graduanda em sexualidade humana pelo Child Behavior Institute of Miami (CBI). Psicóloga em consultório particular, psicóloga colaboradora e supervisora de atendimento de adolescentes no Ambulatório Transdisciplinar de Identidade de Gênero e Orientação Sexual (AMTIGOS) do Instituto de Psiquiatria do Hospital das Clínicas da Faculdade de Medicina da Universidade de São Paulo (IPq-HCFMUSP).

Clara Igel Skibelski

Nutricionista especializada em nutrição materno-infantil e transtornos alimentares. Nutricionista da Casa Viva, grupo de prevenção e tratamento em transtornos alimentares. Atende em consultório e nos ambulatórios do Programa de Ansiedade em Crianças e Adolescentes (Protaia) e do Programa de Mudança de Hábito e Estilo de Vida (Promev) do Instituto de Psiquiatria do Hospital das Clínicas da Faculdade de Medicina da Universidade de São Paulo (IPq-HCFMUSP).

Cléria Souza Pereira

Psicóloga pela Pontifícia Universidade Católica de São Paulo (PUC-SP). Possui formação em Psicodrama pelo Instituto Sedes Sapientiae. É pós-graduanda em Sexualidade Humana pelo Child Behavior Institute of Miami (CBI). É psicóloga em consultório privado e voluntária do Núcleo de Atendimento a Adolescentes no Ambulatório Transdisciplinar de Identidade de Gênero e Orientação Sexual (AMTIGOS) do Instituto de Psiquiatria do Hospital das Clínicas da Faculdade de Medicina da Universidade de São Paulo (IPq-HCFMUSP).

Daniel Augusto Mori Gagliotti

Médico psiquiatra do Ambulatório Transdisciplinar de Identidade de Gênero e Orientação Sexual (AMTIGOS) do Instituto de Psiquiatria do Hospital das Clínicas da Faculdade de Medicina da Universidade de São Paulo (IPq-HCFMUSP) e do Grupo de Apoio Psicológico ao Aluno (Grapal) da FMUSP. É pós-graduando do Departamento de Psiquiatria da FMUSP e membro da Associação Brasileira de Psiquiatria (ABP), da World Professional Association for Transgender Health (WPATH) e American Psychiatric Association (APA).

Danilo Martins Ortega
É graduado em Direito pela Universidade de São Paulo (USP). Defensor público da Infância e Juventude, e das áreas cível e família entre 2012 e 2022. Foi membro do Núcleo de Defesa da Diversidade e Igualdade Racial entre 2018 e 2020 e é Conselheiro da Defensoria Pública do Estado de São Paulo desde agosto de 2022. É Coordenador Auxiliar do Núcleo de Defesa da Diversidade e Igualdade Racial.

Desirèe Monteiro Cordeiro
Psicóloga formada pela Pontifícia Universidade Católica de São Paulo (PUC-SP), Psicodramatista pela Sociedade Paulista de Psicodrama (PUC-SP/SOPSP) e mestre em Ciências pelo Departamento de Psiquiatria da Faculdade de Medicina da Universidade de São Paulo (FMUSP). Psicóloga voluntária no Ambulatório Transdisciplinar de Identidade de Gênero e Orientação Sexual (AMTIGOS) do Instituto de Psiquiatria do Hospital das Clínicas da FMUSP desde 2010. É membro da World Professional Association for Transgender Health (WPATH) desde 2018.

Durval Damiani
Professor livre-docente. Chefe da Unidade de Endocrinologia Pediátrica do Instituto da Criança do Hospital das Clínicas da Faculdade de Medicina da Universidade de São Paulo (ICr-HCFMUSP).

Fabiana Campos
Mestranda pelo Instituto de Psiquiatria da Faculdade de Medicina da Universidade de São Paulo (IPq-FMUSP). Especialização em saúde mental e clínica psicanalítica pela Universidade Federal de São Paulo (Unifesp). Bacharelado em psicologia e formação de psicólogo pela Pontifícia Universidade Católica de São Paulo (PUC-SP). Bacharelado em engenharia química pela Pontifícia Universidade Católica do Rio de Janeiro (PUC-Rio). Psicóloga voluntária do Centro de Atenção Integrada à Saúde Mental da Unifesp (CAISM-Unifesp) e do Ambulatório Transdisciplinar de Identidade de Gênero e Orientação Sexual (AMTIGOS) do Instituto de Psiquiatria do Hospital das Clínicas da FMUSP (IPq-HCFMUSP). Pesquisadora com ênfase em Rorschach, sistema de avaliação por performance no Rorschach (R-PAS), neuropsicologia e avaliação da personalidade: fundamentos e medidas.

Felipe Assunção de Freitas

Médico pela Universidade Federal de Uberlândia (UFU). Psiquiatra pela Secretaria Municipal de Saúde de Mauá (SP). É colaborador do Ambulatório Transdisciplinar de Identidade de Gênero e Orientação Sexual (AMTIGOS) do Instituto de Psiquiatria do Hospital das Clínicas da Faculdade de Medicina da Universidade de São Paulo (IPq-HCFMUSP).

João Victor Bernardi Bragiola

É formado em Enfermagem pela Faculdade de Medicina de São José do Rio Preto (Famerp), com especialização em Saúde Mental e Psiquiatria pela Universidade de São Paulo (USP). Atuou como voluntário no Ambulatório Transdisciplinar de Identidade de Gênero e Orientação Sexual (AMTIGOS) do Instituto de Psiquiatria do Hospital das Clínicas da Faculdade de Medicina da USP (IPq-HCFMUSP) em 2022, onde concluiu os cursos de Atualização e Aplicação em Sexualidade, Identidade de Gênero e Orientação Sexual.

Kenya Ayo-Kianga da Silva Faustino

Fonoaudióloga formada pela Universidade de São Paulo (USP). É mestre em Ciências da Reabilitação pela USP e especialista em Gestão de Saúde Pública pela Fundação Oswaldo Cruz (Fiocruz). É especialista em Voz pelo Centro de Estudos da Voz e possui pós-graduações em Promoção de Saúde e Psiquiatria Infantil. Atua na saúde pública na área de Saúde Mental e na Rede Sampa Trans, além de ser colaboradora voluntária do Ambulatório Transdisciplinar de Identidade de Gênero e Orientação Sexual (AMTIGOS) do Instituto de Psiquiatria do Hospital das Clínicas da Faculdade de Medicina da USP (IPq-HCFMUSP).

Larissa Ramos Vieira Todorov

Psicóloga clínica formada pela Universidade Católica de Santos (Unisantos). Realiza atendimentos com crianças, adolescentes e adultos, grupos e casais, com foco na população LGBTQIA+. É pós-graduada em Sexualidade Humana pelo Child Behavior Institute of Miami (CBI of Miami) e ex-colaboradora do Ambulatório Transdisciplinar de Identidade de Gênero e Orientação Sexual (AMTIGOS) do Instituto de Psiquiatria do Hospital das Clínicas da Faculdade de Medicina da Universidade de São Paulo (IPq-HCFMUSP), onde atuou entre fevereiro de 2017 e abril de 2023, atendendo grupos de pais e adolescentes.

Leandra Steinmetz

Médica formada pela Santa Casa de São Paulo. Tem residência em pediatria e endocrinologia pediátrica pela Faculdade de Medicina da Universidade de

São Paulo (FMUSP). É mestre em Ciências pela FMUSP e médica assistente da Unidade de Endocrinologia Pediátrica no Instituto da Criança e do Adolescente (ICr-HCFMUSP).

Liliane de Oliveira Caetano
Graduada em Serviço Social e especialista em Políticas Públicas e Gestão de Projetos Sociais pela Faculdade Paulista de Serviço Social de São Caetano do Sul. Foi assistente social do Ambulatório Transdisciplinar de Identidade de Gênero e Orientação Sexual (AMTIGOS) do Instituto de Psiquiatria do Hospital das Clínicas da Faculdade de Medicina da Universidade de São Paulo (IPq-HCFMUSP). É assistente social do Centro de Apoio Psicossocial (Caps III) – Álcool e Outras Drogas da Prefeitura do município de Mauá (SP) desde 2014. Membro do Conselho Nacional de Combate à Discriminação e Promoção dos Direitos de Lésbicas, Gays, Bissexuais, Travestis e Transexuais (CNCD/LGBT) de 2015 a 2019 e membro da Comissão para o Estudo da Transexualidade do Conselho Federal de Medicina (CFM) de 2016 a 2018, ambos em representação externa do Conselho Federal de Serviço Social (CFESS). Desde 2021 é mestranda de Serviço Social e Políticas Sociais na Universidade Federal de São Paulo (Unifesp) - Campus Baixada Santista.

Luciane Gonzalez Valle
Psicóloga graduada pela Universidade Paulista (Unip). Tem pós-graduação *lato sensu* em Psicopatologia e Psicofarmacologia pelo Instituto Sedes Sapientiae (São Paulo/SP), em Psicoterapia Cognitivo-Conductual pela Universitat de Barcelona (Espanha) e em Socionomia (Psicodramatista) pela Sociedade Paulista de Psicodrama e Pontifícia Universidade Católica de São Paulo (SOPSP/PUC-SP). É psicóloga voluntária supervisora da área de Psicologia Infantil no Ambulatório Transdisciplinar de Identidade de Gênero e Orientação Sexual (AMTIGOS) do Instituto de Psiquiatria do Hospital das Clínicas da Faculdade de Medicina da Universidade de São Paulo (IPq-HCFMUSP). Membro da World Professional Association for Transgender Health (WPATH).

Lunna Toffano de Abreu e Lima
Formada em psicologia pela Pontifícia Universidade Católica de São Paulo (PUC-SP). Fez parte de sua formação acadêmica no Institut Catholique de Paris (ICP), na França. Possui formação em Análise Psicodramática pela Escola Paulista de Psicodrama (EPP) e aperfeiçoamento em Psicologia Perinatal e da Parentalidade pelo Instituto MaterOnline de Psicologia Perinatal. Atualmente, trabalha como psicóloga clínica atendendo gestantes, mães e pais, e é psicóloga colaboradora do Ambulatório Transdisciplinar de Identidade de Gênero e Orientação Sexual

(AMTIGOS) do Instituto de Psiquiatria do Hospital das Clínicas da Faculdade de Medicina da Universidade de São Paulo (IPq-HCFMUSP). É docente do curso de Atualização em Sexualidade, Identidade de Gênero e Orientação Sexual do Centro de Estudos do Instituto de Psiquiatria (CEIP) do HCFMUSP.

Maíra Caricari Saavedra
Fonoaudióloga. Especialista em Saúde Coletiva pela Pontifícia Universidade Católica de São Paulo (PUC-SP). Atua desde 2016 no Ambulatório Transdisciplinar de Identidade de Gênero e Orientação Sexual (AMTIGOS) do Instituto de Psiquiatria do Hospital das Clínicas da Faculdade de Medicina da Universidade de São Paulo (IPq-HCFMUSP) em atendimentos clínicos fonoaudiológicos e como interlocutora do ambulatório com outros serviços.

Marcia Morikawa
Médica, psiquiatra geral e psiquiatra da infância e adolescência pela Faculdade de Medicina da Universidade de São Paulo (FMUSP). É médica assistente do Serviço de Psiquiatria da Infância e Adolescência (Sepia) do Instituto de Psiquiatria do Hospital das Clínicas da USP (IPq-HCFMUSP).

Mariana Leone Colozza
Bacharel em direito pela Universidade Presbiteriana Mackenzie. Pós-graduanda em Direito Internacional e Estudos Humanitários Diplomáticos pela Pontifícia Universidade Católica de Minas Gerais (PUC-MG). Atualmente, é estagiária de pós-graduação no Núcleo Especializado de Defesa da Diversidade e Igualdade Racial (Nuddir) da Defensoria Pública do Estado de São Paulo.

Patrícia Ribeiro Fernandes
Psicóloga clínica formada pela Universidade Paulista (Unip). Especialista em Sexualidade pela Escola de Psicanálise de São Paulo. Acompanhante terapêutico (AT) em formação pelo Instituto A Casa, localizado em São Paulo (SP). Psicóloga colaboradora do Ambulatório Transdisciplinar de Identidade de Gênero e Orientação Sexual (AMTIGOS) do Instituto de Psiquiatria do Hospital das Clínicas da Faculdade de Medicina da Universidade de São Paulo (IPq- HCFMUSP).

Pedro Herminio Almeida de Andrade
Médico formado pela Faculdade de Ciências Médicas da Paraíba, com residências médicas em Medicina de Família e Comunidade pela Secretaria Municipal de Saúde de João Pessoa (PB) e Psiquiatria pela Faculdade de Medicina do ABC (FMABC). Psiquiatra colaborador no Ambulatório Transdisciplinar de Identidade de Gênero e Orientação Sexual (AMTIGOS) do Instituto de

Psiquiatria da Faculdade de Medicina da Universidade de São Paulo (FMUSP). É psiquiatra do Hospital Sírio-Libanês e preceptor na residência médica em Psiquiatria da FMABC. Atua, também, em consultório privado.

Rodrigo Augusto Tadeu Martins Leal da Silva

Graduado em Direito pela Faculdade de Direito da Universidade de São Paulo (FDUSP). Mestre e doutorando em Serviço Social pela Pontifícia Universidade Católica de São Paulo (PUC-SP). Defensor público do Estado de São Paulo. Autor dos livros *Exame criminológico: introdução ao debate crítico* (2021) e *Manual de Criminologia* (2022).

Rodrigo Itocazo Rocha

Cirurgião plástico e membro titular da Sociedade Brasileira de Cirurgia Plástica (SBCP). Membro titular da Associação Brasileira da Cirurgia Crânio-Maxilo-Facial (ABCCMF) e membro internacional da American Society of Plastic Surgeons (ASPS). É doutor em Ciências pela Faculdade de Medicina da Universidade de São Paulo (FMUSP) e médico assistente da Divisão de Cirurgia Plástica do Hospital das Clínicas da FMUSP (HCFMUSP). É o cirurgião plástico responsável pelo Programa de Cirurgias de Afirmação Genital do Hospital Estadual Mário Covas e revisor do corpo editorial da *Revista Brasileira de Cirurgia Plástica*. É, também, membro da Câmara Técnica de Cirurgia Plástica do Conselho Regional de Medicina do Estado de São Paulo (Cremesp).

Rosana Temistocles Flores

Psicóloga com 16 anos de experiência em atendimentos clínicos. Especialista em Psicologia Clínica pela Faculdade de Ciências Médicas da Santa Casa de São Paulo (FCMSCSP). Pós-graduada em Antroposofia na Saúde pela Universidade Federal de São Paulo (Unifesp). Psicóloga colaboradora do Ambulatório Transdisciplinar de Identidade de Gênero e Orientação Sexual (AMTIGOS) do Instituto de Psiquiatria do Hospital das Clínicas da Faculdade de Medicina da Universidade de São Paulo (IPq-HCFMUSP).

Sandra Scivoletto (*in memoriam*)

Graduou-se em medicina pela Universidade de São Paulo (USP), tem doutorado em Psiquiatria pela mesma instituição e é especialista em Psiquiatria pela Associação Brasileira de Psiquiatria. Foi professora Doutora de Psiquiatria da Infância e Adolescência do Departamento de Psiquiatria da Faculdade de Medicina da Universidade de São Paulo (FMUSP), e orientadora de pós-graduação, para os níveis de mestrado e doutorado, no Departamento de Psiquiatria da mesma universidade. Em 2014, recebeu o Prêmio Saúde, na categoria Saúde Mental e Emocional, da revista *Saúde* da Editora Abril, pelos resultados alcançados pelo "Programa Equilíbrio" na reintegração de crianças em situação de risco social.

Tânia Regina Corrêa de Souza

Psicóloga pela Faculdade de Filosofia, Ciências e Letras de São Caetano do Sul. Especialista em Psicologia Hospitalar pelo CRP-SP e em Saúde Pública pela Universidade de Ribeirão Preto. Mestre em Ciências Sociais pelo Programa de Pós-Graduação em Ciências – CCD – SES/SP. Atuou por 30 anos nos programas estaduais e municipais de DST/Aids de São Paulo. É interlocutora da Área Técnica de Saúde Integral da População LGBTIA+ da Secretaria Municipal de Saúde de São Paulo (SMS-SP).

Vanessa Alves Vieira

É mestre em Direitos Humanos pela Faculdade de Direito da Universidade de São Paulo (USP), especialista em Direitos Humanos e Acesso à Justiça pela Fundação Getulio Vargas (FGV Direito-SP) e graduada em Direito pela USP. É defensora pública do estado de São Paulo desde 2011. Atuou na área criminal e exerceu a função de coordenadora do Núcleo de Defesa da Diversidade e da Igualdade Racial da Defensoria Pública do Estado de São Paulo entre agosto de 2012 e agosto de 2016, e de agosto de 2022 até o momento atual.

Vanya Dossi

Psicóloga clínica pela Universidade Paulista (Unip) com pós-graduação em Terapia Sexual pelo Centro Universitário Salesiano (Unisal). Tem aperfeiçoamento em Psicologia Perinatal pelo Instituto Gama e é especialista em Psicologia Aplicada à Reprodução Assistida há 17 anos. Atua há 20 anos na área de reprodução humana assistida, é membro do Grupo de Psicologia da Sociedade Brasileira de Reprodução Assistida (SBRA) e do Comitê de Psicologia da Sociedade Brasileira de Reprodução Humana (SBRH). É psicóloga colaboradora do Instituto Paulista de Reprodução Humana, da Clínica Engravida e da Clínica Mãe, onde é responsável pelas avaliações dos envolvidos nos tratamentos de útero de substituição e doação/recepção de gametas. É, também, autora de capítulos em publicações organizadas na área de Psicologia em Reprodução Assistida e psicóloga voluntária do Ambulatório Transdisciplinar de Identidade de Gênero e Orientação Sexual (AMTIGOS) do Instituto de Psiquiatria do Hospital das Clínicas da Faculdade de Medicina da USP (IPq-HCFMUSP). É docente do curso de pós-graduação em Psicologia em Reprodução Humana Assistida e Atenção Psicossocial na Infertilidade do Instituto Suassuna e do curso de Atualização em Sexualidade, Identidade de Gênero e Orientação Sexual do Centro de Estudos do Instituto de Psiquiatria (CEIP) do HCFMUSP.

Sumário

SEÇÃO 3

EPIDEMIOLOGIA/ESTIMATIVAS POPULACIONAIS

SEÇÃO 4

ASPECTOS BIOLÓGICOS DA INCONGRUÊNCIA DE GÊNERO

SEÇÃO 5

ASPECTOS PSICOLÓGICOS DA INCONGRUÊNCIA DE GÊNERO

SEÇÃO 6
ACOMPANHAMENTO DA INCONGRUÊNCIA DE GÊNERO NA INFÂNCIA

SEÇÃO 7
ACOMPANHAMENTO DA INCONGRUÊNCIA DE GÊNERO NA ADOLESCÊNCIA

SEÇÃO 8
ACOMPANHAMENTO DA INCONGRUÊNCIA DE GÊNERO EM ADULTOS

SEÇÃO 9
ABORDAGEM HORMONAL E CIRÚRGICA

SEÇÃO 10
ASPECTOS JURÍDICOS

SEÇÃO 11
A FAMÍLIA HOJE: ABORDAGEM COM FAMÍLIAS DE CRIANÇAS, ADOLESCENTES E ADULTOS

SEÇÃO 12

PROTOCOLO DO AMTIGOS DO IPQ-HCFMUSP

SEÇÃO 13

ABORDAGEM DA POPULAÇÃO TRANSGÊNERO NA REDE PÚBLICA E SAÚDE COMPLEMENTAR

SEÇÃO 14

NOVOS QUESTIONAMENTOS E PERSPECTIVAS DE FUTURO

SEÇÃO 15

DESAFIOS

Dedicatória

Em primeiro lugar, este livro é dedicado à Prof^a. Dr^a. Sandra Schivoletto: eminente psiquiatra infantil e incentivadora de trabalhos assistenciais inovadores, de pesquisa e do ensino de qualidade.

Também dedicamos esta obra às crianças, adolescentes e suas famílias que confiaram em nós em momentos tão críticos de suas vidas.

Às nossas famílias, de quem nos furtamos neste trabalho único e tão especial que é o acompanhamento de crianças e adolescentes com variabilidade de gênero e, também, a suas famílias e escolas.

A todos os colaboradores e autores de capítulos, pelo esforço de colocar no papel a experiência que foi construída sempre em conjunto, de maneira transdisciplinar.

Ao Instituto de Psiquiatria do Hospital das Clínicas da Faculdade de Medicina da Universidade de São Paulo (IPq-HCFMUSP) e ao Departamento de Psiquiatria da USP pelo acolhimento e estímulo a esse acompanhamento.

Por fim, este livro é dedicado às gerações futuras, que olharão para trás e poderão reconhecer que, em épocas obscuras, poderão surgir focos de luz, que conduzirão a lugares desconhecidos, mas enriquecedores quanto ao conhecimento e entendimento sobre o ser humano e sua trajetória.

Alexandre Saadeh

Apresentação

O processo de desenvolvimento da identidade de gênero, ou o senso psicológico de uma pessoa como homem, mulher ou outro gênero, vem se tornando um tema de discussão frequente nas famílias, escolas, meios de comunicação e, também, na política. Pesquisas epidemiológicas mostram que 1 a 2% de jovens e adultos se identificam como transgêneros, ou seja, apresentam identidade de gênero incongruente com o seu sexo de nascimento. Pessoas transgênero, apesar de sofrerem enorme preconceito, têm encontrado cada vez mais espaço na sociedade para que possam se expressar.

Nas últimas décadas, as pesquisas mostraram que não é possível convencer ou forçar alguém a desenvolver uma identidade de gênero congruente com o seu sexo de nascimento e aprendemos como ajudar jovens que enfrentam o desafio de descobrirem quem de fato são. Os protocolos atuais de tratamento, alinhados com as pesquisas mais atuais, apontam que aceitação e estratégias afirmativas são as mais eficazes em promover o bem-estar e reduzir os problemas de saúde mental que os jovens transgênero apresentam. Apesar de todo o avanço social e científico que vem ocorrendo, dados do The Trevor Project (2023) mostram que 41% dos jovens LGBTQ consideraram seriamente o suicídio no ano anterior, e essas taxas foram de 48% para mulheres transgênero e 56% para homens transgênero. Preconceito, estigma e violência contribuem para essas taxas aumentadas de risco de suicídio. A maior parte dos jovens transgênero não têm acesso a serviços de saúde mental e o medo de estigma e a falta de serviços são os grandes responsáveis por essa estatística.

De fato, o conhecimento para cuidar dessa população é altamente especializado e ainda circunscrito a contextos muito limitados. Assim, o livro *Incongruência de gênero*, organizado e escrito pela equipe do Ambulatório Transdisciplinar de Identidade de Gênero e Orientação Sexual (AMTIGOS) do Instituto de Psiquiatria do Hospital das Clínicas da Faculdade de Medicina da Universidade de São Paulo (IPq-HCFMUSP) busca disseminar esse conhecimento. O livro aborda das questões conceituais e diagnósticas, os aspectos psicológicos e biológicos, até aspectos de tratamento e acompanhamento compreensivo. Assim, permite que profissionais em qualquer contexto possam ter acesso ao conteúdo especializado e necessário para entender e cuidar de pessoas transgênero, fruto de um grande aprofundamento teórico e extensa experiência clínica que a equipe adquiriu desde a sua criação, há 13 anos.

Obras como o presente livro, escrito exclusivamente por profissionais ligados à instituição, mostram como a ciência brasileira acompanha a ciência internacional e, assim, garante que a nossa população tenha acesso ao melhor cuidado disponível. É certo que ainda há muito o que avançar do ponto de vista social, não apenas no Brasil, mas em todo o mundo. E, nesse sentido, trazendo conhecimento, o livro também contribui para que jovens transgêneros sejam adequadamente cuidados, aceitos e apreciados por quem verdadeiramente são.

São Paulo, 11 de setembro de 2023.

Guilherme V. Polanczyk
Psiquiatra de crianças e adolescentes, e livre-docente em Psiquiatria da Infância e Adolescência pela Universidade de São Paulo (USP).
Professor-associado da disciplina de Psiquiatria da Infância e Adolescência do Departamento de Psiquiatria do Instituto de Psiquiatria da Faculdade de Medicina da USP (IPq-FMUSP).

Seção 1

Introdução

1

Introdução

Alexandre Saadeh

Coordenar a edição deste livro sem a presença e a ajuda da Profa. Dra. Sandra Schivoletto se tornou tarefa árdua e sem brilho. Ela faleceu no final de 2022 e deixou, além de saudades, a ausência da interlocução científica ética e respeitosa para a elaboração adequada de um livro tão complexo num momento histórico tão difícil. Por sua objetividade e doação, faz muita falta. Acredito que ela estará presente em cada capítulo deste livro, e onde estiver alguém que desfrutou do prazer de sua orientação, aula, contribuição ou conversa.

Gostaria de deixar registrado meu débito e reconhecimento a uma das poucas mulheres psiquiatras que ousaram ocupar espaço e construir uma carreira ética, afetiva e sólida. Ela, que lidava com o tema de identidade de gênero a distância, mas sempre bem-informada, apoiou o projeto e de imediato aceitou contribuir.

Variabilidade de gênero, questões de gênero e crianças trans, entre outros, são termos recentes na prática médico-psiquiátrica ou pediátrica no Brasil. Elas, as crianças e os adolescentes trans, sempre existiram, mas eram invisíveis. Talvez pelas crenças de que "criança não sabe o que fala", "comportamentos assim são comuns na infância", "é fase; passa", "eu também passei por isso quando era pequena/o", "adolescente só quer experimentar", "adolescente quer causar".

Essa é uma confusão bastante comum de ser feita. Por ser uma variação pouco frequente na população, pode ser confundida com várias expressões de comportamentos ligados à vivência da identidade de gênero, mais conhecidos como expressão de gênero, mas que não se referem especificamente à identidade de gênero em desenvolvimento daquela criança.

Durante meu trabalho de quase 30 anos com a população transexual adulta, sempre ouvi que tudo havia começado na infância e que a adolescência tinha sido, se não o pior momento da vida (pela presença das mudanças corporais da puberdade), um dos piores. Mas não víamos nem crianças nem adolescentes trans na prática clínica.

Com o começo dos trabalhos do Ambulatório Transdisciplinar de Identidade de Gênero e Orientação Sexual do Instituto de Psiquiatria do Hospital das Clínicas da Faculdade de Medicina da Universidade de São Paulo (AMTIGOS-IPq-HCFMUSP) em 2010, voltado ainda para o acompanhamento da população adulta, a paisagem mudou em definitivo e colocou as crianças e adolescentes brasileiros trans em pé de igualdade com os de outros países. No final de 2010, recebemos os dois primeiros adolescentes com 17 anos de idade e, no final de 2011, a primeira criança, que, trazida pela família, chegou ao ambulatório aos quatro anos de idade. A partir daí, tudo se transformou, para o bem e para o mal.

Fomos o primeiro ambulatório no Brasil e, portanto, os pioneiros a acompanhar crianças e adolescentes com variabilidade de gênero. Com isso, enfrentamos no passado e no presente muita resistência e agressão de alguns setores mais retrógrados da sociedade e mesmo da medicina, da psicologia e da saúde de maneira geral.

São 13 anos de trabalhos ininterruptos em prol dessas crianças e adolescentes, muitas vezes forçados à invisibilidade e à não existência, ou mesmo ao sofrimento e desenvolvimento de transtornos psíquicos, por não poderem existir em sua plenitude.

Acredito ser importante agradecer a algumas pessoas que acreditaram e ainda acreditam neste trabalho desafiador, ousado e ainda pouco compreendido: Prof. Dr. Wagner F. Gattaz, Prof. Dr. Valentim Gentil Filho, Prof. Dr. Eurípedes Constantino Miguel, Prof. Dr. Geraldo Busatto, Dr. Elizabeth de Faria, Dr. Luciano Eduardo Maluf Patah, Prof. Dr. Edson Hirata, Prof. Dr. Táki Athanássios Cordás, Prof. Dr. Durval Damiani, Dr. Leandra Steinmetz; aos colaboradores e às colaboradoras que se dedicam ao ambulatório de maneira voluntária; aos profissionais do Instituto de Psiquiatria, que acreditaram e se transformaram para acolher com respeito e cuidado essa população e suas famílias; e, por fim, aos estudantes e profissionais de saúde que aprendem conosco os conceitos e a riqueza de se trabalhar com a diversidade e pluralidade humanas.

Em especial, um agradecimento às famílias, todas especiais em suas particularidades, mas que guardam em comum a confiança no trabalho que fazemos com seus filhos e filhas ou crianças que ainda estão em definição de identidade de gênero.

É sobre esse trabalho que vocês lerão em cada capítulo deste livro. Construído dia a dia, e modificado ao longo dos anos, ele ainda não está pronto – e acredito que nunca estará –, pois mudanças ocorrem sempre e devem ser incorporadas à ciência e ao trabalho assistencial, educativo e pesquisador médico. Cada capítulo foi pensado e escrito por colaboradores do AMTIGOS-IPq-HCFMUSP.

Atuais e antigos, todos formam uma grande família, que se ama e se irrita, mas é capaz de produzir conteúdo com o objetivo de facilitar o entendimento do tema e fornecer dados para que mais profissionais se interessem pelo assunto e mais famílias possam ler e se reconhecer em cada linha ou palavra.

Em tempos de polarizações, que, embora opostas, são tão parecidas em suas violências, de não escuta e não diálogo, coordenamos um ambulatório baseado em diferenças, mas onde podemos respeitar e construir planejamentos, onde o que importa não é o que pensamos, mas sim o que podemos fazer juntos pela melhoria das condições de vida daquela criança ou adolescente. Não me preocupo em ter certezas ou formulações teóricas que fazem sentido, mas que aprisionam o pensamento no senso comum. Estou cansado do senso comum, não nas vivências cotidianas, mas nas explicações de vidas que fogem de explicações teóricas das ciências humanas ou biológicas. Cada existência é única e merece ser vivida em sua plenitude possível.

É nessa premissa que os profissionais do ambulatório AMTIGOS acreditam. E, se duvidam, têm de repensar onde estão e o que fazem.

Como médico e como homem, devolver a cada criança e adolescente a possibilidade de existir faz de mim um ser humano melhor. Ser abraçado espontaneamente pelas crianças em sextas-feiras, muitas vezes pouco inspiradoras, abre-me o peito e me faz acreditar mais ainda nesse trabalho, tão delicado quanto difícil.

Como diz meu pai, citando um provérbio árabe: a caravana passa e os cães ladram... Vamos em frente!

2

Conceitos

Alexandre Saadeh

Transgênero é um termo "guarda-chuva" que contém em si várias identidades de gênero, desde transexuais, travestis, gêneros não binários e muitas outras.

Nascemos com um sexo, que é reconhecido em nosso nascimento e consta em nossa Certidão de Nascimento. **Sexo** é sempre biológico, anatômico. Porém, sexo não nos caracteriza como homens, mulheres ou algo entre esses polos; tanto que há a existência de possibilidades chamadas DDS (diferenciação diferente do sexo, ou previamente chamados de intersexo)[1].

Identidade de gênero é a noção que cada ser humano tem de ser homem, mulher ou algo entre esses polos. Ela se manifesta por volta dos três anos de idade e vai nos acompanhar ao longo de nossa existência.

Gênero é uma construção sociocultural e pode variar de época para época, período histórico ou valores morais preponderantes. Pode também ser chamada de "expressão de gênero".

Cisgênero refere-se ao indivíduo que nasceu num sexo e sua identidade de gênero é congruente com ele. Exemplo: nasceu no sexo masculino e sua identidade de gênero é masculina.

Transgênero refere-se ao indivíduo que nasceu num sexo e sua identidade de gênero se desenvolve para o polo oposto ou fica em zona de transição, não se polarizando[2].

Certos ativistas acadêmicos afirmam que a destransição ou retransição se resume à confirmação que a identidade de gênero não é algo estável e, portanto, não é estabelecida para a vida toda[3,4]. Se assim fosse, os cisgêneros, cerca de 99% da população mundial, também poderiam ter essa fluidez. Não é o que vemos! Por isso, é preponderante a responsabilidade do profissional de saúde em reconhecer o fenômeno (diagnóstico), pesquisar ocorrências psiquiátricas associadas (co-ocorrências: transtorno do espectro autista [TEA], transtorno de personalidade *borderline*, depressão etc.), realizar diagnósticos diferenciais e formular acompanhamento adequado para cada caso e indivíduo.

Assim, a identidade de gênero é autodeterminada, mas não significa obrigatoriamente que o indivíduo tem ou terá acesso a todas as etapas das transições possíveis.

São três as possíveis transições:

- Transição social: a inicial, totalmente reversível. Refere-se especificamente ao uso de nome social (nome de escolha do indivíduo), roupas, acessórios, cabelos, enfim, sua apresentação. A população trans utiliza o termo *passável* para aqueles indivíduos que mais se aproximam da apresentação social dos polos cisgêneros. É totalmente reversível e não implica ação médica.
- Transição hormonal ou hormonização cruzada: consiste no uso de hormônios do sexo oposto e/ou substâncias que impedem a ação dos hormônios produzidos pelo organismo. É parcialmente reversível. Aqui implica obrigatoriamente ação médica.
- Transição cirúrgica: as cirurgias nessa população envolvem não só a identidade de gênero do indivíduo, mas também a escolha do indivíduo e sua indicação. São chamadas de cirurgias de afirmação de gênero e compõem uma lista grande, dependendo da identidade de gênero em questão. Estão muito além de uma cirurgia estética, por isso a necessidade do diagnóstico médico na justificativa de intervenção e no entendimento do fenômeno para aquele indivíduo. É irreversível[5].

Todo o cuidado é importante para evitar a destransição, também chamada de retransição. A social é simples, a hormonal é difícil e a cirúrgica é complexa.

Quando falamos em transgeneridade ou transexualidade, precisamos separar em nossas mentes o binômio diagnóstico-doença. Neste caso, o uso da palavra diagnóstico não deve ser entendido como ligado a uma patologia ou doença. Significa uma padronização e um meio de categorizar a observação do profissional de saúde no âmbito da saúde física, mental e ambiental. Diagnosticar significa estabelecer um olhar amplo e integrado, que inclui o olhar para o indivíduo, para o meio em que está inserido, suas vulnerabilidades pessoais e sociais que interferirão em sua saúde. A partir do diagnóstico, é possível a realização de orientações em saúde, acolhimento, estabelecer uma boa relação médico-paciente e encaminhamentos multidisciplinares posteriores.

Em termos acadêmicos, o diagnóstico médico é reconhecido atualmente como "incongruência de gênero", de acordo com a 11ª revisão da Classificação Internacional de Doenças (CID-11)[6] ou "disforia de gênero", segundo a quinta edição do Manual Diagnóstico e Estatístico de Transtornos Mentais, da Associação Americana de Psiquiatria (DSM-5)[7].

Não se trata de uma doença ou um transtorno, mas sim de uma condição, uma variação sexual humana que sempre existiu em todas as culturas e em todos os períodos históricos[1].

Em junho de 2018, a Organização Mundial da Saúde (OMS) retirou oficialmente o diagnóstico chamado "transtorno de identidade de gênero", conceito que enquadrava a transexualidade como condição pertencente ao rol de transtornos mentais. Tal decisão foi celebrada por especialistas das áreas da saúde e dos direitos humanos.

A transexualidade é referenciada em capítulo à parte, em área dedicada à sexualidade na CID-11[6], com o nome "incongruência de gênero", e esta classificação é dividida em adultos/adolescência e infância. A CID-11 não lançou oficialmente uma versão traduzida para o português e houve uma previsão de aplicabilidade nos diversos sistemas de saúde mundiais a partir de 2022. A incongruência de gênero passa a ser um diagnóstico não patológico, que se refere a uma das possibilidades de diversidade humana.

Incongruência de gênero, portanto, refere-se a todas as pessoas que, em menor ou maior grau, não se identificam com o sexo e o gênero que lhes foi reconhecido ao nascimento a partir de seus genitais e de suas características físicas. Assim, esse diagnóstico inclui todas as possibilidades de identidades transgênero (transexuais, travestis e identidades de gênero não binárias).

No DSM-5, a Associação Americana de Psiquiatria (APA) categoriza a transgeneridade dentro do diagnóstico "disforia de gênero", e também faz a separação entre infância e adolescência/adulto[7]. A ênfase, nesse caso, se dá ao sintoma chamado *disforia*, um profundo incômodo, sofrimento, com afetos de infelicidade, tensão e irritabilidade em diversas esferas da vida, inclusive na relação com o próprio corpo, que pessoas cuja identidade de gênero não corresponde com o sexo reconhecido ao nascimento podem vivenciar[8]. Dessa maneira, pessoas trans podem ou não apresentar disforia de gênero.

Na Tabela 1 são especificados os critérios diagnósticos para disforia de gênero em crianças e adolescentes/adultos segundo o DSM-5 e, na Tabela 2, são listados os critérios diagnósticos para incongruência de gênero em crianças e adolescentes/adultos.

TABELA 1 Disforia de gênero no DSM-5

Disforia de gênero nas crianças	Disforia de gênero nos adolescentes e adultos
A – Incongruência acentuada entre o gênero experimentado/expresso e o gênero designado de uma pessoa, com duração de pelo menos seis meses, manifestada por no mínimo seis dos seguintes (um deles deve ser o Critério A1):	A – Incongruência acentuada entre o gênero experimentado/expresso e o gênero designado de uma pessoa, com duração de pelo menos seis meses, manifestada por no mínimo dois dos seguintes:
1. Forte desejo de pertencer ao outro gênero ou insistência de que um gênero é o outro (ou algum gênero alternativo diferente do designado). 2. Em meninos (gênero designado), uma forte preferência por *crossdressing* (travestismo) ou simulação de trajes femininos; em meninas (gênero designado), uma forte preferência por vestir somente roupas masculinas típicas e uma forte resistência a vestir roupas femininas típicas. 3. Forte preferência por papéis transgêneros em brincadeiras de faz de conta ou de fantasias. 4. Forte preferência por brinquedos, jogos ou atividades tipicamente usados ou preferidos pelo outro gênero. 5. Forte preferência por brincar com pares do outro gênero. 6. Em meninos (gênero designado), forte rejeição a brinquedos, jogos e atividades tipicamente masculinos e forte evitação de brincadeiras agressivas e competitivas; em meninas (gênero designado), forte rejeição a brinquedos, jogos e atividades tipicamente femininas. 7. Forte desgosto com a própria anatomia sexual. 8. Desejo intenso por características sexuais primárias e/ou secundárias compatíveis com o gênero experimentado.	1. Incongruência acentuada entre o gênero experimentado/expresso e as características sexuais primárias e/ou secundárias (ou, em adolescentes jovens, as características sexuais secundárias previstas). 2. Forte desejo de livrar-se das próprias características sexuais primárias e/ou secundárias em razão de incongruência acentuada com o gênero experimentado/expresso (ou, em adolescentes jovens, desejo de impedir o desenvolvimento das características sexuais secundárias previstas). 3. Forte desejo pelas características sexuais primárias e/ou secundárias do outro gênero. 4. Forte desejo de pertencer ao outro gênero (ou a algum gênero alternativo diferente do designado). Disforia de Gênero 453. 5. Forte desejo de ser tratado como o outro gênero (ou como algum gênero alternativo diferente do designado). 6. Forte convicção de ter os sentimentos e reações típicos do outro gênero (ou de algum gênero alternativo diferente do designado).

continua

TABELA 1 Disforia de gênero no DSM-5 (*Continuação*)

Disforia de gênero nas crianças	Disforia de gênero nos adolescentes e adultos
B – A condição está associada ao sofrimento clinicamente significativo ou a prejuízo no funcionamento social, acadêmico ou em outras áreas importantes da vida do indivíduo.	B – A condição está associada ao sofrimento clinicamente significativo ou prejuízo no funcionamento social, profissional ou em outras áreas importantes da vida do indivíduo.
▪ Especificar se: Com um transtorno do desenvolvimento sexual (p. ex., distúrbio adrenogenital congênito, como 255.2 [E25.0] hiperplasia adrenal congênita ou 259.50 [E34.50] síndrome de insensibilidade androgênica).	▪ Especificar se: Com um transtorno de desenvolvimento sexual. Pós-transição social.

Fonte: DSM-5[7].

TABELA 2 Incongruência de gênero na CID-11

Incongruência de gênero na infância (HA61)	Incongruência de gênero na adolescência e vida adulta (HA60)
A incongruência de gênero na infância é caracterizada por uma incongruência acentuada e persistente entre o gênero expresso de um indivíduo e o sexo atribuído, conforme expresso pelos critérios a seguir: 1. Acentuada incongruência entre o gênero expressado pelo indivíduo e o sexo assinalado ao nascimento em crianças pré-púberes. 2. Forte desejo de ser de um gênero diferente daquele relacionado ao sexo reconhecido ao nascimento. 3. Forte desconforto da criança por sua anatomia sexual ou pelas características sexuais secundárias antecipadas. 4. Forte desejo por características sexuais primárias ou secundárias antecipadas do gênero expressado. 5. Vivências de brincadeiras, fantasias, atividades e companhias que são típicas do gênero expressado e não do sexo de nascimento.	A incongruência de gênero na adolescência e na idade adulta é caracterizada por uma incongruência acentuada e persistente entre o gênero expresso de um indivíduo e o sexo atribuído, conforme expresso por pelo menos dois dos seguintes: 1. Forte desgosto ou desconforto com as características sexuais primárias ou secundárias (em adolescentes, características sexuais secundárias antecipadas) em razão da sua incongruência com o gênero expressado. 2. Forte desejo de se livrar de algumas ou de todas as características sexuais primárias e/ou secundárias (em adolescentes, características sexuais secundárias antecipadas) em razão da sua incongruência com o gênero expressado. 3. Forte desejo de ter as características sexuais primárias e/ou secundárias do gênero expressado.

continua

TABELA 2 Incongruência de gênero na CID-11 (*Continuação*)

A incongruência de gênero deve ter persistido por aproximadamente 2 anos.	O indivíduo experimenta um forte desejo de ser tratado (para viver e ser aceito) como uma pessoa do gênero expressado.
	A incongruência de gênero vivenciada deve ter estado continuamente presente por pelo menos vários meses. O diagnóstico não pode ser atribuído antes do início da puberdade.

Fonte: CID-11[6] – traduzido pelos autores.

Em janeiro de 2020, o Conselho Federal de Medicina, por meio da Resolução 2.265/2019, estabeleceu os critérios e condições de acompanhamento dessa população[5], normatizando e atualizando a profissão médica no que cabe aos cuidados integrais e particularidades em saúde da população transgênero no Brasil.

REFERÊNCIAS BIBLIOGRÁFICAS

1. Saadeh A, organizador. Como lidar com a disforia de gênero (transexualidade): guia prático para pacientes, familiares e profissionais de saúde. São Paulo: Hogrefe; 2019.
2. Saadeh A. Transtorno de identidade sexual: um estudo psicopatológico de transexualismo masculino e feminino [tese]. São Paulo: Departamento de Psiquiatria da Faculdade de Medicina da Universidade de São Paulo; 2004.
3. Bento B. O que é transexualidade. São Paulo: Brasiliense; 2012.
4. Bento B. A reinvenção do corpo: sexualidade e gênero na experiência transexual. 3. ed. São Paulo: Devires; 2021.
5. Brasil. Conselho Federal de Medicina (CFM). Resolução CFM 2.265, de 20 de setembro de 2019. Brasília: Diário Oficial da União (DOU), 9 de janeiro de 2020, Edição 6, Seção 1, p. 96. Recuperado em 16 de agosto de 2020. Disponível em: https://www.in.gov.br/web/dou/-/resolucao-n-2.265-de-20-de-setembro-de-2019-23720324. Acesso em: 29 de junho de 2023.
6. World Health Organization (WHO). ICD-11, de 18 de junho de 2018. Disponível em: https://www.who.int/classifications/icd/en/. Acesso em: 21 de março de 2023.
7. Associação Psiquiátrica Americana (APA). Manual diagnóstico e estatístico de transtornos mentais. 5. ed. (DSM-5). Porto Alegre: Artmed; 2014.
8. Musalek M, Griengl H, Hobl B, Sachs G, Zoghlami A. Dysphoria from a transnosological perspective. Psychopathol. 2000 Jul-Aug; 33(4):209-14. doi: 10.1159/000029145.

3
Histórico

Alexandre Saadeh

Em minha tese de doutorado[1], fiz uma ampla pesquisa histórica sobre a existência de pessoas transgênero ao longo da História. Transgêneros sempre existiram, independentemente da cultura, país, sistema político com maior ou menor liberdade de expressão. Tais evidências mostram que o fenômeno é uma *variação* dentro da nossa espécie.

Tem base biológica e profunda repercussão social e cultural, por isso esse fenômeno deve ser entendido e abordado como transdisciplinar, ou seja, envolvendo várias formas de entendimento e abordagem.

Não existem referências disponíveis a respeito de homens trans ou mulheres trans antes do Império Romano[1].

Filo, filósofo judeu helenizado do século I d.C. e morador de Alexandria, Egito, segundo Hyde[2] e Green[3], descreve homens que se transvestem e vivem como mulheres, chegando até a se emascular e retirar o pênis. Seriam os chamados eunucos, termo que deriva da expressão grega utilizada para definir guardião ou zelador do leito. Eram aqueles que guardavam, sem riscos, os leitos das mulheres de seus senhores[4].

Green[3] cita as descrições e poemas feitos pelos romanos Manilus e Juvenal acerca desses indivíduos que viviam e se comportavam como mulheres e tinham vergonha e ódio de serem vistos como homens.

Esses eunucos, em Roma, tinham os testículos extirpados, mas muitas vezes mantinham seus pênis, o que lhes possibilitava ereções. Alguns, todavia, tinham os testículos e pênis removidos.

Vários imperadores romanos são descritos por se transvestirem ou apresentarem características afeminadas. Contudo, dois casos merecem destaque. Nero, após chutar sua esposa grávida, Poppaea, até a morte, arrependeu-se e, tomado de remorso, buscou alguém parecido com ela. Encontrou em um escravo, Sporus, essa semelhança. Nero então ordenou a seus cirurgiões que o transformassem em mulher. Após a cirurgia, os dois se casaram formalmente – inclusive com direito a véu de noiva e enxoval – e Sporus viveu como mulher a partir de então[3,5].

Já o imperador romano Heliogábalo casou-se formalmente com um poderoso escravo, adotou o papel de esposa e oferecia metade de seu império ao médico que o equipasse com uma genitália feminina[3].

No século IX, lenda ou não, teria existido o Papa João VIII, nomeado sucessor do Papa Leão IV no ano de 855. Na verdade, seria uma mulher travestida de homem que teria engravidado e morrido ao dar à luz um bebê[3]. Segundo New e Kitzinger[6], a Papisa Joana teria nascido mulher, com o possível nome de Giliberta, e adotou o nome masculino de "John Anglicus". Foi papa por 2 anos, 7 meses e 4 dias. As autoras especulam que o Papa João VIII poderia ter realmente sido uma mulher com deficiência de 21-hidroxilase, ou seja, um pseudo-hermafrodita feminino. De qualquer maneira, a história alcançou nossos dias e inspirou um filme dirigido por Michael Anderson, chamado *Pope Joan* (1972), com Liv Ullmann no papel principal.

Há referências até no meio médico de que nessa época da História existiam pessoas de um gênero que se passavam e viviam como se pertencessem ao gênero que não o de seu nascimento. A maior autoridade em ginecologia medieval e do Renascimento teria sido Trotula, mulher formada na Escola de Medicina de Salerno, Itália, que teria escrito por volta de 1150 d.C. os mais populares tratados de cosmetologia e saúde de mulheres. Na realidade, Trotula teria nascido com o sexo masculino e se travestia de mulher para tratar de mulheres. Essa seria sua única opção, pois até então era proibido um homem cuidar de uma mulher no papel de médico[6].

Já na Renascença, o Rei Henrique III de França, *Sa Majeste* – que significa Sua Majestade, mas no feminino – queria ser considerado mulher, tendo se apresentado aos deputados travestido, usando um longo colar de pérolas e um vestido curto[3].

Durante o século XVII, na França, o abade de Choisy, também conhecido como François Timoleon, após ter sido criado como menina por sua mãe, deixou um vívido relato de seu desejo de ser e de se vestir como mulher[3].

Um dos mais famosos personagens *cross-gender* é o Chevalier d'Eon, que deu origem ao epônimo "eonismo" para o fenômeno do travestismo em linhas gerais. Ele era o rival de Madame de Pompadour como amante de Luís XV. Quando o rei descobriu seu erro de avaliação, nomeou-o embaixador. Com o falecimento de Luís XV, ele viveu permanentemente como mulher. Passou seus últimos anos na Inglaterra e viveu 49 anos como homem e 34 como mulher[3].

Em Versalhes, no ano de 1858, Mlle. Jenny Savalette de Lange revelou, ao morrer, se tratar de um homem. Passou toda a vida como mulher, tendo se relacionado com seis homens; tinha certidão de nascimento falsa e recebia do rei uma pensão e moradia em Versalhes[3].

Não apenas na França esse fenômeno se manifestava. Nos Estados Unidos é famosa a situação de Lorde Cornbury, primeiro governador colonial de Nova York, que chegou ao Novo Mundo vestido como mulher e despachava assim em seu escritório.

Cem anos depois, durante a Guerra de Secessão (1861-1865), Mary Walker foi a primeira mulher a ser comissionada como cirurgiã do Exército e a ser autorizada pelo Congresso a se vestir com roupas de homens[3].

Relatos etnográficos do mundo todo revelam fenômenos de transição de gênero em muitas culturas e povos. Várias tribos de povos originários norte-americanos têm relatos ou entendimentos míticos ou culturais de mudança de gênero[2,3].

Os mais famosos são os Yuman, que acreditam em uma "mudança de espírito" após determinados sonhos que aconteceriam na puberdade. Nesses sonhos, jovens homens sonhariam que seriam mulheres e passariam a adotar a postura e os trejeitos femininos, passando a ser chamados de *elxa*. O contraponto feminino também ocorre e é chamado de *kwe'rhame*. Eles são aceitos pela tribo e passam a desempenhar os papéis do gênero sonhado e não mais os do gênero de nascimento. Entre os Yuman da Sierra Estrella acredita-se que a montanha tenha o poder de transformar o sexo dos meninos que desde cedo mostrariam essa mudança. Seriam os *berdache*, homens que vivem como mulheres e são aceitos como tal. O contrário, mulheres que vivem como homens, também existem e são aceitos[3]. Isto revela uma aprovação social que permite a mudança de gênero[7].

O termo *berdache* começou a ser utilizado pelos exploradores franceses da América para descrever os indígenas norte-americanos homossexuais passivos sexualmente. Isto gerou a confusão e sinonímia entre homossexualidade e travestilidade com o fenômeno de mudança de gênero. Aliás, a palavra *berdache* deriva do francês *bardash*, que, por sua vez, é derivado do termo italiano *berdascia*, com origem no árabe *bardaji*, variação do persa *barah*, que significa escravo, michê ou prostituto[7].

Outras tribos, como os Cocopa, Mojave, Navajo, Jukis e Pueblo, são mencionadas tendo e aceitando os mesmos comportamentos. O mesmo fenômeno se repete entre outros povos, desde tribos siberianas, africanas, brasileiras, patagônicas e, inclusive, da Oceania[3].

Entre os indianos da cidade de Varanasi, localizada no norte da Índia, rituais de castração ou de se vestir como mulher são aceitos e explicados culturalmente, como os que ocorrem entre os *hijras* e os *jankhas*[3].

Os primeiros trabalhos sobre sexualidade surgiram no século XIX, nos países de língua alemã. A homossexualidade foi um dos primeiros fenômenos com os quais os pioneiros em sexologia tentaram a formulação de teorias de entendimento e explicação, mais sob uma perspectiva médica do que moral[8].

Karl Heinrich Ulrichs (1825-1895) foi um advogado homossexual que propôs a teoria de que o homossexual não seria nem criminoso nem insano, mas uma "alma feminina num corpo masculino", resultado de um erro na diferenciação embrionária [8].

Richard von Krafft-Ebing (1840-1902), influenciado por Ulrichs, publicou em 1886 *Psychopathia sexualis* e marca o início de um estudo médico organizado a respeito da sexualidade humana. Antes dele, outros autores já haviam se manifestado em relação ao tema, como H.J. Löwenstein em 1823, Joseph Häussler em 1826 e Heinrich Kaan em 1844, mas este livro-texto tornou-se um marco na história da assim chamada sexologia[8].

von Krafft-Ebing (1999, p. 58)[9] define o que chamou de sexualidade antipática como:

> a total falta de sentimento sexual pelo sexo oposto. Concentra-se toda a sexualidade em seu próprio sexo. Só as propriedades físicas e psíquicas de pessoas do mesmo sexo produzem efeito afrodisíaco e despertam desejo de união sexual. Isto é uma anomalia puramente psíquica, na qual o instinto sexual não corresponde de nenhuma maneira às características sexuais primárias e secundárias. Em detrimento da diferenciação sexual total e do desenvolvimento e atividade normal das glândulas sexuais, o homem é dirigido sexualmente a outro homem, porque conscientemente ou qualquer que seja o motivo ele tem instintos de fêmea.

Essa entidade clínica teria variados graus de desenvolvimento e "afetaria pessoas sem doenças mentais"[9].

Pesando as influências dos fatores biológicos associados aos fatores educacionais e ambientais, von Krafft-Ebing[9] propõe que características psicossexuais da personalidade se desenvolvem e se tornam imutáveis. Essas características, se não sofrem influências adversas, tornam-se tão harmoniosas e completamente relacionadas com o sexo do indivíduo que mesmo a perda de órgãos, senilidade ou a menopausa não podem alterá-las. É interessante notar que a homossexualidade e as questões de identidade sexual estavam colocadas juntas, mas diferenciadas por graus de comprometimento da personalidade.

Já em pleno século XX, Magnus Hirschfeld (1868-1935), que viveu seus últimos anos sob o regime nazista, médico, judeu-alemão e homossexual assumido, publica em 1910 o livro *Die tranvestiten* em alemão, traduzido para o inglês como *Tranvestites* e sem tradução para o português.

Hirschfeld funda em Berlim o primeiro instituto dedicado à pesquisa e ao estudo da sexualidade, fechado com a ascensão de Hitler, que também queimou publicamente sua biblioteca[10].

Antes dele, Carl von Westphal, professor de psiquiatria em Berlim, publicou a história de uma mulher e de um homem que se vestiam em gêneros trocados desde a infância. Ele chamou o fenômeno de "sentimentos sexuais contrários". Todavia, foi Hirschfeld quem publicou extenso trabalho médico com descrição de casos clínicos e cunhou o termo "travestis" para descrever as pessoas que sentem necessidade de vestir roupas do sexo oposto.

No livro, Hirschfeld utiliza os termos pederastia, uranismo e homossexualismo como sinônimos. Na virada do século XIX para o século XX, os três termos referiam-se ao mesmo fenômeno. Porém, existe uma grande distinção. Pederastia é descrita como o amor de um homem adulto por um pré-púbere do sexo masculino. Karl Heinrich Ulrichs cunhou o termo uranismo e Karoly Maria Benkert inventou o termo homossexual em 1869, segundo Michael Lombardi-Nash, tradutor para o inglês do livro de Hirschfeld, em 1991. Não obstante a confusão de termos, Hirschfeld é um dos pioneiros no uso do termo transexual. Ele se refere a um de seus pacientes como sendo *transexual psíquico*[11,12].

Também no campo de estudo da sexualidade humana, outros autores publicam trabalhos e se interessam por esse aspecto. O inglês Henry Havelock Ellis (1859-1939) tem sido descrito como um dos primeiros e maiores incentivadores de todas as práticas sexuais. Ele decidiu cedo dedicar-se aos estudos da sexualidade para evitar às futuras gerações os problemas e perplexidades que a ignorância lhe havia causado[8]. Assim, em 1936, Havelock Ellis cunha os termos "inversão sexoestética" e "eonismo" (em homenagem ao já descrito Chevalier d'Eon) para descrever o fenômeno do travestismo[13].

É da década de 1920 que surgem os primeiros relatos de cirurgias de redesignação sexual. Os primórdios da cirurgia se situam no tratamento para pseudo-hermafroditas e hermafroditas verdadeiros, com as chamadas cirurgias de adequação sexual, como eram chamadas. Experiências com transexualidade foram feitas na Alemanha, como a do pintor Einar Wegener que, em 1923, aos 40 anos, retirou os testículos e o pênis. Posteriormente adotou nacionalidade dinamarquesa e se tornou Lili Elbe[10].

Alfred Kinsey (1894-1956), biólogo que se tornou sexologista, inicia em 1938 um amplo estudo que documenta "quem faz o quê, onde e com quem", em termos sexuais. Em relação à homossexualidade, revela ao público que 4% da população masculina era exclusivamente homossexual; 37% dos homens adultos haviam experimentado o orgasmo em uma experiência homossexual na adolescência e 50% já havia respondido a estímulos homoeróticos. Além disso, afirma que a prática do comportamento homossexual é amplamente difundida na sociedade, que torna impossível restringi-la a uma minoria desviante. Ele cria a famosa Escala Kinsey, que avalia as pessoas numa progressão homossexual-heterossexual de sete pontos, de zero (completamente heterossexual) até seis (completamente homossexual), retirando a homossexualidade da anormalidade e colocando-a em um *continuum* de comportamentos sexuais aceitos[8].

Em 1949, David O. Cauldwell utiliza o termo "psicopatia transexual", mais tarde referido como "transexualismo", para descrever o mais extremo exemplo de desconforto de gênero de uma garota que se percebia como homem[5,12].

Mas é em 1952, com a divulgação em um jornal norte-americano da história de Christine Jorgensen, nascida George Jorgensen, que as questões de identidade sexual ganham conhecimento público. George Jorgensen Jr. nasceu no "Memorial Day" de 1926, em Manhattan. Filho de descendentes de escandinavos, era um garoto quieto, tranquilo e com maneiras femininas, que aos 19 anos, em outubro de 1945, ingressou nas Forças Armadas americanas, dispensado com honra 6 meses depois por pneumonia. Durante seu período nas Forças Armadas, percebeu que sentia atração pelos colegas e não por mulheres. E, o mais relevante: seu interesse não era de um homossexual por um homem, mas sim de uma mulher por um homem.

Nessa época, tornou-se fotógrafo e sonhava em trabalhar em Hollywood. Inteirou-se sobre as recentes experiências com hormônios femininos feitas na Dinamarca e em pouco tempo se encontrava em Copenhague com endocrinologista Dr. Christian Hamburger, solicitando ajuda. Graças ao Ato Dinamarquês de Esterilização e Castração de 1935 (que permitia a castração quando a sexualidade do paciente o induzia a cometer crimes ou quando envolvia distúrbios mentais com acentuada gravidade), Jorgensen conseguiu não só utilizar hormônios, mas também realizar duas cirurgias em tempos distintos. A primeira retirou seus testículos e a segunda, em 1952, seu pênis. Ninguém na época pensou na construção de uma vagina. Desde sua primeira cirurgia e o concomitante uso de hormônios, ele começou a se vestir como mulher, utilizar nome feminino e viver como se fosse uma mulher.

Em dezembro de 1952, ao regressar aos Estados Unidos, alcançou a primeira página de vários jornais norte-americanos: *Ex-GI becomes blonde beauty* (*New York Daily News*, 1º de dezembro de 1952) e *Dear Mum and Dad, son wrote, I've now become your daughter* (*The Daily Mirror*, 2 de dezembro de 1952). Em 1967 escreveu sua biografia. Nunca se casou nem teve amantes. Virou tema de filme em 1985, *What Sex Am I?*. Foi perseguida por pregadores religiosos, políticos e moralistas em geral. Bebeu Muito e Morreu em 1989[12].

É, no entanto, na década de 1960 que as questões ligadas à transexualidade saem da mídia e ganham o terreno da medicina, com a participação do Dr. Harry Benjamin. Segundo Person, "Harry Benjamin descobriu a síndrome que nós chamamos de transexualismo, nomeou-a, ajudou a projetar o tratamento e mergulhou intensamente em seu estudo e manejo"[8].

Aos quase 70 anos, recebeu de seu amigo Alfred Kinsey um paciente que dizia ser uma mulher presa em corpo de homem. Diferentemente de todos os outros pacientes que já havia visto, que se identificavam como homens, este se identificava e vivia como mulher. Ele não era delirante nem tinha qualquer psicopatologia psicótica. Ao saber do caso, Jorgensen fez uma correlação que se tornou prática e famosa no segmento de transexuais[8].

Seu trabalho com transexuais culminou com a publicação, em 1966, do livro *The transsexual phenomenon*, no qual expõe suas ideias a respeito dessa "síndrome". O livro foi considerado pornográfico quando foi lançado[8]. Harry Benjamin trabalhou durante anos com transexuais. Atendeu milhares deles e morreu em 1986, aos 102 anos de idade[8].

Após Benjamin, a medicina dos Estados Unidos iniciou um processo de incorporação desse novo diagnóstico e tratamento proposto pelo autor. O Johns Hopkins Hospital estabeleceu um Comitê Clínico de Identidade de Gênero e, em 1960, o hospital realizou uma mamoplastia redutora bilateral em uma mulher que expressou o desejo de ser homem. Para participar desse mesmo processo, a The Erikson Educational Foundation foi fundada no final da década de 1960 com o intuito de disseminar o conhecimento e fomentar pesquisas nessa área, além de estimular a criação de clínicas de gênero[14].

Outro importante autor é John Money. Nascido em 1921 na Nova Zelândia, mudou-se aos 26 anos para os Estados Unidos. Fez doutorado em psicologia na Universidade de Harvard com o tema de intersexo e depois foi para o Johns Hopkins Hospital, onde fez carreira meteórica como pesquisador e especialista em sexualidade[15].

Em 1955, Money fez uma importante diferenciação entre sexo biológico e gênero a partir de seus primeiros estudos com intersexos. Provocador teórico desde os anos 1960, Money estabeleceu uma teoria psicossocial de gênero e identidade, na qual toda criança deve ter sua identidade de gênero fixada muito cedo em sua vida. Fundador da Clínica de Identidade de Gênero do Johns Hopkins Hospital, Money foi o responsável por várias cirurgias de redesignação sexual realizadas com transexuais nas décadas de 1960 e 1970. Money e seus associados demonstraram que o primeiro e crucial passo na diferenciação do gênero de uma criança é sua autodenominação como masculina ou feminina de acordo com o sexo atribuído e determinado. Na mesma época, estabeleceu-se que a diferenciação de gênero, usualmente irreversível após os 18 meses de vida, está completa por volta dos 4-5 anos de idade[8].

Na década de 1960, Robert Stoller, importante psicanalista no estudo da transexualidade, separa sexo de gênero, atribuindo ao sexo uma definição biológica e ao gênero, uma definição sociopsicológica[8].

No início dos anos 1970, a transexualidade foi aceita oficialmente como síndrome e foram desenvolvidas extensas pesquisas, publicações e programas de tratamento. Em 1973, o termo disforia de gênero foi criado, incluindo genericamente aqueles indivíduos que sofrem de algum tipo de desconforto de gênero[16].

Nos anos 1990, as pesquisas com crianças e adolescentes, desenvolvidas nos Países Baixos, acrescentam complexidade ao tema[17].

Ressuscitado para o DSM-5, o termo disforia ganha destaque e ataque dos ativistas não só nos EUA, mas também no Brasil, pois é considerado patologizante.

Hoje, uma variedade de termos e compreensões, tanto biológicas como derivadas das ciências sociais, tendem a conviver e não só entender, mas também compor para facilitar a vida e as transições dessas pessoas, em qualquer faixa etária em que se apresentem.

REFERÊNCIAS BIBLIOGRÁFICAS

1. Saadeh A. Transtorno de identidade sexual: um estudo psicopatológico de transexualismo masculino e feminino [tese]. São Paulo: Departamento de Psiquiatria da Faculdade de Medicina da Universidade de São Paulo; 2004.
2. Hyde JS. Understanding human sexuality. 5. ed. New York: McGraw-Hill; 1994.
3. Green R. Mythological, historical and cross-cultural aspects of transsexualism. In: Denny D, editor. Current concepts in transgender identity. New York: Garland Publishing; 1998. p. 3-14.
4. Friedman DM. Uma mente própria [Trad. Ana Luiza Dantas Borges]. Rio de Janeiro: Objetiva; 2002.
5. Gregersen E. Práticas sexuais [Trad. Antonia Alberto de Toledo Serra e Edison Ferreira]. São Paulo: Rosa; 1983.
6. New M, Kitzinger E. Pope Joan: a recognizable syndrome (President's address). J Clin Endocrinol Metab. 1993; 76(1):3-13.
7. Kessler SJ, McKenna W. Gender: an ethinomethodological approach. Chicago: University of Chicago Press; 1985.
8. Person ES. The sexual century. New York: Yale University Press; 1999.
9. Von Krafft-Ebing R. Psychopathia sexualis [Transl. Peter O'Neil]. Burbank: Bloat; 1999.
10. Docter RF. Transvestites and transsexuals: toward a theory of cross-gender behavior. New York: Plenum Press; 1990.
11. Hirschfeld M. Transvestites: the erotic drive to cross-dress [Transl. Michael A. Lombardi-Nash]. Buffalo: Prometheus Books; 1991.
12. Bullough B, Bullough VL. Transsexualism: historical perspectives, 1952 to present. In: Denny D, editor. Current concept in transgender identity. New York: Garland Publishing; 1998. p. 15-34.
13. Ellis H, editor. Studies in psychology of sex. V. 2. New York: Random House; 1936.
14. Irvine JM. Disorders of desire: sex and gender in modern american sexology. Philadelphia: Temple University Press; 1990.
15. Colapinto J. Sexo trocado: a história real do menino criado como menina [Trad. Beatriz Horta]. Rio de Janeiro: Ediouro; 2001.
16. Laub DR, Fisk N. A rehabilitation program for gender dysphoria syndrome by surgical sex change. Plast Reconstr Surg. 1974; 53:388.
17. Kreukels BPC, Steensma TD, de Vries ALC. Gender dysphoria and disorders of sex development: progress in care and knowledge. New York: Springer; 2014.

4 Brasil

Alexandre Saadeh

No Brasil, ao longo de sua história, existiram personagens que hoje podem ser entendidos e vistos como transgêneros. Alguns, invisíveis, viveram e morreram sem deixar grandes marcas; outros tiveram papel importante em nossa história. E isso desde os povos originários e mesmo após a tomada de posse de nossa terra por Portugal. Considerados sodomitas, pecadores, homossexuais, fora da lei, eram condenados sem muita preocupação, pois desviavam da norma estabelecida.

Acompanhando a evolução científica europeia e norte-americana, o Brasil só começa a tentar entender e cuidar de sua população transgênero a partir do século XX. Isso é feito com muito conteúdo de julgamento comportamental, religioso e social e com pouca base científica. É nos anos 1970 que um acontecimento iria marcar profundamente a Medicina brasileira e o acompanhamento médico dessa população.

Waldirene, socialmente conhecida na época como Waldir Nogueira, foi operada com sucesso em 1971 pelo médico cirurgião plástico e Professor Titular da Escola Paulista de Medicina (Unifesp) Roberto Farina, o que a deixou feliz e realizada. Teve acompanhamento por equipe multidisciplinar no Serviço de Endocrinologia da Dr. Dorina Epps do Hospital das Clínicas da Faculdade de Medicina da Universidade de São Paulo (HCFMUSP) desde 1969.

A paciente quis mudar seu nome e procurou um cartório para isso. A mídia na época soube do caso e noticiou com relativo estardalhaço. O Ministério Público, ao saber do acontecido, instaurou inquérito criminal contra ela e inquérito médico e profissional/ético contra o médico.

Os dois foram violentados em seus direitos como cidadãos brasileiros, com ela, inclusive, tendo de passar por perícia médica para definir se era mesmo mulher, ocasião em que ficou nua e teve sua vagina penetrada por objetos com esse intuito[1].

O processo revela a violência da época, não só em palavras utilizadas, mas também nas ações permitidas. No final, o processo não foi adiante e tudo se reverteu, mas causou profunda marca na medicina brasileira, que assumiu que "tratar desse povo é dar processo na certa"[1].

Apenas em 1997, cerca de 26 anos depois desse episódio, é que o Conselho Federal de Medicina (CFM) manifesta interesse sobre o tema e publica a primeira resolução de um órgão de categoria da saúde sobre ele. É a Resolução n. 1.482/1997, que desencadeou todo o processo de acompanhamento da população transgênero no Brasil.

De forma totalmente experimental, cada nova Resolução do CFM amplia e se aprofunda, permitindo evolução, inclusão e aceitação, apesar das opiniões contrárias, tanto dos retrógrados quanto do ativismo da causa da população transgênero[2-5].

O Conselho Federal de Psicologia (CRP) publica a Resolução n. 1, de 29 de janeiro de 2018, na qual estabelece normas de atuação para as psicólogas e os psicólogos em relação às pessoas transexuais e travestis[6].

O Conselho Federal de Serviço Social (CFESS) também publica resolução dispondo sobre a atuação profissional junto às pessoas transexuais[7].

Com essas resoluções, as equipes profissionais podem se formar e ter de alguma maneira seu trabalho protegido e orientado eticamente.

Juridicamente, também houve evolução na atenção à população transgênero, com o reconhecimento da necessidade do uso do nome social e, posteriormente, outro avanço importante foi dado pelo Supremo Tribunal Federal (STF), que reconheceu a transgêneros a possibilidade de alteração de registro civil sem necessidade de cirurgia de mudança de sexo. Tal reconhecimento ocorreu em março de 2018 e foi normatizado neste mesmo ano pela Corregedoria Nacional de Justiça, que publicou o Provimento n. 73/2018, o qual permitiu a alteração dos documentos dos transgêneros e a possibilidade de o procedimento ser realizado diretamente nos cartórios.[8,9]

A assistência à população adulta já está estabelecida e estendida pelo Ministério da Saúde (MS) para todo território nacional. O Processo Transexualizador do Sistema Único de Saúde (SUS), que reconhece alguns centros de assistência como modelo para assistência a essa população, foi estabelecido em 2008 e revisto em 2013, mas já precisa de atualizações.[10]

Quanto às crianças e adolescentes, a Resolução n. 2265/2019 do CFM[5] só autoriza em caráter experimental o bloqueio do eixo hipotálamo-hipófise na fase de Tanner 2 da puberdade, ou seja, somente no início da puberdade daquela criança ou adolescente. Em crianças, nenhuma intervenção biotecnológica pode ser feita, só orientações e acompanhamento psicoterápico. A hormonização cruzada pode ser realizada hoje a partir dos 16 anos de idade desde que haja anuência dos pais; se não, somente a partir dos 18 anos. As cirurgias também só podem ser realizadas a partir dessa idade.

Hoje, no Brasil, são poucos centros de pesquisa que se interessam por acompanhar crianças, adolescentes e suas famílias. A maioria está localizada no Sudeste e Sul do país. Para isso, é necessário um Projeto de Pesquisa, de acordo com as normas do Sistema CEP/Conep, em hospitais universitários e/ou de referência para o SUS, com acompanhamento de equipe multidisciplinar, sempre com acompanhamento familiar, autorização e participação dos responsáveis legais.

Atualmente, enfrentamos um recrudescimento de ações por parte de políticos retrógrados e de certos membros sociedade civil, visando à proibição da assistência às crianças e adolescentes com variabilidade de gênero e a suas famílias. Isso tudo mediante um importante aumento de adolescentes se autorreconhecendo trans, mas sem história no passado e em período próximo à puberdade. Esse não é um fenômeno isolado no Brasil, mas acontece em todo o mundo, o que causa preocupação e cuidado aumentado nas prescrições de intervenções biotecnológicas entre os centros responsáveis por esses acompanhamentos.

Estamos nos sentindo nos anos 1970, acusados sem que as pessoas conheçam o trabalho, que é feito de maneira ética. A grande maioria nunca encontrou uma criança ou adolescente transexual; no máximo uma criança com brincadeiras *cross-gender* ou um adolescente que socialmente experimenta ou questiona os parâmetros de gênero.

Nos dias de hoje, vivemos um momento em que "opiniões" têm mais reverberação do que dados científicos. Isso causa angústia nas crianças, medo nos adolescentes e revivências de exclusão e discriminação nos adultos. Não falamos de moda, mas sim de sofrimento; não falamos de ideologias, mas de pessoas. Torna-se difícil ecoar em quem não consegue ou não quer ouvir.

Sabe-se que crianças, adolescentes e adultos trans existem. Eles necessitam, juntamente com suas famílias, de apoio, esclarecimento, acompanhamento e uso de recursos biotecnológicos para viverem com qualidade e na maior plenitude possível.

O índice de violência contra a população transgênero é alto em todo o mundo, mas infelizmente atinge níveis impactantes em nosso país.

É preciso união e não dispersão, como alguns gostariam que acontecesse. Ser trans não é privilégio; acompanhá-los também não. Ninguém é dono da verdade. Vivências trans capacitam as pessoas trans para falar com conteúdo, mas profissionais que dispensam seu tempo e vida para acompanhar, tratar e seguir essas pessoas também. Não existe melhor ou pior; existem sinergismo, soma de forças e conhecimento. Para isso trabalhamos juntos.

REFERÊNCIAS BIBLIOGRÁFICAS

1. Rossi A. A História de Waldirene: 'monstro, prostituta, bichinha': como a Justiça condenou a 1ª cirurgia de mudança de sexo do Brasil. BBC Brasil. São Paulo, 18 de maio de 2020. Disponível em: https://nucleotrans.unifesp.br/producao-de-conhecimento/materias-jornalisticas/a-historia-waldirene. Acesso em: 22 de abril de 2023.
2. Brasil. Conselho Federal de Medicina (CFM). Resolução CFM n. 1.482/1997, dispõe sobre o procedimento de transgenitalização e demais intervenções sobre gônadas e caracteres sexuais secundários. Brasília: CFM; 2017. Disponível em: http://www.portalmedico.org.br/resolucoes/cfm/1997/1482_1997.htm. Acesso em: junho de 2007.
3. Brasil. Conselho Federal de Medicina (CFM). Resolução CFM n. 1.652/2002, dispõe sobre a cirurgia de transgenitalização e revoga a Resolução n. 1.482/1997. Brasília: CFM; 2002. Disponível em: http://www.portalmedico.org.br/resolucoes/cfm/2002/1652_2002.htm. Acesso em: junho de 2007.
4. Brasil. Conselho Federal de Medicina (CFM). Resolução CFM n. 1.955/2010. Brasília: CFM, Diário Oficial da União (DOU), 3 de setembro de 2010, Seção 1, p. 109-10 Revogada. Resolução CFM n. 2.265/2019. Dispõe sobre a cirurgia de transgenitalismo e revoga a Resolução CFM n. 1.652/2002.
5. Brasil. Conselho Federal de Medicina (CFM). Resolução CFM 2265, de 20 de setembro de 2019. Brasília: Diário Oficial da União (DOU), 9 de janeiro de 2020, Edição 6, Seção 1, p. 96. Disponível em: https://www.in.gov.br/web/dou/-/resolucao-n-2.265-de-20-de-setembro-de-2019-23720324. . Acesso em: 19 jul. 2023.
6. Brasil. Conselho Federal de Psicologia (CRP). Resolução n. 1, de 29 de janeiro de 2018. Estabelece normas de atuação para as psicólogas e os psicólogos em relação às pessoas transexuais e travestis. Brasília: CRP; 2018. Disponível em: https://site.cfp.org.br/wp-content/uploads/2018/01/Resolu%-C3%A7%C3%A3o-CFP-01-2018.pdf. Acesso em: 22 de abril de 2023.
7. Brasil. Conselho Federal de Serviço Social (CFESS). Resolução CFESS n. 845, de 26 de fevereiro de 2018. Dispõe sobre atuação profissional do/a assistente social em relação ao processo transexualizador. Brasília: CFESS; 2018. Disponível em: http://www.cfess.org.br/arquivos/ResolucaoCfess845-2018.pdf. Acesso em: 22 de abril de 2023.
8. Brasil. Superior Tribunal Federal (STF). STF reconhece a transgêneros possibilidade de alteração de registro civil sem mudança de sexo. Brasília: STF; 2018. Disponível em: https://portal.stf.jus.br/noticias/verNoticiaDetalhe.asp?idConteudo=371085. Acesso em: 22 de abril de 2023.
9. Brasil. Conselho Nacional de Justiça (CNJ). Corregedoria Nacional de Justiça. Provimento n. 73, de 28 de junho de 2018. Brasília: CNJ; 2018. Disponível em: https://atos.cnj.jus.br/files/provimento/provimento_73_28062018_02072018160046.pdf. Acesso em: 22 de abril de 2023.
10. Brasil. Ministério da Saúde (MS). Gabinete do Ministro. Portaria n. 2.803, de 19 de novembro de 2013, que redefine e amplia o Processo Transexualizador no Sistema Único de Saúde (SUS). Brasília: MS; 2013. Disponível em: https://bvsms.saude.gov.br/bvs/saudelegis/gm/2013/prt2803_19_11_2013.htm. Acesso em: 22 de abril de 2023.

5

Infância e Gênero

Marcia Morikawa
Sandra Scivoletto (in memoriam)

Como e quando uma criança típica compreende qual seu sexo, qual seu gênero e que estes conceitos, apesar de apresentarem percursos paralelos, são distintos? Quando ela consegue compreender qual o gênero dos seus pares? E como esse desenvolvimento ocorre em crianças transgêneras? Começa aqui a demanda do primeiro conceito para o entendimento do desenvolvimento infantil, na compreensão de aspectos do gênero.

Como sabemos qual o sexo de uma pessoa? O que determina seu sexo e qual a influência dele em seu gênero? Quando não havia exames pré-natais, como ultrassonografia e exames genéticos, as gestantes e os familiares tentavam adivinhar qual seria o sexo do bebê por meio de várias crendices populares, que iam do formato da barriga até simpatias envolvendo talheres! Hoje, dispondo de métodos para visualizar a genitália do feto e até mesmo o conteúdo de seu material genético, muitas famílias se dispõem a organizar festas chamadas de "chá revelação" para descobrirem, junto aos familiares e amigos, qual o sexo do bebê que vai nascer, sendo que **sexo** é separado em três categorias, determinadas ao nascimento, ao constatar se a genitália é:

- Masculina (pênis) e, portanto, o indivíduo é macho.
- Feminina (vagina) e o indivíduo é fêmea.
- Ambígua (com características não muito claras) e o indivíduo é chamado intersexo.

Com o avanço dos métodos diagnósticos pré-natais, a maioria das crianças já nasce com seu sexo conhecido, e este é interligado às características físicas do indivíduo, sejam elas anatômicas, cromossômicas ou endocrinológicas[1].

O **gênero**, *a priori*, é designado ao nascimento, de acordo com o sexo do bebê. É um constructo social, que pode ser binário (masculino ou feminino) ou não binário (gênero fluido, agênero, *genderqueer* etc.). Para estar apta a designar seu próprio gênero e o de seus pares, uma criança precisa ter o entendimento total do conceito de gênero, e de que ele é constante, permanente e inalterado pela aparência[1].

Mas, se o gênero é um conceito social – para compreendê-lo, a criança – precisa aprender sobre o **papel de gênero**, que é o conjunto de comportamentos, ações e obrigações que são determinados como "adequados para ser homem ou mulher" em determinada cultura. Por exemplo, compreender os conceitos de feminilidade/masculinidade, quais expressões são vistas como mais femininas (maneirismos, vestimentas, entonação e melodia vocal, reatividade diante de estímulos diversos etc.) ou masculinas. Na cultura ocidental, por exemplo, vozes mais agudas, com prosódia mais melódica, hipersensibilidade emocional e vulnerabilidade são características associadas ao gênero feminino[1].

Os **estereótipos do papel de gênero** iniciam seu desenvolvimento em torno dos 2 anos de idade da criança, mesmo em famílias com igualdade de gênero. Aos 4 anos, as crianças já conseguem atribuir funções e atividades estereotipadas a cada gênero[2]. Aos 5 anos, começa-se a atribuir traços de personalidade (parâmetro subjetivo, portanto) a homens e mulheres, e tal entendimento estará bem consolidado aos 9 anos, quando elas já passaram pela fase de regras estereotipadas do que é "certo ou errado" para cada gênero, e conseguem compreender que o conceito de papel sexual é mais flexível, apesar de que alguns dos comportamentos diferentes entre meninos e meninas podem decorrer do aprendizado[3]. Estudos que avaliaram diferentes culturas mostraram que o estereótipo e o conceito de papel de gênero masculino tendem a se desenvolver mais precocemente do que o feminino[1].

Em sociedades ocidentais, as qualidades atribuídas aos homens são mais valorizadas do que as atribuídas às mulheres. Para além da aprendizagem do papel de gênero dentro do núcleo familiar, ainda é necessário recordar que a exposição às mídias também acaba influenciando na construção desse conceito[4].

O **comportamento típico do gênero** é a atitude condizente com a esperada pelo papel de gênero, culturalmente definido, no qual o indivíduo está inserido. Em torno de 18 meses, crianças parecem preferir brinquedos estereotipados do seu gênero designado[5], e aos 3 anos preferem companheiros de brincadeiras do mesmo gênero. Uma parte dessa "preferência" pode ser entendida como a busca por modelos, ou seja, meninas mais velhas ensinam as mais novas a serem "femininas" e os meninos ensinam os mais jovens a serem mais "masculinos"[6].

A criança é um ser que está em desenvolvimento constante, com aprendizagens diárias sobre si e sobre o mundo. O primeiro estágio no desenvolvimento do conceito de gênero chama-se **identidade de gênero**, no qual uma criança rotula a si e aos outros, adequadamente, como homem ou mulher[1]. Há indícios de seu desenvolvimento em torno dos 3 meses de idade, utilizando experimentos com bebês e o foco de sua atenção na foto de outros bebês, de sexos distintos[7]. Dos 9 aos 12 meses, esses bebês já conseguem categorizar o gênero em dois grupos diferentes, baseados em características físicas (comprimento do cabelo, vestimentas, por exemplo). Entre 2 e 3 anos, as crianças conseguem escolher qual o gênero do indivíduo nas fotos, quando questionadas[2].

A **estabilidade de gênero** é o segundo estágio no desenvolvimento do conceito de gênero, no qual a criança entende que o gênero de uma pessoa permanece o mesmo por toda a vida. A maior parte das crianças adquire esse conhecimento por volta dos 4 anos de idade, conseguindo afirmar com convicção se, no futuro, serão como o pai ou a mãe[1].

A **constância de gênero** é o último estágio no desenvolvimento do conceito de gênero, quando a criança entende que o gênero não muda, ainda que possam ocorrer mudanças externas (nas roupas, comprimento do cabelo, adereços etc.). Crianças com compreensão de que existem diferenças genitais entre homens e mulheres apresentam constância de gênero por volta dos 4 anos de idade. O conceito de constância de gênero está solidificado entre 5 e 6 anos de idade[1]. Nessa fase, as crianças tratam a regra de "igual a mim" ou "diferente de mim", de forma absoluta, somente compreendendo, ao redor dos 9 anos de idade, que os conceitos de papel de gênero são convenções sociais e que podem aparecer flexibilizações a respeito do tema[8].

Portanto, uma criança com desenvolvimento de gênero típico será capaz, por volta dos 5 anos de idade, de compreender que nasceu com uma determinada genitália, qual é seu gênero (neste caso, congruente com seu sexo), conseguirá identificar que seu gênero será persistente ao longo da vida, além de identificar o gênero dos seus pares e de indivíduos adultos e a constância de gênero deles, mesmo que ocorram mudanças de roupas e na aparência[1].

Como acontece esse desenvolvimento em crianças com incongruência de gênero e nas crianças que desde cedo convivem com indivíduos transgêneros e são ensinados de que essa identidade é uma possibilidade?

Um estudo de 2015[9] que investigou alunos de escola primária, com média de idade de 9 anos, concluiu que, nos primeiros anos do Ensino Fundamental, crianças transgênero com transição social completa (ou seja, que viviam no gênero com o qual se identificavam, em nome, pronomes, vestimentas e aceitação social) apresentavam respostas típicas de desenvolvimento de gênero, com relação à preferência por pares do mesmo gênero e por brinquedos, em comparação às crianças com gênero típico da mesma idade e aos irmãos de transgêneros (grupos controles). Em uma coorte de crianças transgêneros, já em transição social, de 3 a 12 anos de idade, verificou-se que as crianças transgêneros manifestam padrões claros de desenvolvimento correlacionados ao gênero atual e não relacionado ao sexo de nascimento, quando comparadas aos irmãos de crianças trans e a pares cisgêneros[10], ou seja, meninos transgêneros são similares em desenvolvimento e afinidades (brinquedos, roupas, preferência de brincar com pares) a meninos cisgêneros.

Um outro estudo de 2008 acompanhou crianças cis, trans e irmãos de crianças trans por 2,5 anos (idade média no início do estudo de 7 anos) e não encontrou diferenças de constância de gênero entre os grupos no período observado[11].

O estudo de Fast de 2017[12] avaliou o desenvolvimento de gênero em pré-escolares, segundo as medidas de: compreensão de constância de gênero, preferências de gênero, comportamento de gênero, identidade de gênero explícita, similaridades a pares e estereotipias de gênero. Os grupos eram compostos por crianças pré-escolares de 3 a 5 anos: cisgêneros, transgêneros binários transicionados e irmãos cisgêneros de crianças com incongruência de gênero. As crianças trans apresentaram resultados compatíveis com o dos grupos controles, em todas as medidas, inclusive quando questionadas qual seria seu gênero na vida adulta (estabilidade de gênero), pois respondiam que seriam congruentes com seu gênero atual, ou seja, seriam homens – no caso dos meninos trans – e mulheres – nas meninas trans. A única medida que diferiu foi que, quando questionados qual seu gênero enquanto eram bebês, as crianças trans referiram ser de gênero diferente do atual, muito provável pelo fato de as famílias conversarem abertamente sobre as questões de sexo e gênero e a biografia daquele indivíduo, sua transição social etc[12]. Esse estudo apresenta resultados compatíveis com anteriores que avaliaram crianças maiores, já em transição social.

As crianças transgêneras são menos propensas a acreditar que o gênero de outras pessoas é estável ao longo do tempo, como o grupo controle de irmãos. Apesar de, em autoavaliação, acreditarem que seus gêneros serão estáveis quando crescerem, esses dois grupos mostram alguma compreensão de que – para algumas pessoas – a estabilidade de gênero pode ser diferente[12].

Ainda faltam estudos com números expressivos de sujeitos para compreender melhor o passo a passo do desenvolvimento dos conceitos de gênero nas crianças trans e o acompanhamento desses indivíduos ao longo da vida, bem como compreender as trajetórias que apresentarão. Entretanto, tais estudos têm sido possíveis somente nos dias de hoje, em que um número maior de famílias tem possibilitado que suas crianças incongruentes realizem a transição social e vivam no gênero em que se identificam[10,11]. Esse é um fenômeno ainda em crescimento na sociedade, que permite que cada vez mais crianças possam ser observadas, em famílias que aceitam suas queixas e sofrimentos relacionados ao gênero. Dados preliminares apontam que o desenvolvimento, após a transição, é pareado ao de crianças típicas, somente diferindo no conceito de estabilidade de gênero passado, o que parece ser bem compreensível e lógico, dado o histórico biográfico de cada uma dessas crianças[12].

Novos estudos têm sido conduzidos na investigação de parâmetros de desenvolvimento e de evolução dessas crianças, na adolescência e vida adulta, com resultados promissores para uma compreensão dos aspectos das identidades trans.

REFERÊNCIAS BIBLIOGRÁFICAS

1. Bee H, Boyd D. A criança em desenvolvimento. 12. ed. Porto Alegre: Artmed; 2011.
2. Ruble D, Martin C, Berenbaum S. Gender development. In: Eisenberg N, Damon W, Lerner R, editors. Handbook of child psychology. V. 3. Social, emotional, and personality development. 6. ed. Hoboken, NJ: Wiley; 2006. p. 858-932.
3. Taylor MG. The development of children's beliefs about social and biological aspects of gender differences. Child Develop. 1996; 67:1555-71.
4. Bandura A, Bussey K. On broadening the cognitive, motivational, and sociostructural scope of theorizing about gender development and functioning: Comment on Ruble M and Szkrybalo (2002). Psychol Bullet. 2004; 130:691-701.
5. Miller C, Trautner H, Ruble D. The role of gender stereotypes in children's preferences and behavior. In: Balter L Tamis-LeMonday C, editors. Child psychology: a handbook of contemporary issues. 2. ed. New York: Psychology Press; 2006. p. 293-323.
6. Danby S, Baker C. How to be masculine in the block area. Child A Glob J Child Res. 1998; 5:151-75.
7. Shirley L, Campbell A. Same-sex preference in infancy. Psychol Evol Gend. 2000; 2:3-18.
8. Katz PA, Ksansnak KR. Developmental aspects of gender role flexibility and traditionality in middle childhood and adolescence. Dev Psychol. 1994; 30:272-82.
9. Olson KR, Key AC, Eaton NR. Gender cognition in transgender children. Psychol Sci. 2015; 26:467-74.
10. Gülgöz S, Glazier JJ, Enright EA, Alonso DJ, Durwood LJ, Fast AA, et al. Similarity in transgender and cisgender children's gender development. PNAS Proceedings of the National Academy of Sciences of the United States of America. 2019;116(49):24480-85.
11. Hässler T, Glazier JJ, Olson KR. Consistency of gender identity and preferences across time: an exploration among cisgender and transgender children. Dev Psychol. 2022;58(11):2184-96. Epub 2022 Aug 11.
12. Fast A, Olson KR. Gender development in transgender preschool children. Child Dev. 2018;89(2): 620-37. Epub 2017 Apr 25.

6

Desenvolvimento da Sexualidade

Caio Mayrink
Sandra Scivoletto (in memoriam)

INTRODUÇÃO

Pensar sobre a sexualidade humana envolve caminhos além do ato sexual em si. A sexualidade habita uma dimensão fronteiriça entre aspectos biológicos, psicológicos e sociais, de tal maneira que qualquer proposta de discussão que exclua algum desses aspectos corre o risco de recair sobre construções demasiado simplistas. A escuta da sexualidade envolve mais movimentos de abertura do que de síntese e este capítulo se propõe a sustentar uma análise que se distancia da etologia e se orienta pela radicalidade dos efeitos da linguagem nos seres falantes. A palavra sexo tem sua origem no latim *sexus*, que significa "o estado de ser macho ou fêmea". Não é preciso ir muito longe para se dar conta de que as categorias de macho e fêmea e mesmo de homem e mulher não dão conta da diversidade de experiências subjetivas do humano quanto a sua sexualidade.

Quando falamos sobre desenvolvimento, de imediato é evocada a ideia de um processo de evolução, notadamente em uma cadeia de estágios em uma trajetória positiva[1]. A psicologia do desenvolvimento se estabelece ao longo do século XIX capturando expectativas e normativas de um certo contexto social para a infância e a vida humana, instituindo uma criança ideal e típica. No que diz respeito ao desenvolvimento da sexualidade, essa narrativa evolucionista posiciona a reprodução como estágio final da trajetória. O humano ideal seria evidentemente cisgênero e heterossexual e aqueles que "fracassam" em tal evolução foram relegados ao campo de aberrações e abjeções e desconsiderados como vidas possíveis[2]. A patologização da homossexualidade e da transexualidade encontra justificativa em tais narrativas, digamos, delirantes.

Medicalização é o processo no qual questões que não eram consideradas do escopo médico passaram a ser vistas e tratadas como problemas médicos. Um problema é definido por meio do uso da linguagem médica, da adoção de explicações médicas e, consequentemente, com a proposição de tratamentos para a condição. Alguns exemplos de processos naturais da vida medicalizados incluem sexualidade, nascimento, desenvolvimento infantil, envelhecimento e o processo de morrer. A medicalização faz parte de um fenômeno maior que está muito presente em nossa sociedade, entusiasta da estratégia de responsabilizar os indivíduos por problemas sociais[3]. Este capítulo propõe tensionar a inteligibilidade oriunda das psicologias do desenvolvimento, solidárias com uma certa naturalização da sexualidade, buscando caminhos de compreensão histórica para a construção do que hoje se compreende como o ser sexuado. Tal tensionamento se põe em uma articulação entre clínica e política a partir de uma teoria crítica sabidamente desmedicalizada e feminista em diálogo com saberes psicanalíticos. Uma questão orientadora para este trabalho seria: de que maneira repensar o desenvolvimento da sexualidade humana pode abrir caminhos para vidas dignas em dissidência à heterocisnormatividade?

INVENÇÃO DA INFÂNCIA

Quando pensamos em infância, pode-se pressupor um conjunto de características que se lançam à mente daqueles que vivem em um contexto social dito ocidental e compõem a imagem de uma criança universal. O que é uma criança? O que diferencia um infante de um ser humano adulto? Para além de descrições materiais referentes à constituição corporal, como diferenças em sua estatura, pilificação corporal e tonalidade da voz, a infância é entendida biologicamente como um estágio inicial do desenvolvimento dessa espécie. Toda uma especialidade pediátrica da medicina e de outros campos da saúde se destina ao estudo da criança, de seu desenvolvimento esperado, das disrupções e dos adoecimentos que podem lhe incidir.

Quanto à distribuição dos corpos na cidade, podemos notar que a criança circula de maneira diferente dos adultos, notadamente por territórios domésticos e escolares, e sua permanência em espaços conviviais se dá idealmente sob os olhos daqueles com mais idade. É de senso comum que a criança necessita da supervisão de adultos, que serão responsáveis pela corregulação de seus comportamentos e mediação de suas relações com o corpo social. Do ser humano adulto se espera uma postura bem determinada em relação ao infante, sob o risco de poder submetê-la a experiências e conteúdos impróprios ao seu estágio de desenvolvimento. Nosso pacto de moralidade social advoga que elas sejam protegidas de temáticas referentes, por exemplo, a intercurso sexual, criminalidade e uso de substâncias psicoativas e deverão ser apresentadas a esses conteúdos em momento entendido como propício e mediado pelas instituições (família, escola, saúde, direito etc.).

Em sua *História social da criança e da família*[4], o historiador medievalista Phillippe Ariès nos oferece uma historiografia desse sentimento de infância, contrapondo qualquer invenção essencialista que se possa fazer sobre a criança. Se hoje ela se põe como um sujeito de direitos, evidente na realidade brasileira pela promulgação em 1990 do Estatuto da Criança e do Adolescente (ECA), o marco legal e regulatório dos direitos humanos de crianças e adolescentes, nos assombraremos com seu passado.

No século IV da Era Cristã, aos genitores romanos era concedido o direito de eliminar os filhos que julgassem deformados, ilegítimos ou indesejados. Durante a idade medieval, crianças foram utilizadas como mão de obra equivalente à força de trabalho adulta sem qualquer inquietação moral e ainda em batalhas como a Cruzada das Crianças, que contou com cerca de 20 mil meninos franceses no tempo do Papa Inocêncio III. No que diz respeito à sexualidade, acompanha-se um processo histórico que vai do completo despudor à inocência infantil. Primeiro, acreditava-se que a criança impúbere fosse alheia e indiferente à sexualidade, de maneira que gestos e contatos físicos, mesmo publicamente, não pudessem macular sua inocência. Não se acreditava nem sequer na existência dessa inocência. A partir da difusão do cristianismo na Europa, forma-se uma concepção moral da infância baseada em sua fragilidade como reflexo da pureza divina e a educação moral e religiosa se impõe como uma das prioridades da humanidade.

HISTÓRIA DA SEXUALIDADE

Sobretudo a partir do século XVIII, ao passo que se desenvolve uma pedagogia da repressão sexual, o discurso sobre o sexo se multiplica nos últimos séculos em vez de diminuir, compondo o que Foucault nomeia como *Scientia sexualis*[5]. A ciência irá se ocupar de descrever incansavelmente as aberrações, perversões, extravagâncias e exasperações da sexualidade, a exemplo da célebre *Psychopathia sexualis* do psiquiatra alemão Richard von Krafft-Ebing, publicada pela primeira vez em 1886, que descreve centenas de casos clínicos de supostos transtornos psicossexuais, como fetichismo, pederastia, travestismo, transexualidade etc. Se na Grécia Antiga o sexo era transmitido corpo a corpo na forma de uma pedagogia, na Modernidade a sexualidade humana vai sendo descrita e ainda produzida a partir de um dispositivo de confissão[6], pela descrição obrigatória e incansável de segredos individuais.

Se atualmente é de comum acordo a existência factual de dois sexos, outra grande surpresa se coloca ao analisarmos as narrativas que a ciência e a medicina já sustentaram sobre a diferença sexual. Laqueur[7] argumenta que as diferenças entre os sexos e a própria ideia de dois sexos biológicos distintos precisa ser historicamente contextualizada. Nos escritos do médico grego Galeno, do século II d.C., encontraremos a proposição de um isomorfismo, ou seja, de um só corpo que se diferenciaria em perfeição de acordo com a temperatura. Homens e mulheres seriam dotados de pênis e testículos; a única diferença seria que eles não estariam externalizados na mulher, compondo uma hierarquia vertical. As afirmações de que a vagina seria um pênis interno ou que o útero era um escroto feminino estavam de acordo com a ideia aristotélica de que a mulher está para o homem assim como o triângulo de madeira está para o triângulo de bronze[7]. A concepção do isomorfismo sexual será mantida, inclusive, em descrições de estudos anatômicos a partir da dissecção de cadáveres durante a Renascença, compondo uma diferença. É apenas a partir do final do século XVIII que a ideia de um dimorfismo sexual se coloca claramente, estabelecendo dois sexos distintos, estáveis, incomensuráveis e opostos. Essa oposição estará posta em diferenças anatômicas, cromossômicas, hormonais, cerebrais etc.

A ciência médica se dedicará a descrever meticulosamente a diferença biológica entre os sexos. As descobertas diagnosticadas pelos cientistas serão utilizadas exaustivamente a partir de então para embasar a necessidade de diferenças sociais. Se a natureza se encarregou de operar uma divisão, caberia à sociedade respeitá-la e garantir um comportamento adequado[8].

FABRICAÇÃO DO GÊNERO

Na década de 1930, o termo **gênero** se inaugura em estudos antropológicos que observavam, em numerosas culturas não ocidentais, a existência de organizações sociais que permitiam a determinados homens assumirem condutas típicas do sexo feminino. Tratava-se ali de uma nomeação social que definia o lugar do indivíduo e regulava suas relações com os outros[9]. A partir da década de 1950, sobretudo com os estudos do psicólogo americano John Money e do psiquiatra americano Robert Stoller sobre a transexualidade, o termo **gênero** se consagra. De um lado, haveria o sexo imposto pela natureza e quase sempre aceito pelos indivíduos. Do outro, o registro subjetivo do **gênero**, quase sempre concordante com o sexo e de onde o indivíduo trans evidenciaria uma possibilidade de discordância[9].

PERSPECTIVA PSICANALÍTICA

Enquanto as ciências médicas, em particular a psiquiatria, se ocupavam em catalogar e repertoriar as patologias relativas ao comportamento sexual no final do século XIX, Freud desenvolveu toda uma teoria sobre a estruturação psíquica que coloca a sexualidade como ponto central. De partida, é importante frisar que sexualidade não se restringe à genitalidade, mas ao prazer do corpo e sua relação com o outro. Podemos situar *Três ensaios sobre a teoria da sexualidade*[10], publicado em 1905, como organizador da teoria freudiana do desenvolvimento psicossexual.

De início, o autor recusa a concepção vigente de que a criança seria alheia à sexualidade e propõe observar as manifestações da sexualidade infantil. O pai da psicanálise apresenta um método subversivo de investigação, que será signo de sua produção teórica ao longo dos anos. Estabelece insistentemente conexões dinâmicas entre quadros reconhecidos como patologias e os acontecimentos da vida psíquica dita normal. A partir das perversões sexuais, reconhece-se a existência de uma **pulsão sexual**, que fará encontros com **objetos sexuais, cumprindo metas sexuais**. Seria a **pulsão sexual** diferente de um instinto, habitando um intervalo entre o psíquico e o somático e impulsionadora da vida para além das necessidades fisiológicas. O homoerotismo seria um exemplo, à época, de desvio do **objeto sexual** e o voyeurismo, um desvio da **meta sexual**, tomando o encontro heterossexual reprodutivo como baliza normatizadora.

Para propor uma teoria do desenvolvimento psicossexual, Freud posiciona o intercurso sexual reprodutivo como ponto final nessa lógica. De partida, haveria um **hermafroditismo psíquico** ou bissexualidade constitutiva e as pulsões se manifestariam de maneira parcial por meio das zonas erógenas corporais até um momento ideal de genitalização das pulsões, compatível com a maturidade do indivíduo para o sexo reprodutivo. Propõem-se fases de desenvolvimento da organização sexual: oral, anal, fálica, latência e genital.

A primeira fase de organização sexual pré-genital é oral, ou ainda canibal. Está contida na relação do bebê com o seio materno, de onde a amamentação e a alimentação estimulam a zona erógena da boca, que busca a meta de incorporação dos objetos. Esse estado é o primeiro contato do bebê com o mundo, de onde buscará extrair saciedade, prazer e conforto. O ato de sucção dos dedos observado em crianças é signo da sexualidade infantil, da estimulação erógena da boca e de sua descontinuidade da necessidade fisiológica de nutrição.

A segunda fase pré-genital é de organização anal ou sádico-anal. Ela estaria relacionada com desenvolvimento do controle dos esfíncteres e a consequente oposição entre retenção e expulsão das fezes e urina. A atividade é produzida por uma pulsão de apoderamento do conteúdo intestinal, como um presente, e coloca a criança em um jogo de controle com o outro parental por meio da liberação ou retenção e consequente docilidade ou desobediência. A ambivalência seria uma manifestação ao longo da vida permeando essa relação de retenção e expulsão dos objetos pulsionais.

A terceira fase é de organização fálica e envolve o reconhecimento pela criança dos genitais e da diferença sexual anatômica. É comum a manipulação dos genitais externos em busca de satisfação e conforto, a curiosidade pelo sexo dos pares e dos adultos e há início da construção de teorias da origem dos bebês. A criança começa a mostrar curiosidade sobre o envolvimento íntimo entre os casais, a elaborar hipóteses sobre como se daria o intercurso sexual - de onde é comum a hipótese de uma relação sexual sádica. Frequentemente expõem hipóteses de que a gravidez e o parto se dariam por vias intestinais.

Por volta dos cinco anos de idade, a criança entraria em uma fase de latência, quando a exploração do mundo a partir das zonas erógenas descritas anteriormente se arrefeceria e daria lugar às inibições sexuais, marcadas pelos sentimentos de nojo, vergonha e ideais estéticos e morais. A educação tradicionalmente reforça os limites entre o individual e o público, de forma que a criança passa a mimetizar tal repressão. Esta fase coincide com o período de maior socialização e maiores exigências de aprendizado e, assim, sua satisfação sexual se dará predominantemente por uma pulsão epistemofílica, vontade de saber. É apenas na puberdade, com pleno desenvolvimento dos caracteres sexuais, que o indivíduo passaria à fase de genitalização das pulsões e consequente busca de parcerias afetivo-sexuais. Para Freud, a sexualidade humana é para sempre **perversa, polimorfa e infantil**. A maturidade genital não dá cabo aos impulsos sexuais primitivos que não visam à reprodução. As pulsões parciais que envolvem olhar, tocar e sugar continuam a todo vapor na vida adulta[11].

É verdade que muito foi publicado depois dos *Três ensaios*, contudo ele consegue congregar pontos de grande interesse para este trabalho. Primeiro, a proposta de uma ontogênese para a sexualidade em recusa a qualquer filogênese previamente concebida. Em certo sentido, ser atravessado pela sexualidade é universal, contudo, a escuta psicanalítica se destina a observar a singularidade do sujeito e como ele é marcado pela experiência de erotização do corpo à sua maneira.

CONSIDERAÇÕES FINAIS

Falamos aqui não apenas da sexualidade dentro da história biográfica de um indivíduo, mas também a situamos em uma historiografia da humanidade. Revisamos como se construiu o sentimento de infância e sua relação com a ideia de inocência. Situamos historicamente a passagem de uma concepção antiga de isomorfismo sexual para a proposição de dois sexos biológicos distintos, ressaltando como essa construção foi utilizada para justificar as diferenças sociais entre homem e mulher. Diante da insuficiência da categoria sexo para dar conta das dissonâncias entre anatomia e subjetividade, a invenção da categoria

gênero surge a partir de estudos antropológicos transculturais e das primeiras experiências de escuta psicológica e psicanalítica de pessoas trans.

Recuperando a teoria das fases do desenvolvimento psicossexual proposta por Freud, compreendemos que a sexualidade humana é **perversa**, ou seja, não se limita nem se destina ao sexo reprodutivo, e **polimorfa**, ou seja, está organizada em uma multiplicidade de fluxos pulsionais parciais que escoam através das zonas erógenas.

Retornando à interrogação de partida deste capítulo, que questionava como repensar o desenvolvimento da sexualidade poderia abrir caminhos para vidas dignas em dissidência à heterocisnormatividade, podemos disparar alguns direcionamentos em diálogo com o pensamento aqui desenvolvido. Primeiro, será preciso recusar qualquer entendimento de desenvolvimento que recorra a ideias de heterossexualidade e cisgeneridade compulsórias. Se a sexualidade é historicamente construída e ainda pode ser entendida como um discurso, é no âmbito político que esse discurso continuará em construção e desconstrução em busca de expressão e promoção de vida digna às dissidências de sexo e gênero.

REFERÊNCIAS BIBLIOGRÁFICAS

1. Souza LL, Salgado RG, Magnabosco MB. A vida pode ser escrita por linhas tortas: quando infâncias, gêneros e sexualidades interrogam o desenvolvimento. In: Rodrigues A, editor. Crianças em dissidências: narrativas desobedientes da infância. Salvador: Devires; 2018. p. 149-66.
2. Butler J. Problemas de gênero: feminismo e subversão da identidade. 16. ed. Rio de Janeiro: Civilização Brasileira; 2018.
3. Brzozowski FS, Caponi SNC. Medicalização dos desvios de comportamento na infância: aspectos positivos e negativos. Psicol Cienc Prof. 2013; 33(1). Disponível em: https://www.scielo.br/j/pcp/a/nsyXmyxCm5p5JFHzymj9tLm/?lang=pt. Acesso em: 30 de abril de 2023.
4. Ariès P. História social da criança e da família. 3. ed. Rio de Janeiro: LTC; 2022.
5. Foucault M. História da sexualidade 1: a vontade de saber. 7. ed. Rio de Janeiro/São Paulo: Paz e Terra; 2018.
6. Krafft-Ebing R. Psychopatia sexualis. São Paulo: Martins Fontes; 2001.
7. Laqueur T. Inventando o sexo: corpo e gênero dos gregos a Freud. Rio de Janeiro: Relume Dumará; 2001.
8. Rohden F. A construção da diferença sexual na medicina. Cad Saúde Pública. 2003;19(Sup. 2): S201-12. Disponível em: https://www.scielo.br/j/csp/a/6CFzzWMW9WTVjQnFNKT4ftF/?lang=pt. Acesso em: 5 de maio de 2023.
9. Frignet H. O transexualismo. Rio de Janeiro: Companhia de Freud; 2002.
10. Freud S. Três ensaios sobre a teoria da sexualidade. In: Freud S. Obras completas, v. 6: três ensaios sobre a teoria da sexualidade, análise fragmentária de uma histeria ("O caso Dora") e outros textos (1901-1905). São Paulo: Companhia das Letras; 2016.
11. Cossi RK. Sobre o estatuto do sexo em psicanálise. In: Cossi RK, Dunker C, editores. Faces do sexual: fronteiras entre gênero e inconsciente. São Paulo: Aller; 2019.

7

Incongruência de Gênero, Transtorno do Espectro Autista e Outros Transtornos do Neurodesenvolvimento

André Henrique Oliveira Gonçalves
Sandra Scivoletto (in memoriam)

INTRODUÇÃO

Nos últimos anos, tem aumentado o número de publicações científicas relacionando incongruência de gênero (IG) e transtornos do neurodesenvolvimento (TN), particularmente o transtorno do espectro autista (TEA). Essa associação ainda gera debates entre pesquisadores que trabalham tanto com gênero quanto com TEA e são necessários mais estudos para entender se as condições estão realmente ligadas e, em caso afirmativo, como se dá essa ligação. Entretanto, na prática clínica de atendimento de crianças e adolescentes com variabilidade de gênero, inclusive no Ambulatório Transdisciplinar de Identidade de Gênero e Orientação Sexual (AMTIGOS) do Instituto de Psiquiatria do Hospital das Clínicas da Faculdade de Medicina da Universidade de São Paulo (IPq-HCFMUSP), essa coocorrência tem sido cada vez mais comum. O próprio fato de realizarmos o atendimento de crianças e adolescentes com variabilidade de gênero faz com que esses transtornos, mais comuns nessas faixas etárias, sejam vistos com maior frequência.

Este capítulo tem como objetivo chamar a atenção sobre os transtornos do neurodesenvolvimento no cuidado à pessoa com IG por profissionais de saúde.

TRANSTORNOS DO NEURODESENVOLVIMENTO

Os transtornos do neurodesenvolvimento são um conjunto de condições clínicas diferentes que surgem durante o período de desenvolvimento infantil. Esses transtornos geralmente aparecem precocemente, na maioria das vezes na primeira infância, e são caracterizados por dificuldades no desenvolvimento que afetam o desempenho pessoal, social, acadêmico ou profissional. Essas dificuldades podem variar desde limitações específicas em habilidades de aprendizado e em algumas funções cognitivas específicas (p. ex., como atenção ou controle executivo) até prejuízos globais em habilidades sociais ou cognitivas. É comum a presença de mais de um transtorno do neurodesenvolvimento[1].

Pela quinta edição do *Manual diagnóstico e estatístico de transtornos mentais* (DSM-5), os transtornos do neurodesenvolvimento são os seguintes[1]:

- Deficiências intelectuais (DI).
- Transtornos da comunicação.
- Transtorno do espectro autista (TEA).
- Transtorno do déficit de atenção/hiperatividade (TDAH).
- Transtornos específicos de aprendizagem.
- Transtornos motores.
- Outros transtornos do neurodesenvolvimento.

Como se pode notar, os transtornos do neurodesenvolvimento são um grupo heterogêneo de condições, mas têm como característica algum tipo de problema no desenvolvimento cerebral[2]. Esses transtornos afetam mais comumente indivíduos do sexo masculino[1,2]. Sua etiologia é geralmente multifatorial, apesar de a hereditariedade ser significativa[2].

Por se manifestar cedo, idealmente o diagnóstico deveria ser realizado na infância, para que intervenções possam ser realizadas precocemente, de forma a reduzir os múltiplos prejuízos que esses transtornos podem causar. Entretanto, não é comum que o reconhecimento só seja realizado na adolescência ou na idade adulta. O diagnóstico e o manejo dessas condições, em geral, vão requerer um trabalho de diferentes especialistas (p. ex., psiquiatras, psicólogos, pediatras, fonoaudiólogos e terapeutas ocupacionais) e diferentes áreas (saúde, educação e assistência social)[2].

Os transtornos do neurodesenvolvimento estão sujeitos ao amadurecimento cerebral e, com a idade, muitas das disfunções causadas por eles podem melhorar. Entretanto, estudos mais recentes tendem a mostrar que as dificuldades ocasionadas por esses transtornos podem perdurar até a idade adulta[2].

Dentre esses transtornos, na prática clínica do cuidado com a IG em crianças e adolescentes, podemos chamar a atenção para três condições: o TEA, as deficiências intelectuais e o TDAH.

Transtorno do espectro autista

Na décima revisão da Classificação Internacional de Doenças (CID-10), o TEA faz parte dos Transtornos Globais do Desenvolvimento[3]. É marcado por prejuízos significativos da comunicação social e por padrões de comportamento repetitivos e restritos[1,4]. Acredita-se que a prevalência global do TEA esteja em torno de 1%. Nos últimos anos, observou-se um aumento da prevalência do transtorno do espectro autista ao redor do mundo[1,4]. Esse aumento é creditado às mudanças dos critérios diagnósticos com o alargamento do entendimento do transtorno, maior conhecimento clínico pelos profissionais de saúde e conscientização da população geral[4].

O diagnóstico de TEA é exclusivamente clínico, geralmente com subsídio de uma equipe multiprofissional, e é baseado na observação da criança por profissionais de saúde e pelo relato dos responsáveis[4]. A Tabela 1 mostra os critérios diagnósticos para o TEA segundo o DSM-5. Apesar de clínico, algumas características do transtorno acabam dificultando o diagnóstico, como a grande heterogeneidade da apresentação fenotípica e a frequente presença de comorbidades clínicas e psiquiátricas que modificam a apresentação clínica[4]. Instrumentos de avaliação, como testagem neuropsicológica, podem ser utilizados para auxiliar no diagnóstico, mas principalmente para avaliar características que podem influenciar na evolução do caso.

TABELA 1 Critérios diagnósticos para transtorno do espectro autista segundo o DSM-5

Critérios diagnósticos
A. Déficits persistentes na comunicação social e na interação social em múltiplos contextos, conforme manifestado pelo que segue, atualmente ou por história prévia (os exemplos são apenas ilustrativos, e não exaustivos): 1. Déficits na reciprocidade socioemocional, variando, por exemplo, de abordagem social anormal e dificuldade para estabelecer uma conversa normal a compartilhamento reduzido de interesses, emoções ou afeto a dificuldade para iniciar ou responder a interações sociais. 2. Déficits nos comportamentos comunicativos não verbais usados para interação social, variando, por exemplo, de comunicação verbal e não verbal pouco integrada a anormalidade no contato visual e linguagem corporal ou déficits na compreensão e uso de gestos à ausência total de expressões faciais e comunicação não verbal. 3. Déficits para desenvolver, manter e compreender relacionamentos, variando, por exemplo, de dificuldade em ajustar o comportamento para se adequar a contextos sociais diversos à dificuldade em compartilhar brincadeiras imaginativas ou em fazer amigos e à ausência de interesse por pares.
Especificar a gravidade atual: **A gravidade baseia-se em prejuízos na comunicação social e em padrões de comportamento restritos e repetitivos.**

continua

TABELA 1 Critérios diagnósticos para transtorno do espectro autista segundo o DSM-5 (*Continuação*)

B. Padrões restritos e repetitivos de comportamento, interesses ou atividades, conforme manifestado por pelo menos dois dos seguintes, atualmente, ou por história prévia (os exemplos são apenas ilustrativos, e não exaustivos): 1. Movimentos motores, uso de objetos ou fala estereotipados ou repetitivos (p. ex., estereotipias motoras simples, alinhar brinquedos ou girar objetos, ecolalia, frases idiossincráticas). 2. Insistência nas mesmas coisas, adesão inflexível a rotinas ou padrões ritualizados de comportamento verbal ou não verbal (p. ex., sofrimento extremo em relação a pequenas mudanças, dificuldades com transições, padrões rígidos de pensamento, rituais de saudação, necessidade de fazer o mesmo caminho ou ingerir os mesmos alimentos diariamente). 3. Interesses fixos e altamente restritos que são anormais em intensidade ou foco (p. ex., forte apego a ou preocupação com objetos incomuns, interesses excessivamente circunscritos ou perseverativos). 4. Hiper ou hiporreatividade a estímulos sensoriais ou interesse incomum por aspectos sensoriais do ambiente (p. ex., indiferença aparente a dor/temperatura, reação contrária a sons ou texturas específicas, cheirar ou tocar objetos de forma excessiva, fascinação visual por luzes ou movimento). *Especificar* a gravidade atual: **A gravidade baseia-se em prejuízos na comunicação social e em padrões restritos ou repetitivos de comportamento.**
C. Os sintomas devem estar presentes precocemente no período do desenvolvimento (mas podem não se tornar plenamente manifestos até que as demandas sociais excedam as capacidades limitadas ou podem ser mascarados por estratégias aprendidas mais tarde na vida).
D. Os sintomas causam prejuízo clinicamente significativo no funcionamento social, profissional ou em outras áreas importantes da vida do indivíduo no presente. Essas perturbações não são mais bem explicadas por deficiência intelectual (transtorno do desenvolvimento intelectual) ou por atraso global do desenvolvimento. Deficiência intelectual ou transtorno do espectro autista costumam ser comórbidos; para fazer o diagnóstico da comorbidade de transtorno do espectro autista e deficiência intelectual, a comunicação social deve estar abaixo do esperado para o nível geral do desenvolvimento. *Especificar* se: **Com ou sem comprometimento intelectual concomitante.** **Com ou sem comprometimento da linguagem concomitante.** **Associado a alguma condição médica ou genética conhecida ou a fator ambiental.** **Associado a outro transtorno do neurodesenvolvimento, mental ou comportamental.** **Com catatonia.**

Fonte: American Psychiatric Association, 2014[1].

Na prática clínica, ainda é comum a utilização de descritores como "altas habilidades", "alto funcionamento", "não verbal" ou "Asperger" para caracterizar a gravidade do TEA. Entretanto, os manuais mais recentes utilizam outros critérios com tal fim. Segundo o DSM-5, a gravidade do TEA baseia-se em prejuízos na comunicação social e em padrões restritos ou repetitivos de comportamento e na consequente necessidade de apoio social do indivíduo: Nível 1 – "Exigindo apoio", Nível 2 – "Exigindo apoio substancial" e Nível 3 – "Exigindo apoio muito substancial". A 11ª revisão da Classificação Internacional de Doenças (CID-11), por sua vez, utiliza os especificadores: 1) presença ou ausência de deficiência intelectual associada; 2) leve/nenhuma ou significativa deficiência na linguagem funcional[5].

O tratamento do TEA, portanto, deve ser baseado nas necessidades do paciente e levar em consideração suas dificuldades, seus pontos fortes e suas habilidades cognitivas e comportamentais[4]. Em geral, indica-se um trabalho multidisciplinar. As medicações são usadas para tratar sintomas acessórios[4].

Deficiências intelectuais

Na CID-10, a deficiência intelectual (DI) é chamada de "retardo mental"[3]. A DI é um transtorno do neurodesenvolvimento caracterizado por prejuízos significativos no funcionamento intelectual e em comportamentos adaptativos. No funcionamento do intelecto, há prejuízos no aprendizado, no raciocínio, na solução de problemas, planejamento, aprendizagem pela experiência etc., o que deve ser mensurado por testes de inteligência responsáveis por avaliar o quociente de inteligência (QI)[6]; indivíduos com DI apresentam escores de QI em torno de dois ou mais desvios-padrões abaixo da média populacional, ou seja, QI $\leq$ 70. No que se refere aos comportamentos adaptativos, pode haver prejuízos sociais (p. ex., habilidades interpessoais, empatia), práticos (p. ex., cuidados pessoais, capacidade de exercer atividade laboral, uso de dinheiro etc.) e conceituais (p. ex., linguagem e alfabetização; conceito de tempo e número etc.)[1,6]. O funcionamento adaptativo pode ser investigado tanto pela avaliação clínica quanto por instrumentos específicos[6].

Assim, a DI pode ser classificada em leve, moderada, grave ou profunda conforme, principalmente, o funcionamento adaptativo[1]. O manejo dos casos tem como objetivo minimizar os déficits, aumentar a autonomia e funcionalidade do paciente, melhorar a qualidade de vida e apoiar a família[6]. Em geral, há uma necessidade de reunir uma equipe multidisciplinar com diferentes profissionais de saúde, como psicólogos, fonoaudiólogos, terapeutas ocupacionais etc., e é fundamental o trabalho junto à escola.

Transtorno do déficit de atenção/hiperatividade

O Transtorno do déficit de atenção/hiperatividade (TDAH) é um transtorno comum do neurodesenvolvimento, com prevalência de cerca de 5,29% entre crianças e adolescentes, caracterizado por dificuldades atencionais, inquietação motora e impulsividade[1,7]. A etiologia do transtorno é multifatorial[7]. O quadro clínico é baseado nas dimensões de desatenção (dificuldade de iniciar e manter tarefas, distratibilidade e dificuldade organizacional), de hiperatividade (excesso de atividade motora e sentimentos de inquietude) e de impulsividade. Os sintomas causam prejuízos sociais (rejeição por pares e conflitos familiares), cognitivos (disfunção executiva), no neurodesenvolvimento (alterações de linguagem e dificuldades motoras), emocionais (irritabilidade e labilidade emocional) e comportamentais (agressividade e envolvimento em situações de risco). O diagnóstico é clínico e deve levar em consideração a observação do paciente, bem como o relato de responsáveis e professores[7]. O tratamento é multimodal, com atenção maior aos sintomas centrais do transtorno e aos prejuízos secundários a esses sintomas[7] e está formalmente indicado o uso de psicoestimulantes, como o metilfenidato.

INCONGRUÊNCIA DE GÊNERO E AUTISMO: HÁ MESMO UMA ASSOCIAÇÃO?

Nos últimos anos, houve um aumento significativo de publicações científicas que sugeriram uma associação entre IG e o TEA; apenas nos três últimos anos este número dobrou[8]. O TEA e a IG são condições sabidamente relacionadas ao aumento do risco de diversos transtornos mentais e suicídio[8]. Assim, a investigação da associação entre as duas condições é importante para a prática clínica.

Os estudos publicados que avaliam essa associação podem se dividir em dois grupos com base nas populações estudadas: há os que investigam diagnóstico/sintomas/traços de TEA em populações com incongruência de gênero/disforia de gênero/variabilidade de gênero; outros estudos investigam incongruência de gênero/disforia de gênero/variabilidade de gênero em populações com diagnóstico de TEA[9]. Em ambos os casos, os resultados tendem a apontar uma associação. Entretanto, alguns autores fazem críticas às metodologias dessas pesquisas, como: os critérios utilizados para definir variabilidade de gênero – alguns estudos com crianças dentro do espectro autista utilizam um único item da escala CBCL (*Child Behavior Checklist*)[9]; ao avaliar traços de autismo, apenas algumas dessas características são consideradas ou se utilizam diferentes pontos de coorte para avaliar as escalas[8,10,11]. Para um aprofundamento das críticas levantadas, sugerimos as referências bibliográficas: Turban (2018[11]) e Fortunato (2022[9]).

Entretanto, ao ter em mente essas dificuldades metodológicas, uma revisão sistemática da literatura e meta-análise foi publicada por Kallitsounaki e Williams em março de 2022[8]. Inicialmente, os autores realizaram a revisão da literatura pelo método PRISMA (*Preferred Reporting Items for Systematic Reviews and Meta-Analyses*) e alcançaram um total de 47 itens que avaliavam a sobreposição de autismo/traços de autismo e incongruência de gênero/disforia de gênero. Ao analisarem os estudos com a população de TEA, os autores encontraram maiores indícios de variabilidade de gênero e diagnóstico de disforia de gênero em comparação à população geral. A maior parte dos estudos encontrados pelos autores avalia traços/diagnóstico de TEA na população com IG, e eles conduziram uma meta-análise para avaliar essa associação. A prevalência estimada de diagnóstico de autismo entre pessoas com incongruência de gênero/disforia de gênero foi de 11% (intervalo de confiança 8-16%). Apesar da associação encontrada, Kallitsounaki e Williams destacam uma considerável heterogeneidade entre os estudos, grande intervalo de confiança e os critérios para definição de autismo com falhas (revisão de prontuário e autorrelato). Eles concluem que, sim, é possível definir uma associação entre as duas condições, mas seu tamanho não pode ser bem estabelecido, o que leva à necessidade de ainda serem realizadas mais pesquisas[8].

Uma explicação para a coocorrência de TEA com IG é que algumas das características principais do TEA predispõem um indivíduo a desenvolver sentimentos de disforia de gênero ou a não se identificar com o gênero atribuído ao nascer, de modo a criar uma relação temporal entre essas condições[8]. Outros autores teorizaram um papel para a genética, exposição pré-natal a hormônios ou até mesmo toxinas ambientais, mas, no máximo, essas teorias são especulativas[12].

Uma consideração importante deve ser feita em relação a sintomas de TEA na população trans. Como visto anteriormente, o TEA é marcado, entre outros aspectos, por dificuldades de interação social. Jovens e adultos com IG também podem apresentar déficits na experiência social que não são resultantes do diagnóstico de TEA[11]. Existem diversos fatores que levam as pessoas trans a terem um pior desempenho social, como baixo suporte familiar; estresse de minorias; psicopatologia internalizante, muitas vezes associada à sua condição; histórico de violência transfóbica e preconceitos internalizados[11].

APRESENTAÇÃO CLÍNICA DE CASOS DE INCONGRUÊNCIA DE GÊNERO E TRANSTORNOS DO NEURODESENVOLVIMENTO

É sabido que a IG pode se apresentar de múltiplas formas[9], assim como diversas são as possibilidades de identidade de gênero. Alguns pacientes podem apresentar disforia de gênero com algumas partes do corpo e não com outras; algumas pessoas trans nem sequer chegam a ter qualquer grau de disforia com o próprio corpo; alguns meninos trans, por exemplo, podem se incomodar muito com a menstruação, enquanto outros não. Já foi mencionado também que o TEA é um transtorno do neurodesenvolvimento com múltiplas apresentações; o mesmo pode ser dito para o DI. Assim, em geral, não se pode traçar exatamente uma apresentação clínica universal dos casos de IG e transtornos do neurodesenvolvimento.

Alguns pacientes com TEA e DI podem ter relatos muito mais concretos sobre a identidade de gênero, com pouca capacidade de abstração. Por exemplo, esses pacientes podem ter o discurso muito voltado a formas corporais mais condizentes com o gênero com o qual se identificam. Em geral, há pouca capacidade para elaboração verbal dos sentimentos e pensamentos sobre a vivência da IG ou da disforia de gênero. Um menino trans que acompanhamos com DI não conseguia ter os mínimos cuidados de higiene nos períodos da menstruação.

Esses pacientes podem ter dificuldade em entender algumas dinâmicas sociais relacionadas ao gênero e aos preconceitos sociais. Por exemplo, podem ter dificuldade para compreender um possível risco em usar o banheiro do gênero com o qual se identifica ou o porquê de as pessoas não respeitarem seu nome social mesmo já tendo transicionado[12].

Como visto na literatura, existe uma associação entre TEA e variabilidade de gênero, entretanto, nem toda variabilidade de gênero corresponde à IG e a sintomas de disforia de gênero. Obviamente, a identidade de gênero do indivíduo é sempre autodeterminada, mas pacientes com o espectro autista podem ter dificuldades para navegar por temas complexos, como gênero e sexualidade. É possível, inclusive, que haja neles uma confusão entre esses domínios.

Uma dúvida que pode surgir é se a questão de gênero não pode ser um interesse restrito de um paciente com TEA[12]. Isso de fato é possível que ocorra, mas a consistência da expressão da identidade de gênero poderá ajudar a diminuir essa dúvida clínica. Outra forma de tentar diminuir esse questionamento é avaliar o impacto de intervenções de afirmação de gênero no comportamento, funcionamento e *self* do indivíduo[12], mas essa distinção só ficará clara com um acompanhamento longitudinal do paciente.

Pacientes com TDAH não têm uma apresentação em relação à IG muito diferente de pacientes neurotípicos. Entretanto, a sintomatologia do TDAH pode prejudicar o acompanhamento multidisciplinar necessário para as intervenções de afirmação de gênero.

ACOMPANHAMENTO DE PACIENTES COM IG E TEA OU OUTROS TRANSTORNOS DO NEURODESENVOLVIMENTO

Há poucos protocolos bem definidos para o acompanhamento de pacientes com transtornos do neurodesenvolvimento e IG, apesar da crescente literatura. Tanto a IG quanto os transtornos do neurodesenvolvimento requerem que esse procedimento seja feito por equipes transdisciplinares. Isso não seria diferente quando o paciente apresenta coocorrência das duas (ou mais) condições; sugere-se que estejam presentes nas equipes psiquiatras da infância e adolescência, fonoaudiólogos, psicólogos, terapeutas ocupacionais, pediatras, dentre outros.

Muitas vezes, a avaliação e o tratamento de questões relacionadas ao gênero em pessoas com a coocorrência de IG e TEA se sobrepõem e se confundem. Algumas habilidades podem se desenvolver no TEA, de modo a propiciar uma capacidade do paciente de pensar e se comunicar melhor sobre seu gênero. Por vezes, os tratamentos, simultaneamente, devem abordar ambos os diagnósticos e avaliar as necessidades relacionadas ao gênero à medida que a terapia progride[13]. Para tanto, deve-se utilizar linguagem clara e reduzir a complexidade conceitual e a vaguidade dos conceitos relacionados ao gênero. Os conceitos precisam ser apresentados da maneira mais simples e concreta possível[13]. O envolvimento dos pais/cuidadores pode ser necessário para orientar o processo de exploração de gênero[13].

A transição social representa uma intervenção completamente reversível com pouquíssimos riscos. Os riscos envolvidos são principalmente situacionais e incluem a exposição potencial a preconceitos e violência, o que é importante para o clínico e a família abordarem da melhor forma possível[12]. Pacientes devem ser estimulados a ter uma expressão de gênero mais condizente com a sua identidade de gênero, entretanto, esse pode ser um processo difícil para alguns pacientes com TEA. O ritmo da transição social sempre é ditado pelo próprio paciente e, em partes, também por sua família. Assim, por mais que numa primeira avaliação possa parecer benéfica para o paciente, essa transição não deve ser forçada pelos profissionais e/ou suas famílias.

Alguns adolescentes com coocorrência de TEA com IG têm dificuldade em cumprir o tratamento. Eles podem não ver o propósito, ou podem não ter habilidades organizacionais suficientes para comparecer a consultas regulares (p. ex., psicoterapia ou médicas) sem suporte familiar[13]. Alguns podem ter urgências para as intervenções médicas, entretanto, essas só podem ser indicadas, após adequadas avaliações e acompanhamentos.

Encaminhamento para intervenções médicas

A Resolução n. 2.265/ 2019 do Conselho Federal de Medicina (CFM) dispõe sobre o cuidado específico à pessoa com IG[14]. Segundo essa resolução, são contraindicações para a hormonioterapia e/ou cirurgia: "transtornos psicóticos graves, transtornos de personalidade graves, retardo mental e transtornos globais do desenvolvimento graves"[14]. O texto da normativa lista a deficiência intelectual (retardo mental) e o TEA (transtornos globais do desenvolvimento) como possíveis contraindicações para as intervenções médicas de afirmação de gênero a depender da gravidade do caso, mas não estabelece claramente quais seriam esses critérios de gravidade a serem considerados. Algumas preocupações poderiam justificar essa contraindicação: dificuldade de estabelecer o diagnóstico de IG nesses casos, dificuldade para os pacientes entenderem os efeitos a longo prazo e riscos dos tratamentos[13], dificuldade de dar o consentimento livre e esclarecido, possíveis dificuldades em lidar com as mudanças físicas relacionadas à hormonização.

Em dissonância à normativa do CFM, algumas publicações internacionais mais recentes, como o *Standard of Care for the Health of Transgender and Gender Diverse People, Version 8*, da WPATH (World Professional Association for Transgender Health')[15], importante documento que guia o cuidado em saúde para pessoas transgêneros no mundo, não colocam diagnósticos psiquiátricos como contraindicações para as intervenções médicas, desde que, dentre outras coisas, seja possível acessar a capacidade de entendimento e de consentimento dos indivíduos com esses transtornos.

Entretanto, no Brasil, as diretrizes de intervenções médicas para afirmação de gênero são reguladas pela Resolução n. 2.265/2019 do CFM, sendo dever dos profissionais médicos seguirem-na. Diante dessa normativa, para intervenções médicas de transição de gênero em pacientes com TEA ou DI podem-se sugerir algumas orientações: adequado diagnóstico psiquiátrico, com registro em prontuário; avaliação da gravidade do caso por meio de instrumentos padronizados (neuropsicológico, testes de avaliação de funcionalidade) ou por avaliação clínica da funcionalidade do indivíduo, quando esses instrumentos não estiverem disponíveis; avaliação adequada da IG e dos sintomas disfóricos do paciente; indicação por equipe multidisciplinar das intervenções; avaliação da capacidade de entendimento (de riscos e benefícios das intervenções) e consentimento do usuário; a consolidação da sua identidade de gênero; e a vivência social nessa identidade[13]. É sempre importante estimular que esses pacientes realizem a transição social de gênero, haja vista que pode ser suficiente para minimizar os sintomas de disforia de gênero apresentado por esses pacientes, sem que haja necessidade de intervenções que possam provocar alterações físicas irreversíveis.

EXPERIÊNCIA DO AMTIGOS

No nosso ambulatório, nos últimos anos, houve um aumento de casos de coocorrência de transtornos do neurodesenvolvimento e a IG. Dentre esse grupo de transtornos, TEA, DI e TDAH têm sido os mais observados em nossa prática.

O primeiro ponto a se levantar é em relação à necessidade de um diagnóstico bem-feito. Algumas crianças e adolescentes só receberam o diagnóstico dos transtornos do neurodesenvolvimento ao iniciarem o acompanhamento no ambulatório. Como protocolo do AMTIGOS, todo usuário que busca o serviço passa por uma avaliação biopsicossocial com questionário padronizado, realizada pela equipe de Psiquiatria, em que são avaliados diversos aspectos do gênero, sexualidade e possíveis transtornos mentais, dentre outros. Tem sido comum usuários iniciarem o acompanhamento pelas questões de gênero no serviço e só então, após passar pelas avaliações psiquiátricas iniciais, receberem os diagnósticos dos transtornos de neurodesenvolvimento. Alguns casos se devem à dificuldade do diagnóstico, como os de TEA nível 1, em que os prejuízos muito discretos ao longo da vida nunca suscitaram uma busca por ajuda profissional por parte da família. Outros casos se devem à dificuldade de acesso a serviços de saúde mental por famílias mais vulneráveis, mas que acabam iniciando o acompanhamento no AMTIGOS por causa da variabilidade de gênero. Mas, talvez, a situação mais comum seja nos casos em que há uma resistência da família em buscar ajuda especializada em saúde mental mesmo diante das dificuldades da criança ou adolescente, o que se dá, muitas vezes, por preconceito.

Portanto, fica o alerta para profissionais de saúde que trabalham com crianças e adolescentes com variabilidade de gênero, da importância de uma avaliação adequada em saúde mental e, quando em dúvida, é recomendada uma avaliação com psiquiatra ou psiquiatra da infância e adolescência. Em alguns casos são necessárias avaliações mais complexas, como a neuropsicológica e a de funcionalidade.

Um dos principais pilares do acompanhamento no ambulatório é a psicoterapia em grupo com pessoas trans da mesma faixa etária. Alguns pacientes com transtornos do neurodesenvolvimento, em decorrência dos prejuízos causados por eles, acabam tendo dificuldade para participar dessa modalidade de terapia. Por exemplo, alguns pacientes com DI acabaram não conseguindo acompanhar os temas abordados nos grupos de adolescentes, mesmo com o apoio dos psicoterapeutas, tornando o grupo pouco terapêutico para eles. Uma paciente com TEA teve crises de ansiedade ao iniciar um grupo com outros adolescentes trans. Infelizmente, em razão da demanda do ambulatório, um cuidado pormenorizado por meio de psicoterapia individual não é factível. Nesses casos, é necessário pensar alternativas para o cuidado em relação ao gênero. Algo que temos feito é o trabalho compartilhado com dispositivos da rede de atenção psicossocial, como os Centros de Atenção Psicossocial Infantojuvenis e Unidades Básicas de Saúde, que lidam com as questões do neurodesenvolvimento na sua práxis diária; o AMTIGOS acaba atuando no matriciamento desses serviços, instrumentalizando-os para lidar com as questões de gênero. Outra possibilidade é que, após a melhora de alguns dos sintomas, os quais prejudicaram a participação do usuário nos grupos com o acompanhamento na rede, ele possa (re)iniciar esse acompanhamento em grupo.

Por fim, cabe falar sobre nossa experiência sobre intervenções médicas para transição de gênero. Haja vista as contraindicações para elas segundo a norma do CFM, o encaminhamento para procedimentos médicos só é feito após ser cuidadosamente pensado e discutido em equipe para os casos de transtornos do neurodesenvolvimento. Devem ser avaliadas a capacidade de consentimento do usuário, a capacidade de entendimento de riscos e benefícios de determinadas intervenções, a consolidação de sua identidade de gênero, a vivência social nessa identidade[13] e sua funcionalidade geral. Infelizmente, em decorrência da gravidade de alguns casos de DI e TEA, esse encaminhamento não poderá ser feito e outras formas de lidar com a disforia de gênero deverão ser pensadas.

CONSIDERAÇÕES FINAIS

A literatura médica recente tem mostrado uma associação entre IG e TEA. Ainda que tal associação esteja mais bem estabelecida, outros estudos são necessários para indicar como e quão forte esses fenômenos se inter-relacionam. A IG, o TEA e outros transtornos do neurodesenvolvimento são todas condições que requerem um acompanhamento transdisciplinar em saúde, com envolvimento de outras áreas, como escola, família e comunidade. Para os casos de coocorrência, avaliação e acompanhamento dos casos acontecem paralelamente. A transição social de gênero está indicada para todos os casos, por apresentar baixos riscos ao indivíduo, e é papel do profissional de saúde apoiar o paciente e sua família nesse processo. As intervenções médicas de transição de gênero em pacientes com TEA ou DI devem ser cuidadosamente ponderadas, haja vista a normativa vigente que trata desse assunto.

REFERÊNCIAS BIBLIOGRÁFICAS

1. American Psychiatric Association (APA). Manual diagnóstico e estatístico de transtornos mentais – DSM-5. Porto Alegre: Artmed; 2014.
2. Thapar A, Cooper M, Rutter M. Neurodevelopmental disorders. Lancet Psychiatry. 2017; 4(4):339-46.
3. Código Internacional de Doenças (CID-10) [Internet].10. ed. 2007. Disponível em: https://cid10.com.br/%5Ebuscadescr$?query=f84. Acesso em: 2 de maio de 2023.

4. Sato F, Stump GV, Portolese J, Polancyk GV, Brentani H. Transtorno do espectro autista. In: Miguel EC, Lafer B, Eliks H, Forlenza OV, editores. Clínica psiquiátrica volume 2: as grandes síndromes psiquiátricas. 2. ed. Barueri: Manole; 2021. p. 47-57.
5. World Health Organization (WHO) [Internet]. ICD-11 for Mortality and morbidity statistic. Genève: WHO; 2022. Disponível em: https://icd.who.int/browse11/l-m/en. Acesso em: 1º de maio de 2023.
6. Otoch L, Rocca CC A, Campos MC S. Deficiência intelectual. In: Miguel EC, Lafer B, Eliks H, Forlenza OV, editores. Clínica psiquiátrica volume 2: as grandes síndromes psiquiátricas. 2. ed. Barueri: Manole; 2021. p. 18-30.
7. Baraniuk AO, Polancyk GV. Transtorno de déficit de atenção/hiperatividade. In: Miguel EC, Lafer B, Eliks H, Forlenza OV, editores. Clínica psiquiátrica volume 2: as grandes síndromes psiquiátricas. 2. ed. Barueri: Manole; 2021. p. 58-71.
8. Kallitsounaki A, Williams DM. Autism spectrum disorder and gender dysphoria/incongruence. A systematic literature review and meta-analysis. J Autism Dev Disord. 2022;53(2023):3103-17. Disponível em: https://link.springer.com/10.1007/s10803-022-05517-y. Acesso em: 2 de maio de 2023.
9. Fortunato A, Giovanardi G, Innocenzi E, Mirabella M, Caviglia G, Lingiardi V, et al. Is it autism? A critical commentary on the co-occurrence of gender dysphoria and autism spectrum disorder. J Homosex. 2022;69(7):1204-21.
10. Manjra II, Masic U. Gender diversity and autism spectrum conditions in children and adolescents: A narrative review of the methodologies used by quantitative studies. J Clin Psychol. 2022;78(4):485-502.
11. Turban JL, van Schalkwyk GI. "Gender dysphoria" and autism spectrum disorder: Is the link real? J Am Acad Child Adolesc Psychiatry. 2018;57(1):8-9e2.
12. Janssen A, Leibowitz S, editors. Affirmative mental health care for transgender and gender diverse youth [Internet]. Berlin: Springer Cham International Publishing; 2018. Disponível em: http://link.springer.com/10.1007/978-3-319-78307-9. Acesso em: 2 de maio de 2023.
13. Strang JF, Meagher H, Kenworthy L, de Vries ALC, Menvielle E, Leibowitz S, et al. Initial clinical guidelines for co-occurring autism spectrum disorder and gender dysphoria or incongruence in adolescents. J Clin Child Adolesc Psychol Off J Soc Clin Child Adolesc Psychol Am Psychol Assoc.2018; 47(1):105-15.
14. Brasil. Conselho Federal de Medicina (CFM). Resolução CFM n. 2265/2019. Dispõe sobre o cuidado específico à pessoa com incongruência de gênero ou transgênero e revoga a Resolução CFM nº 1955/2010. Brasília: CFM; 9 de janeiro de 2020. Disponível em: https://sistemas.cfm.org.br/normas/visualizar/resolucoes/BR/2019/2265. Acesso em: 2 de maio de 2023.
15. Coleman E, Radix AE, Bouman WP, Brown GR, de Vries ALC, Deutsch MB, et al. Standards of care for the health of transgender and gender diverse people, Version 8. Int J Transgend Health. 2022;23(Suppl. 1):S1-259.

Seção 2

Questão Diagnóstica

8

Evolução do Diagnóstico

Pedro Herminio Almeida de Andrade
Daniel Augusto Mori Gagliotti

INTRODUÇÃO

A classificação de um diagnóstico está intimamente ligada à sua conceitualização. Isso fica claro ao pensarmos que a evolução diagnóstica da transexualidade tem caminhado para mudanças valiosas e adequadas ao longo dos anos, acarretando compreensão melhorada, adequabilidade ao tema e redução de estigmas e preconceitos. Há ampliação do espaço de discussão e aceitação da diversidade de gênero, evoluindo conforme avançam as pesquisas nas mais diversas áreas de conhecimento.

Em um passado não tão distante, por exemplo, manuais internacionais diagnósticos como a Classificação Internacional de Doenças (CID) pertencente à Organização Mundial da Saúde (OMS), e o *Manual Diagnóstico e Estatístico de Transtornos Mentais* (DSM) da American Psychiatric Association (APA), utilizavam a palavra "transexualismo". O termo foi considerado patologizador e estigmatizante ao longo dos anos. Os critérios para definir o "transexualismo" eram restritos e pautados em uma visão médica centrípeta, traziam como base a aversão que esses indivíduos possuíam ao seu sexo que lhes foi reconhecido ao nascimento e o desejo permanente de viver no gênero oposto, experimentados desde a infância ou adolescência. Além da forte patologização, tais critérios também eram excludentes por não incluírem pessoas trans que não se viam nesses padrões rígidos.

O DSM-5-TR[1] rompeu com a ideia de doença. Houve a mudança do termo "diagnóstico de transtorno de identidade de gênero" pela "disforia de gênero", entendendo a transexualidade como uma variação possível da identidade de gênero. Mais tarde, a CID-11[2], em 2018, substituiu o termo "transexualismo" pela "incongruência de gênero", além de ter retirado essa variabilidade, normal dentro das possibilidades de diversidade humana, do capítulo dos transtornos mentais.

Sobre a evolução diagnóstica, as discussões fomentadas pelas próprias pessoas trans, especialistas em saúde e ativistas, convergem para a autodeterminação da identidade de gênero, abrindo espaço em alguns países, por exemplo, para que as pessoas acessem as terapias de afirmação do gênero identificado sem que, necessariamente, sejam diagnosticadas com incongruência de gênero. Neste capítulo utilizaremos transgênero como um termo guarda-chuva para todos os fenômenos relacionados com a incongruência de gênero.

Pensar a evolução dos termos que utilizamos hoje em dia é reconhecer e compreender o histórico de um assunto complexo, que abarca diversas áreas de estudos e está em constante mudança conforme nossa sociedade também evolui e amplia seus conceitos.

IDENTIDADE DE GÊNERO E DISFORIA DE GÊNERO

Todo indivíduo adulto tem um variado número de identidades, como a nacionalidade, a racial ou a profissional[3]. Uma das mais fundamentais e provavelmente mais estáveis é a identidade de gênero. Identidade de gênero refere-se a toda a extensão da experiência individual de pertencimento a um determinado gênero em certa sociedade. O sentimento de pertencer a um gênero masculino, feminino, ambos ou nenhum é uma base importante para a interação social.

A identidade de gênero é expressa por meio de comportamentos, atitudes, maneirismos, gostos e traços de personalidade dentro de certa sociedade e período e reconhecida no que é tipicamente atribuído, esperado ou preferido por indivíduos de um determinado gênero.

Em muitos casos, a identidade de gênero e as características sexuais são congruentes. A incongruência relacionada às características sexuais físicas pode ocorrer na intersexualidade, condição congênita de desenvolvimento atípico cromossomal, gonadal ou anatômico. A incongruência relacionada ao gênero em um indivíduo está ligada à experiência subjetiva e profunda de não pertencimento ao gênero que lhe foi reconhecido no nascimento, ligado às suas características sexuais e fenotípicas.

Quando uma pessoa passa a experienciar sofrimento resultante da incongruência entre a identidade de gênero e o gênero reconhecido ao nascimento, chamamos de disforia de gênero.

Há mais de duas décadas, a dimensionalidade da diversidade de identidade de gênero tem ganhado espaço na literatura científica. Pessoas com alguma incongruência de gênero não necessariamente experienciarão uma completa transição ao outro gênero e eventualmente não precisam de acompanhamento médico. Também não é mais considerado regra que um indivíduo transgênero apresente algum grau de sofrimento ou disforia. Deve-se, acima de tudo, ser respeitada a demanda em saúde de cada um em relação a sua transição de gênero.

PERSPECTIVA HISTÓRICA

O fenômeno da transgeneridade era considerado patológico há aproximadamente 20 a 30 anos na maioria das áreas, com especial atenção na área médica, foco deste capítulo.

Kraft-Ebbing[4] e Magnus Hirschfeld[5], ambos psiquiatras, estiveram entre os primeiros que descreveram indivíduos que queriam viver ou estavam vivendo como membros do sexo oposto (nesta época não havia diferenciação semântica entre sexo e gênero como temos hoje na língua portuguesa). Hirschfeld também foi o primeiro a referenciar indivíduos com algum grau de sofrimento em relação ao gênero para cirurgias (o tratamento hormonal só passou a estar disponível na década de 1950).

Muitos profissionais médicos e de saúde mental criticaram a utilização de hormônios e cirurgias como uma solução para problemas relacionados ao gênero. McHugh em 1992[6], seguido por uma corrente de profissionais, considerava a disforia de gênero uma grave condição neurótica ou psicótica, associando-a a condições delirantes, com necessidade de psicoterapia, visando ao que foi chamado "teste de realidade".

A grande atenção da mídia para a transição de algumas pessoas, como Christine Jorgensen (uma mulher trans que buscou auxílio na Europa e publicou sua história), resultou em maior atenção psiquiátrica aos conceitos de disforia de gênero e o desejo de algumas pessoas de realizar a transição. O interesse em estudar o fenômeno também cresceu nos círculos profissionais. Foi reconhecido que orientação sexual e travestismo deveriam ser diferenciados de transexualismo (como era chamado). Em 1975 e 1980, o transexualismo foi incluído na CID-9 e no DSM-III[7], respectivamente. Mais recentemente, a conceitualização de disforia de gênero e incongruência de gênero, como veremos a seguir, também foi sofrendo alterações, no sentido mais atual de manter o distanciamento entre as diversidades de gênero e as condições psiquiátricas.

DSM

A publicação do DSM-III, em 1980, mudou a maneira com que profissionais de saúde mental e a população enxergam os transtornos mentais. Desde sua primeira versão até esta terceira, o uso era direcionado aos Estados Unidos, mas o manual ganhou popularidade internacional ao final da década de 1980.

A partir do DSM-III, os transtornos psiquiátricos passaram a ter sua avaliação feita por meio de um modelo médico baseado em evidências e pesquisas, com definições claras e sintomas específicos de cada condição, sempre após reuniões de consenso entre *experts* nos transtornos específicos.

No DSM-III, três "transtornos de identidade de gênero" foram incluídos: transexualismo, transtorno de identidade de gênero (TIG) na infância e TIG atípico. A característica desses diagnósticos era a incongruência entre o sexo anatômico e a identidade de gênero. Não havia diferenciação semântica entre as palavras sexo e gênero. Nesse manual, sexo refere-se tanto a características físicas quanto ao conjunto de fatores que leva um indivíduo a pertencer a um gênero masculino ou feminino.

No DSM-III-R[8], foram incluídos os termos: transexualismo, TIG na adolescência e adultos de tipo não transexual (para aqueles que não desejavam receber intervenções hormonais e/ou cirúrgicas), TIG sem outra especificação, TIG atípico e TIG na infância. Pela primeira vez, não houve exclusão do diagnóstico a quem fosse intersexual ou portador de esquizofrenia.

Para o DSM-IV e o DSM-IV-TR[9] a categoria TIG na adolescência e adultos de tipo não transexual foi excluída e a categoria transexualismo passou a ser chamada apenas de transtorno de identidade de gênero na infância e na adolescência/adultos. O foco principal dos critérios passou a ser o comportamento de transição de gênero. O critério de sofrimento clinicamente significativo nas diversas esferas de funcionamento individual também foi inserido pela primeira vez.

O DSM-5 e o DSM-5-TR[1] foram o resultado de anos de revisões de literatura, análises secundárias, pesquisas, versões preliminares publicadas *on-line* e estudos de campo. O foco principal na evolução dos critérios foi a redução do estigma e promoção de acesso ao cuidado em saúde. O TIG passou a ser chamado disforia de gênero (DG), nomeando o sofrimento resultante da incongruência entre o gênero identificado e o reconhecido ao nascimento.

A DG foi colocada em seção diferente das parafilias e disfunções sexuais. As possibilidades de identidade de gênero passaram a ser vistas como dimensionais em vez de dicotômicas (masculino/feminino). O termo "gênero" foi adotado em vez de sexo (masculino ou feminino, por exemplo). Foi incluído também um critério de duração de 6 meses para diferenciação entre casos transitórios e persistentes. Os critérios para infância e adolescência ficaram mais transparentes e mais restritivos em relação aos anteriores, por exemplo: um "desejo verbalizado de pertencer a outro sexo" foi substituído por "um forte desejo de pertencer a outro gênero". Além disso, o DSM-5 introduziu um especificador: aqueles indivíduos que já se submeteram a pelo menos uma intervenção de afirmação de sua identidade de gênero.

A Tabela 1 descreve as principais alterações nas diferentes versões do DSM.

TABELA 1. Visão geral e resumo da evolução da terminologia utilizada no DSM

Versão do DSM	Diagnóstico	Seção	Principais mudanças
DSM-III (1980)	Transexualismo; TIG infância; TIG atípico	Transtornos psicossexuais	Primeiro a ser descritivo, baseado em sintomas e a incluir a infância
DSM-III-R (1987)	Transexualismo; TIG infância; TIG adolescentes e adultos não transexuais	Transtornos de início usual na infância ou adolescência	Inclusão do subtipo não transexual e mudança para outra seção
DSM-IV (1994) e DSM-IV-TR (2000)	TIG infância, TIG adolescentes e adultos	Transtornos sexuais e da identidade de gênero	Exclui subtipo não transexual, mudança de seção, critérios mais parecidos para meninos e meninas
DSM-5 (2013) e DSM-5-TR (2022)	DG adolescentes e adultos; DG crianças	Disforia de gênero	Nova seção, mudança de nome, estreitamento dos critérios na infância e ampliação dos de adultos, foco no sofrimento/disforia e não na identidade

TIG: transtorno de identidade de gênero; DG: disforia de gênero.
Fonte: adaptada de Beek, 2016[10].

CID

A CID, assim como o DSM, tem trazido evoluções na sua escrita e narrativa. A primeira versão data de 1893 e não havia qualquer citação à transexualidade. O diagnóstico transvestismo surgiu pela primeira vez em 1965, na CID-8, e foi associado ao que se chamava de desvio patológico da sexualidade, um transtorno mental. O DSM, em sua segunda edição, três anos mais tarde, também chamou o transvestismo de desvio sexual.

É importante citar a célebre contribuição de Harry Benjamin, médico alemão que fez carreira nos Estados Unidos e se encantou pelo estudo da sexualidade. Foi ele quem definiu o termo transexual e esteve na contramão daquilo que citavam os médicos e manuais diagnósticos da época, os quais estigmatizavam e associavam esses indivíduos à doença. O estudioso alemão também afirmou cientificamente que essas pessoas não necessitavam de terapias de conversão[10].

No ano de 1975, o diagnóstico transexualismo esteve descrito na CID-9 na seção de desvios sexuais e era colocado como um transtorno psiquiátrico. O sufixo *-ismo* transmite, historicamente, a ideia de doença quando pensamos em patologias da área médica. Em 1990, a CID, já em sua 10ª edição, trouxe atualizações. O fenômeno transexualidade foi deslocado para uma categoria de estreia: Transtorno de Identidade de Gênero. Houve a devida compreensão sobre a transexualidade estar relacionada à identidade de gênero e não à orientação sexual ou parafilias e desvios sexuais. Parecia um avanço; contudo, o manual manteve o reconhecimento de um acontecimento natural e normal como doença ou transtorno mental[11].

A participação de pessoas trans, ativistas e estudiosos começou a ganhar espaço no tocante à luta pela despatologização da transexualidade. Preferiu-se utilizar o termo incongruência de gênero. Com isso, à custa de bastantes lutas, persistência e resistência, a CID-11, em 2018, excluiu a transexualidade dos transtornos mentais. Finalmente, houve o reconhecimento enquanto variabilidade normal da identidade de gênero.

A proposta da CID-11, em vigor desde janeiro de 2022, insere a transexualidade nas condições relacionadas à saúde sexual, vislumbrando a redução de estigmas. Preocupa-se em trazer o foco entre a incongruência do gênero designado ao nascimento e o gênero com o qual a pessoa se identifica e não coloca a disforia como determinante para definir uma pessoa trans.

Standards of Care da WPATH

O *Standards of Care* (SOC) da *World Professional Association for Transgender Health (WPATH)* visa promover um guia clínico a profissionais de saúde que prestam assistência a pessoas "transgêneras e gênero-diversas" (TGD)[12].

O guia de cuidados estabelece caminhos seguros e efetivos para atingir o conforto pessoal relacionado ao gênero, otimizando a saúde física geral e o bem-estar psíquico e social. Essa assistência profissional pode incluir, mas não estar limitada, a hormonioterapias e cirurgias, terapias fonoaudiológicas, cuidado primário, reprodutivo, sexual e mental. A WPATH, fundada em 1979, reúne atualmente 3 mil profissionais de diversas áreas e divulga o SOC visando à uniformização dos cuidados às pessoas TGD no mundo todo.

Em 2022, a oitava edição do SOC foi publicada incluindo um capítulo específico sobre terminologias. Houve um hiato de 10 anos até a publicação dessa última edição e, desde então, muitos avanços ocorreram e precisaram ser descritos, uniformizando o cuidado, inclusive com a terminologia.

A ideia de usar o termo TGD (*transgender and gender-diverse*) foi ser o mais amplo e compreensivo possível ao descrever variadas comunidades globais de pessoas com identidades de gênero ou expressões que diferem do gênero socialmente associado ao sexo assinalado a elas no nascimento. Isso inclui pessoas que têm culturas específicas ou experiências linguísticas específicas, identidades ou expressões que podem ou não se basear nos conceitos ou linguagens de gênero que o Ocidente majoritariamente utiliza para descrever.

Há palavras que se relacionam à identidade de gênero em outras línguas sem tradução para o inglês ou outras línguas ocidentais que podem ser utilizadas sobre esse termo mais amplo, por exemplo: travesti, *fa'afafine*, *hijra*, *selrata*, *muxe*, *kathoey*, *transpinoy*, *waria*, *machi*.

A WPATH propõe que os profissionais de saúde utilizem linguagem culturalmente relevante ao aplicar o SOC nos diversos contextos globais; utilizem linguagem que preconize princípios de segurança, respeito e dignidade; e discuta com pessoas TGD a terminologia e linguagem que preferem utilizar.

Dessa maneira, a oitava edição do SOC amplia o guarda-chuva TGD objetivando equidade e promoção de direitos humanos.

CONSIDERAÇÕES FINAIS

A conceitualização de identidade de gênero, bem como a descrição em manuais médicos ou utilizados por profissionais de saúde, mudou consideravelmente ao longo do tempo e essas mudanças ocorreram com muita discussão entre os profissionais, revisões científicas e, atualmente, maior escuta do movimento civil no tocante a esse tema.

Ainda hoje são poucas evidências que trazem maior suporte a teorias biológicas ou psicológicas sobre gênero. O clima social e político das últimas décadas também trouxe fortes influências a serem consideradas por todos os profissionais que lidam com o tema e com as pessoas transgêneras.

O cenário atual é a presença da DG em um manual de transtornos mentais, mas a ausência da incongruência de gênero como transtorno mental na CID. Como a influência mundial da OMS é muito maior que a da APA, pode-se inferir que, com o tempo, a disforia de gênero seja retirada da nova versão do DSM[13] e crie-se outra alternativa plausível e mais condizente com as discussões atuais.

Essas mudanças e constantes evoluções possibilitam que a transgeneridade, outrora considerada transtorno mental, seja vista em todas as possibilidades como variação normal.

REFERÊNCIAS BIBLIOGRÁFICAS

1. American Psychiatric Association (APA). Manual diagnóstico e estatístico de transtornos mentais: DSM-5-TR. 5. ed. rev. Porto Alegre: Artmed; 2023.
2. Almeida MSC, Sousa-Filho LF, Rabelo PM, Santiago BM. Classificação Internacional das Doenças – 11ª revisão: da concepção à implementação. Rev Saúde Pública. 2020; 54:104.
3. Balzer C, Hutta JS, Adrián T, Hyndal P. Transrespect versus transphobia worldwide: a comparative review of the human-rights situation of gender-variant/trans people. Berlin, Germany: Transgender Europe (TGEU); 2012.
4. Drescher J. Queer diagnoses: parallels and contrasts in the history of homosexuality, gender variance, and the Diagnostic and Statistical Manual. Arch Sex Behav. 2010; 39(2):427-60.

5. Kroger J. Why is identity achievement so exclusive? Identity. 2007; 7:331-48.
6. Krafft-Ebing R. Psychopathia sexualis [Transl. Wedeck H]. New York: Putnam; 1886.
7. Hirschfeld M. Die intersexuelle konstitution [The intersexual constitution]. Jahrbuch fu¨r sexuelle Zwischenstufen. 1923;23:3-27.
8. McHugh PR. Psychiatric misadventures. Am Schol. 1992;61:497-510.
9. American Psychiatric Association (APA). Diagnostic and statistical manual of mental disorders. 3. ed. rev. Washington, DC: APA; 1987.
10. Beek TF, Cohen-Kettenis PT, Kreukels BPC. Gender incongruence/gender dysphoria and its classification history. Int Rev Psy. 2016; 28:1, 5-12.
11. Foucault M. A história da sexualidade I, II e III (A vontade de saber, O uso dos prazeres e o cuidado de si). Rio de Janeiro: Edições Graal; 1984 (1988).
12. Coleman E, Radix AE, Bouman WP, Brown GR, de Vries ALC, Deutsch MB, et al. Standards of Care for the Health of Transgender and Gender Diverse People, Version 8. Int J Transgend Health. 2021;23(Suppl. 1):S1.
13. American Psychiatric Association (APA). Diagnostic and statistical manual of mental disorders. 4. ed. text rev. Washington, DC: APA; 2000.

9

Manuais

Felipe Assunção de Freitas
Daniel Augusto Mori Gagliotti

INTRODUÇÃO

Os manuais de classificação diagnóstica na área da saúde têm diferentes níveis de importância. Podem ser utilizados na prática clínica com um paciente, por exemplo, e talvez esse seja o uso mais conhecido atualmente.

Entretanto, é preciso lembrar que companhias de seguro determinam, por meio do diagnóstico recebido por um paciente (e um código presente em determinado manual), quais condições devem receber tratamento, acompanhamento, serem pagas ou reembolsadas. A concessão de benefícios previdenciários, ensaios clínicos de pesquisadores ou indústria farmacêutica, agências de fomento à pesquisa e a organização e legislação de sistemas de saúde locais ou nacionais vão depender de estudos estatísticos baseados em classificações diagnósticas pre-determinadas.

A "classificação" determina o procedimento de construir classes ou grupos de objetos baseados nos seus atributos ou relações compartilhadas[1]. Já o termo "diagnóstico" é proveniente do grego *dia-* (separar uma parte de outra) e *-gnosis* (conhecimento, percepção). Portanto, irá designar a forma de se referir e descrever o estado do paciente por meio dos elementos que compõem sua totalidade psíquica e psicológica. Entende-se que um diagnóstico representa uma abstração intelectual ou um constructo humano, criado para compreender a natureza de um fenômeno, bem como avaliar o funcionamento social e ocupacional de um paciente[2].

Historicamente, quaisquer variações de identidades de gênero cisgêneras foram consideradas patológicas e, por isso, estiveram presentes nos manuais de classificação diagnóstica. Essa evolução pode ser compreendida no capítulo

"Evolução do diagnóstico" desta obra. Entretanto, é preciso reconhecer o grande avanço das mais diversas áreas de pesquisa nas ciências sociais e biológicas, atrelado ao movimento social que permitiu a discussão da posição das variações de identidade de gênero, incluindo a transgeneridade, nos manuais de classificação.

Segundo Canguilhem, saúde pressupõe mudança, novas formas de instituir normas e maneiras de viver que caminham indissociavelmente ao lado das exigências ambientais da complexidade da vida[3]. Diferenças nas normas vigentes ou da maioria da população não devem ser vistas como patológicas, mas variações em saúde das possibilidades de diversidade humana.

A seguir, serão descritos os critérios diagnósticos relacionados à transgeneridade nos manuais mais conhecidos e utilizados pelos sistemas de saúde mundiais.

CLASSIFICAÇÃO INTERNACIONAL DE DOENÇAS E PROBLEMAS RELACIONADOS DE SAÚDE (CID)

Em sua 11ª revisão[4], lançada em 2019 e com comprometimento internacional de seu uso mais amplo a partir de 2022, esse manual tem como objetivo ser um instrumento internacional de comunicação (por meio da separação de seus itens por códigos), educação, pesquisa e estatísticas em saúde pública.

Dentre as novidades trazidas nessa última versão, destacam-se[5]:

- A possibilidade de acesso *on-line*.
- A consulta a pesquisadores de todo o mundo, ampliando a diversidade social e cultural, incorporando particularidades locais nas classificações.
- A abordagem ao longo do ciclo de vida, em que cada item é descrito com suas principais apresentações e especificidades de acordo com diferentes faixas etárias.
- A incorporação de uma perspectiva dimensional em um sistema predominantemente categorial.
- Evitação de pontos de corte e duração de sintomas, a menos que haja evidências científicas ou que a adoção desses critérios ocorra em diferentes povos e culturas.

Em razão das influências dos valores sociais e culturais em voga, bem como da ampliação dos estudos relacionados à identidade de gênero, a transgeneridade foi excluída do capítulo de saúde mental e incluída como incongruência de gênero, em um apêndice relacionado à saúde sexual. Os critérios diagnósticos estabelecidos pela CID-11 são divididos entre incongruência de gênero da adolescência ou adultos (Tabela 1) e incongruência de gênero na infância (Tabela 2).

TABELA 1 Condições relacionadas à saúde sexual – incongruência de gênero da adolescência ou adultos pela CID-11

Diagnóstico	Descrição	Exclusões
Incongruência de gênero da adolescência ou adultos (HA60)	A incongruência de gênero na adolescência e na idade adulta é caracterizada por uma incongruência acentuada e persistente entre o sexo expresso de um indivíduo e o sexo atribuído, conforme expresso por pelo menos dois dos seguintes: 1. Forte desgosto ou desconforto com as características sexuais primárias ou secundárias (em adolescentes, características sexuais secundárias antecipadas) por sua incongruência com o sexo expressado. 2. Forte desejo de se livrar de algumas ou de todas as características sexuais primárias e/ou secundárias (em adolescentes, características sexuais secundárias antecipadas) por sua incongruência com o sexo expressado. 3. Forte desejo de ter as características sexuais primárias e/ou secundárias do gênero expressado. O indivíduo experimenta um forte desejo de ser tratado (para viver e ser aceito) como uma pessoa do gênero expressado. A incongruência de gênero vivenciada deve ter estado continuamente presente por pelo menos vários meses. O diagnóstico não pode ser atribuído antes do início da puberdade.	Afecções parafílicas (6D30-6D3Z)

Fonte: WHO, 2019[4]. – traduzido pelos autores.

Apesar de ter sido considerada uma vitória a exclusão da incongruência de gênero dos capítulos relacionados a transtornos mentais e dos pronunciamentos oficiais da Organização Mundial de Saúde (OMS), sinalizando a despatologização das identidades trans, a manutenção do diagnóstico na infância, principalmente, foi alvo de muito debate.

De um lado, alguns autores argumentaram que o diagnóstico na infância patologiza as identidades trans nesse período da vida em que estão explorando quem são, suas identidades, suas expressões e gerenciando os estigmas associados, e o foco deveria ser a transição social e a proteção de episódios sociais

TABELA 2 Condições relacionadas à saúde sexual – incongruência de gênero na infância pela CID-11

Diagnóstico	Descrição
Incongruência de gênero da infância (HA61)	A incongruência de gênero na infância é caracterizada por uma incongruência acentuada e persistente entre o gênero expresso de um indivíduo e o sexo atribuído, conforme expresso pelos critérios seguintes: 1. Acentuada incongruência entre o gênero expressado pelo indivíduo e o sexo assinalado ao nascimento em crianças pré-púberes. 2. Forte desejo de ser de um gênero diferente daquele relacionado ao sexo reconhecido ao nascimento. 3. Forte desconforto da criança por sua anatomia sexual ou pelas características sexuais secundárias antecipadas. 4. Forte desejo por características sexuais primárias ou secundárias antecipadas do gênero expressado. 5. Vivências de brincadeiras, fantasias, atividades e companhias que são típicas do gênero expressado e não do sexo de nascimento. A incongruência de gênero deve ter persistido por aproximadamente 2 anos.

Fonte: WHO, 2019[4]. – traduzido pelos autores.

mais violentos (p. ex., *bullying*), fato que não necessitaria de um diagnóstico específico[6].

Por outro lado, outros grupos de estudo propuseram a manutenção do diagnóstico na infância visando a uma estruturação do cuidado clínico multidisciplinar, garantia de acesso aos serviços de saúde a essa população vulnerável e invisibilizada historicamente. Isso proporcionaria oportunidades para educação em saúde, consentimento informado e desenvolvimento de padrões de cuidado para guiar profissionais e familiares, com base no desenvolvimento e estímulo a pesquisas. Como explicitado anteriormente, o diagnóstico de incongruência de gênero na infância se manteve neste manual diagnóstico[7,8].

DSM-5-TR

Atualmente, o *Manual Diagnóstico e Estatístico de Transtornos Mentais* (DSM), elaborado e publicado pela Associação Americana de Psiquiatria (APA), é o principal instrumento para elaborar diagnósticos psiquiátricos nos Estados Unidos, repercutindo na prática em saúde no restante do mundo. Além de sua aplicabilidade clínica, o DSM tem sido incorporado em outras áreas de atuação, como a jurídica, a escolar e a organizacional[9].

O diagnóstico de "transexualismo" apareceu pela primeira vez no DSM-III em 1980 e, à medida que as pesquisas a respeito de gênero e suas variabilidades aumentaram a terminologia, a colocação e os critérios foram revisados em suas versões sucessivas[10], como pode ser acompanhado no capítulo "Evolução do diagnóstico".

Ao longo das discussões a respeito do tema, e endossados pela produção científica historicamente em ascensão, a disforia de gênero (DG), antes composta pelo termo "transtorno", passou a integrar uma seção por si só no DSM, sofrendo mudanças terminológicas e, transitando por diferentes capítulos do manual, a terminologia foi colocada nos capítulos de "Distúrbios psicossexuais" e "Transtornos de identidade sexual e de gênero" nas terceira e quarta edições, respectivamente. Tais alterações observadas na quinta edição refletem o principal dilema enfrentado pelos comitês organizadores em reduzir o estigma e, ao mesmo tempo, garantir o acesso aos cuidados para os indivíduos que deles precisassem ou a eles recorressem. Outra mudança observada na elaboração dos critérios do DSM-5 foi a exclusão do especificador "orientação sexual", uma vez que deixou de ser considerada valiosa, o que refletiu o maior delineamento entre os conceitos de gênero e orientação sexual[10]. Na revisão textual do DSM-5, em 2022, a publicação do DSM-5-TR manteve os critérios diagnósticos de sua versão anterior[11] e estão descritos na Tabela 3.

Ante o exposto, o diagnóstico de DG está intimamente relacionado a construções normativas do que é tido como masculino e feminino[12], e pode ser mais bem conceituado como um distúrbio ideologicamente definido[13]. O que se percebe, na prática, é que há maior fluidez e variações na expressão de gênero do que a APA atualmente reconhece, estabelecendo, pois, uma relação binária de identidades e expressões[14].

Sob uma perspectiva teórica ligada aos estudos de gênero atuais, os esforços de categorizar diagnósticos que apresentem confiabilidade e validade são tidos como problemáticos por simplificar e reduzir a complexidade mutável de pensamentos, expressões e comportamentos humanos em categorias restritivas. Engajar-se nesse processo constitui um projeto de normatização que inevitavelmente resulta na individualização e patologização da diversidade e da diferença, bem como na angústia associada aos processos sociais de opressão, discriminação e estigma. Além disso, deve-se considerar se esses diagnósticos satisfazem ou não ao requisito de "distúrbio mental" e de "sofrimento ou incapacidade individual que não faz parte do desenvolvimento ou cultura normal"[15].

É percebido que o sofrimento e prejuízo surgem em decorrência de ambientes hostis e repulsivos, relação bem retratada pelos estudos que descreveram o

TABELA 3 Disforia de gênero no DSM-5-TR

Disforia de gênero em crianças	Disforia de gênero em adolescentes ou adultos
A – Incongruência acentuada entre o gênero experimentado/expresso e o gênero designado de uma pessoa, com duração de pelo menos seis meses, manifestada por no mínimo seis dos seguintes (um deles deve ser o Critério A1):	A – Incongruência acentuada entre o gênero experimentado/expresso e o gênero designado de uma pessoa, com duração de pelo menos seis meses, manifestada por no mínimo dois dos seguintes:
1. Forte desejo de pertencer ao outro gênero ou insistência de que um gênero é o outro (ou algum gênero alternativo diferente do designado). 2. Em meninos (gênero designado), uma forte preferência por *cross-dressing* (travestismo) ou simulação de trajes femininos; em meninas (gênero designado), uma forte preferência por vestir somente roupas masculinas típicas e uma forte resistência a vestir roupas femininas típicas. 3. Forte preferência por papéis transgêneros em brincadeiras de faz de conta ou de fantasias. 4. Forte preferência por brinquedos, jogos ou atividades tipicamente usados ou preferidos pelo outro gênero. 5. Forte preferência por brincar com pares do outro gênero. 6. Em meninos (gênero designado), forte rejeição de brinquedos, jogos e atividades tipicamente masculinos e forte evitação de brincadeiras agressivas e competitivas; em meninas (gênero designado), forte rejeição de brinquedos, jogos e atividades tipicamente femininas. 7. Forte desgosto com a própria anatomia sexual. 8. Desejo intenso por características sexuais primárias e/ou secundárias compatíveis com o gênero experimentado.	1. Incongruência acentuada entre o gênero experimentado/expresso e as características sexuais primárias e/ou secundárias (ou, em adolescentes jovens, as características sexuais secundárias previstas). 2. Forte desejo de livrar-se das próprias características sexuais primárias e/ou secundárias em razão de incongruência acentuada com o gênero experimentado/expresso (ou, em adolescentes jovens, desejo de impedir o desenvolvimento das características sexuais secundárias previstas). 3. Forte desejo pelas características sexuais primárias e/ou secundárias do outro gênero. 4. Forte desejo de pertencer ao outro gênero (ou a algum gênero alternativo diferente do designado). 5. Forte desejo de ser tratado como o outro gênero (ou como algum gênero alternativo diferente do designado). 6. Forte convicção de ter os sentimentos e reações típicos do outro gênero (ou de algum gênero alternativo diferente do designado).

continua

TABELA 3 Disforia de gênero no DSM-5-TR (*Continuação*)

Disforia de gênero em crianças	Disforia de gênero em adolescentes ou adultos
B – A condição está associada ao sofrimento clinicamente significativo ou a prejuízo no funcionamento social, acadêmico ou em outras áreas importantes da vida do indivíduo.	B – A condição está associada ao sofrimento clinicamente significativo ou prejuízo no funcionamento social, profissional ou em outras áreas importantes da vida do indivíduo.
▪ Especificar se: Com um transtorno do desenvolvimento sexual (p. ex., distúrbio adrenogenital congênito, como 255.2 [E25.0], hiperplasia adrenal congênita ou 259.50 [E34.50], síndrome de insensibilidade androgênica).	▪ Especificar se: Com um transtorno de desenvolvimento sexual. Pós-transição social.

Fonte: APA, 2023.[11]

conceito de estresse minoritário[16]. Esse conceito desindividualiza e despatologiza o sofrimento e a deficiência, ao passo que os relaciona às respostas normativas em busca da heterocisnormatividade, à discriminação e opressão da sociedade[17]. Tal perspectiva não desqualifica o sofrimento físico, emocional e mental, mas direciona que os esforços sejam tomados para abordagens das questões sociais e culturais em vez do indivíduo em relação ao diagnóstico[14].

STANDARDS OF CARE 8ª EDIÇÃO (WPATH)

A oitava versão do guia de cuidados (*Standards of Care* – SOC-8) em saúde trans da World Professional Association for Transgender Health (WPATH), atualizada em 2022 após um hiato de 10 anos desde a publicação da versão anterior, está disponível na internet para ser baixada gratuitamente[18].

O objetivo principal desse manual é promover um guia clínico aos profissionais de saúde que prestam assistência à população transgênero e gênero-diversa (TGD). Visa possibilitar às pessoas trans acessar caminhos seguros para alcançar conforto pessoal com seus gêneros, otimizando suas sensações de pertencimento e bem-estar físico e psicológico.

O SOC-8 é baseado na melhor e mais atual evidência científica disponível e em reuniões de consenso entre especialistas em saúde trans. Profissionais internacionais e formadores de opinião foram selecionados por um comitê e desenvolveram recomendações com base nos dados selecionados de revisões sistemáticas independentes, revisões e opiniões de *experts*. Da mesma maneira, os graus de recomendação avaliam as evidências que embasam as intervenções e discussões sobre riscos e benefícios, bem como a plausibilidade e aceitabilidade nos diferentes contextos internacionais.

Seus 18 capítulos contêm textos explicativos, recomendações objetivas e suas referências mais relevantes, incluindo as áreas de: terminologia, aplicabilidade global, estimativas populacionais, educação, cuidado de adultos/adolescentes/crianças, não binariedade, eunucos, intersexualidade, ambientes institucionais, terapia hormonal, cirurgias, cuidado pós-operatório, voz e comunicação, cuidado primário e saúde reprodutiva/sexual/mental.

Não há critérios diagnósticos específicos e estruturados, como vimos nos outros manuais, para definir pessoas TGD. Após extensa revisão de literatura, o manual opta por utilizar o termo TGD para ser o mais amplo e compreensivo possível ao descrever membros de comunidades muito variadas, que existem globalmente, de pessoas cuja identidade de gênero ou expressões diferem do gênero socialmente atribuído ao sexo reconhecido a elas ao nascimento. Isso inclui pessoas com especificidades culturais e/ou experiências linguísticas, identidades ou expressões específicas, que podem ou não estar em consonância com as conceitualizações e linguagens costumeiramente utilizadas pelo Ocidente para descrever identidades e/ou expressões de gênero.

CONSIDERAÇÕES FINAIS

Muito já foi discutido a respeito da validade e da construção de critérios diagnósticos em manuais para a incongruência de gênero, bem como o atravessamento patologizante que isso pode gerar. Assim, percebe-se que as mudanças sociais pelas quais as comunidades passaram nas últimas décadas, acompanhadas e impulsionadas pelo desenvolvimento científico e tecnológico, interferiram no processo de percepção e construção da variabilidade de gênero enquanto diagnóstico. Um passo importante já foi dado nessa trajetória, isto é, perceber e classificar as identidades de gênero não cisgêneras de forma a não abordá-las como um transtorno mental *per se*.

Ainda que tal conquista represente um avanço, novas discussões devem nortear a elaboração de estratégias de como receber e atender às demandas da população com variabilidade de gênero nos sistemas que hoje se fundamentam em códigos e manuais diagnósticos. As discussões também devem avançar no que diz respeito ao processo de elaboração de estratégias metodológicas a serem empregadas na produção científica a respeito do tema, garantindo o financiamento e o alcance dos pesquisadores às pessoas com variabilidades de gênero.

Portanto, a discussão dos critérios utilizados, quando estabelecidos pelos manuais, deve estar em constante diálogo com a sociedade civil, movimentos sociais, comunidade científica e gestores de saúde, para que se estabeleça um método. Uma linguagem possível é viável, sem atravessamentos à individualidade da existência da população com incongruência de gênero, em outros termos, limitando-a ou a patologizando.

REFERÊNCIAS BIBLIOGRÁFICAS

1. Millon T. On the nature of taxonomy in psychopathology. In: Last CG, Hersen M, editores. Issues in diagnostic research. Springer, Boston, MA: Plenum Press; 1987. p. 3-85.
2. Wang YP, Santana GL, Coelho BM, Andrade LHSG. Diagnóstico em psiquiatria: desde os primórdios até as classificações contemporâneas. In: Miguel EC, Lafer B, Elkis H, Forlenza OV, editores. Clínica psiquiátrica volume 1: os fundamentos da psiquiatria. 2. ed. Barueri: Manole; 2021. p. 283.
3. Canguilhem G. O conhecimento da vida. Rio de Janeiro: Forense Universitária; 2012.
4. World Health Organization (WHO). ICD-11 for mortality and morbidity statistics, version 01/2023. Geneva: WHO; 2019. Disponível em: https://icd.who.int/browse11/l-m/en. Acesso em: 21 jul. 2023.
5. Reed GM, First MB, Kogan CS, Hyman SE, Gureje O, Gaebel W, et al. Innovations and changes in the ICD-11 classification of mental, behavioural and neurodevelopmental disorders. World Psychiatry. 2019;18(1):3-19.
6. Winter S, Ehrensaft D, Telfer M, T'Sjoen G, Koh J, Pickstone-Taylor S, et al. ICD-11 and gender incongruence of childhood: a rethink is needed. Lancet Child Adolesc Health. 2019;3(10):671-3.
7. Drescher J, Cohen-Kettenis PT, Reed GM. Gender incongruence of childhood in the ICD-11: controversies, proposal, and rationale. Lancet Psychiatry. 2016;3(3):297-304.
8. Lobato MIR, Saadeh A, Cordeiro DM, Gagliotti DAM, Brandelli AC, Fontanari AMV, et al. Gender incongruence of childhood diagnosis and its impact on Brazilian healthcare access. Arch Sex Behav. 2017;46(8):2511.
9. Resende MS, Pontes S, Calazans R. O DSM-5 e suas implicações no processo de medicalização da existência. Psicol Rev (Belo Horizonte) [*on-line*]. 2015; 21(3):534-46.
10. Beek TF, Cohen-Kettenis PT, Kreukels BP. Gender incongruence/gender dysphoria and its classification history. Int Rev Psychiatry. 2016; 28(1):5-12.
11. American Psychiatric Association (APA). Manual diagnóstico e estatístico de transtornos mentais: DSM-5-TR. 5. ed. rev. Porto Alegre: Artmed; 2023.
12. Hubert SJ. Questions of power: the politics of women's madness narratives. Newark, DE: University of Delaware Press; 2002.
13. Daley A, Mulé NJ. LGBTQs and the DSM-5: a critical queer response. J Homosex. 2014; 61(9): 1288-312.
14. American Psychiatric Association (APA). Diagnostic and Statistical Manual of Mental Disorders (DSM-IV-TR). Washington, DC: APA; 1994.
15. Meyer IH. Minority stress and mental health in gay men. J Health Soc Behav. 1995;36:38-56.
16. Ross CA. Commentary: Problems with the sexual disorders sections of DSM-5. J Child Sex Abus. 2015;24(2):195-201.
17. Drescher J. Queer diagnoses revisited: the past and future of homosexuality and gender diagnoses in DSM and ICD. Int Rev Psychiatry. 2015;27(5):386-95.
18. Coleman E, Radix AE, Bouman WP, Brown GR, de Vries ALC, Deutsch MB, et al. Standards of Care for the Health of Transgender and Gender Diverse People, Version 8. Int J Transgend Health. 2021;23(Suppl. 1):S1.

Seção 3

Epidemiologia/ Estimativas Populacionais

10

Introdução

Ana Carolina de Albuquerque Cavalcanti Ferreira Novo
Felipe Assunção de Freitas

Para entender a importância de estudar os dados epidemiológicos da população transgênero, é fundamental o entendimento do que é epidemiologia.

Palavra formada a partir do grego *epidemios* (epidemia) e *logia* (estudo)[1], epidemiologia pode ser definida como

> ciência que estuda o processo saúde-doença em coletividades humanas, analisando a distribuição e os fatores determinantes do risco de doenças, agravos e eventos associados à saúde, propondo medidas específicas de prevenção, controle ou erradicação de doenças, danos ou problemas de saúde e de proteção, promoção ou recuperação da saúde individual e coletiva, produzindo informação e conhecimento para apoiar a tomada de decisão no planejamento, administração e avaliação de sistemas, programas, serviços e ações de saúde[2].

A epidemiologia surgiu no século IV a.C., com os estudos de Hipócrates sobre epidemias e distribuição de doenças, nos quais já se entrevia um raciocínio epidemiológico. Já na Roma Antiga foram feitos os primeiros censos periódicos e introduziu-se o registro compulsório de nascimentos e óbitos.[3]

A epidemiologia moderna, por sua vez, surge no século XIX quando John Snow, durante uma epidemia de cólera em Londres, formulou uma teoria de causalidade entre a ingestão de água contaminada e o aparecimento da doença.[2]

Inicialmente, a epidemiologia cuidava principalmente das doenças infecciosas e epidemias. Mas, com o passar dos anos e a mudança no padrão de saúde e doença da população, ela tem se voltado para a qualidade dos cuidados de saúde, os problemas de saúde mental, as doenças do trabalho, os impactos ambientais e até o bioterrorismo.[2]

É importante frisar que epidemiologia cuida não só de doença, mas também de saúde e, principalmente, da promoção de saúde individual e coletiva, produzindo conhecimento para a instituição de programas específicos.

Os dados populacionais também são uma ferramenta para a defesa dos direitos das populações marginalizadas. Conhecer os números e peculiaridades da população transgênero permite um maior entendimento e a proposição de um atendimento em saúde mais adequado. Conhecer para cuidar!

Mas alguns cuidados devem ser tomados para evitar que a transgeneridade seja considerada e tratada como doença, o que não é. Alguns estudiosos sugerem que usar o termo "estimativas populacionais" em vez de "epidemiologia" deixa mais claro. Da mesma forma, o uso dos termos "incidência" e "prevalência" deve ser evitado, utilizando-se, no lugar deles, "número" e "proporção" para caracterizar o tamanho absoluto e relativo da população transgênero. Outro motivo para evitar tais termos é o fato de a incidência significar o quantitativo de novos casos de determinada questão de saúde que surgem em um grupo populacional previamente estabelecido, ao longo de certo período. Nesse sentido, a dificuldade em estabelecer quando as pessoas passam a preencher critérios para variabilidade de gênero tornaria esse dado menos confiável[4,5].

Outro ponto que deve ser observado com atenção quando analisamos estudos que quantificam a população transgênero é que a definição de transgênero é muito variável. Estudos clínicos geralmente consideram os indivíduos que receberam diagnóstico médico ou procuraram terapia de afirmação de gênero, enquanto estudos populacionais utilizam critérios mais amplos baseados na autodeterminação da identidade de gênero[4,5] e, com critérios de definição de gênero tão diversos, os números encontrados também serão diferentes.

REFERÊNCIAS BIBLIOGRÁFICAS

1. Houaiss A, Villar MS, Franco FMM. Dicionário Houaiss da língua portuguesa. 2. ed. Rio de Janeiro: Objetiva; 2009.
2. Rouquayrol MZ, Goldbaum M, Santana EWP, Gondim APS. Epidemiologia, história natural, determinação social, prevenção de doenças e promoção da saúde. In: Rouquayrol MZ, Silva MGC. Epidemiologia & saúde. 8. ed. Rio de Janeiro: Medbook; 2018. p. 9-23.
3. Almeida N, Medronho RA. Formação histórica da epidemiologia. In: Medronho RA, Bloch KV, Luiz RR, Werneck, GL. Epidemiologia. 2. ed. São Paulo: Atheneu; 2009. p. 3-12.
4. Coleman E, Radix AE, Bouman WP, Brown GR, de Vries ALC, Deutsch MB, et al. Standards of Care for the Health of Transgender and Gender Diverse People, Version 8. Int J Transgend Health. 2022;23(Suppl. 1):S1-259.
5. Goodman M, Adams N, Corneil T, Kreukels B, Motmans J, Coleman E. Size and distribution of transgender and gender nonconforming populations: a narrative review. Endocrinol Metab Clin North Am. 2019;48(2):303-21.

11
Infância

Ana Carolina de Albuquerque Cavalcanti Ferreira Novo
Felipe Assunção de Freitas

A grande maioria dos adultos transgênero conta que tudo começou na infância, identificando-se com o gênero oposto ao sexo desde esse período. Porém, socialmente, crianças com variabilidade de gênero não eram aceitas. Não eram nem mesmo percebidas. E, se não eram vistas, não podiam ser contadas.

São poucos e mais recentes os estudos que procuram fazer estimativas populacionais das crianças trans. Um único estudo de 2013 foi realizado por meio de questionário para avaliar a identidade de gênero autorrelatada. Nele, foram questionados 2.730 estudantes do 6º ao 8º ano (idade esperada de 10 a 13 anos) de escolas públicas de São Francisco, e foi realizada a pergunta "você é homem, mulher ou transgênero?", com um resultado de 1,3% de transgêneros[1]. Não fica clara, porém, a real compreensão do termo transgênero por quem respondeu ao questionário. Não existem estudos semelhantes com população de faixa etária menor.[2] Questionários que avaliam questões comportamentais de crianças pelo relato dos pais são amplamente utilizados. O *Child Behavior Checklist* (CBCL), um desses questionários de grande aplicação e reconhecimento, foi aplicado em 1980 (crianças de 4 a 11 anos)[3], 1991 (crianças de 4 a 11 anos)[4] e 1999 (crianças de 6 a 12 anos)[5], com a pergunta: "quer ser do sexo oposto?". Foram obtidas respostas positivas em 1 a 5% das meninas e 1 a 3% dos meninos. Contudo, é importante ressaltar que as famílias muitas vezes acreditam que a criança quer ser de outro sexo apenas pelo comportamento expresso e não realmente por uma questão identitária.

O aumento na procura de famílias por centros especializados no acompanhamento dessas crianças é uma realidade. Um grande levantamento retrospectivo dos pacientes que procuraram por tratamento especializado em um grande centro de referência em Amsterdã de 1972 a 2015 mostrou que as primeiras crianças procuraram acompanhamento a partir dos anos 2000, com aumento gradual a partir de então, como é possível ver na Figura 1[6].

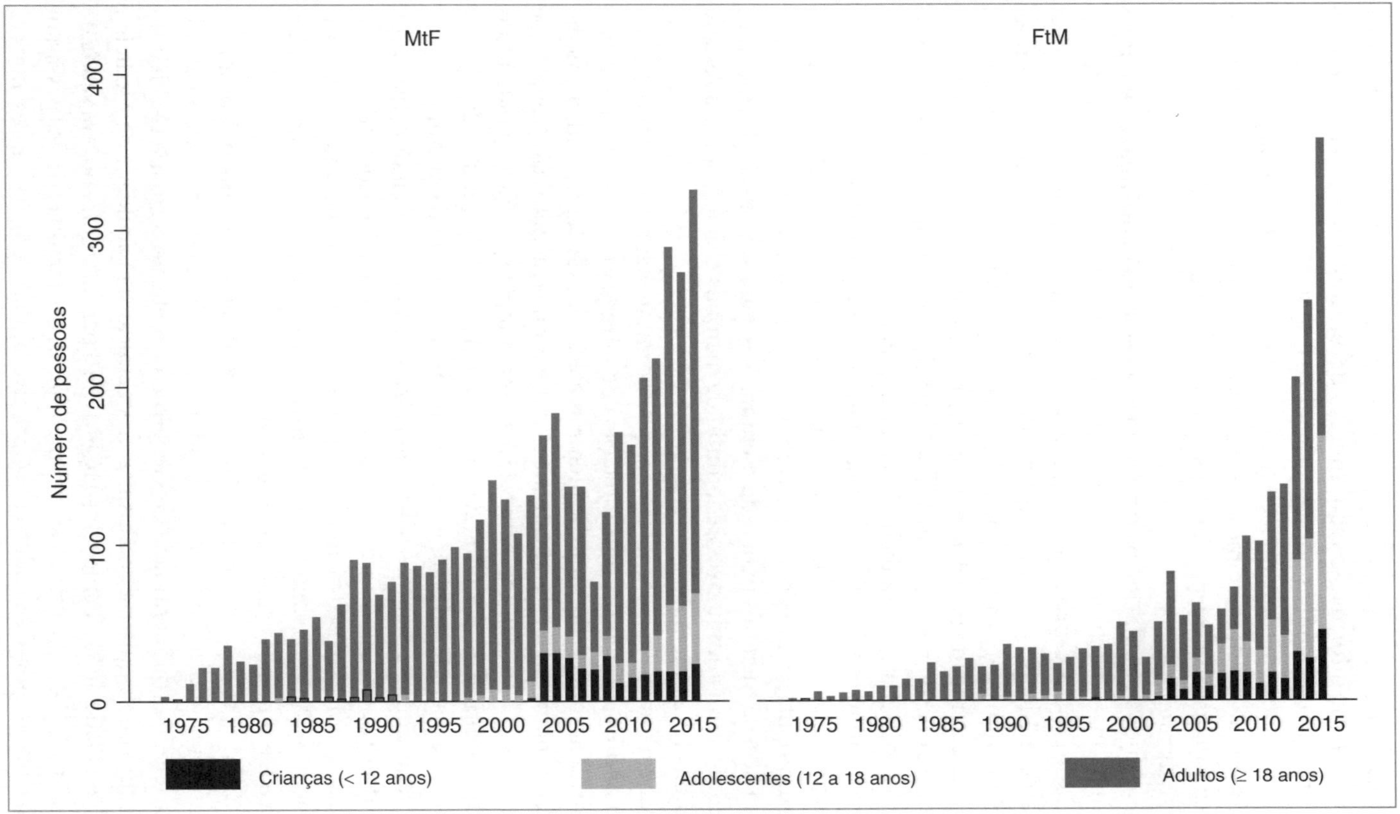

FIGURA 1 Número de indivíduos que procuraram a clínica conforme o gênero e a faixa etária, ao longo do tempo.

MtF: meninas trans; FtM: meninos trans[6].

Nos últimos anos, um maior entendimento das crianças com variabilidade de gênero, mais informação e diminuição do preconceito propiciaram uma maior procura das famílias por atendimento e orientação. Por essa razão, é difícil dizer se houve mesmo um incremento no número real de crianças trans ou se o número de crianças é o mesmo e só aumentou a procura por assistência[2].

Quanto à distribuição por sexo, historicamente sempre se observou um predomínio de meninos.

Três estudos populacionais avaliaram a proporção de meninos e meninas encaminhados para clínicas especializadas para avaliação por possível incongruência de gênero. O primeiro foi realizado em Toronto[7], incluindo 577 crianças com idade média de 7,38 anos no período de 1976 a 2011. A relação geral foi de 4,49 meninos para cada menina. Mas há uma relação direta e significativa entre o sexo e a idade da criança no momento da procura. Aos 3 anos são 33 meninos para cada menina, até 10 anos o predomínio de meninos é em torno de 75% e, aos 12 anos, 1,12 menino para cada menina[7].

Estudo similar incluiu 624 crianças com idade média de 8,97 anos encaminhadas para clínica especializada em Amsterdã[8] entre 1988 e 2016, portanto, com uma população um pouco mais velha e em período mais recente. A relação geral foi de 4,33 meninos para cada menina. Aos 3 anos, a relação foi meninos 6:1 menina, até 8 anos houve predomínio de meninos e, aos 12 anos, a relação foi menino 1:1,21 menina.

Também foram avaliadas 1.215 crianças encaminhadas para clínicas de gênero em Londres[9], de 2000 a 2017. A relação encontrada foi de 1,27 meninos para cada menina, com predomínio de meninos até 9 anos de idade. A idade média de encaminhamento foi significativamente menor nos meninos (8,72 anos) que nas meninas (9,78 anos). Também foi feita uma comparação entre os indivíduos incluídos no primeiro período (2000 a 2006) e no segundo (2007 a 2017), que evidenciou uma redução clara e significativa na proporção de meninos[9].

O predomínio de meninos nas faixas etárias menores já foi muito discutido. Talvez decorra do fato de a diferenciação sexual no feto masculino ser mais complexa e, por isso, mais vulnerável, porém se sabe que meninos com comportamentos femininos muitas vezes provocam maior preocupação nos pais, além de serem menos aceitos pelos pares[10].

Essa é uma realidade que também se observa em nosso meio. Um levantamento realizado de todos os indivíduos que procuraram o Ambulatório Transdisciplinar de Identidade de Gênero e Orientação Sexual (AMTIGOS) do Instituto de Psiquiatria do Hospital das Clínicas da Faculdade de Medicina da Universidade de São Paulo (IPq-HCFMUSP) para atendimento em saúde de 2010 até 2019, 174 eram crianças: 72% meninos e 28% meninas. Todos passaram por triagem psiquiátrica e, desses, 16,7% tiveram alta por não apresentarem variabilidade de gênero, dos quais 93% eram meninos. Em sua grande maioria, tinham um comportamento feminino e não identidade feminina.

Um ponto muito importante quando se discutem as estimativas populacionais das crianças transgênero são as teorias de desistência, segundo as quais muitas crianças com variabilidade de gênero passariam a se identificar como cisgênero na adolescência ou no início da vida adulta. Essa teoria foi formulada a partir de quatro estudos de acompanhamento realizados no Canadá e nos Países Baixos[11-14], e tem grande importância por ser a referência utilizada para desencorajar a transição social de crianças.

Contudo, esses estudos apresentam uma série de questionáveis pontos metodológicos, teóricos, éticos e de interpretação. Foram incluídas no estudo muitas crianças que não preenchiam os critérios diagnósticos, algumas foram seguidas por um período curto, e aquelas que porventura pararam o acompanhamento nas respectivas clínicas foram consideradas desistentes mesmo sem que se soubesse a razão para a interrupção do acompanhamento. Consideraram-se apenas as possibilidades binárias de desfecho, como transexual ou cisgênero. E, em algumas clínicas, o desfecho de destransição era incentivado[15].

Em 2022, um novo estudo de acompanhamento longitudinal acompanhou 317 crianças por um período de 5 anos após a transição social completa, incluindo troca de pronomes. A idade no momento da transição era de 3 a 12 anos (média de 6,5 anos). O resultado mostrou que 94% delas ainda se identificavam como transgênero binário, 3,5% não binário e somente 2,5% como cisgênero, evidenciando que a destransição nesses indivíduos não é frequente[16].

Tudo isso deixa evidente o quanto são necessários estudos mais numerosos e abrangentes para entender melhor as estimativas populacionais das crianças com variabilidade de gênero: quantas são, se o aumento verificado é pela elevação do número de casos ou somente pela ampliação na procura de cuidado, a variação entre os sexos conforme a idade, as mudanças nos números ao longo do tempo e a persistência do diagnóstico e risco de destransição.

REFERÊNCIAS BIBLIOGRÁFICAS

1. Shields JP, Cohen R, Glassman JR, Whitaker K, Franks H, Bertolini I. Estimating population size and demographic characteristics of lesbian, gay, bisexual, and transgender youth in middle school. J Adolesc Health. 2013;52(2):248-50.
2. Zucker KJ. Epidemiology of gender dysphoria and transgender identity. Sex Health. 2017;14(5): 404-11.
3. Achenbach TM, Edelbrock C. Manual for the child behavior checklist and revised child behavior profile. Burlington: University of Vermont, Department of Psychiatry;1983.
4. Achenbach TM. Manual for the Child Behavior Checklist/4-18 and 1991 profile. Burlington, VT: University of Vermont, Department of Psychiatry; 1991.
5. Achenbach TM, Rescorla LA. Manual for the ASEBA School-Age Forms and Profiles. Burlington, VT: University of Vermont Research Center for Children, Youth, & Families; 2001.

6. Wiepjes CM, Nota NM, de Blok CJM, Klaver M, de Vries ALC, Wensing-Kruger SA, et al. The Amsterdam Cohort of Gender Dysphoria Study (1972-2015): trends in prevalence, treatment, and regrets. J Sex Med. 2018;15(4):582-90.
7. Wood H, Sasaki S, Bradley SJ, Singh D, Fantus S, Owen-Anderson A, et al. Patterns of referral to a gender identity service for children and adolescents (1976-2011): age, sex ratio, and sexual orientation. J Sex Marital Ther. 2013;39(1):1-6.
8. Steensma TD, Cohen-Kettenis PT, Zucker KJ. Evidence for a change in the sex ratio of children referred for gender dysphoria: data from the Center of Expertise on Gender Dysphoria in Amsterdam (1988-2016). J Sex Marital Ther. 2018;44(7):713-15.
9. de Graaf NM, Carmichael P, Steensma TD, Zucker KJ. Evidence for a change in the sex ratio of children referred for gender dysphoria: data from the Gender Identity Development Service in London (2000-2017). J Sex Med. 2018;15(10):1381-3.
10. Zucker KJ, Bradley SJ, Sanikhani M. Sex differences in referral rates of children with gender identity disorder: some hypotheses. J Abnorm Child Psychol. 1997;25(3):217-27.
11. Drummond KD, Bradley SJ, Peterson-Badali M, Zucker KJ. A follow-up study of girls with gender identity disorder. Dev Psychol. 2008;44(1):34-45.
12. Steensma TD, Biemond R, de Boer F, Cohen-Kettenis PT. Desisting and persisting gender dysphoria after childhood: a qualitative follow-up study. Clin Child Psychol Psychiatry. 2011;16(4):499-516.
13. Steensma TD, McGuire JK, Kreukels BP, Beekman AJ, Cohen-Kettenis PT. Factors associated with desistence and persistence of childhood gender dysphoria: a quantitative follow-up study. J Am Acad Child Adolesc Psychiatry. 2013;52(6):582-90.
14. Wallien MS, Cohen-Kettenis PT. Psychosexual outcome of gender-dysphoric children. J Am Acad Child Adolesc Psychiatry. 2008;47(12):1413-23.
15. Temple Newhook J, Pyne J, Winters K, Feder S, Holmes C, Tosh J, et al. A critical commentary on follow-up studies and "desistance" theories about transgender and gender-nonconforming children. Int J Transgend. 2018;19(2):212-24.
16. Olson KR, Durwood L, Horton R, Gallagher NM, Devor A. Gender identity 5 years after social transition. Pediatrics. 2022;150(2):e2021056082.

12
Adolescência

Ana Carolina de Albuquerque Cavalcanti Ferreira Novo
Felipe Assunção de Freitas

A adolescência é entendida como um período de transição da infância para a vida adulta, em que são percebidos o desenvolvimento físico, mental, emocional, sexual e social. A definição etária desse momento, mesmo com marcos biológicos bem definidos, ainda não é um consenso e apresenta certo grau de elasticidade conceitual.

O Estatuto da Criança e do Adolescente (ECA) brasileiro estabelece o intervalo entre 12 e 18 anos como adolescência, com algumas condições que permitem tal nomeação até os 21 anos[1]. A Organização Mundial da Saúde (OMS) compreende como adolescência o período entre 10 e 19 anos, e como juventude o período de 15 a 24 anos[2]. Baseando-se em tal definição, a 11ª edição do Código Internacional de Doenças (CID-11) descreve e codifica, em seu capítulo sobre condições relacionadas à vida sexual, a incongruência de gênero na adolescência e na idade adulta (HA60)[3].

Há um crescente interesse de pesquisa em jovens que apresentam incongruência de gênero e em suas diversidades[4], e é importante entender a composição dessa população por diversas razões, incluindo o planejamento dos cuidados em saúde e a identificação de fatores associados que podem ser úteis na compreensão do fenômeno[5].

Os estudos que procuram caracterizar as estimativas populacionais de adolescentes com variabilidade de gênero sofrem atravessamentos metodológicos importantes, uma vez que variáveis como tipo de amostragem e critérios de inclusão alteram os resultados de forma significativa. Em relação aos critérios de inclusão, ao comparar o relato dos pais com o autorrelato dos jovens com incongruência de gênero, foi percebido que muitas vezes os pais desconsideravam a identificação de seus filhos com um gênero diferente de seu sexo[5].

Em comparação com os estudos realizados com adultos, em que as amostras geralmente são sistemas de saúde ou levantamentos populacionais aleatórios, os principais estudos relativos aos adolescentes se baseiam no sistema educacional.

Em 2011, 2.730 jovens entre o 6º e 8º ano (idade esperada de 10 a 13 anos) de todas as 22 escolas públicas de São Francisco, nos Estados Unidos (EUA), foram avaliados quanto à identidade de gênero e orientação sexual por meio de questionários. Quando questionados "Qual é o seu gênero?", e as respostas possíveis eram "feminino, masculino e transgênero", 1,3% dos alunos se identificaram como transgêneros[6]. De forma similar, em 2012, na Nova Zelândia, 8.500 alunos entre 15 e 16 anos foram entrevistados: 1,2% relataram ser transgêneros e 2,5% referiram não ter certeza[7].

Como parte do Sistema de Vigilância de Comportamento de Risco Juvenil do Centro de Controle e Prevenção de Doenças norte-americano, aproximadamente 20 grandes distritos escolares urbanos conduzem uma Pesquisa de Comportamento de Risco Juvenil (*Youth Behavior Risk Survey*, YRBS) bianualmente. Em 2015, três grandes distritos escolares urbanos dos EUA incluíram uma pergunta opcional em seu questionário YRBS avaliando a expressão de gênero entre 6.082 alunos do 9º ao 12º ano (idade esperada de 13 a 17 anos) e verificaram que 20,3% deles experimentavam alguma não conformidade de gênero; desses, 8,4% a viviam de forma intensa[8].

Em 2017, em nova aplicação do questionário YRBS, dez estados e nove grandes distritos escolares urbanos revisitaram a questão com 131.901 alunos do 9º ao 12º ano (idade esperada de 13 a 17 anos) e verificaram que 1,8% adolescentes se identificavam como transgênero; 1,6% não tinham certeza[9].

Eisenberg et al., em estudo de 2016 envolvendo 81.885 alunos do 9º ao 11º ano (idade esperada de 13 a 16 anos) no estado norte-americano de Minnesota, constataram que 2,7% deles se identificavam como transgêneros. Essa proporção foi maior entre os alunos do sexo feminino em relação aos do sexo masculino (3,6 e 1,7% respectivamente)[10].

O fenômeno do aumento da proporção de adolescentes com incongruência de gênero já tem sido observado ao longo dos anos. A Figura 1 mostra o número de adolescentes avaliados por sexo e por ano em uma clínica em Toronto onde, a partir de 2004, o número de encaminhamentos de adolescentes começou a aumentar drasticamente[11].

A mesma tendência foi observada nos Países Baixos, no Centro de Especialização em Disforia de Gênero em Amsterdã, conforme ilustrado na Figura 2[12].

Além do aumento absoluto no número de adolescentes que procuraram ambos os serviços de saúde, também fica evidente uma mudança nas proporções de indivíduos do sexo masculino – homens (H) – e do sexo feminino – mulheres

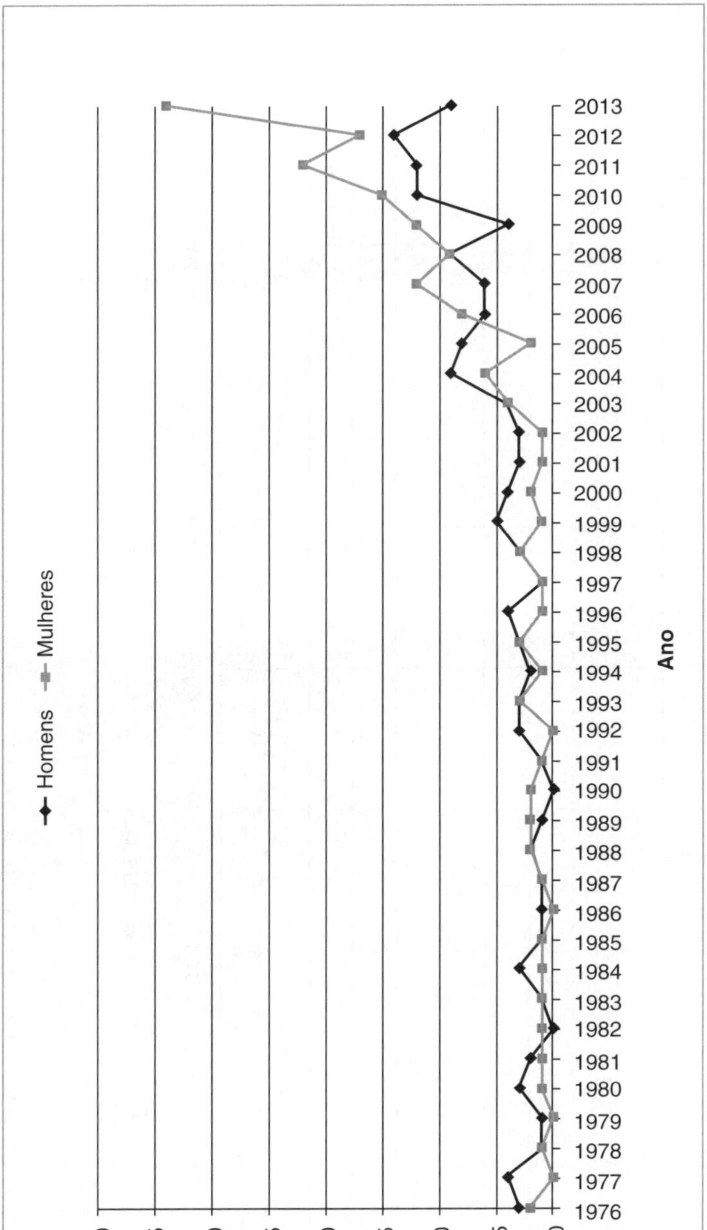

FIGURA 1 Número de pacientes conforme o sexo ao longo dos anos – Toronto[11].

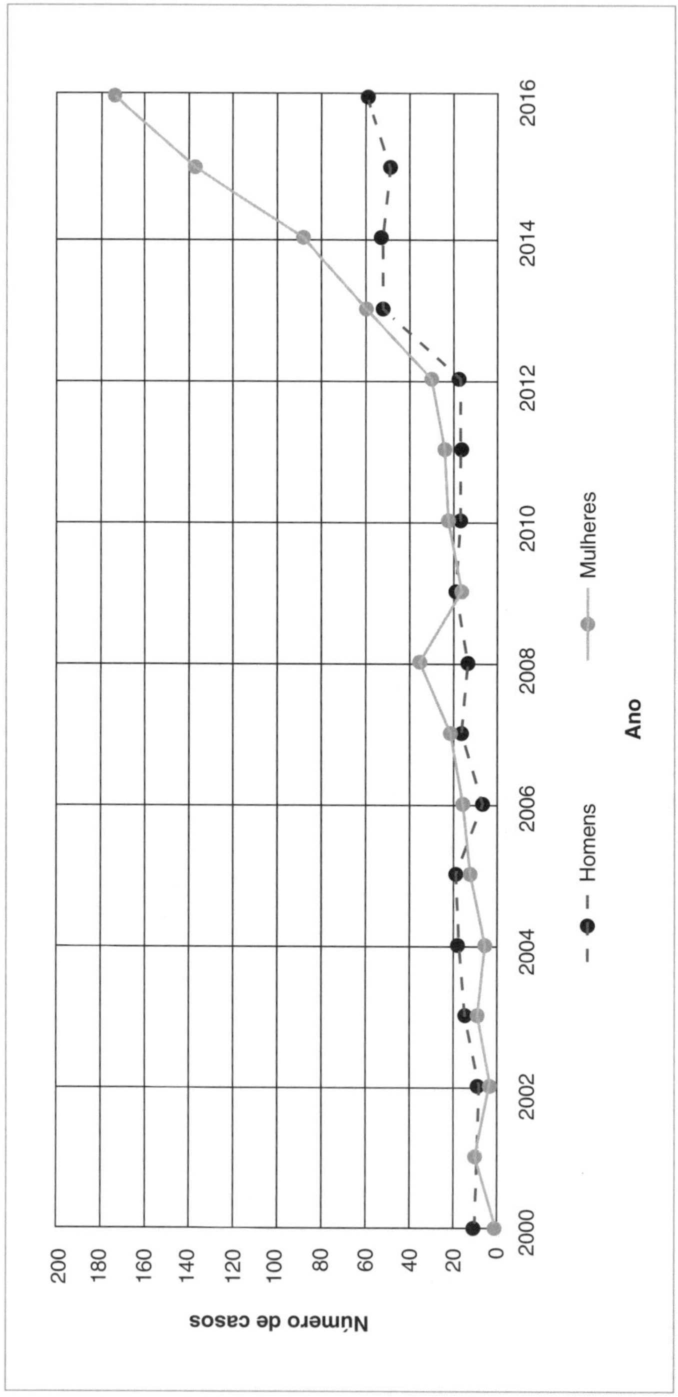

FIGURA 2 Número de pacientes conforme o sexo ao longo dos anos – Amsterdã[12].

(M) – nessa população. Até 2006, a razão H:M era 2,11:1 em Toronto e 1,41:1 em Amsterdã; em 2013, a proporção H:M era 1:1,76 em Toronto e 1:1,72 em Amsterdã[11,12]. Outro estudo também relatou uma razão H:M de 1:1,79 entre adolescentes atendidos na Bélgica, Suíça e Reino Unido entre 2009 e 2013[13].

Baseado no momento do desenvolvimento infantojuvenil no qual as crianças e adolescentes passam a vivenciar a variabilidade de gênero, foi percebido um grupo que tinha tal experiência em idades pré-escolar e pré-púbere (*early-onset*) e um grupo que o fazia após a puberdade e mesmo na fase de jovens adultos (*late-onset*)[14]. Nos últimos anos, observou-se aumento nos casos de início mais tardio que, muitas vezes, têm instalação súbita (*rapid-onset*), principalmente em adolescentes do sexo feminino (82%) e com idade média de 16,4 anos, de alta coocorrência com transtornos mentais, variabilidades de neurodesenvolvimento e frequente presença de vários estressores psicossociais anteriormente ao início da disforia[15].

Os estudos demostraram que a faixa etária entre 10 e 13 anos é a mais crítica para a definição daquelas pessoas que continuarão se percebendo como transgêneras ou voltarão a se identificar com o gênero designado ao nascimento[16], o que a torna um momento de fundamental importância para os adolescentes e suas famílias no que diz respeito ao acesso a cuidado qualificado em saúde.

Embora a maioria dos adolescentes transgêneros identifique seu gênero de forma binária, há uma proporção considerável que vivencia seu gênero fora de uma estrutura baseada nas categorias masculino e feminino. A maioria dos trabalhos sobre a população não binária, que ainda são poucos, foram realizados com populações de adultos, como um estudo de base populacional na Bélgica, no qual 2,2% dos adultos do sexo masculino e 1,9% dos adultos do sexo feminino têm uma identidade não binária[17]. Dois grandes estudos populacionais relataram uma proporção semelhante de jovens com identidades não binárias. Em um desses estudos, 1,8% de 19.385 estudantes do Ensino Médio dos EUA com idades entre 13 e 19 anos se disseram não binários e, no segundo, 1% de 1.195 jovens escoceses com idades de 12 a 24 anos se declararam não binários[4]. Outros estudos encontraram valores ainda maiores (8% a 66%) utilizando amostras não aleatórias (clínicas de gênero, grupos de pessoas que já se identificavam como transgêneros, eventos voltados à população LGBTQIAPN+, grupos de adolescentes que se identificam com minorias sexuais), o que sinaliza que esses recortes apresentam proporções ainda maiores de identidades não binárias, não devendo tais resultados ser esperados de populações gerais[4].

É evidente o aumento progressivo nos últimos anos no número de adolescentes com variabilidade de gênero, em especial nos do sexo feminino, assim como o aumento dos casos de *late-onset, rapid-onset* e não binariedade. Porém, ainda são necessários mais estudos para compreender melhor esses fenômenos.

REFERÊNCIAS BIBLIOGRÁFICAS

1. Brasil. Ministério da Mulher, da Família e dos Direitos Humanos (MMFDH). Lei n. 8.069, 13 de julho de 1990. Dispõe sobre o Estatuto da Criança e do Adolescente e dá outras providências. Brasília: MMFDH, Diário Oficial da União; 1990, Disponível em: https://www.gov.br/mdh/pt-br/navegue-por-temas/crianca-e-adolescente/publicacoes/eca-2023.pdf. Acesso em: 9 de abril de 2023.
2. Brasil. Ministério da Saúde (MS). Secretaria de Atenção à Saúde. Departamento de Ações Programáticas e Estratégicas. Proteger e cuidar da saúde de adolescentes na atenção básica/Ministério da Saúde, Secretaria de Atenção à Saúde, Departamento de Ações Programáticas e Estratégicas. 2. ed. Brasília: MS; 2018. p. 233
3. Harrison JE, Weber S, Jakob R, Chute CG. ICD-11: an international classification of diseases for the twenty-first century. BMC Med Inform Decis Mak. 2021;21(Suppl. 6):206.
4. Chew D, Tollit MA, Poulakis Z, Zwickl S, Cheung AS, Pang KC. Youths with a non-binary gender identity: a review of their sociodemographic and clinical profile. Lancet Child Adolesc Health. 2020;4(4):322-30.
5. Zucker KJ. Epidemiology of gender dysphoria and transgender identity. Sex Health. 2017; 14(5): 404-11.
6. Shields JP, Cohen R, Glassman JR, Whitaker K, Franks H, Bertolini I. Estimating population size and demographic characteristics of lesbian, gay, bisexual, and transgender youth in middle school. J Adolesc Health. 2013;52(2):248-50.
7. Clark TC, Lucassen MF, Bullen P, Denny SJ, Fleming TM, Robinson EM. et al. The health and well-being of transgender high school students: results from the New Zealand adolescent health survey (Youth'12). J Adolesc Health. 2014;55(1):93-9.
8. Lowry R, Johns MM, Gordon AR, Austin SB, Robin LE, Kann LK. Nonconforming Gender Expression and Associated Mental Distress and Substance Use Among High School Students. JAMA Pediatr. 2018;172(11):1020-8.
9. Johns MM, Lowry R, Andrzejewski J, Barrios LC, Demissie Z, McManus T, et al. Transgender identity and experiences of violence victimization, substance use, suicide risk, and sexual risk behaviors among high school students – 19 states and large urban school districts, 2017. MMWR Morb Mortal Wkly Rep. 2019;68(3):67-71.
10. Eisenberg ME, Gower AL, McMorris BJ, Rider GN, Shea G, Coleman E. Risk and protective factors in the lives of transgender/gender nonconforming adolescents. J Adolesc Health. 2017;61(4):521-6.
11. Aitken M, Steensma TD, Blanchard R, VanderLaan DP, Wood H, Fuentes A, et al. Evidence for an altered sex ratio in clinic-referred adolescents with gender dysphoria. J Sex Med. 2015;12(3):756-63.
12. Wiepjes CM, Nota NM, de Blok CJM, Klaver M, de Vries ALC, Wensing-Kruger SA, et al. The Amsterdam Cohort of Gender Dysphoria Study (1972-2015): trends in prevalence, treatment, and regrets. J Sex Med. 2018;15(4):582-90.
13. de Graaf NM, Giovanardi G, Zitz C, Carmichael P. Sex ratio in children and adolescents referred to the gender identity development service in the UK (2009-2016). Arch Sex Behav. 2018;47(5):1301-4.
14. Zucker KJ, Lawrence AA, Kreukels BP. Gender dysphoria in Adults. Annu Rev Clin Psychol. 2016; 12:217-47.
15. Littman L. Parent reports of adolescents and young adults perceived to show signs of a rapid onset of gender dysphoria. PLoS One. 2018;13(8):e0202330.
16. Steensma TD, Biemond R, de Boer F, Cohen-Kettenis PT. Desisting and persisting gender dysphoria after childhood: a qualitative follow-up study. Clin Child Psychol Psychiatry. 2011;16(4):499-516.
17. Van Caenegem E, Wierckx K, Elaut E, Buysse A, Dewaele A, Van Nieuwerburgh F, et al. Prevalence of gender nonconformity in Flanders, Belgium. Arch Sex Behav. 2015;44(5):1281-7.

13
Fase Adulta

Ana Carolina de Albuquerque Cavalcanti Ferreira Novo
Felipe Assunção de Freitas

INTRODUÇÃO

Ao longo das últimas décadas, tem-se observado maior interesse nas estimativas populacionais da população com variabilidade de gênero. Porém, como este ainda é um campo de estudo novo, que vem mudando constantemente nos últimos anos, não é simples de ser delimitado.

Talvez a maior dificuldade seja que os estudos a respeito do tema usam diferentes conceitos de pessoa com variabilidade de gênero, o que não permite a comparação entre eles. Alguns trabalhos partem da determinação diagnóstica por parte dos profissionais atuantes em centros especializados, e outros da autodeterminação de forma mais ampla e inclusiva[1]. Convergindo dentro desse argumento, também se identifica a questão de que a amostragem por vezes se baseava no levantamento numérico de pessoas atendidas em centros clínicos e, depois, esse número era dividido por um tamanho populacional estimado. Dessa forma, apenas a população que recorreu aos centros clínicos estudados foi contabilizada nas estatísticas, evidenciando, em contraponto, que não eram incorporados os dados daquela população que, por falta de demanda ou dificuldade de acesso, não recorria aos equipamentos de saúde[2].

Os estudos indicam que as proporções de pessoas com variabilidade de gênero, partindo de investigações baseadas em códigos diagnósticos ou registros médicos entre 2011 e 2016, variaram de 0,02 a 0,08%. Já aqueles que se baseiam em autorrelatos variaram de 0,3 a 0,5% entre adultos. Quando a definição foi ampliada para contemplar outras manifestações de gênero, as proporções correspondentes foram maiores, alterando-se de 0,5 a 4,5% entre adultos[2].

Optamos por avaliar separadamente os dados de estimativa populacional existentes de acordo com os critérios utilizados para inclusão dos indivíduos em cada estudo: indivíduos que solicitaram ou receberam terapias de afirmação de gênero; indivíduos que atenderam aos critérios diagnósticos de variabilidade de gênero; indivíduos inscritos em sistemas de saúde que atenderam aos critérios diagnósticos de variabilidade de gênero; e adultos com variabilidade de gênero a partir de autorrelato.

PROPORÇÃO DE INDIVÍDUOS QUE SOLICITARAM OU RECEBERAM TERAPIAS DE AFIRMAÇÃO DE GÊNERO

Estudos levantaram o número de indivíduos que receberam ou solicitaram terapias de afirmação de gênero (cirurgias ou tratamento hormonal) entre 1968 e 2014 e encontraram que as estimativas na população geral variaram entre 1 e 35 por 100 mil habitantes em países como Países Baixos, Itália, Bélgica, Suécia, Espanha, Estados Unidos, Singapura e Sérvia[3].

Dados relativos às proporções de indivíduos que receberam terapia hormonal nos Países Baixos até 1986 estimaram que a proporção na população era de 5,6 por 100 mil habitantes de pessoas do sexo masculino, mas que se identificam com o gênero feminino (MtF), e 1,9 por 100 mil habitantes para pessoas do sexo feminino, mas que se identificam com o gênero masculino (FtM). Posteriormente, essa análise foi estendida até o final de 1990 com aumento para 8,4 por 100 mil habitantes para MtF e 3,3 para 100 mil habitantes FtM[3].

PROPORÇÕES DE INDIVÍDUOS QUE ATENDERAM AOS CRITÉRIOS DIAGNÓSTICOS DE VARIABILIDADE E DIAGNÓSTICOS RELACIONADOS

Publicações foram realizadas levantando as proporções de pessoas que preenchiam critérios utilizando-se de códigos diagnósticos para "transexualismo", "disforia de gênero" ou "distúrbio de identidade de gênero" de 1968 a 2018. Como pode ser visto na Tabela 1, as proporções relatadas nos principais estudos variaram de 0,7 a 28 por 100 mil habitantes, de 0,7 a 36 para MtF e 0,7 a 19 para FtM[3].

PROPORÇÕES DE INDIVÍDUOS INSCRITOS EM SISTEMAS DE SAÚDE QUE ATENDERAM AOS CRITÉRIOS DIAGNÓSTICOS DE VARIABILIDADE E DIAGNÓSTICOS RELACIONADOS

Vários estudos estimaram as proporções de pessoas com variabilidade de gênero entre pessoas cadastradas em sistemas de saúde. A partir dos registros

TABELA 1. Proporções de indivíduos que atenderam aos critérios diagnósticos de variabilidade e diagnósticos relacionados[3]

Publicação	Período de estudo	Cidade/ estado/país	Definição de caso	Proporção (por 100 mil habitantes)			Razão MtF:FtM
				Total	MtF	FtM	
1968	1965-1968	Suécia	TIG	1,9	2,7	1,0	2,5:1
1974	1958-1968	Inglaterra e País de Gales	TIG	1,9	2,9	0,9	3,25:1
1981	1976-1978	Austrália	Questionário	2,4	4,2	0,7	6,1:1
1982	Não especificado	Irlanda do Norte	TIG	1,9			3:1
1989	1982-1986	Taiwan	Entrevista				Taipé: 1:2
1991	1931-1986	Islândia	Entrevistas	100			
1999	1998	Escócia	DG	8,2	13,4	3,2	4:1
2006	1999-2004	Espanha	CID-10		10,3	6,5	1,64:1
2006	1996-2004	Espanha	CID-10		4,8 a 5,5	2,1 a 2,5	2,6:1
2008	1997-2005	Japão	TIG DSM-IV		0,9		1,5:1
2010	2002-2009	Irã	DSM-IV-TR	0,7	0,69	0,74	0,96:1
2011	2003-2010	Japão	CID-10 e DSM-IV		3,97	8,2	1:2
2013	2002-2011	Estados Unidos	TIG ICD-9	2002: 12,5 2011: 22,9			
2014	2005-2014	Irlanda	TIG DSM-IV	6,8	9,88	3,6	2,7:1
2014	2006-2013	Estados Unidos	TIG ICD-9		32,9		
2017	2007-2015	Espanha	CID-10 e DSM-IV	22,1	31,2	12,9	2,2:1
2017	2006-2014	Califórnia, Estados Unidos	Transgeneridade		2006 Geral: 3,5 Sul: 5,5 Norte:17 2014: Geral: 38 Sul: 44 Norte: 75		2006: 1,7:1 2014: 1,7:1
2018	1972-2015	Amsterdã, Países Baixos	CID-9, CID-10	1,9	2,7	1,0	2,5:1

CID: Classificação Internacional de Doenças; DG: disforia de gênero; DSM: *Manual diagnóstico e estatístico de transtornos mentais*; TIG: transtorno de identidade de gênero.

eletrônicos de 2000 a 2011 da Veterans Health Administration, foi estimado que, no ano de 2002, a proporção foi de 12,5 por 100 mil habitantes e, em 2011, foi de 22,9 por 100 mil habitantes. Em um estudo mais recente com base no mesmo sistema e projetado de forma semelhante, a proporção em 2013 foi de 32,9 por 100 mil habitantes, demonstrando aumento progressivo nas estatísticas[4]. Esse fenômeno também foi documentado em outro estudo com registros médicos eletrônicos, no qual, em 2006, as estimativas por 100 mil habitantes inscritos foram de 2,5, 5,5 e 17 na Geórgia, sul da Califórnia e norte da Califórnia, respectivamente, enquanto em 2014 as estimativas correspondentes aumentaram para 38, 44 e 75[5].

Medicare é o programa federal norte-americano de seguro de saúde para pessoas com 65 anos de idade ou mais, indivíduos mais jovens com certas deficiências e pacientes diagnosticados com doença renal terminal. Uma pesquisa examinou os dados de 2015 entre 39.136.229 inscritos no programa, utilizando critérios da CID-9 para transexualismo e transtorno de identidade de gênero, e encontrou um total de 7.454 indivíduos que preenchiam critérios, estimando a proporção de 19 por 100 mil habitantes. Em outro trabalho mais recente, os dados do Medicare foram examinados pelo período de 2010 a 2016, utilizando códigos da CID-9 e CID-10, e observou-se um aumento de mais de quatro vezes na proporção de pessoas que preenchiam critérios: de 4,2 por 100 mil habitantes em 2010 para 17 por 100 mil habitantes em 2016[6]. Embora a população total inclua pessoas de 18 a mais de 85 anos, é importante ressaltar que o Medicare é considerado representativo da população geral apenas na faixa etária de 65 anos ou mais, o que sinaliza achados epidemiológicos em uma população específica de idosos.

PROPORÇÕES DE ADULTOS COM VARIABILIDADE DE GÊNERO A PARTIR DE AUTORRELATO

Outra forma de realizar os estudos é pelo uso do autorrelato como critério de inclusão, o que aumentou a probabilidade de um indivíduo ser incluído no numerador. Nos Estados Unidos, algumas pesquisas aproveitaram o Behavioral Risk Factor Surveillance Study (BRFSS), no qual uma pesquisa telefônica anual foi realizada em todos os 50 estados e territórios do país. Um dos primeiros trabalhos sobre a temática foi realizado entre 2007 e 2009 no estado de Massachusetts, em pesquisa aplicada em 28.662 adultos, e encontrou um total de 131 participantes que se identificavam com variabilidade de gênero, o que correspondeu a uma proporção de 0,5%[7]. Em 2014, a mesma investigação foi ampliada para outros 20 territórios e resultou em uma proporção de 0,53%[8].

Considerar o autorrelato de variabilidade de gênero como critério de inclusão nas pesquisas abre caminho para a avaliação de identidades que extrapolam o modelo binário, de modo a atravessar as formas de diagnóstico estabelecidas até então, pautadas em identidades cisgêneras e transgêneras. A partir do estudo de coorte prospectivo Growing Up Today , realizado nos Estados Unidos em 2010, 7.831 adultos jovens foram questionados se eles se identificavam com o gênero "feminino", "masculino", "transgênero" ou se "não se identificavam como mulher, homem ou transgênero". Do total de adultos jovens entrevistados, 22 (0,33%) identificaram-se com uma identidade de gênero diferente do sexo atribuído ao nascimento, e entre esses 14 (0,18%) não se identificavam como homem, mulher ou transgênero, o que sinalizou a importância de incluir medidas não binárias nas pesquisas[9].

Partindo dessa perspectiva espectral de vivência de gênero e admitindo a existência de identidades que não se alinhem necessariamente como cis ou trans, um estudo na Bélgica contando com 1.799 pessoas procurou estabelecer quantas pessoas apresentavam incongruência e ambivalência de gênero. Usando uma escala de cinco pontos, os participantes foram solicitados a pontuar as seguintes afirmações: "Eu me sinto como uma mulher" e "Eu me sinto como um homem". Uma pessoa seria considerada com ambivalência de gênero se a mesma resposta (p. ex., 1 ou 2) fosse dada para ambas as afirmações. Já a incongruência de gênero foi definida como uma pontuação mais baixa atribuída ao sexo natal do que ao outro sexo. Usando essas definições, a prevalência de incongruência de gênero foi estimada em 0,7% para MtF e 0,6% para FtM. As estimativas correspondentes para ambivalência de gênero entre MtF e FtM foram ainda maiores: 2,2 e 1,9%, respectivamente[10].

No mesmo movimento de abarcar todas as possibilidades de identidades não cisgêneras[11], foi investigada a intensidade com a qual as pessoas se percebiam psicologicamente como do gênero designado ao nascimento. Tal pesquisa mostrou que entre 1,1 e 4,6% das pessoas que foram designadas como homens ao nascer se experimentavam psicologicamente de forma neutra ou como mulheres, respectivamente, e 0,8 e 3,2% das pessoas designadas como mulheres ao nascer se experimentavam psicologicamente, respectivamente, de forma neutra ou como homens.

Nos Estados Unidos, as proporções de pessoas com variabilidade de gênero oscilaram aproximadamente em 0,02 a 0,03% quando se utilizam métodos que envolvem a estimativa baseada exclusivamente em códigos de diagnóstico. Por outro lado, quando os estudos utilizam códigos diagnósticos e notas clínicas, as proporções foram maiores, variando entre 0,04 e 0,08%. Já quando as pesquisas se basearam em autorrelatos, obtidos em pesquisas telefônicas, as estimativas foram mais altas, aproximando-se de 0,5% dos participantes adultos[2].

Estudos baseados em populações fora da América do Norte e da Europa Ocidental são mais escassos. Um estudo brasileiro recente, em que se avaliaram autorrelatos de 6 mil adultos, encontrou que 1,9% dos entrevistados vivenciavam variabilidade de gênero: desses, 0,7% foram identificados como transgênero e 1,2% como não binários[12].

EVOLUÇÃO DO NÚMERO DE INDIVÍDUOS E PROPORÇÃO POR GÊNERO NOS ÚLTIMOS ANOS

Em comparação com as estimativas anteriores, é possível observar aumento contínuo no tamanho da população com variabilidade de gênero, independentemente da área geográfica de interesse, definição dos casos, variabilidade de gênero ou metodologia estatística. Uma comparação de cinco estudos populacionais sobre variabilidade de gênero nos Estados Unidos realizada em 2017 demonstrou que houve um aumento médio de 0,026% por ano nas proporções[13].

Foi observada redução na idade média da primeira consulta clínica com objetivo de intervenções de afirmação de gênero, conforme demonstrado por estudo dinamarquês no qual se constatou que o momento da cirurgia de afirmação de gênero diminuiu de 40 anos em 1994 para 27 anos em 2015[14].

Outro aspecto importante que vem apresentando mudança é a composição da população em relação à razão entre MtF:FtM. A proporção entre pessoas reconhecidas ao nascimento como homens e pessoas reconhecidas ao nascimento como mulheres mudou: anteriormente predominavam as pessoas do sexo masculino e, recentemente, as pessoas do sexo feminino vêm demonstrando predominância[15], especialmente nas pessoas jovens (ver Figura 1 do capítulo "Infância"). Dois grupos de pesquisadores no Canadá e nos Países Baixos compararam dados de suas amostras entre 2006 e 2013 em relação a períodos anteriores. No Canadá, a proporção mudou aproximadamente de 1,4:1, no período antes de 2006, para 1:1,7, no período após 2006, e nos Países Baixos houve a mesma tendência[16].

PERFIL SOCIODEMOGRÁFICO E CONSTITUIÇÃO DA IDENTIDADE DE GÊNERO DE PESSOAS TRANSGÊNERO NO MUNICÍPIO DE SÃO PAULO

Em 2021, foi realizado um mapeamento das pessoas trans no município de São Paulo. A pesquisa foi realizada no período de dezembro de 2019 a março de 2021, com a aplicação de entrevistas e questionários em centros de acolhimento, eventos e centros de saúde que conhecidamente são mais frequentados pela população LGBTQIAPN+, e os principais resultados podem ser vistos na Tabela 2[17]. Para a análise, os indivíduos foram divididos por gênero de acordo com a autoidentificação de cada um, e formaram-se quatro grupos: travestis, MtF, FtM e não binários.

TABELA 2. Perfil sociodemográfico e constituição da identidade de gênero de pessoas transexuais no município de São Paulo[17]

Faixa etária de percepção de identidade de gênero	Travesti (%)	MtF (%)	FtM (%)	Não binária (%)	Total (%)
0-5 anos	7	9	8	8	8
6-10 anos	17	32	24	13	26
11-15 anos	46	36	30	19	36
16-20 anos	19	15	23	30	19
21-25 anos	3	3	7	18	5
26-30 anos	2	1	3	5	2
31 ou mais	6	4	4	7	5
Idade em que deixou de morar com os familiares	**Travesti (%)**	**MtF (%)**	**FtM (%)**	**Não binária (%)**	**Total (%)**
15 anos ou menos	37	31	17	14	29
16-20 anos	42	49	53	57	49
21-25 anos	10	12	19	21	13
26-30 anos	5	4	4	2	4
31 -35 anos	1	1	-	-	1
36 anos ou mais	5	3	6	6	4
Motivo de saída do ambiente familiar	**Travesti (%)**	**MtF (%)**	**FtM (%)**	**Não binária (%)**	**Total (%)**
Vontade própria	44	51	61	52	52
Expulsão	24	15	9	13	17
Conflitos	30	31	28	33	30
Outro	2	2	1	2	2
Faixa etária	**Travesti (%)**	**MtF (%)**	**FtM (%)**	**Não binária (%)**	**Total (%)**
16-20 anos	3	6	13	11	7
21-25 anos	20	22	36	46	26
26-30 anos	19	22	24	27	22
31-35 anos	19	14	14	8	15
36-40 anos	13	13	7	5	11
41-45 anos	11	11	3	2	8
45 anos ou mais	14	13	3	2	10

continua

TABELA 2. Perfil sociodemográfico e constituição da identidade de gênero de pessoas transexuais no município de São Paulo[17] (*Continuação*)

Estado civil	Travesti (%)	MtF (%)	FtM (%)	Não binária (%)	Total (%)
Solteiro(a)	76	76	68	86	75
Casado(a)/ união estável	22	23	30	14	24
Viúvo(a)	1	-	-	-	1
Divorciado(a)	-	1	1	-	1
Raça/cor	**Travesti (%)**	**MtF (%)**	**FtM (%)**	**Não binária (%)**	**Total (%)**
Branca(o)	25	38	47	58	38
Parda(o)	36	38	26	17	34
Preta(o)	33	19	23	21	23
Indígena	4	4	1	4	3
Amarela(o)	3	2	3	-	2
Religião	**Travesti (%)**	**MtF (%)**	**FtM (%)**	**Não binária (%)**	**Total (%)**
Nenhuma	34	33	50	70	39
Umbanda/candomblé	27	22	24	17	23
Católica	23	27	11	1	21
Evangélica	7	9	6	7	8
Espírita kardecista	7	6	7	2	7
Outras	2	3	2	3	2
Escolaridade	**Travesti (%)**	**MtF (%)**	**FtM (%)**	**Não binária (%)**	**Total (%)**
Até ensino fundamental I completo	29	21	5	2	18
Fundamental II completo	26	21	9	9	20
Médio completo	39	48	68	68	51
Superior completo	7	9	18	21	12

continua

TABELA 2. Perfil sociodemográfico e constituição da identidade de gênero de pessoas transexuais no município de São Paulo[17] (*Continuação*)

Tipo de vínculo ou situação de trabalho	Travesti (%)	MtF (%)	FtM (%)	Não binária (%)	Total (%)
Empregado/autônomo informal (faz bicos)	72	62	36	59	–
Empregado formal (com carteira de trabalho)	13	24	49	16	–
MEI/autônomo formal	11	9	10	17	–
Empregador/ profissional liberal	2	2	4	6	–
Funcionário público	2	3	1	2	–
Ocupação	**Travesti (%)**	**MtF (%)**	**FtM (%)**	**Não binária (%)**	**Total (%)**
Profissional do sexo	46	34	0	3	27
Cabeleireira(o)	4	23	1	3	8
Vendedor(a)/atendente de loja, lanchonete	1	2	9	6	4
Telemarketing	3	3	9	3	4
Ambulante	1	2	5	8	3
Costureira(o)	2	3	1	2	2
Caixa de lojas, supermercados	0	2	2	2	2
Auxiliar de limpeza	1	2	1	2	1
Auxiliar de cozinha	2	1	1	0	1
Arte visual	2	1	2	3	1
Outras ocupações	36	37	69	69	46

Os dados coletados mostram que a maioria das travestis perceberam suas identidades trans entre os 11 e 15 anos (46%), faixa etária em que está inclusa a idade em que a maioria deixou de morar com familiares (37% delas saíram de casa com menos de 15 anos e 42% entre 16 e 20 anos). Quando comparado com os outros grupos, o grupo das travestis foi o que menos saiu por vontade própria e o que mais saiu por expulsão dos seus lares (24%). Quando se avalia o tipo de moradia, quando comparadas às demais identidades, são as que apresentam menores proporções de moradia própria e a com maiores porcentagens de vinculação a albergues e centros de acolhida (18%), bem como vivendo na rua (10%). Em sua maioria são pretas (33%) e pardas

(36%). Grande parte das travestis não apresenta nenhuma religião (34%), segue a umbanda/candomblé (27%) ou são católicas (23%). Em níveis de escolaridade, são as que apresentam menores porcentagens de ensino médio completo (39%) e superior completo (7%), estando em sua imensa maioria vinculadas a empregos informais (72%) e apresentando maior porcentagem de trabalhadoras profissionais do sexo (46%).

Em relação aos dados obtidos acerca das mulheres trans, foi levantado que, em relação às travestis, percebiam sua variabilidade de gênero em idades mais precoces (32% já se percebiam entre os 6-10 anos), o que também foi observado entre os homens trans (24% se percebiam entre os 6-10 anos). Em sua maioria (49%), deixaram a casa de seus familiares entre os 16 e os 20 anos e, em comparação com as travestis, menos por expulsão (16%) e mais por vontade própria (51%). Majoritariamente habitavam imóveis próprios (38%) ou alugados (53%). Em relação aos dados de raça/cor, em sua maioria são mulheres brancas (38%) e pardas (38%), com menor porcentagem de mulheres pretas (19%) quando comparadas às travestis (33%). Quanto à religião, a maioria não apresenta religião alguma (33%) e a religião mais frequente é a católica (27%), seguida da umbanda/candomblé (22%). Em temos de escolaridade, as mulheres trans apresentaram maiores porcentagens de ensino médio completo (48%) e superior completo (9%) que as travestis (39 e 7% respectivamente), contudo ainda demonstraram valores inferiores aos homens trans (68 e 18% respectivamente) e às pessoas de identidade não binária (68 e 21% respectivamente).

Pode-se, portanto, levantar uma hipótese, sujeita à confirmação, em relação a esse achado, qual seja, a sociedade brasileira, pautada em valores morais "machistas", faz com que mulheres transexuais e travestis estejam mais sujeitas a vivenciar situações de *bullying* e de exclusão em ambientes escolares. Em relação aos seus vínculos trabalhistas, as mulheres trans estão vinculadas principalmente a empregos autônomos/informais (62%) e, mesmo que apresentem maiores porcentagens de empregos formais (24%) em relação às travestis (13%), ainda se encontram com valores muito menores quando comparadas aos homens trans (49%). Entre as mulheres trans, é significativa a quantidade de pessoas que trabalham como profissionais do sexo (34%), apesar de apresentarem porcentagens menores que entre as travestis (46%).

Entre os homens trans, a maioria se percebeu vivenciando variabilidade de gênero em momento semelhante às mulheres trans, contudo, a faixa etária de 16 a 20 anos apresentou uma relevância maior (23%) que nas travestis e mulheres trans (19 e 15% respectivamente), o que sugere que essas vivências foram percebidas em momentos mais tardios nos homens trans. Em relação à idade na qual deixaram de morar com familiares, os homens trans relataram um percentual maior entre 16 e 20 anos (53%) e entre os grupos foi o que mais apresentou motivação interna para tal (61%). Vale ressaltar que entre os grupos os homens trans são os que apresentam maiores porcentagens quanto a moradia própria (38%) e alugada (54%) e que, em relação aos demais grupos, é o que apresenta maior incidência de relatos de viverem atualmente com companheiro(a) (34%) e de estarem casados ou em união estável (30%). Em relação à raça/cor, os homens trans eram predominantemente brancos (47%) e 50% não apresentavam nenhuma religião: a religião mais referida foi umbanda/candomblé (24%). Quanto ao nível de escolaridade, 64% dos homens apresentavam ensino médio completo e 18% ensino superior completo, o que demonstrou um aumento expressivo em relação às travestis e mulheres transexuais. Dos homens empregados, 49% estavam empregados de maneira formal, com carteiras de trabalho assinadas, e apenas 36% desempenhavam atividades como autônomos informais: suas principais atividades de ocupação eram vendedores/atendentes em lojas (9%) ou em telemarketing (9%).

Por fim, a população com identidades não binárias tendeu a vivenciar com mais frequência estranhamento quanto ao gênero entre os 16 a 20 anos (30%) e 21 a 25 anos (18%), tendendo a sair de casa por vontade própria (52%) antes dessa fase, por volta dos 16 a 20 anos (57%). Os achados de raça/cor sinalizaram para uma maioria de pessoas brancas (58%), sem nenhuma religião (70%) e com melhores níveis de escolaridade (68% com ensino médio completo e 21% com ensino superior completo). Em relação ao tipo de vínculo de trabalho, também apresentavam, de modo predominante, atividade como autônomos.

REFERÊNCIAS BIBLIOGRÁFICAS

1. Collin L, Reisner SL, Tangpricha V, Goodman M. Prevalence of transgender depends on the "case" definition: a systematic review. J Sex Med. 2016; 13(4):613-26.
2. Coleman E, Radix AE, Bouman WP, Brown GR, de Vries ALC, Deutsch MB, et al. Standards of Care for the Health of Transgender and Gender Diverse People, Version 8. Int J Transgend Health. 2022;23(Suppl. 1): S1-259.
3. Goodman M, Adams N, Corneil T, Kreukels B, Motmans J, Coleman E. Size and distribution of transgender and gender nonconforming populations: a narrative review. Endocrinol Metab Clin North Am. 2019;48(2):303-21.
4. Blosnich JR, Brown GR, Shipherd JC, Kauth M, Piegari RI, Bossarte RM. Prevalence of gender identity disorder and suicide risk among transgender veterans utilizing veterans health administration care. Am J Pub Health. 2013;103(10):e27-32.
5. Quinn VP, Nash R, Hunkeler E, Contreras R, Cromwell L, Becerra-Culqui TA, et al. Cohort profile: Study of Transition, Outcomes and Gender (STRONG) to assess health status of transgender people. BMJ Open. 2017; 7(12):e018121.
6. Zhang Q, Rechler W, Bradlyn A, Flanders WD, Getahun D, Lash TL, et al. Changes in size and demographic composition of transgender and gender nonbinary population receiving care at integrated health systems. Endocr Pract. 2021;27(5):390-5.
7. Conron KJ, Scott G, Stowell GS, Landers SJ. Transgender health in Massachusetts: results from a household probability sample of adults. Am J Pub Health. 2012: 102(1):118-22.

8. Flores AR, Herman JL, Gates GJ, Brown TNT. How many adults identify as transgender in the United States. Los Angeles, CA: The Williams Insitute, UCLA School of Law; June 2016.
9. Reisner SL, Conron KJ, Tardiff LA, Jarvi S, Gordon AR, Austin SB. Monitoring the health of transgender and other gender minority populations: validity of natal sex and gender identity survey items in a U.S. national cohort of young adults. BMC Pub Health. 2014;14:1224.
10. Van Caenegem E, Wierckx K, Elaut E, Buysse A, Dewaele A, Van Nieuwerburgh F, et al. Prevalence of gender nonconformity in Flanders, Belgium. Arch Sex Behav. 2015;44(5):1281-7.
11. Kuyper L, Wijsen C. Gender identities and gender dysphoria in the Netherlands. Arch Sex Behav. 2014;43(2):377-85.
12. Spizzirri G, Eufrásio R, Lima MCP. de Carvalho Nunes HR, Kreukels BP, Steensma TD, et al. Proportion of people identified as transgender and non-binary gender in Brazil. Sci Rep. 2021;11(1); 2240.
13. Meerwijk EL, Sevelius JM. Transgender population size in the United States: a meta-regression of population-based probability samples. Am J Public Health. 2017;107(2):e1-8.
14. Aydin D, Buk LJ, Partoft S, Bonde C, Thomsen MV, Tos T. Transgender surgery in Denmark from 1994 to 2015: 20-year follow-up study. J Sex Med. 2016; 13(4):720-5.
15. Zhang Q, Goodman M, Adams N, Corneil T, Hashemi L, Kreukels B, et al. Epidemiological considerations in transgender health: A systematic review with focus on higher quality data. Int J Transgend Health. 2020;21(2):125-37.
16. Aitken M, Steensma TD, Blanchard R, VanderLaan DP, Wood H, Fuentes A, et al. Evidence for an altered sex ratio in clinic-referred adolescents with gender dysphoria. J Sex Med. 2015;12(3):756-63.
17. Rodrigues CC, Aprile MR, Tonhon M. Perfil sociodemográfico e constituição da identidade de gênero de pessoas transexuais no município de São Paulo. In: Centro de Estudos de Cultura Contemporânea (Cedec). TRANSVER O MUNDO: Existências e (re)existências de travestis e pessoas trans no 1º mapeamento das pessoas trans no município de São Paulo. São Paulo: Cedec/Annablume; 2021. p. 71-99.

Seção 4

Aspectos Biológicos da Incongruência de Gênero

14

Desenvolvimento Sexual

Leandra Steinmetz
Durval Damiani

INTRODUÇÃO

O processo de desenvolvimento sexual, ou seja, o desenvolvimento das gônadas, ductos genitais e genitais externos, é diferente dependendo do cromossomo sexual. Ao contrário de outros órgãos do embrião em desenvolvimento, a gônada se forma com potencial para se desenvolver em ovário ou testículo.

O desenvolvimento sexual em humanos é controlado por fatores genéticos que induzem a formação das gônadas e sua produção hormonal de forma tempo-específica. Cada vez mais são descobertos genes ou fatores de transcrição que são responsáveis por parte da determinação gonadal, da manutenção da gônada e, em última análise, do fenótipo final do indivíduo. Tentar estabelecer o gene ou os genes candidatos em um determinado caso facilita o trabalho de investigação e pode conduzir a um diagnóstico mais preciso[1,2].

A determinação e a diferenciação sexual são processos sequenciais regulados por considerável número de genes localizados tanto nos cromossomos sexuais quanto nos autossomos, e ocorrem por meio de diversos mecanismos que dependem de fatores de transcrição, hormônios (peptídicos e esteroides) e receptores teciduais[1,3].

O processo de desenvolvimento sexual compreende três etapas:

- Formação da gônada primordial bipotencial.
- Determinação gonadal.
- Diferenciação sexual.

FORMAÇÃO DA GÔNADA PRIMORDIAL BIPOTENCIAL

Nas primeiras seis semanas após a fecundação, independentemente dos cromossomos sexuais, as gônadas primordiais são bipotenciais, isto é, elas são anatômica, histológica e funcionalmente indiferenciadas e podem formar ovários ou testículos[2].

A proliferação celular do componente somático das cristas urogenitais (com proliferação das células dos mesonefros e do epitélio celômico) é um processo essencial, regulado por vários genes, entre eles, *GATA4*, *EMX2*, *CBX2*, *LHX9* e *WT1*, modulando a expressão do SF1 (que é um transcrito do gene *NR5A1*). Outros fatores responsáveis pela proliferação celular somática são TCF21, INSR, IGF1R e INSRR (Figura 1)[2,3].

Durante o período bipotencial, gônadas de fetos tanto XX como XY mostram perfis de expressão idênticos para fatores supostamente pró-testiculares, como *SOX9* e *FGF9*, e fatores pró-ovarianos, como *WNT4*, *RSPO1* e *FOXL2*[3,4].

DETERMINAÇÃO GONADAL

É o processo no qual a gônada bipotencial se diferencia em testículo ou ovário. Essa fase requer um delicado equilíbrio de dose e tempo em que os diferentes genes se expressam. As células somáticas da gônada bipotencial são as primeiras a se diferenciar, em fetos XY, como células de Sertoli, e como células da granulosa, em fetos XX.

DETERMINAÇÃO TESTICULAR

A diferenciação de células somáticas progenitoras em células de Sertoli é iniciada pelo *SRY*, que aumenta nessas células no início da sexta semana de gestação[1]. Depois, as células de Sertoli se organizam em estruturas semelhantes a cordões que envolvem as células germinativas e dão origem aos túbulos seminíferos. Elas também produzem AMH e iniciam uma série de eventos que levam à formação de testículos.

O *SRY* regula positivamente o gene *SOX9* e outros membros da família SOX. *SOX9*, *PGD2* e *FGF9* estabelecem um *feedback* positivo, responsável por aumentar a expressão de *SOX9*, que prevalece sobre *DAX1*, *FOXL2*, *WNT4* e *RSPO1*, e promove, assim, a diferenciação testicular[3] (Figura 1).

A expressão transitória do gene *SRY* leva à ativação de uma cascata de interações entre genes, que desencadeia a formação de testículo a partir da gônada bipotencial. Parece que o *SRY* atua prioritariamente no gene *SOX9*, cuja expressão é rapidamente aumentada por alças regulatórias positivas. Em seguida, o *SOX9* promove a formação de células de Sertoli e, portanto, diferenciação de testículos. Se houver deleção do *SRY*, o *SOX9* será silenciado e haverá desenvolvimento de ovários[1,5,6].

As células de Sertoli diferenciadas também expressam fatores de crescimento, como fatores de crescimento nervoso (NGF), que podem induzir à migração celular dos mesonefros. No compartimento intersticial, as células de Leydig se diferenciam entre o tecido conjuntivo e os vasos sanguíneos[2].

Outros genes importantes na determinação testicular são:

- ***DAX-1****-dosage-sensitive sex reversal gene* (DSS), adrenal.
- ***DMRT1*** (*doublesex and Mab-3 related transcription factor 1*).
- ***DHH*** (*desert hedgehog*).

A origem das células de Leydig é menos clara: os mesonefros, o epitélio celômico, a crista neural e as células que expressam SF1 residentes no primórdio adrenogonadal foram propostas como precursoras. A diferenciação adicional das células de Leydig requer gonadotrofina coriônica humana da placenta (hCG), no primeiro e segundo trimestres da vida fetal, e do hormônio luteinizante da hipófise do feto, atuando posteriormente. O *FGF9* e o *DHH* são outros fatores secretados pelas células de Sertoli e responsáveis pela diferenciação normal das células de Leydig[2].

DETERMINAÇÃO OVARIANA

Nos fetos XX, a determinação ovariana depende da expressão de genes específicos pró-ovários e da repressão da expressão de genes que determinam os testículos.

A diferenciação feminina ocorre quando as células germinativas entram em meiose, na ausência de *SRY*, para resultar na incapacidade de a expressão de *SOX9* atingir um limiar crítico, com a expressão de fatores de sinalização como *RSPO1*, *WNT4* e *FOXL2*, que levam à diferenciação das células precursoras em células da granulosa e à formação de ovário[1,2,3,7] (Figura 1).

Os fatores de sinalização *WNT4* e *RSPO1* favorecem e estabilizam a expressão do fator de transcrição CTNNB1 (conhecido como β-catenina), que suprime a expressão do *SOX9* e regula a transcrição de genes dependentes de *WNT4*, como *FST* (folistatina) e *FOXL2*, o que resulta em diferenciação das células da granulosa. A folistatina também neutraliza *FGF9*, *SOX9* e ativinas A e B, reprimindo, assim a formação do vaso celômico[1,2,8,9].

Desse modo, a presença de *WNT4* antagoniza a via masculina, interferindo no *SOX9*. A expressão de uma única cópia dos genes *SOX9*, *SF-1* e *WT1*, bem como a duplicação dos genes *DAX1* e *WNT4*, resultam em disgenesia gonadal 46,XY.

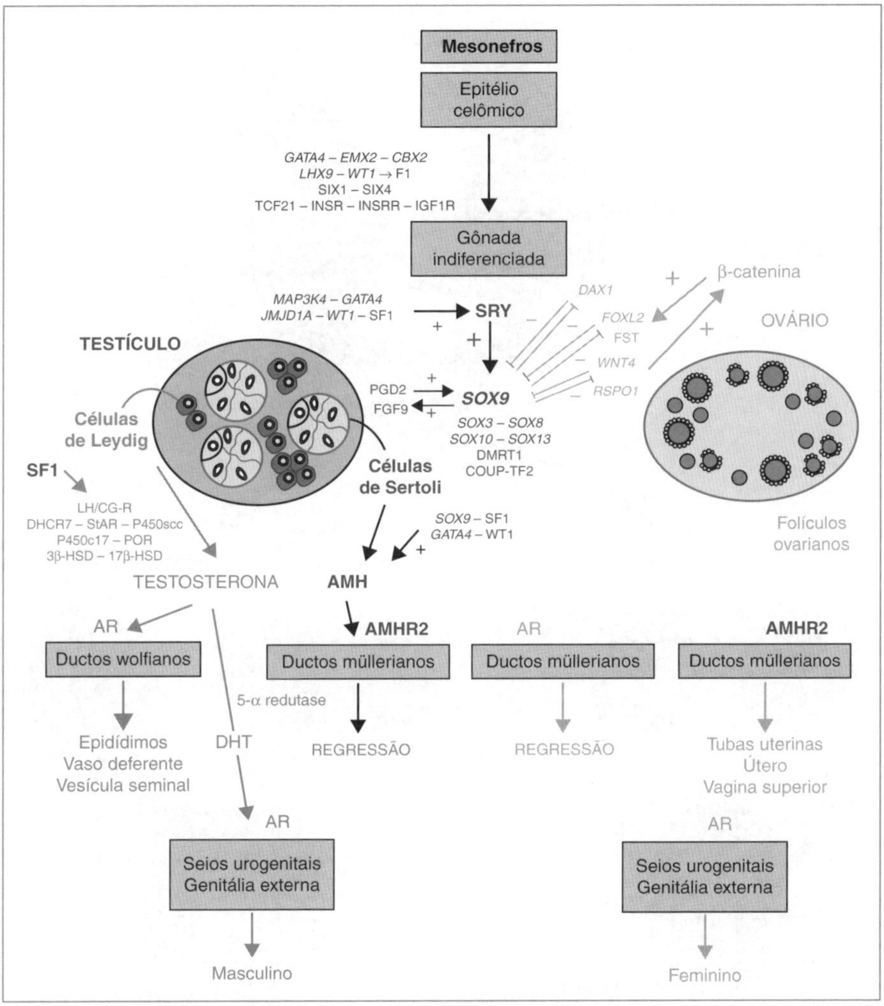

FIGURA 1 Desenvolvimento sexual de mamíferos[3].

DIFERENCIAÇÃO SEXUAL

A diferenciação sexual é o processo pelo qual, a partir da gônada diferenciada (ovário ou testículo), chega-se ao fenótipo final: feminino ou masculino.

Os ductos müllerianos começam a se formar na 6ª semana de gestação como uma invaginação do epitélio celômico e dão origem aos órgãos sexuais internos femininos (tubas uterinas, útero e a porção proximal da vagina), enquanto regridem nos homens. Os ductos de Wolff dão origem aos órgãos sexuais internos masculinos (epidídimo, ducto deferente, vesícula seminal e ductos ejaculatórios) (Figura 2).

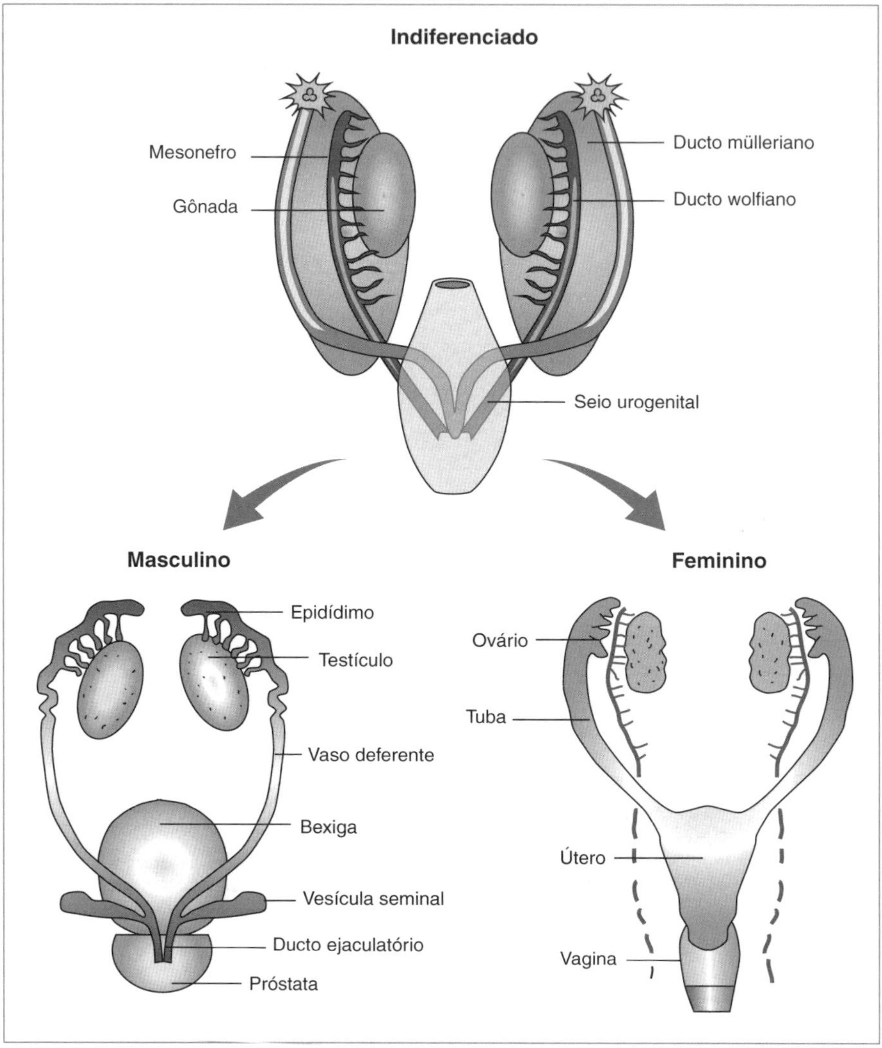

FIGURA 2 Diferenciação sexual normal. O desenvolvimento dos ductos de Wolff no sexo masculino determina a formação do epidídimo, dos deferentes, das vesículas seminais e dos ductos ejaculatórios, ao passo que o desenvolvimento dos ductos de Müller no sexo feminino culmina com a formação das tubas uterinas, do útero e do terço proximal da vagina.

Os experimentos clássicos de Alfred Jost em coelhos identificaram um inibidor dos ductos de Müller associado ao testículo e necessário para que ocorra sua regressão[14]. O inibidor dos ductos de Müller foi posteriormente identificado como hormônio antimülleriano (AMH). O AMH é um membro da família

TGFβ, que codifica uma glicoproteína de 560 aminoácidos. Vários fatores de transcrição, como NR5A1, SOX9, GATA4 e WT1, regulam a transcrição de AMH[10,11,12].

As células de Sertoli são a única fonte embrionária produtora de AMH e sua expressão começa em células pré-Sertoli, mantida durante todo o desenvolvimento fetal masculino. Exceto por um declínio transitório no período perinatal, a secreção de AMH permanece alta até a puberdade, quando as células de Sertoli finalmente estão maduras e secretam concentrações mais baixas de AMH. Nas mulheres adultas, as células da granulosa expressam AMH, no entanto, sua expressão começa apenas durante o período perinatal, permanece baixa ao longo da vida reprodutiva e se torna indetectável após a menopausa[11,13].

No embrião masculino, já com os testículos formados, nas células de Sertoli, o SF-1 ativa a expressão do AMH a partir da 7ª semana de gestação, o que leva à regressão dos ductos de Müller no feto masculino em desenvolvimento. Nas células de Leydig, o SF-1 ativa a expressão das enzimas da esteroidodogenese a partir da 8ª semana de gestação, o que resulta em virilização da genitália externa[12,13].

O desenvolvimento dos ductos de Wolff depende de uma alta concentração local de T, que é produzida pelas células de Leydig (ação parácrina, ou seja, de célula a célula) de forma autônoma no início, seguida pela estimulação da gonadotrofina coriônica humana (hCG) e, posteriormente, pelo estímulo do hormônio luteinizante (LH) hipofisário fetal.

No embrião feminino, quando o desenvolvimento ovariano ocorreu normalmente, a ausência de testosterona (T) e de AMH provoca a regressão dos ductos de Wolff, o que permite o desenvolvimento dos ductos de Müller.

No final da 8ª semana, existem o tubérculo genital e as pregas labioescrotais e urogenitais. No sexo masculino, essas estruturas darão origem ao pênis, ao escroto e à uretra peniana, enquanto no sexo feminino formarão o clitóris e os grandes e pequenos lábios, respectivamente (Figura 3). A diferenciação da genitália externa para o sexo feminino faz-se de modo aparentemente passivo.

No sexo masculino, a diferenciação da genitália externa depende da presença de di-hidrotestosterona (DHT), convertida a partir da T nas células-alvo, por ação da enzima microssomal 5-α redutase, que reduz uma ligação dupla na posição 4-5 dos esteroides com 19 carbonos. A testosterona e a di-hidrotestosterona se ligam ao mesmo receptor de andrógenos, mas a DHT apresenta uma afinidade maior ao receptor. Além disso, o complexo DHT-receptor se liga ao DNA com mais eficiência[1,2,14].

A diferenciação da genitália externa masculina está completa na 14ª semana, enquanto a feminina só se completa em torno da 20ª semana, após o término da canalização da vagina.

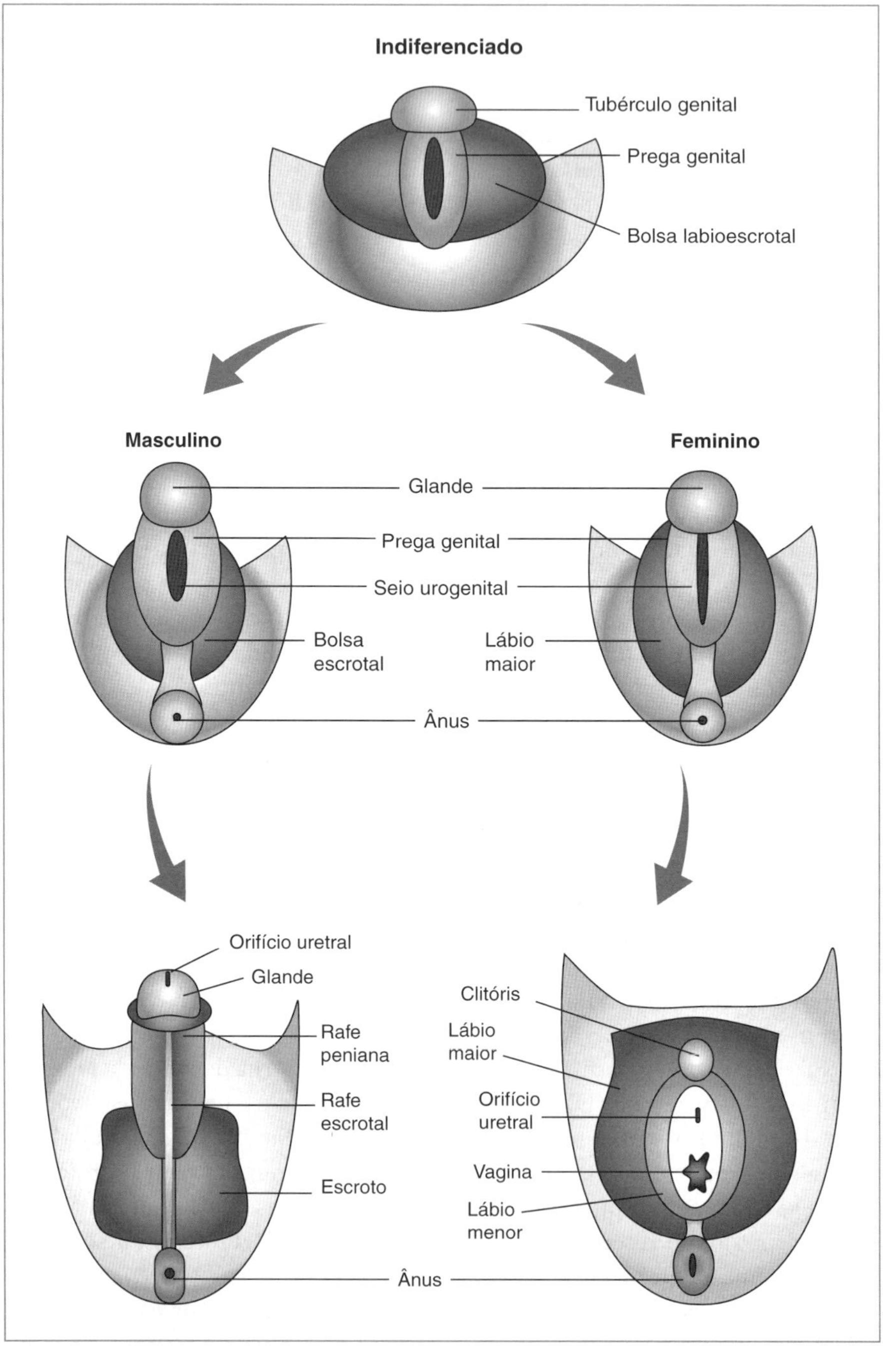

FIGURA 3 Diferenciação da genitália externa.

REFERÊNCIAS BIBLIOGRÁFICAS

1. Eid W, Biason-Lauber A. Why boys will be boys and girls will be girls: human sex development and its defects. Birth Defects Res C Embryo Today. 2016;108(4):365-79.
2. Yatsenko SA, Witchel SF. Genetic approach to ambiguous genitalia and disorders of sex development: what clinicians need to know. Semin Perinatol. 2017;41(4):232-43.
3. Grinspon RP, Rey RA. Molecular characterization of XX maleness. Int J Mol Sci. 2019;20(23).pii: E6089.
4. Baetens D, Verdin H, de Baere E, Cools M. Update on the genetics of dierences of sex development (DSD). Best Pract Res Clin Endocrinol Metab. 2019;33:101271.
5. Rotgers E, Jørgensen A, Yao HH. At the crossroads of fate-somatic cell lineage specification in the fetal gonad. Endocr Rev. 2018;39(5):739-59.
6. Sreenivasan R, Ludbrook L, Fisher B, Declosmenil F, Knower KC, Croft B, et al. Mutant NR5A1/SF-1 in patients with disorders of sex development shows defective activation of the SOX9 TESCO enhancer. Hum Mutat. 2018;39(12):1861-74.
7. Tomaselli S, Megiorni F, De Bernardo C, Felici A, Marrocco G, Maggiulli G, et al. Syndromic true hermaphroditism due to an R-spondin1 (RSPO1) homozygous mutation. Hum Mutat. 2008; 29(2):220-6.
8. Stévant I, Nef S. Genetic control of gonadal sex determination and development. Trends Genet. 2019;35(5):346-58.
9. Nef S, Stévant I, Greenfield A. Characterizing the bipotential mammalian gonad. Curr Top Dev Biol. 2019;134:167-94.
10. She ZY, Yang WX. Molecular mechanisms involved in mammalian primary sex determination. J Mol Endocrinol. 2014;53(1):R21-37.
11. Witchel SF. Disorders of sex development. Best Pract Res Clin Obstet Gynaecol. 2018;48:90-102.
12. Croft B, Ayers K, Sinclair A, Ohnesorg T. Review disorders of sex development: the evolving role of genomics in diagnosis and gene discovery. Birth Defects Res C Embryo Today. 2016;108(4):337-50.
13. Lucas-Herald AK, Bashamboo A. Gonadal development. Endocr Dev. 2014;27:1-16.
14. Rey RA, Grinspon RP. Normal male sexual differentiation and aetiology of disorders of sex development. Best Pract Res Clin Endocrinol Metab. 2011;25:221-38.

15

Desenvolvimento Hormonal

Leandra Steinmetz
Durval Damiani

INTRODUÇÃO

Na vida pós-natal, os neurônios do hormônio liberador de gonadotrofinas (GnRH) estão localizados no hipotálamo. Esses neurônios produzem descargas intermitentes de GnRH no sistema de circulação porta-hipofisário para estimular os gonadotrofos hipofisários a sintetizar e secretar o hormônio folículo-estimulante (FSH) e o hormônio luteinizante (LH)[1].

DESENVOLVIMENTO DO EIXO HIPOTÁLAMO-HIPÓFISE-GÔNADA

Precursores neuronais imaturos de GnRH tornam-se detectáveis na placa olfativa e no *Anlage* do nariz (órgão vomeronasal) de um embrião em estágio precoce (por volta da 6ª semana de gestação em humanos) e, então, começam uma complexa migração em direção ao hipotálamo. A migração embrionária dos neurônios GnRH para o hipotálamo é a chave para o desenvolvimento da rede neuroendócrina que permite desenvolvimento puberal[1,2].

Neurônios GnRH migratórios são conhecidos por terem receptores para pelo menos 20 moléculas de sinalização. Eles recebem uma grande quantidade de mensagens de orientação e indução de movimento durante sua jornada, que parecem ser distintas dependendo do estágio de sua migração. Os sinais moleculares envolvidos incluem **moléculas de adesão** (p. ex., molécula de adesão celular neuronal [N-CAM]), moléculas da matriz extracelular (p. ex., heparina sulfotransferases), citocinas (fator de crescimento), aqueles que controlam as interações célula a célula (receptores de membrana [p. ex., neuropilina-2]) e fatores de transcrição (p. ex., Ebf2), bem como quimioatraentes e quimiorrepelentes[2,3].

Os neurônios iniciam sua migração no compartimento nasal dentro ou ao redor do órgão vomeronasal, passam a placa cribiforme e penetram no sistema nervoso central (SNC) em estreita proximidade com os bulbos olfativos para, finalmente, migrar em oposição a um subconjunto de nervos vomeronasais que divergem caudalmente nas áreas basais do prosencéfalo. Por fim, esses neurônios atingem o hipotálamo, onde estendem projeções até a eminência mediana para formar uma rede, que completa esse aspecto do desenvolvimento neuronal dos neurônios de GnRH[1,2,3].

O estágio final do desenvolvimento neuronal do GnRH compreende atividade funcional. Por volta da 15ª semana de gestação humana, o gerador de pulsos de GnRH modula a função dos gonadotrofos do feto. Todo o eixo HPG está funcionalmente ativo para, pela primeira vez durante o desenvolvimento fetal, e após um breve período perinatal de pausa, continuar a funcionar na infância (durante a chamada minipuberdade), até que entre em um estado quiescente relativo, muitas vezes referido como a pausa juvenil ou pré-puberdade[2,3].

PUBERDADE

A puberdade é o processo fisiológico de transição da infância para a vida adulta, marcada pelo desenvolvimento de caracteres sexuais secundários, aceleração da velocidade de crescimento, mudanças de comportamento e aquisição da capacidade reprodutiva. Em meninas, a puberdade precoce é definida como o desenvolvimento de caracteres sexuais secundários antes dos oito anos de idade e, em meninos, antes dos 9 anos de idade[1,4].

Tanto meninos quanto meninas apresentam uma fase inicial de suas vidas em que as alterações dos hormônios sexuais e das gonadotrofinas são equivalentes às de um adolescente na puberdade. É a "minipuberdade". Em seguida, o sistema é frenado e fica como que "adormecido" até a eclosão puberal, que abrange a faixa dos 8 aos 13 anos nas meninas e dos 9 aos 14 anos nos meninos. Esse "freio" se deve tanto a um mecanismo de *feedback* negativo exercido por baixas concentrações de hormônios sexuais (há uma alta sensibilidade a esse *feedback* nessa fase) quanto a uma ação neuroinibitória da via gabaérgica e de alguns peptídeos opioides (Figura 1)[1,3,4].

Em geral, as meninas iniciam a puberdade um ano antes dos meninos, e um dado curioso sobre o crescimento dos adolescentes é que, na menina, o estirão de crescimento vem junto ou até antecede o início da puberdade, enquanto no menino ocorrerá cerca de dois anos após o início da puberdade.

Os estádios puberais descritos por Marshall e Tanner para ambos os sexos são utilizados para avaliação do início da puberdade e sua progressão (Figura 2)[5].

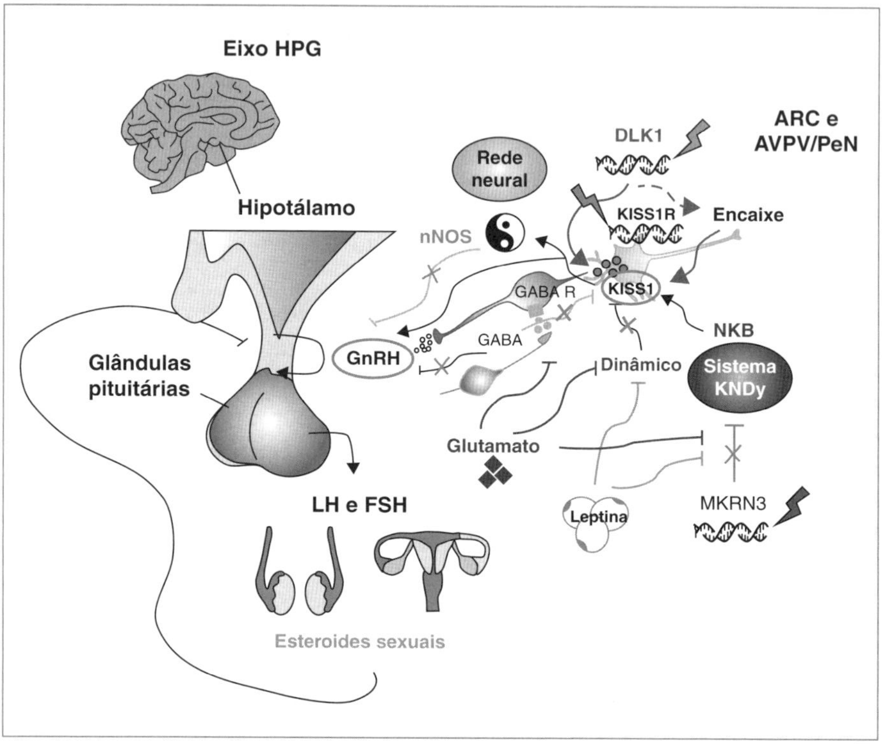

FIGURA 1 Mecanismos de desenvolvimento de pulsos de GnRH.

PUBERDADE NORMAL

Na pré-puberdade, já ocorre uma secreção pulsátil de LH, mas em concentrações muito baixas, incapazes de promover uma grande secreção hormonal gonadal. Em outras palavras, o sistema tem uma alta sensibilidade para os mecanismos de retroinibição.

A ativação do eixo hipotálamo-hipófise-gonadal, com aumento da secreção pulsátil do hormônio hipotalâmico liberador de gonadotrofinas (GnRH), é o principal evento que determina o início da puberdade. O eixo é transitoriamente ativado nos primeiros 2 anos de vida, seguido por um aparente período de repouso até os 6 a 8 anos de idade. Sugere-se que a reativação do eixo no início da puberdade seja de origem multifatorial, e envolve uma complexa interação entre fatores hormonais, metabólicos, nutricionais e genéticos.

Um complexo sistema de controle hipotalâmico e hipofisário permite a secreção pulsátil de GnRH, o hormônio liberador de gonadotrofinas. Os neurônios secretores de GnRH são estimulados por kisspeptina (atuando no receptor

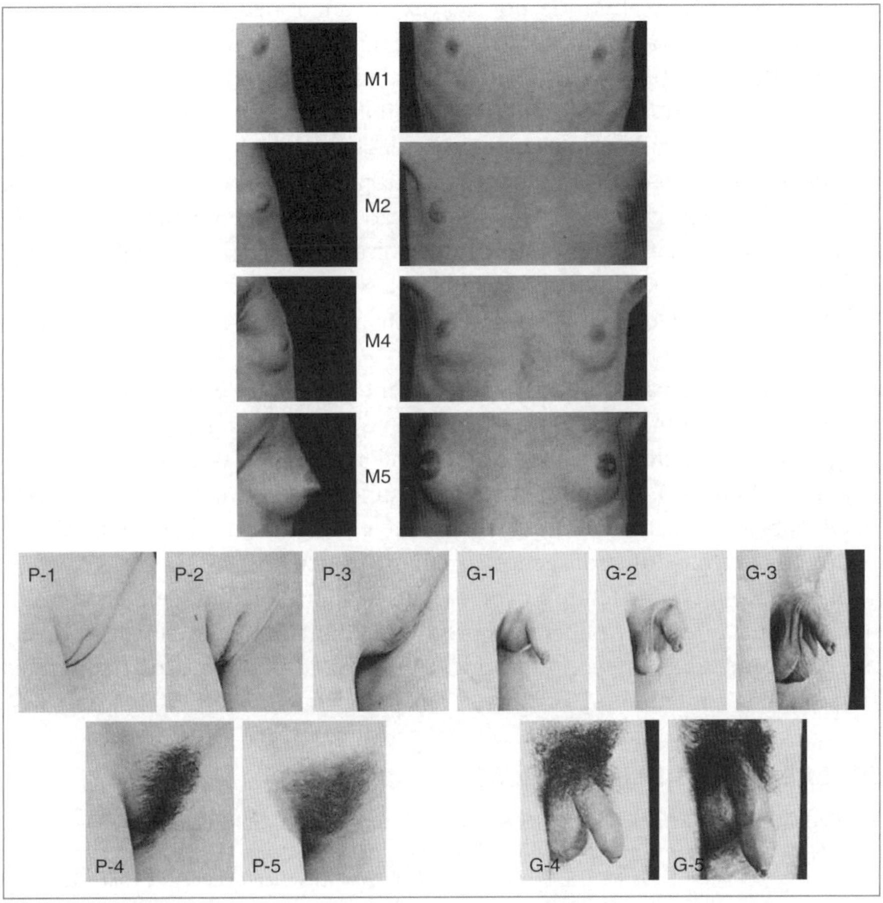

FIGURA 2 Estádios puberais segundo os critérios de Marshall e Tanner, nos sexos feminino e masculino.
Fonte: arquivo pessoal do autor.

GPR54 ou KISS1R), neurocinina B (atuando em receptores NK3R), aminoácidos estimulatórios, prostaglandina E2, neurônios glutamatérgicos, neurônios norepinefrina (NE) e neuropeptídeo Y (NPY) e IGF-1; e são inibidos pelo MKRN3 (Makorin ring 3) e CRH (hormônio liberador de ACTH). Essa inibição pelo CRH explica as interferências do estresse no desencadeamento e na manutenção de ciclos menstruais normais. A estimulação dos neurônios GnRH por NPY e pelos neurônios NE levanta um aspecto interessante quanto à determinada porcentagem de gordura necessária para o desencadeamento da puberdade. O tecido adiposo produz leptina proporcionalmente à sua quantidade, e essa leptina ativa neurônios NE e NPY que, por sua vez, ativam os neurônios GnRH, dando respaldo fisiológico à tese da necessidade de uma quantidade crítica de gordura (e, portanto, de leptina) para ativar a puberdade[2,4,6] (Figura 1)[7].

O GnRH atua na hipófise anterior, ligando-se ao seu receptor específico no gonadotrofo, e estimula a síntese e secreção das gonadotrofinas, o LH e o hormônio folículo-estimulante (FSH) para a circulação periférica. No sexo feminino, a ação do LH no ovário estimula a produção de andrógenos pelas células da teca, que são aromatizados a estrógenos, por ação do FSH nas células da granulosa. No sexo masculino, o LH estimula a síntese e secreção de testosterona pelas células de Leydig, enquanto o FSH atua nas células de Sertoli, com ação primordial na espermatogênese[3].

Nas meninas, é aceito que o aparecimento de tecido glandular mamário (telarca) é o sinal inicial mais confiável de atividade estrogênica, enquanto o surgimento dos pelos pubianos é atribuível à produção de andrógenos pela adrenal (adrenarca). Nos meninos, um volume testicular igual a 4 cm^3 indica início puberal e que tanto o desenvolvimento genital como o de pelos pubianos estão sob controle dos andrógenos adrenais e testiculares[1].

Como a puberdade tende a ocorrer mais cedo nas meninas, é mais comum uma menina apresentar puberdade precoce do que um menino (10 a 20 meninas para 1 menino). Em contrapartida, a puberdade atrasada ocorre com mais frequência nos meninos (10 a 20 meninos para 1 menina).

REFERÊNCIAS BIBLIOGRÁFICAS

1. Cariboni A, Maggi R, Parnavelas JG. From nose to fertility: the long migratory journey of gonadotropin-releasing hormone neurons. Trends Neurosci. 2007;30(12):638-44.
2. Argente J, Dunkel L, Kaiser UB, Latronico AC, Lomniczi A, Soriano-Guillén L, et al. Molecular basis of normal and pathological puberty: from basic mechanisms to clinical implications. Lancet Diabetes Endocrinol. 2023;11(3):203-16.
3. Cantas-Orsdemir S, Eugster EA. Update on central precocious puberty; From etiologies to outcomes. Expert Rev Endocrinol Metab. 2019;14(2):123-30.
4. Damiani D. Fisiologia da puberdade. In: Damiani D, editor. Endocrinologia na prática pediátrica. 3. ed. Barueri: Manole; 2016. p.37.
5. Marshall WA, Tanner JM. Variations in the pattern of pubertal changes in girls. Arch Dis Child. 1969;44(235):291-303.
6. Ojeda SR, Lomniczi A. Puberty in 2013: unravelling the mystery of puberty. Nat Rev Endocrinol. 2014;10(2):67-9.
7. Faienza MF, Urbano F, Moscogiuri LA, Chiarito M, De Santis S, Giordano P. Genetic, epigenetic and enviromental influencing factors on the regulation of precocious and delayed puberty. Front Endocrinol (Lausanne). 2022;13:1019468.

16

Sexo Cerebral | O Cérebro Pode Ser Considerado um Órgão Sexualmente Dimórfico?

Durval Damiani
Leandra Steinmetz

INTRODUÇÃO

Homens e mulheres diferem na prevalência de doenças, bem como nos sintomas e na taxa de progressão de muitos distúrbios psiquiátricos e neurológicos. Cada vez mais se descrevem diferenças sexuais na fisiologia e no comportamento entre os sexos masculino e feminino.

Nas últimas décadas, muito se tem aprendido com relação aos mecanismos de determinação gonadal (entendida como a fase de desenvolvimento desde uma gônada indiferenciada, bipotencial, até um testículo ou um ovário) e de diferenciação sexual (os mecanismos a partir de uma gônada já definida que levam o indivíduo ao seu sexo final, masculino ou feminino). Particularmente, a partir da década de 1980, com o advento de técnicas de biologia molecular, muito se tem aprendido e, assim, ym considerável número de genes tem sido incorporado a uma verdadeira "cascata de determinação gonadal", receptores hormonais têm sido caracterizados, e defeitos em hormônios, receptores e em ações pós-receptor têm sido descritos, o que nos ajuda a compreender as causas de muitos casos de anomalias da diferenciação sexual (diferenciação sexual diferente, DSD).

O campo de estudo das DSD sempre tem procurado subsídios nas exceções: desde uma proposta inicial, em que a presença de um cromossomo Y era necessária e suficiente para o desenvolvimento de um indivíduo para o sexo masculino, e sua ausência justificava o desenvolvimento para o sexo feminino, casos que não se enquadravam no modelo, como homem XX, mulher XY, DSD ovotesticular (geralmente com cariótipo 46,XX) obrigaram a procura de mecanismos mais finos para justificar tais ocorrências. Dessa forma, surgiu a fase do antígeno HY que, se presente em uma pessoa que não tivesse cromossomo Y, justificava o desenvolvimento para o sexo masculino. Logo, no entanto, verificou-se que estávamos com o "candidato errado" e, a partir dos primeiros trabalhos com técnicas de biologia molecular, surge o ZFY[1,2] e, logo após, o SRY (*sex-determining region of the Y chromosome*)[3], hoje o sinalizador reconhecido como TDF (*testis determining factor*), localizado no braço curto do cromossomo Y. Muitos outros genes têm sido acrescentados a esse circuito e a lista cresce a cada dia[1-4].

Quando se analisa, na escala zoológica, a diferenciação sexual, muitos aspectos são chamativos e trazem grandes questionamentos quando se procura compreender que mecanismo está por trás de uma determinada modificação. Apenas a título de exemplificação, é interessante notar que em alguns peixes (sheepshead, um peixe da Califórnia) a diferenciação sexual segue um estímulo visual! Esses peixes vivem em cardumes de cerca de 20 fêmeas, comandadas por um macho, distinto das fêmeas fenotipicamente (cor, aspecto físico, tipo de nadadeira, órgãos sexuais, gônadas). Quando esse macho é retirado do cardume, uma fêmea, para manter o equilíbrio da espécie, sofre, em alguns dias, todas as transformações para o sexo masculino e passa a comandar o cardume. Esses achados nos dizem claramente que há situações, na escala zoológica, em que não é o patrimônio genético ou o ambiente hormonal que comandam a diferenciação sexual, mas a necessidade de manutenção da espécie, percebida pela ausência do líder macho no grupo[5].

Se, por um lado, evolui o conhecimento de mecanismos que levam uma gônada indiferenciada a testículo ou a ovário, bem como mecanismos envolvidos na construção de um fenótipo não ambíguo, por outro ficamos sem saber o que acontece no aspecto cognitivo, na estrutura e nas conexões cerebrais.

O interesse científico nas diferenças sexuais do cérebro remonta a épocas tão antigas quanto a de Aristóteles[6]. Uma razão pela qual esse tópico tem sido tão extensivamente estudado é que há um considerável interesse extra científico. Dadas as implicações potenciais das diferenças cerebrais ligadas a sexo/gênero e a oportunidade de associar tais diferenças a um conjunto de aspectos médicos e sociais (como, saúde neurológica e comportamental, personalidade, relações, educação, ocupação, liderança), qualquer diferença encontrada entre cérebros masculinos e femininos atrai considerável atenção dos editores de revistas científicas, imprensa universitária, jornalistas, mídias sociais e leitores leigos. Esse desejo de explicar diferenças sociais ligadas a sexo/gênero por meio de dados de diferenças cerebrais explica também por que estudos antigos, com pouca força estatística e frequentemente não replicados, continuam a ser encontrados e amplamente citados[7].

A questão que fica é: há diferença entre o cérebro masculino e o feminino? Ou seja, o cérebro é um órgão sexualmente dimórfico? Há indicações de que tanto estruturas neurais e não neurais XX e XY diferenciam-se antes mesmo de serem influenciadas por hormônios[8].

Se a resposta à questão da diferença entre um cérebro masculino e feminino for afirmativa, uma série de outras perguntas se segue:

- Por que e como diferem os sistemas nervosos de machos e fêmeas?
- Em que fase ocorre tal diferenciação? Ela pode ser reversível?
- Quem comanda a diferenciação cerebral? Hormônios? Fatores genéticos? Fatores ambientais?
- Quais as implicações práticas do conhecimento do dimorfismo sexual cerebral?

Por outro lado, podemos entender que o cérebro seja bipotencial e que não haja, na verdade, grandes diferenças entre um cérebro masculino e um feminino. As diferenças procuradas se relacionam a tamanhos de estruturas, mas, quando são analisadas conexões nervosas, muitas dúvidas surgem e tornam difícil mapear um cérebro tipicamente masculino ou feminino.

No cérebro, tende-se a pensar que comportamentos típicos de um sexo resultem de padrões específicos de atividade neural em resposta aos mesmos estímulos sensoriais ou contextos sociais. Esses padrões diferenciais provavelmente surgem como uma consequência de diferenças anatômicas ou moleculares de base[9].

Embora os cromossomos sexuais definam o sexo biológico, hormônios esteroides são os principais reguladores das diferenças sexuais no cérebro de vertebrados. O colesterol é o precursor de todos os hormônios esteroides. Além da esteroidogênese gonadal (testículo sintetizando testosterona e ovários sintetizando estrógenos e progesterona), a esteroidogênese também ocorre na placenta, no córtex adrenal e no cérebro de ambos os sexos. Muitos "neuroesteroides" influenciam o desenvolvimento e a função cerebral[10,11].

O hormônio testosterona é o principal regulador da diferenciação sexual no cérebro de um primata. Os testículos se tornam ativos por volta da 7ª semana de gestação humana e secretam testosterona até a 24ª semana, quando se tornam quiescentes até o parto. Ambos os picos de produção de testosterona coincidem com eventos maiores de desenvolvimento cerebral: o *bolus* fetal prolongado de testosterona sobrepõe-se ao pico de neurogênese e ao início da migração neuronal, enquanto o pico de testosterona no lactente ocorre durante intensas sinaptogênese e mielinização. Isso sugere programas transcricionais responsivos ao hormônio, envolvidos em definir diferenças sexuais cerebrais (Figura 1).

Em camundongos, a introdução de testosterona exógena em fêmeas no início da vida atenua a receptividade sexual nas fêmeas adultas enquanto aumenta a frequência e intensidade de comportamentos de monta do tipo masculino. Essa

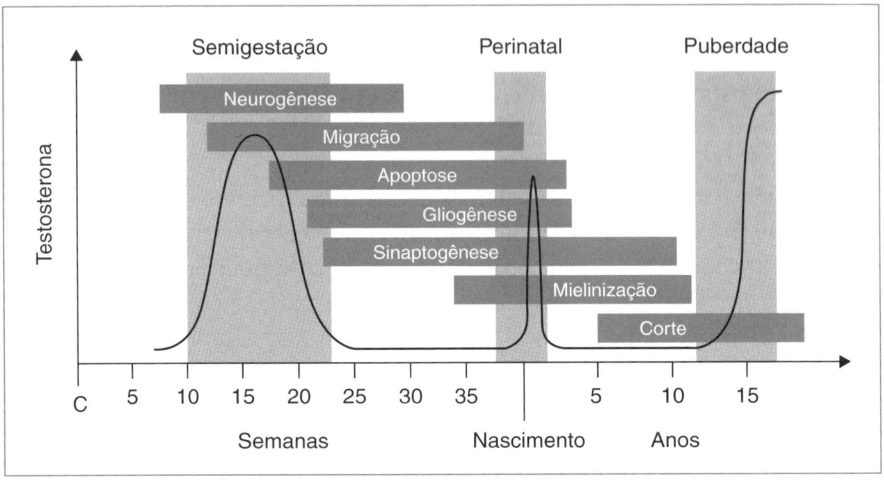

FIGURA 1 Relação entre a concentração de testosterona e os diversos eventos de neurogênese, sinaptogênese e mielinização em diferentes momentos do desenvolvimento[9].

observação levou à **hipótese da organização e ativação** – a exposição precoce a hormônios esteroides durante um período crítico estabelece diferenças sexuais na função cerebral que são ativadas pela exposição hormonal durante a maturação puberal[9].

O PAPEL DE RECEPTORES HORMONAIS

Enquanto a análise de tecidos cerebrais humanos *post-mortem* tem revelado a expressão de receptores hormonais e aromatase, ainda não se sabe quando e onde esses fatores iniciam a expressão gênica durante o desenvolvimento.

Em vertebrados, todos os quatro receptores (receptores de estrógenos alfa e beta, de progesterona e de testosterona) são altamente expressos nas regiões límbicas como amígdala medial (MeA), núcleo da estria *terminalis* (BNST), área pré-óptica medial do hipotálamo (MPOA) e hipotálamo ventro medial (VMH). Esses receptores são também encontrados no hipocampo e em áreas que medeiam comportamentos motivados, bem como camadas e regiões corticais específicas[12].

Enquanto a expressão do receptor estrogênico alfa (ER-α) é mais abundante no hipotálamo, parece que o receptor estrogênico beta (ER-β) é o receptor estrogênico primário no córtex. Animais mutantes em ER-β apresentam déficits no desenvolvimento cortical consistentes com o papel do ER-β na sobrevida e migração celular em resposta a estrógenos maternos[9].

COMO OS SEXOS DIFEREM NA EXPRESSÃO DESSES NEURÔNIOS QUE EXPRESSAM RECEPTORES HORMONAIS?

Assim como com as diferenças sexuais no comportamento, esses receptores são mais bem caracterizados no contexto do circuito do comportamento social. Fêmeas expressam concentrações mais elevadas de ER-α e ER-β na MeA, BNST posterior (BNSTp), MPOA e VMH ventrolateral (VMHvl), enquanto machos possuem mais neurônios positivos para receptor androgênico (Ar+) nos neurônios do BNSTp e MPOA. A exposição a estradiol perinatal é necessária e suficiente para esses dimorfismos moleculares, que persistirão na vida adulta.

Estrógenos regulam a sobrevida celular para definir áreas cerebrais sexualmente dimórficas

Há ampla evidência de que o estradiol perinatal programa as diferenças sexuais cerebrais e promove a sobrevida ou a morte celular na primeira semana de vida. Consequentemente, quatro regiões no cérebro de roedores são consistentemente descritas como verdadeiramente sexualmente dimórficas, contendo mais células em um sexo, e são implicadas em comportamentos reprodutivos. A região anteroventral periventricular (AVPV), MPOA, BNSTp e a amígdala medial posterodorsal (MeApd) possuem mais células, ocupam maior volume regional em um sexo do que no outro e exibem diferenças sexuais entre os padrões de projeção neural[9].

A área pré-óptica medial (MPOA) é maior em machos e os camundongos machos em particular têm um núcleo sexualmente dimórfico (SDN) pronunciado na área pré-óptica – a primeira região cerebral sexualmente dimórfica identificada em mamíferos[13]. A MeApd e o BNSTp são também maiores nos machos[14].

Um estudo *post-mortem* em homens cisgênero, mulheres cisgênero e mulheres transgênero mostrou que o volume do BNSTp é similar em mulheres cisgênero e mulheres transgênero, e corresponde a aproximadamente 50% do volume de homens cisgênero. O tamanho do BNSTp não era influenciado pelo *status* hormonal ou pelas preferências sexuais desses adultos. Embora esse estudo tenha sido realizado com um tamanho amostral pequeno (42 indivíduos no total), seu resultado é consistente quando a origem básica da identidade sexual ocorre no início da vida, como consequência do desenvolvimento da sinalização hormonal[15].

O papel dos hormônios esteroides em promover a sobrevivência neuronal pós-natal foi observado pela primeira vez no núcleo espinal do seio bulbocavernoso (SNB), que inerva os músculos penianos e contém mais neurônios motores em machos[16]. As fêmeas tipicamente perdem cerca de 70% dos neurônios motores do SNB e as fêmeas tratadas com testosterona durante o período perinatal mostram reduzida morte celular e número de células semelhante ao dos machos.

Em machos, a população celular do BNSTp que expressa aromatase controla acasalamento, agressão e preferência sexual enquanto em fêmeas não está envolvida em acasalamento ou agressão materna[17].

Qual é a identidade celular dos neurônios sobreviventes que dão origem ao dimorfismo sexual no cérebro de mamíferos?

Recentemente, o laboratório de Dulac, nos Estados Unidos, fez progressos importantes na compreensão do repertório celular da área pré-óptica (POA). Utilizando várias técnicas, os estudiosos criaram um atlas molecular e funcional da POA[18]. Obtiveram informações de expressão gênica de aproximadamente 31 mil células da POA e integraram essa informação com a distribuição espacial de 155 genes marcadores em aproximadamente 1 milhão de células da POA para identificar 70 populações neuronais. Os autores fizeram uma comarcação com Fos para determinar quais dessas populações eram ativas durante acasalamento, agressão e paternidade. Um *cluster* de neurônios inibitórios expressando aromatase foi enriquecido e estava ativado em machos mas não em fêmeas, em todos os três momentos (acasalamento, agressão e paternidade). Esse *cluster* é também marcado pela expressão de Moxd1 e Cplx3, membros de uma família que pode regular a exocitose fásica de neurotransmissores. Em conjunto, esses resultados apontam fortemente para a conclusão de que o SDN-POA é definido pela coexpressão desses dois marcadores com receptores hormonais e aromatase[9].

Será interessante observar quando a expressão de Cplx3/Moxd1 surge durante o desenvolvimento e se os neurônios expressando esses marcadores direcionam um papel causal no comportamento típico masculino. Esse trabalho exemplifica como as diferenças sexuais na expressão gênica no cérebro adulto podem originar-se da sobrevida ou da morte de classes distintas de neurônios. Fica claro que os exemplos mais robustos de diferenças sexuais na expressão gênica são os genes masculinos no BNST e na POA de roedores, regiões onde há mais células em machos em comparação a fêmeas.

A maturação das diferenças sexuais no cérebro durante a puberdade/adolescência

A puberdade é considerada o segundo período crítico para a diferenciação sexual do cérebro, na qual circuitos programados pelo desenvolvimento sofrem refinamento e maturação adicionais. Ela se refere às mudanças hormonais requeridas para a reprodução, enquanto a adolescência em humanos é definida como a maturação de habilidades sociais e cognitivas que podem ocorrer independentemente dos hormônios gonadais. Embora muitas diferenças sexuais sejam estabelecidas durante o período sensível pós-natal, comportamentos regulados por circuitaria sexualmente dimórfica (acasalamento, agressão, preferência social e cuidado parental) não são exibidas até depois que a puberdade tenha se iniciado e os padrões adultos de hormônios circulantes sejam estabelecidos. Com isso, o disparo neuronal específico de sexo na MeA em resposta a odores do sexo oposto não ocorre em animais pré-púberes[19].

Durante a adolescência, o cérebro sofre significativo *pruning* sináptico (aumenta as conexões sinápticas) que se estende aos 20 anos em humanos e aos dias P35-45 em roedores. Conectividade dentro da via de recompensa da área mesolímbica continua a se desenvolver e é modulada por sinalização hormonal[20]. Essa via se intersecta com a circuitaria do comportamento social para modular diferenças sexuais em comportamentos motivados como paternidade, comportamento sexual, contrapor-se a ameaças e ingestão de drogas que levam à dependência. Durante esse período, o cérebro é especialmente vulnerável a estresse e muitas doenças psiquiátricas mostram seus primeiros sintomas. Puberdade antecipada pode exacerbar o início dos sintomas dessas condições clínicas. Na verdade, há diferenças sexuais na trajetória da própria puberdade, que se inicia mais cedo em meninas e em idades cada vez menores ultimamente[9].

Acredita-se que os hormônios puberais finalizam a plasticidade do cérebro juvenil, "guardando" as habilidades aprendidas e possibilitando a aquisição de novas habilidades.

Crosstalk entre sinalização hormonal e atividade neural

Várias linhas de evidência sugerem uma ligação entre as concentrações dos hormônios esteroides e os programas gênicos responsivos à atividade. Estrógenos ativam CREB (*c-AMP response element-binding protein*) e várias programações são diferencialmente executadas em cérebros masculinos e femininos.

Vários estudos mostram que populações celulares específicas podem revelar novos *genes sexualmente dimórficos* envolvidos na programação molecular de comportamentos inatos. É provável que mecanismos adicionais relevantes a estados fisiológicos e patológicos sejam identificados. As novas técnicas de estudo permitem a análise com um menor número de células, ou mesmo célula única, para identificar sítios genômicos de modificações de histona ou locais de ligação a receptores hormonais. Isso pode revolucionar o estudo da regulação gênica cerebral[21,22].

Em conclusão, tanto mecanismos moleculares quanto de circuitaria podem levar a diferenças sexuais no cérebro. Esses mecanismos têm sido estudados com foco em regiões e em vias neurais que contribuem diretamente para diferenças sexuais no comportamento de adultos. Provavelmente, a maioria dessas diferenças reflete variações internas em função de hormônios circulantes e de aspectos fisiológicos mais do que diferenças físicas em circuitaria que se estabelecem durante os períodos fetal e juvenil. Nessas regiões selecionadas, onde o número de células é diferente conforme o sexo, se prediz que a sinalização hormonal no início da vida especifica a sobrevida e a conectividade de tipos celulares funcionais específicos. Isso leva a diferenças constitutivas na expressão gênica dentro dessas regiões ao nível de população celular, bem como a programas gênicos dependentes de atividade em áreas de projeção.

Por outro lado, as diferenças sexuais na proporção de tipos celulares nessas regiões poderiam ser a base de diferenças na codificação neural e no processamento de informações na circuitaria que medeia o comportamento social.

À medida que os avanços tecnológicos revelam um número cada vez maior de genes sexualmente dimórficos, o próximo desafio será identificar como essas diferenças surgem e avaliar o quanto esses genes contribuem para diferenças sexuais no comportamento e nas doenças humanas. A ontogenia de padrões de expressão típicos de um sexo pode ser identificada ao se integrarem dados de múltiplos ensaios epigenômicos, que podem revelar elementos regulatórios específicos de sexo[23-26]. A aplicação desses enfoques já está ocorrendo no estudo do cérebro humano.

Muitos distúrbios psiquiátricos e neurológicos mostram diferença sexual na incidência, idade de início e etiologia. Há uma incidência aumentada de distúrbios neurodesenvolvimentistas, incluindo autismo, déficit de atenção/hiperatividade e distúrbios de desenvolvimento de linguagem em meninos, sugerindo que o cérebro masculino é especialmente vulnerável durante as fases iniciais da vida. Por outro lado, mulheres experimentam mais distúrbios de humor de início na adolescência, como depressão e ansiedade. Esquizofrenia tem uma incidência nos dois sexos, mas há diferenças na idade de início. Na média, homens desenvolvem a doença mais cedo, porém as mulheres apresentam um segundo pico de incidência após a menopausa[27]. Acredita-se que muitos distúrbios psiquiátricos se originam durante o neurodesenvolvimento, reforçando uma clara necessidade de um melhor entendimento das trajetórias de desenvolvimento únicas experimentadas pelos cérebros de homens e mulheres[28]. Definir os eventos regulatórios gênicos durante a vida pode vir a revelar genes e vias neuronais que podem dar resistência ou suscetibilidade a doenças.

Origem das diferenças sexuais no cérebro

No início dos anos 2000, descobriu-se que prostaglandinas (e não neurotransmissores!) eram o alvo primário da diferenciação sexual mediada por hormônios em pelo menos um sistema: a masculinização do padrão sináptico da área pré-óptica medial e o comportamento sexual adulto[29]. Ficou determinado que o estradiol, seguindo aromatização a partir da testosterona, faz *up regulation* na expressão dos genes da ciclo-oxigenase (COX-1 e COX-2), o que leva a uma produção aumentada de prostaglandina E2 (PGE2). Geralmente associada com inflamação e febre, a PGE2 deriva da membrana celular agudamente e atua em receptores acoplados à proteína G, ligados à adenilato ciclase. A produção subsequente de cAMP dentro das espinhas dendríticas ativa proteína quinase A (PKA), o que resulta na fosforilação de GluR2, subunidade dos receptores AMPA glutamato, e induz o tráfego dos receptores AMPA para a membrana[30]. De maneira ainda não completamente compreendida, esse processo induz à formação e estabilização das sinapses das espinhas dendríticas. A resultante densidade de espinhas dendríticas por unidade de dendrito é duas vezes maior em machos, estável durante a vida e correlaciona-se altamente com a expressão do comportamento masculino copulatório (medido como a frequência e a latência de montas com uma fêmea receptiva)[31].

A injeção de PGE2 no cérebro de fêmeas recém-nascidas durante o período sensível era capaz de masculinizar totalmente o padrão de sinapses e o comportamento copulatório adulto, mesmo em ausência de qualquer tratamento hormonal neonatal[29]. Essa foi a primeira descrição de uma substância neuroquímica (não um hormônio esteroide) que era necessária e suficiente para masculinizar um alvo neuroanatômico e comportamental. O efeito da PGE2 era surpreendentemente específico, não tendo impacto sobre o volume do núcleo sexualmente dimórfico (SDN), o padrão sináptico do hipocampo, amígdala ou hipotálamo médio basal e sem efeito sobre o comportamento sexual da fêmea, comportamento materno ou emoção[32].

Em adição aos efeitos de PGE2 específicos aos neurônios da POA, também foi detectado um efeito sobre a morfologia dos astrócitos locais. Machos têm mais astrócitos altamente estrelados na POA, com processos mais numerosos e mais conectados que os de fêmeas[33]. O tratamento de fêmeas recém-nascidas com PGE2 mudou a morfologia dos seus astrócitos para a de machos e especula-se que os astrócitos sejam a fonte de glutamato, que ativa os receptores AMPA levados à superfície da membrana celular[34]. Dessa forma, especula-se haver um sistema bicelular inerente à diferenciação sexual que requer uma "conversa cruzada" entre neurônios e astrócitos. No entanto, há uma observação que permanece intrigante: uma única injeção de PGE2 a uma fêmea recém-nascida era totalmente eficaz para masculinizar o padrão sináptico da POA e o comportamento sexual[31]. Essa observação surpreendente levou os pesquisadores a considerar o potencial para um sistema de reforço positivo, iniciado por essa exposição única, a concentrações elevadas de PGE2, e o candidato mais provável para isso é um terceiro tipo de célula: a micróglia.

O que é interessante nesse sistema é o fato de não haver lesão e, ainda assim, a micróglia da área pré-óptica do macho é mais provável de exibir morfologia ameboide ou arredondada e produzir mais PGE2 que a de fêmeas[35]. Mais ainda, quando as fêmeas são tratadas ou com uma dose masculinizante de estradiol ou PGE2, sua micróglia assume uma morfologia ativada e aumenta a produção total de PGE2, ou seja, um movimento de reforço positivo. Essa produção adicional de PGE2 é essencial tanto para o estabelecimento de um padrão sináptico masculino como para o comportamento sexual adulto. Portanto, são necessários ao menos três tipos celulares para masculinizar adequadamente a área pré-óptica: neurônios, astrócitos e micróglia, e esta última não tem origem neuronal, pois surge fora do cérebro[36].

Toda região cerebral destinada a exibir um padrão diferencial masculino ou feminino parece ter cooptado um mecanismo distinto para atingir tal diferenciação. Isso provavelmente inclui esteroides sintetizados localmente, tanto andrógenos como estrógenos, mas tal percepção é muito difícil de se estabelecer e quantificar definitivamente. No entanto, em uma região os receptores estrogênicos na membrana interagem com quinases específicas, críticas para promover uma ramificação dentrídica específica de sexo; já em outra região, os mesmos receptores ligam-se diretamente ao DNA e "up regulam" os genes de produção de prostaglandinas ou enzimas sintéticas de Gaba para, ao final, controlar o número de espinhas dendríticas após o envolvimento de um número de outras moléculas sinalizadoras e tipos celulares[37].

Como resultado, cada cérebro individual é um mosaico de regiões de relativa masculinidade ou feminilidade, bem como há regiões que são unissex. Na verdade, uma das coisas que faz o cérebro tão único, quando se consideram diferenças sexuais, é sua capacidade para uma gama de pontos finais, desde fortemente masculinos a fortemente femininos, e qualquer coisa entre os dois extremos, inclusive áreas idênticas em ambos os sexos. Mais do que falar em cérebro masculino ou feminino, é melhor pensarmos em um "cérebro mosaico".

Um dos assuntos mais vexatórios no estudo de cérebro e comportamento é tentar estabelecer uma relação causal entre variabilidade neuroanatômica com o comportamento sexual. Não que a neuroanatomia não seja importante e não tenha impacto sobre o comportamento, mas as diferenças são dependentes do contexto, que é outra forma de dizer que múltiplos *inputs* em regiões cerebrais determinam o comportamento. Propõe-se, no entanto, que as probabilidades de um comportamento específico sejam desviadas pela neuroanatomia de base. Se uma porção dessa anatomia é fortemente canalizada para ser diferente em homens e mulheres, então a probabilidade de um padrão de comportamento particular também poderia ser modificada.

Com a explosão de estudos de neuroimagem, as diferenças entre cérebros masculinos e femininos têm sido exaustivamente analisadas. Em uma síntese de três décadas de dados de MRI e *post-mortem*, revelam-se poucas diferenças confiáveis entre sexos/gêneros e uma história de achados não replicáveis. Os cérebros masculinos são maiores que os femininos desde o nascimento, estabilizando essa diferença em 11% nos adultos. Essas diferenças de tamanho respondem por outros achados reprodutíveis: maior relação entre substância branca e cinzenta, diferenças em intra e interconectividade entre os hemisférios, e maiores volumes corticais e subcorticais regionais em machos. Mas, quando as diferenças estruturais e de lateralização estão presentes independentemente de tamanho, sexo/gênero explicam somente 1% da variação total. Diferenças de conexões e predições de sexo/gênero multivariadas são consideravelmente baseadas no tamanho do cérebro e se comportam pobremente em diferentes populações. A MRI funcional, baseada em tarefas, falha em encontrar diferenças de ativação reprodutíveis entre homens e mulheres em processamento verbal, espacial ou emocional mediante altas taxas de descobertas falsas. De um modo geral, as diferenças entre cérebros masculinos e femininos parecem triviais e específicas de populações. Em outras palavras, o cérebro não parece ser "sexualmente dimórfico"[7].

Quanto às influências epigenéticas sobre o desenvolvimento do sistema nervoso central (SNC), é impossível discernir o grau em que as diferenças entre cérebros masculinos e femininos são atribuíveis a fatores sexuais inatos *versus* aprendizado de gênero social/ambiental atuando por neuroplasticidade.

Pesquisas mais recentes desafiam a noção de que essas estruturas dimórficas necessariamente medeiem comportamentos sexuais[38,39].

O cérebro humano não possui um núcleo que controla os sons, mas o homólogo do SNB existe como uma porção do núcleo de Onuf na medula espinhal dorsal, uma estrutura que não é maior na ordem de magnitude de camundongos, mas é um terço maior em homens comparados às mulheres[7]. No caso do núcleo sexualmente dimórfico (SDN), a procura pelo seu homólogo humano levou 20 anos para chegar a um consenso e foi finalmente equiparado ao terceiro núcleo intersticial do hipotálamo anterior (INAH-3), um minúsculo subnúcleo (0,1 mm^3) situado lateralmente ao considerável maior núcleo pré-óptico medial. De novo, essa diferença de magnitude é 5 vezes menor que a diferença em roedores. Quatro laboratórios diferentes reportaram que esse núcleo é maior em homens, mas a diferença média é de 1,6 vezes[7]. Não há, também, uma clara relação entre o volume do INAH-3 e o comportamento sexual: LeVay identificou que a estrutura é menor em homossexuais, comparados a homens heterossexuais, enquanto Byne et al. não encontraram diferenças significativas entre esses grupos[40,41].

Com relação à identidade sexual, Garcia-Falgueras e Swaab observaram reduzido volume do INAH-3 em uma pequena amostra de mulheres transgênero[42].

A noção comum do cérebro humano "sexualmente dimórfico" é baseada no modelo dos cromossomos X e Y atuando cedo no desenvolvimento e consideravelmente pelos hormônios gonadais, que aumentam ou suprimem o crescimento de estruturas específicas, essencialmente bifurcando cérebros masculinos e femininos em formas distintas[43]. Essa classificação binária tem se estendido para descrever diferenças neurofisiológicas ou comportamentais masculinas/femininas usando o mesmo adjetivo "dimórfico", mesmo quando a distribuição dos parâmetros é grandemente superponível[44].

Em relação às conexões neuronais (conectoma), os dados atuais são conflitantes.

O conjunto de dados atuais sobre as diferenças de sexo/gênero no conectoma humano é conflitante e inconclusivo. Enquanto alguns extensos estudos concordam em identificar padrões de maior DMN (*default mode network*) em mulheres, há pouco acordo sobre quais componentes estão envolvidos nessas diferenças. A rede neuronal cerebral mulheres parece mais eficiente, mas há debate se esses resultados implicam integração maior ou menor entre as redes neurais. Muitas das discrepâncias em achados de sexo/gênero são provavelmente decorrentes da ampla diferença de métodos estruturais e funcionais usados para medir o conectoma. Outro ponto é o grau em que a variabilidade espacial turva as vias automáticas usadas para construir conectomas funcionais – ou seja, diferenças individuais na estrutura podem distorcer achados sobre conectividade funcional, especialmente ao considerar diferenças na forma hemisférica entre homens e mulheres. Por último, o tamanho cerebral permanece uma covariável chave que tem sido inconsistentemente aplicada na análise do conectoma tanto funcional como estrutural. Falando de modo geral, quando se corrigem os resultados pelo tamanho do cérebro, as diferenças são menores ou ausentes[7]. O volume cerebral total também parece contribuir às diferenças sexuais/de gênero na eficiência da rede neural[45]. É menos claro o fato de como o tamanho cerebral pode afetar medidas do conectoma functional, embora a arquitetura da rede seja plausivelmente sensível ao volume absoluto. Três estudos focaram nesse tópico e não viram efeito quando se comparava com a substância cinzenta ou com o volume intracraniano[7].

Uma outra visão das diferenças sexuais cerebrais entre homens e mulheres... Repensando sexo e cérebro!

Se utilizássemos a terminologia para descrever genitais, poderíamos dizer que a maioria dos cérebros é "intersexual", por uma enorme sobreposição dos vários parâmetros utilizados para avaliar as diferenças de sexo/gênero no cérebro humano. Os cérebros de homens e mulheres não pertencem a duas categorias distintas nem se alinham em um contínuo masculino-feminino[46].

Esse mosaicismo cerebral é a norma, enquanto cérebros internamente consistentes para um determinado sexo são raros, o oposto do que se verifica na genitália, por exemplo.

Em nível de grupo, no hipocampo ventral e dorsal, a densidade de receptores receptores canabinoides do tipo 1 (CB1), típica de fêmeas e machos, depende de fatores externos (exposição a estresse). Considerando a densidade de receptores CB1 no hipocampo ventral e dorsal, o hipocampo poderia ser encontrado em uma de três formas: baixa densidade de receptores no hipocampo ventral e dorsal (em fêmeas não estressadas e em machos estressados); alta densidade de receptores, tanto no hipocampo ventral como no dorsal (em machos não estressados); alta densidade no hipocampo dorsal e baixa densidade no hipocampo ventral (em fêmeas estressadas). Essas três formas de hipocampo não podem ser consideradas típicas de macho ou de fêmea, nem alinhadas em um contínuo macho-fêmea.

A conclusão de que a arquitetura cerebral típica de mulheres também é comum em homens e vice-versa é consistente com a observação de que, quando o tamanho cerebral é levado em conta, há poucas e pequenas diferenças nas medidas derivadas de MRI de cérebros de homens e de mulheres, e a categorização sexo/gênero responde por menos de 2% da variação das estruturas cerebrais[47].

Manter esse raciocínio binário interfere em nossos esforços de compreender o cérebro humano, porque tais conjecturas não nos deixam visualizar que outras variáveis podem ser mais importantes na compreensão desse órgão tanto na saúde como na doença[48].

CONSIDERAÇÕES FINAIS

Existe uma real dificuldade em estudar o cérebro sob vários aspectos. Um aspecto especial é o que lida com eventuais diferenças entre um cérebro masculino e um feminino, mas devemos lembrar que existem formas intermediárias que, eventualmente, poderiam explicar condições como homo ou transexualdade. Mas é difícil dizer se há realmente tais diferenças entre esses "vários cérebros".

Em pesquisas em animais, especialmente em roedores, parece claro que há uma relação entre comportamento sexual e características de alguns núcleos cerebrais, especialmente a área pré-óptica. No ser humano, essa base anatômica talvez permita plasticidade diferente, de acordo com os *inputs* que chegam, especialmente os *inputs* sociais e socioculturais.

A ideia de que o cérebro poderia ser descrito mais como um mosaico do que um protótipo específico de sexo soa bastante razoável e, talvez, o cérebro seja muito mais "intersexual" do que se poderia pensar no início, quando Gorski descreveu em roedores o núcleo sexualmente dimórfico, maior no macho do que na fêmea.

A evolução do conhecimento vai nos dizer, cada vez com mais segurança, onde estamos nesse contexto. As técnicas têm evoluído e certamente os resultados vão auxiliar muito nessa compreensão.

REFERÊNCIAS BIBLIOGRÁFICAS

1. Page DC, Mosher R, Simpson EM, Fisher EMC, Mardon G, Polack J, et al. The sex-determining region of the human Y chromosome encodes a finger protein. Cell. 1987;51:1091-104
2. Damiani D, Billerbeck AEC, Goldberg ACK, Setian N, Fellous M, Kalil J. Investigation of the ZFY gene in XX true hermaphroditism and Swyer syndrome. Hum Genet. 1990;85:85-8
3. Sinclair AH, Berta P, Palmer MS, Hawkins JR, Griffiths BL, Smith MJ, et al. A gene from the human sex-determining region encodes a protein with homology to a conserved DNA-binding motif. Nature. 1990;346:240-4.
4. MacLaughln DT, Donahoe PK. Mechanisms of disease: sex determination and differentiation. N Engl J Med. 2004;350:367-78.
5. Damiani D, Damiani D, Ribeiro TM, Setian N. Sexo cerebral: um caminho que começa a ser percorrido. Arq Bras Endocrinol Metab. 2005; 49/1:37-45.
6. Deslauriers M. Sexual difference in Aristotle's politics and his biology. Class World. 2009;215-31.
7. Eliot L, Ahmed A, Kahn H, Patel J. Dump the "dimorphism": comprehensive synthesis of human brain studies reveals few male-female differences beyond size. Neurosci Biobehav Rev. 2021;125:667-97.
8. Arnold AP, Xu J, Grisham W, Chen X, Kim Y, Itoh Y. Minireview: sex chromosomes and brain sexual differentiation. Endocrinology. 2004;145:1057-62.
9. Gegenhuber B, Tollkuhn J. Signatures of sex: sex differences in gene expression in the vertebrate brain. Wiley Interdiscip Ver Dev Biol. 2020;9:e348.
10. Belelli D, Brown AR. Mitchell SJ, Gunn BG, Herd MB, Phillips GD, et al. Endogenous neurosteroids influence synaptic GABAA receptors during postnatal development. J Neuroendocrinol. 2018;30(2):1-2.
11. Do Rego JL, Seong JY, Burel D, Leprince J, Luu-The V, Tsutsui K, et al. Neurosteroid biosynthesis: Enzymatic pathways and neuroendocrine regulation by neurotransmitters and neuropeptides. Front Neuroendocrinol. 2009;30(3):259-301.
12. Manoli DS, Tollkuhn J. Gene regulatory mechanisms underlying sex differences in brain development and psychiatric disease. Ann N Y Acad Sci. 2018;1420(1):26-45.
13. Gorski RA, Gordon JH, Shryne JE, Southam AM. Evidence for a morphological sex difference within the medial preoptic area of the rat brain. Brain Research. 1978;148(2):333-46.
14. Allen LS, Gorski RA. Sex difference in the bed nucleus of the Stria Terminalis of the human brain. J Comp Neurol. 1990;302:697-706.

15. Bao A-M, Swaab DF. Sexual differentiation of the human brain: Relation to gender identity, sexual orientation and neuropsychiatric disorders. Front Neuroendocrinol. 2011;32(2):214-26.
16. Forger NG, Hodges LL, Roberts SL, Breedlove SM. Regulation of motoneuron death in the spinal nucleus of the bulbocavernosus. J Neurobiol. 1992;23(9):1192-203.
17. Bayless DW, Yang T, Mason MM, Susanto AAT, Lobdell A, Shah NM. Limbic neurons shape sex recognition and social behaviour in sexually naïve males. Cell. 2019;176(5):1190-205.
18. Moffitt JR, Bambah-Mukku D, Eichhorn SW, Vaughn E, Shekhar K, Perez JD, et al. Molecular, spatial and functional single-cell profiling of the hypothalamic preoptic region. Science. 2018; 362:eaau5324.
19. Bergan JF, Ben-Shaul Y, Dulac C. Sex-specific processing of social cues in the medial amygdala. eLife. 2014;3:e02743.
20. Delevich K, Wren Thomas A, Wilbrecht L. Adolescence and 'late blooming' synapses of the prefrontal cortex. Cold Spring Harb Symp Quant Biol. 2018;83:37-43.
21. Hainer SJ, Boskovic A, Rando OJ, Fazzio TG. Profiling of pluripotency factors in individual stem cells and early embryos. Cell. 2019;177(5):1319-29e11.
22. Skene PJ, Henikoff JG, Henikoff S. Targeted in situ genome-wide profiling with high efficiency for low cell numbers. Nature Protocols. 2018;13(5):1006-19.
23. Gray JM, Kim T-K, West AE, Nord AS, Markenscoff-Papadimitriou E, Lomvardas S. Genomic views of transcriptional enhancers: Essential determinants of cellular identity and activity-dependent responses in the CNS. J Neurosci. 2015;35(41):13819-26.
24. Ecker JR, Geschwind DH, Kriegstein AR, Ngai J, Osten P, Polioudakis D, et al. The BRAIN initiative cell census consortium: Lessons learned toward generating a comprehensive BRAIN cell atlas. Neuron. 2017; 96(3):542-57.
25. Li M, Santpere G, Kawasawa YI, Evgrafov OV, Gulden FO, Pochareddy S, et al. Integrative functional genomic analysis of human brain development and neuropsychiatric risks. Science. 2018; 362(6420):eaat7615.
26. Wang D, Liu S, Warrell J, Won H, Shi X, Navarro FCP, et al. Comprehensive functional genomic resource and integrative model for the human brain. Science. 2018;362(6420):eaat8464.
27. Häfner H. Gender differences in schizophrenia. Psychoneuroendocrinology. 2003;28:17-54.
28. Manoli DS, Tollkuhn J. Gene regulatory mechanisms underlying sex differences in brain development and psychiatric disease. Ann N Y Acad Sci. 2018;1420(1):26-45.
29. Amateau SK, McCarthy MM. Induction of PGE(2) by estradiol mediates developmental masculinization of sex behavior. Nat Neurosci. 2004;7:643-50.
30. Lenz KM, Wright CL, Martin RC, McCarthy MM. Prostaglandin E regulates AMPA receptor phosphorylation and promotes membrane insertion in preoptic area neurons and glia during sexual differentiation. PLoS One. 2011;6(4):e18500.
31. Wright CL, Burks SR, McCarthy MM. Identification of prostaglandin E2 receptors mediating perinatal masculinization of adult sex behavior and neuroanatomical correlates. Dev Neurobiol. 2008; 68(12):1406-19.
32. Todd BJ, Schwarz JM, McCarthy MM. Prostaglandin-E2: a point of divergence in estradiol-mediated sexual differentiation. Horm Behav. 2005; 48:512-21.
33. Amateau SK, McCarthy MM. Sexual differentiation of astrocyte morphology in the developing rat preoptic area. J Neuroendocrinol. 2002;14:904-10.
34. Wright CL, Schwarz JS, Dean SL, McCarthy MM. Cellular mechanisms of estradiol-mediated sexual differentiation of the brain. Trends Endocrinol Metab. 2010;21:553-61.
35. Lenz KM, Nugent BM, Haliyur R, McCarthy MM. Microglia are essential to masculinization of brain and behavior. J Neurosci. 2013;33:2761-72.
36. Lenz KM, McCarthy MM. A starring role for microglia in brain sex differences. Neuroscientist. 2015;21(3):306-21.
37. McCarthy MM, Pickett LA, VanRyzin JW, Kight KE. Surprising origins of sex differences in the brain. Horm Behav. 2015;76:3-10.

38. De Vries GJ. Minireview: sex differences in adult and developing brains: compensation, compensation, compensation. Endocrinology. 2004;145(3):1063-8.
39. Ball GF. Species variation in the degree of sex differences in brain and behaviour related to birdsong: adaptations and constraints. Philos Trans R Soc Lond B Biol Sci. 2016;371:20150117.
40. LeVay S. A difference in hypothalamic structure between heterosexual and homosexual men. Science. 1991;253(5023):1034-7.
41. Byne W, Tobet S, Mattiace LA, Lasco MS, Kemether E, Edgar MA, et al. The interstitial nuclei of the human anterior hypothalamus: an investigation of variation with sex, sexual orientation, and HIV status. Horm Behav. 2001;40(2):86-92.
42. Garcia-Falgueras A, Swaab DF. A sex difference in the hypothalamic uncinate nucleus: relationship to gender identity. Brain. 2008;131:3132-46.
43. Arnold AP. Sex chromosomes and brain gender. Nat Rev Neurosci. 2004;5(9):701-8.
44. Joel D. Male or female? Brains are intersex. Front Integr Neurosci. 2011;(5):57.
45. Yan C, Gong G, Wang J, Wang D, Liu D, Zhu C, et al. Sex- and brain size-related small-world structural cortical networks in young adults: a DTI tractography study. Cereb Cortex. 2011;21:449-58.
46. Joel D. Beyond the binary: rethinking sex and the brain. Neurosci Biobehav Rev. 2021;122:165-75.
47. Eliot L. Sex/gender differences in the brain and their relationship to behavior. In: Cheung F, Halpern D, editors. Cambridge international handbook on psychology of women. Cambridge, UK: Cambridge University Press; 2020.
48. Mitricheva E, Kimura R, Logothetis NK, Noori HR. Neural substrates of sexual arousal are not sex dependent. Proc Natl Acad Sci U S A. 2019;116(31):15671-76.

Seção 5

Aspectos Psicológicos da Incongruência de Gênero

17

Aspectos Psicológicos da Incongruência de Gênero: Teorias de Gênero

Camila Porto Fischberg
Cléria Souza Pereira

INTRODUÇÃO

Ao longo da História, diversas foram as teorias referentes ao que se compreende como identidade de gênero e o próprio gênero em si. Neste capítulo, serão abordadas definições do conceito a partir da biologia, psicanálise, antropologia e elucubrações históricas e filosóficas, e apontadas as insatisfações do processo histórico acerca da definição que motivaram e ainda motivam, autores do tema a repensarem e proporem novas possibilidades de compreensão desse fenômeno.

PERSPECTIVAS BIOLÓGICAS

Do ponto de vista biológico, o gênero é definido pelas genitálias (macho e fêmea), pelas diferenças genéticas e endócrinas (hormonais) de cada um dos sexos. Segundo a biologia, os hormônios são, até mesmo, fatores que influenciam a maneira como as pessoas irão se comportar. Assim, espera-se que alguém que tenha nascido com corpo anatômico-fisiológico masculino tenha mais testosterona e, consequentemente, mais libido, com maior tendência à agressividade e à violência, enquanto alguém que tenha corpo anatômico-fisiológico feminino tenha estrógeno e progesterona circulando em maiores quantidades, propenso a emotividade e sensibilidade, sobretudo nos períodos que antecedem a menstruação.

Dentre os atributos valorizados pela biologia, consideram-se também diferenças relacionadas com a estrutura física dos machos e fêmeas, baseando-se em evidências e atribuindo sentido social para justificar o motivo pelo qual um sexo é sobressalente ao outro. Os homens detêm força física e resistência, por isso a eles foi atribuído o lugar social de dominância, e as mulheres são capazes de gerar e parir crianças; desse modo, a mulher foi definida como submissa, frágil e indefesa – por muito tempo resumida somente à maternidade.

Em outras palavras, podemos dizer, ao se tratar especificamente da sociedade ocidental, com base nessa teoria, que, uma vez que um gênero é atribuído a um bebê no nascimento, pautado em suas características anatômicas, espera-se que seu padrão de comportamento e personalidade se desenvolva naturalmente em conformidade com as respectivas representações e papéis sociais, e que a sua subjetividade seja construída com base nas características consideradas adequadas ao macho masculino e à fêmea feminina[1].

Da mesma forma, há a orientação do afeto, cujo padrão deveria acontecer entre seres de sexos opostos, e orientação sexual de acordo com a norma, visando à preservação da espécie, heterossexual.

PSICANÁLISE

Para pensar gênero e sexualidade a partir da perspectiva da psicanálise, recorreremos aos *Três ensaios sobre a teoria da sexualidade*, de Sigmund Freud (1856-1939), publicados pela primeira vez em 1905, quando o autor traz um novo ponto de vista sobre a sexualidade ao afirmar que todos os seres humanos nascem com uma disposição à bissexualidade psíquica[2].

Por sua vez, a determinação de gênero ocorre a partir da noção da construção de uma identidade sexual, a começar pelo desenvolvimento psicossexual da criança. Esse processo é complexo, particular a cada um e não predeterminado. É uma construção psíquica que se dá por meio das nossas primeiras relações afetivas, ou seja, nossos pais*. Dessa forma, então, temos, desde Freud, uma visão sobre sexualidade completamente nova, uma compreensão de que tanto gênero quanto sexualidade são dissociadas de determinações biológicas.

Freud afirma que uma criança nos estágios iniciais da vida é narcisista, ou seja, acredita que o mundo está inteiramente voltado para ela, que só ela existe e tem importância. Nesse momento, ela ainda não consegue diferenciar a si mesma e ao mundo, portanto, tudo o que é do mundo está relacionado a ela.

A função dos pais, então, é se encarregar de espelhar a criança, para que ela possa se reconhecer a partir desses olhares. Os pais lhe dizem quem são, ou o quê, ou quem deveria ser, qual é o seu valor e, assim, ela vai se constituindo enquanto sujeito. Desse modo, a construção da identidade sexual infantil, posto

---

*Neste ponto, consideramos que os pais não necessariamente serão os seus progenitores, mas toda e qualquer pessoa que exerça as funções associadas às necessidades de uma criança no primeiro estágio da vida.

que esses pais são influenciados pela cultura na qual estão inseridos, também é tomada por influências culturais.

Isso, mais uma vez, reafirma a ideia de que a identidade sexual é mais que uma construção psíquica, cultural e social. Para a psicanálise, uma criança não nasce feminina ou masculina, apesar da sua anatomia corpórea. Freud diz que a construção social e as noções de feminilidade e masculinidade se iniciam antes mesmo de um reconhecimento das diferenças anatômicas, ou seja, um menino ou uma menina é construído menino ou menina, e se identifica com esse sexo.

Esse pensamento, portanto, vai contra o que a biologia pensava sobre a construção da identidade sexual, cuja ideia é a de que ter a anatomia de uma fêmea automaticamente faz com que a pessoa se sinta mulher e seja feminina, bem como a de que, por ter uma anatomia de um macho, a pessoa deveria se sentir homem e ser masculina.

Então, a teoria contribui, de modo que há uma nova compreensão sobre ser homem e ser mulher para a construção do seu gênero e sua sexualidade. Além disso, por serem influenciadas pelo lugar, período histórico, social e cultural em que vivem, permite-se pensar que não há somente um modo de existir pautado em dois possíveis gêneros, mas se ampliam as possibilidades de ser e existir. Como afirma Arán, Freud encabeça "um deslocamento sem precedentes à normalização sexual instaurada pela psiquiatria, medicina e sexologia do século XIX"[3].

ANTROPOLOGIA

Segundo Carolina C. Mazzariello e Lucas B. Ferreira "o termo gênero é comumente utilizado nas Ciências Sociais e Humanas para enfatizar o caráter cultural das diferenças existentes entre homens e mulheres". Do ponto de vista da antropologia, a ciência que estuda a natureza humana e sua diversidade cultural, bem como a que orienta e determina a construção dessa diversidade, ser homem, ou mulher, não é congênere em todos os lugares do mundo[4].

Para Margaret Mead, nota-se que há singularidades culturais e de socialização que interferem na subjetivação e na maneira como irá se comportar uma pessoa que vai além de sua natureza corpórea. Ela afirma que enquanto não for possível compreender definitivamente "como uma sociedade pode moldar todos os homens e mulheres nascidos em seu âmbito de modo que se aproximem de um comportamento ideal, inerente apenas a alguns poucos, ou restringir a um sexo um ideal de comportamento que outra cultura logrou limitar ao sexo oposto" não será possível falar de forma muito compreensiva sobre diferenças sexuais[5].

No livro *Sexo e temperamento em três sociedades primitivas*, Mead, baseada em um estudo de campo realizado na região do rio Sepik, em Papua-Nova

Guiné, traz exemplos de como a constituição de gênero[†] é determinada por especificidades culturais. Para isso, falaremos a seguir sobre três povos observados pela cientista: os Arapesh, os Mundugumor e os Tchambuli (hoje reconhecidos como Chambri).

As condutas sociais dos Arapesh, tanto homens quanto mulheres, para a sociedade ocidental, seriam lidas como maternais em termos de parentalidade e femininas no que diz respeito à sexualidade, amáveis e gentis entre os pares e com suas crianças. Ambos os sexos desse povo são socializados para desempenharem um papel cooperativo, propensos a corresponderem às necessidades e exigências alheias, com uma tendência à não agressividade.

Os Mundugumor, por sua vez, desenvolviam-se como pessoas agressivas, implacáveis, positivamente sexuais e de personalidade minimamente maternal e carinhosa. "Homens e mulheres [deste povo] aproximavam-se bastante de um tipo de personalidade que, em nossa cultura, só iríamos encontrar num homem indisciplinado e extremamente violento"[5].

Por fim, os Tchambuli, contra toda expectativa do papel sexual baseada nas determinações de uma cultura ocidental, desenvolviam-se como homens mais dedicados, gentis, maternais e emocionalmente dependentes. As mulheres, por outro lado, eram socializadas para serem fortes, dominantes, exercerem um papel de gestão e guerrilha, em uma condição de impessoalidade em suas ações.

Desse modo, com base nas evidências observadas, a autora chega a

> (...) uma conclusão muito definida. Se aquelas atitudes temperamentais[‡] que tradicionalmente reputamos femininas – tais como passividade, suscetibilidade e disposição de acalentar crianças – podem tão facilmente ser erigidas como padrão masculino numa tribo, e na outra ser prescritas para a maioria das mulheres, assim como para a maioria dos homens, não nos resta mais a menor base para considerar tais aspectos de comportamento como ligados ao sexo[5].

Essa conclusão pode ser alcançada, principalmente, por se considerar a completa inversão dos papéis que ocorre entre os sexos dos Tchambuli.

Diferentemente de outros pesquisadores, a antropóloga interessou-se por observar povos de culturas "primitivas" e pôde afirmar, com seus estudos, que o conceito de gênero não é fixo e a cultura e a sociedade têm influência sobre o que é entendido como feminilidade, masculinidade, homem e mulher, de modo a agregar novos saberes para a compreensão do conceito.

[†]Neste período, ainda não se falava em gênero propriamente dito. O utilizado na época estava contemplado no conceito de papéis sexuais.

[‡]Margaret Mead define as características psicológicas como temperamento.

SIMONE DE BEAUVOIR

Na sua compreensão atual, a noção de gênero data de meados de 1970 e foi desenvolvida a partir de uma interlocução entre teóricas feministas no século XIX. Uma delas, Simone de Beauvoir (1908-1986), filósofa existencialista, em seu livro *O segundo sexo* (1949), propõe uma nova perspectiva sobre as discussões de gênero, trazendo luz às desigualdades existentes entre homens e mulheres.

A autora questiona as razões pelas quais as mulheres eram sempre colocadas em posição de inferioridade em relação aos homens quando o assunto eram as relações de poder no Ocidente. Dessa forma, explicando que os determinantes sociais eram porque "não se nasce mulher, torna-se mulher", o sexo por si só não sustentava o argumento sobre a existência das desigualdades e diferenças entre comportamentos masculinos e femininos.

Em sua teoria, Beauvoir considera que há diferenças entre sexo e gênero, sendo o primeiro deles o fator biológico, associados às características físicas e genéticas do corpo, e o segundo, a construção social do ser homem e do ser mulher como algo performático, imposto por determinações da sociedade[6,7].

JOAN SCOTT

Joan W. Scott, historiadora norte-americana, ficou conhecida pelas contribuições para os estudos de gênero, que se deu com o interesse pela história das mulheres. Sua colaboração para a discussão acerca do tema, considerando as importantes influências de Jacques Derrida (1930-2004) e Edward Palmer Thompson (1924-1993), foi fundamental para o surgimento do debate sobre as práticas historiográficas concernentes ao papel das minorias ao priorizar as mulheres como ângulo de análise.

Assim como foi para Simone de Beauvoir, o movimento feminista que ascendia com debates relacionados às desigualdades entre os gêneros também mobilizou Scott. Ela afirmava que a historiografia do Ocidente partia de uma narrativa centrada e naturalizada no ponto de vista do homem branco e heterossexual, enquanto as minorias, pobres, mulheres e homossexuais não tinham notoriedade em produções acadêmicas[8].

Por outro lado, a compreensão de uma narrativa centralizada na história das mulheres não a agradava, já que, do ponto de vista de Scott, a história desse grupo seria contada a partir de uma visão positiva e singular. Desse modo, a autora afirmava que a história das mulheres deveria ser contada considerando-se o conceito de gênero.

Scott sugere que a naturalização de sexo e gênero na História confirmava e reassegurava a dominação masculina diante da submissão feminina à dominação masculina, o que considerou sexista. Em sua teoria, propõe que o sexo se refere às dessemelhanças biológicas entre homens e mulheres, enquanto o gênero seria "um elemento constitutivo de relações sociais baseadas nas diferenças percebidas entre os sexos e (...) uma forma primária de dar significado às relações de poder"[8]. Assim, as sociedades e a influência de momentos históricos e políticos diferentes são capazes de formar pessoas com expectativas de feminilidade e masculinidade bastante particulares.

A TEORIA *QUEER*, DE JUDITH BUTLER

Ao pensar sobre gênero associado às contribuições filosóficas de Judith Butler, é necessário voltarmos aos questionamentos feministas contra a subordinação feminina, surgidos no final do século XIX e início do século XX. Nesse período, passou-se a questionar as explicações sobre as diferenças entre homens e mulheres pautadas na biologia e os gêneros como construções sociais, já que se entendia o sexo como algo natural e o gênero como algo construído socialmente.

Butler, por sua vez, propõe em sua teoria, denominada teoria *queer*, a desconstrução dessa noção anterior e sugere que não apenas o gênero, mas também o sexo é uma construção sociocultural e não natural[8], e permite romper com a ideia de que as questões relativas aos gêneros são organizadas em um binarismo masculino e feminino, homossexual e heterossexual, além das questões anatomobiológicas humanas.

A teoria *queer*, na sua tradução literal, significa estranho, anormal, extraordinário, bizarro, esquisito, desnaturado, notável, diferente; foi utilizada como uma forma de referência pejorativa à comunidade *gay* dos Estados Unidos (EUA) nos anos 1970.

Butler surge da junção de vertentes feministas e de estudos sobre a população homossexual, e propõe criticar a hegemonia heternormativa, imposta socioculturalmente, que atravessa os discursos e as práticas em diferentes áreas da compreensão sociopolítica de uma nação.

Segundo ela, "não há identidade de gênero por trás das expressões de gênero, essa identidade é performativamente constituída, pelas próprias 'expressões' tidas como seus resultados"[9]. Assim, para ela, gênero não é algo estável.

O gênero se constitui por meio da repetição estilizada de atos, que nada mais são do que a forma de o indivíduo se comportar e, ilusoriamente, instituir um estado de um eu permanentemente determinado por um gênero. E esse estado do "'eu' de gênero permanente é estruturado por atos repetidos que buscam aproximar o ideal de uma base substancial de identidade, mas revelador, em sua descontinuidade ocasional, da falta de fundamento temporal e contingente dessa 'base'"[9].

A autora afirma também que é sobretudo nas relações que fogem à norma que a possibilidade de transformação de gênero acontece, já que nessa experiência a repetição não é favorecida, ou porque é, segundo Butler, parodística, ou seja, denuncia o efeito da identidade permanente como algo fantástico, para a filósofa – por exemplo, a travestilidade. Nesse caso, lê-se o gênero como performance, não como expressão[8].

Se os atributos ou atos do gênero são performativos, Butler defende que não há uma identidade preexistente pela qual esses atos e atributos pudessem ser medidos. E se a compreensão é a de que a realidade de gênero é criada a partir de performances sociais contínuas, entende-se que a noção de sexo, do feminino e do masculino, também o são.

E, como parte da estratégia de manutenção do poder, dominação masculina e da cis-heteronormatividade compulsória, fala-se muito pouco sobre performar e, portanto, as possibilidades de performances arbitrárias de gênero podem ser experimentadas[8].

CONSIDERAÇÕES FINAIS

É importante ter em mente que todos os pontos de vista trazidos neste capítulo partem de um contexto histórico, e tal contexto compreende a maneira como as coisas eram vistas no passado, como elas podem ser vistas hoje e como poderão ser vistas no futuro, por exemplo. Todo teórico fala de um viés e nenhum teórico fala "a verdade", porque sabemos em ciência que sempre existem possibilidades, hipóteses. Isso configura perspectivas que se alteram a cada interferência. No tema sugerido – gênero – percebemos, inclusive, como performances ou construções, o fato de atualmente existir um movimento político mais conservador que afirma haver uma tentativa ideológica de seu uso como meio de acabar com a família tradicional (casal heterossexual cisgênero com seus filhos cisgêneros). No entanto, cabe assegurar que as contribuições das autoras são apenas outros modos de ser e pensar realidades existentes, validando-as em suas diferenças.

Ao longo do presente capítulo, pudemos notar que as possibilidades de compreensão acerca de gênero são tão diversas quanto a noção do existir e que, apesar da resistência em acreditar que existem diferenças entre a maneira como homens e mulheres se comportam em diferentes sociedades, elas são reais. É só nos dedicarmos a estudar e a observar.

REFERÊNCIAS BIBLIOGRÁFICAS

1. Stoller RJ. Sex and gender: the development of masculinity and femininity. London: Karnac Books; 1984.

2. Freud S. Três ensaios sobre a teoria da sexualidade. In: Freud S. Obras completas. São Paulo: Companhia das Letras; 2016.
3. Arán M. A psicanálise e o dispositivo diferença sexual. Rev Estud Fem. 2009 [citado em 10 ago. 2023]; 17(3):655-6. Disponível em: https://www.scielo.br/j/ref/a/nLQPsWtysmr7MwS7V3vSbZv/#.
4. Mazzariello CC, Ferreira LB. Gênero. In: Enciclopédia de Antropologia. São Paulo: Departamento de Antropologia da Universidade de São Paulo (USP); 2015 [citado em 10 ago. 2023]. Disponível em: https://ea.fflch.usp.br/conceito/genero.
5. Mead M. Sex and temperament in three primitive societies. Trad. Rosa R. Krausz [Trad. bras. São Paulo: Perspectiva; 2000]. New York: William Morrow; 1935.
6. Beauvoir S. O segundo sexo, v. I: Fatos e mitos. Trad. Sérgio Milliet. Rio de Janeiro: Nova Fronteira; 1980.
7. Beauvoir S. O segundo sexo, v. II: A experiência vivida. Trad. Sérgio Milliet. Rio de Janeiro: Nova Fronteira; 1980.
8. Scott J. Gender: a useful category of historical analyses. Gender and the politics of history. New York: Columbia University Press; 1989.
9. Butler J. Problemas de gênero: feminismo e subversão da identidade. Trad. Renato Aguiar. Rio de Janeiro: Civilização Brasileira; 2003.

18

Aspectos Psicológicos da Incongruência de Gênero: Abordagens

Camila Porto Fischberg
Cléria Souza Pereira

INTRODUÇÃO

> Conheça todas as teorias, domine todas as técnicas, mas ao tocar uma alma humana, seja apenas outra alma humana (Carl Jung, 1991)[1].

Antes de expor teorias, técnicas e manejos referentes a cada uma das abordagens psicológicas que serão trazidas neste capítulo, será conceituado o termo abordagem, visando a perceber qual é a primeira necessidade identificada nas pessoas que buscam atendimento no serviço, a partir do olhar da psicologia para o fenômeno da identidade de gênero.

Ainda que o tema da demanda – incongruência de gênero e suas variações – seja comum a todas as pessoas atendidas no ambulatório, o primeiro passo para iniciar um trabalho se dá no estabelecimento de uma conexão, de um vínculo favorável para que o trabalho aconteça e o paciente possa se beneficiar dessa relação.

O QUE É ABORDAGEM?

Sabemos que o termo abordagem tem a ver com o ato de abordar algo. Segundo o dicionário *Oxford Languages*, "abordagem" é: "1. visão de um assunto; ponto de vista sobre uma questão; maneira ou método de enfocar ou interpretar algo; 2. ato ou efeito de abordar; abordada, abordo; (...) 3. qualquer tipo de aproximação; modo de tratar ou encarar algo; modo de lidar com algo"[2].

A ENTREVISTA CLÍNICA PSICOLÓGICA

Compreendemos a entrevista psicológica como técnica de abordagem inicial, pois é o primeiro contato do psicoterapeuta com o paciente e seus familiares e a primeira oportunidade de estabelecer a conexão necessária para que o acompanhamento psicológico possa acontecer. Afinal, todo processo psicológico só acontece mediante o estabelecimento de vínculo com a pessoa que será atendida pelo profissional.

Segundo Tavares, entrevista psicológica é:

> um conjunto de técnicas de investigação, de tempo delimitado, dirigido por um entrevistador treinado, que utiliza conhecimentos psicológicos, em uma relação profissional, com o objetivo de descrever e avaliar aspectos pessoais, relacionais ou sistêmicos (indivíduo, casal, família, rede social), em um processo que visa a fazer recomendações, encaminhamentos ou propor algum tipo de intervenção em benefício das pessoas entrevistadas[3].

Uma entrevista clínica é realizada por um entrevistador, ou seja, um profissional que detenha competências necessárias para a realização dela. Esse profissional deve ser capaz de realizar um possível diagnóstico psicológico a partir das primeiras impressões observadas, seja do funcionamento psíquico, seja de comportamentos importantes observáveis da dinâmica familiar e dos relatos referentes à sua história pregressa.

Ao mesmo tempo, o referido profissional deve se manter próximo, a ponto de conseguir se identificar com a pessoa que está diante dele, embora também deva permanecer suficientemente distanciado para que a identificação não ultrapasse os limites do profissional e, com isso, contamine sua capacidade de observação e intervenção clínica, caso se faça necessária.

Uma vez que o modelo de atendimento, no Ambulatório Transdisciplinar de Identidade de Gênero e Orientação Sexual (AMTIGOS) do Instituto de Psiquiatria do Hospital das Clínicas da Faculdade de Medicina da Universidade de São Paulo (IPq-HCFMUSP), é invariavelmente grupal, essa entrevista ganhou forma e é realizada em um grupo com duração de 12 encontros semanais, que investiga, por meio de temáticas previamente escolhidas, os pontos já mencionados. A sequência atual dos temas sugeridos para os encontros iniciais foi atribuída em supervisão, a partir de um modelo-piloto de investigação, seguido das contribuições dos profissionais responsáveis pela coordenação desses grupos. Temas possíveis e/ou frequentes à demanda de identidade sexual ou de gênero e a organização final* foram escolhidos e definidos posteriormente, considerando-se o relato das duplas de psicólogos participantes do projeto-piloto.

---

* Apesar da forma atual, compreende-se que a mudança pode se fazer necessária para melhor compreensão diagnóstica e encaminhamento das pessoas atendidas.

Esse grupo tem o nome de Grupo de Chegada e a divisão dos temas ocorre da seguinte maneira:

- Acolhimento, regras e orientações (reunião com a presença dos responsáveis legais).
- Aplicação das escalas e apresentação – reforçando orientações gerais.
- Como foi o processo de transição.
- Hormonização – não se encaminha para hormonização os pacientes do grupo de chegada.
- Rede de apoio e família.
- Escola.
- Transfobia e outras violências.
- Sexualidade.
- Sessão tema livre – seguir na sequência, mas pode ser utilizada logo após um tema que não cessou.
- Planos e possibilidades de futuro/direitos das pessoas LGBTQIAPN+.
- Devolutiva e encaminhamentos (reunião com a presença dos responsáveis legais).

Certamente que a brevidade do grupo não garante aos profissionais uma compreensão exatamente clara de todas as pessoas presentes; não obstante, a experiência e a boa formação dos psicólogos têm funções terapêuticas notáveis, cujo manejo das trocas, dentro dos grupos, favorece a diminuição do sofrimento, quando há, e a possibilidade de acolhimento. Desse modo, compreende-se o Grupo de Chegada como um grupo de transição para encaminhamento para os grupos de psicoterapia (semanal), ou de *follow-up* (mensal), ou ainda alta do ambulatório. Nesses grupos, é comum que os psicoterapeutas tenham habilidades de avaliação das fases em que o grupo se encontra, dos papéis desempenhados pelos membros participantes, da estrutura e de como transformar um conjunto de pessoas em um grupo.

A abordagem que mais utilizamos nos atendimentos de grupo é o psicodrama, mas também temos terapeutas com olhares teóricos de psicanálise, comportamental, psicologia analítica e fenomenologia.

PSICODRAMA E GÊNERO

A possibilidade de transformação e problematizações para a construção de novos modos dos sujeitos transgressores às normas cis-heteronormativas ainda é uma discussão recente, no entanto, é inegável o quanto a metodologia básica da abordagem traz contribuições importantíssimas para os atendimentos.

Desde sua origem, há mais de um século, pode-se afirmar que foram inúmeras as intervenções do psicodrama em grupo e em contextos institucionais, visando a contribuir para uma busca em saúde a partir das noções acerca das questões de ordem psicológica e, ao mesmo tempo, permitindo um olhar e pensamento crítico sobre o que o autor compreendia como problemáticas sociais envolvendo os grupos de trabalho marginalizados com quem atuou*, de modo que uma das perguntas norteadoras no início de seus trabalhos experimentais com grupos era "Como se pode ajudar as pessoas que vivem em grupo, mas permanecem solitárias?"[4]

Essa escolha por estudos de grupos de pessoas à margem da sociedade por si só já agrega ao psicodrama um olhar diferencial para as minorias. Desse modo, trabalhar questões relacionadas às identidades sexuais e de gênero confere ao psicodramatista pós-moderno um "se debruçar na compreensão dos atravessamentos sociais contemporâneos que produzem sofrimento subjetivo e problematizar possibilidades de contribuições"[5].

Se atualizado como um "dispositivo de crítica social", permite, assim, "o fortalecimento daqueles que se entendem como corpos em trânsito, como identidades fluidas ou gêneros não binários"[6], para viabilizar mudanças no âmbito social.

Os meios pelos quais são possibilitadas essas mudanças decorrem de dramatizações realizadas durante as sessões. "Durante este processo, os modelos da vida real estão, por assim dizer, em reparação, estão sendo remodelados por imagens. Deste modo, são 'reparados' os modos, constrói-se uma capacidade de julgamento rápido, adquire-se uma conduta social"[7], visando à busca por saúde – espontaneidade e criatividade.

Isso só se torna possível se forem seguidas as etapas necessárias para desenvolvimento de um psicodrama†: aquecimento‡, dramatização§ e compartilhamento¶. E, quando ocorre, pode causar um impacto afetivo que reverbera constatações, desejos de transformação, mudanças de ponto de vista, entre outros. Muitas vezes, esse impacto é lembrado em sessões posteriores, não somente pelo protagonista, mas também por alguém que esteve como plateia[4].

---

* Chamou a atenção com o trabalho realizado com prostitutas em Viena e com a comunidade de refugiados italianos do Tirol.

† Aqui cabe ressaltar que "a duração de uma sessão depende do caráter de intensidade do problema"[4].

‡ Preparação do grupo para a dramatização – momento em que o enredo, o protagonista e o cenário são escolhidos. Os psicoterapeutas serão a unidade funcional (diretor e ego-auxiliar) e os demais serão a plateia.

§ Momento em que ocorre a atuação do protagonista, o mais espontaneamente possível.

¶ Quando, após a dramatização, a plateia relata ao protagonista o impacto da cena dramatizada – solicita-se sempre que o relato seja em primeira pessoa.

PSICANÁLISE E GÊNERO

Apesar de ser uma abordagem mais engessada, psicanalistas têm evidenciado a necessidade de pensar identidades sexuais e de gênero de uma maneira mais diversa, para além da dicotomia homem e mulher, masculino e feminino.

São apontados por Stona e Ferrari[8] estudos abertamente transfóbicos e patologizantes, relativamente recentes, que escancaram a necessidade de repensar as categorias nas quais as pessoas com variabilidade de gênero são colocadas pelos profissionais da psicanálise. Conceitos como diferença sexual ou complexo de Édipo ainda reforçam ideias que não dão mais conta, por si sós, das necessidades contemporâneas de compreender o novo e a novidade.

Por isso, espera-se, minimamente, que a postura profissional diante de novas demandas seja acolhida com escuta empática, com porosidade para entrar em contato com aquilo que é diferente. Somente dessa maneira é possível conectar-se com o sofrimento trazido pelo outro e estabelecer algum grau de empatia, importante nos processos psicoterapêuticos. Stona e Ferrari[8] ainda pontuam que:

> Para além dessas posturas cissexistas e transfóbicas que deveriam ser repensadas, concluímos que, quando os psicanalistas não conseguem reconhecer o seu recorte parcial, a sua contratransferência e a *expertise* do sujeito em questão; mas, principalmente, quando não conseguem localizar o lugar que a psicanálise ocupa (enquanto mais um dispositivo de colonização frente à sexualidade, ao corpo e ao gênero); estão produzindo efeitos violentos – e, em nosso recorte, uma reatualização teórica cissexista com um manejo clínico transfóbico.

Um exemplo disso é Porchat[9], que aborda a transexualidade como um conceito amplo ao englobar diferentes formas de expressão de gênero e intervenções corporais. Ela destaca o sofrimento psíquico enfrentado pelas pessoas trans por causa dos critérios rígidos de diagnóstico da área de saúde. Questiona se a transexualidade é uma doença ou uma forma diversa de expressão humana.

No entanto, não cabe ao profissional da psicologia pressupor essa identidade como uma doença. Na prática, observa-se que, realmente, algumas pessoas transexuais não desejam cirurgia de redesignação sexual, pois podem encontrar satisfação em outras intervenções e isso não deveria levantar questões sobre sua identidade. Ela é autodeterminada e, ao profissional, é conveniente somente a responsabilidade de atendê-la respeitando-a integralmente. A pessoa pode ser questionada sobre suas vivências e contradições, mas nunca deve ter sua identidade invalidada.

COMPORTAMENTAL E GÊNERO

Neste tópico serão apontadas intervenções dirigidas especificamente ao público trans, esclarecendo-as por meio de abordagens comportamentais no contexto da psicoterapia.

O terapeuta deve estar atento à infraestrutura da clínica para atender às necessidades da população LGBTQIAPN+. Na análise do comportamento, isso seria explicado como um ambiente que não gere punições, especialmente em relação às expressões de gênero.

Skinner[10] destaca a importância de evitar punir os comportamentos do cliente durante as sessões terapêuticas e de buscar criar um ambiente acolhedor. Assim, é possível que comportamentos anteriormente reprimidos pela sociedade surjam durante as sessões. Além disso, a exposição contínua do cliente a esse tipo de ambiente pode contribuir para mitigar os efeitos negativos da punição, como o sentimento de culpa e a sensação de estar errado.

O terapeuta também deve empregar reforços positivos. Ele pode efetivamente reforçar comportamentos positivos em seus clientes ao expressar verbalmente a valorização da identidade de gênero saudável, o reconhecimento das habilidades para lidar com preconceitos, a demonstração de compaixão diante do sofrimento do cliente, incentivo, apoio e encorajamento[11].

A eficácia do reforço positivo durante as sessões depende da especificação das respostas que estão sendo reforçadas e da escolha adequada dos reforços para cada cliente. Os reforços serão compreendidos pelo relato verbal do cliente sobre suas atividades diárias e as consequências que as mantêm. Para que as respostas reforçadas sejam generalizadas, é essencial que o cliente obtenha reforços no ambiente fora das sessões. Nesse sentido, o terapeuta pode ajudar o cliente a identificar pessoas que desempenharam o papel de reforçadores no passado e incentivá-lo a interagir com elas fora do contexto terapêutico[12].

É importante que o terapeuta esteja ciente de que os reforços para expressões da identidade trans são escassos em nossa sociedade. Pelo contrário, é comum a ocorrência de punições para essas expressões, refletidas na alta incidência de casos de homicídio e agressões enfrentadas por essa população[13]. Nesse contexto, o terapeuta deve evitar o uso de reforços que dependam da aprovação de outras pessoas e priorizar aqueles que surgem diretamente das ações da pessoa trans. Por exemplo, o terapeuta pode encorajar a pessoa trans a se vestir e agir de acordo com o gênero com o qual ela se identifica, uma vez que isso provavelmente gerará reforços intrínsecos para ela, sem depender da aprovação de outras pessoas[14].

Cabe ao terapeuta esclarecer o significado de punição e como ela influencia o comportamento, e ilustrar com exemplos de situações em que respostas de pessoas trans foram alvo de punição. Ademais, o terapeuta deve ajudar o cliente a reconhecer, tanto em sua história de vida quanto no presente, situações que atuaram ou ainda atuam como formas de punição.

Ao atender pessoas trans, nota-se que frequentemente há crenças limitantes, ou seja, crenças rígidas que trazem como consequência uma grande dificuldade de provocar mudanças ao longo da vida. Na terapia cognitivo-comportamental (TCC), as crenças centrais são: desamparo, desamor e desvalor. Uma das premissas fundamentais da TCC é que as emoções e os comportamentos das pessoas são influenciados pela forma como elas percebem e interpretam os eventos ao seu redor. Nesse contexto, o objetivo principal é promover uma reestruturação do processamento das informações para ajudar o indivíduo a desenvolver uma perspectiva mais adaptativa e saudável. Após o psicólogo identificar os padrões de pensamento (foco cognitivo) e o comportamento do paciente (foco comportamental) em relação às suas próprias emoções, ele sugere técnicas e estratégias para modificar esses padrões disfuncionais. Essas técnicas têm o propósito de treinar o paciente a reestruturar seus pensamentos, resolver problemas e desenvolver habilidades para alcançar uma vida mais saudável[15].

Segundo Skinner[16], quando acessamos o mundo interno do cliente, podemos obter informações sobre três aspectos: (1) o comportamento passado e as condições que o influenciaram; (2) o comportamento atual e as condições que o afetam; e (3) as condições relacionadas ao comportamento futuro. Descrever as contingências de um comportamento pode ser um auxílio para alcançar mudanças comportamentais desejadas[16].

Skinner[16] observa que a maneira como uma pessoa se descreve está profundamente ligada às práticas culturais de sua comunidade, tornando essencial buscar o significado dessa descrição em sua história de vida. No caso das pessoas trans, que frequentemente são descritas de forma depreciativa, é comum que adotem essas mesmas descrições para si mesmas. Na psicoterapia, o cliente tem a oportunidade de expandir e/ou modificar suas formulações sobre si mesmo se o terapeuta fornecer reforço para as novas afirmações[14].

Para que o aprendizado adquirido durante as sessões terapêuticas se generalize a outros contextos, é crucial que exista um ambiente que apoie e sustente as respostas aprendidas. Por essa razão, o incentivo do terapeuta para que o cliente trans se envolva com grupos que ofereçam apoio a essa comunidade é de extrema importância. Ele deve encorajar o cliente a participar de grupos de apoio para pessoas trans, estabelecer interações sociais com indivíduos trans pelas redes sociais e buscar familiares como rede de apoio[17].

FENOMENOLOGIA E GÊNERO

Para elucidar contribuições das abordagens relacionadas à fenomenologia, é importante destacar o impacto da "corporeidade", conceito de Merleau-Ponty[18], sobre a compreensão do gênero, já que o corpo é compreendido como um fenômeno, um corpo vivido para além do que se entende objetivamente pelo que é dado socialmente a partir da genitália. Segundo o autor, "o corpo é o veículo do ser no mundo, e ter um corpo é, para um ser vivo, juntar-se a um meio definido, confundir-se com certos projetos e empenhar-se continuamente neles"; desse modo, é poder transcender às compreensões binárias de gênero.

É considerar o gênero como uma construção social, composto por papéis normativos claramente definidos que caracterizam o ser homem e o ser mulher – tipo de categorização social que estabelece expectativas de comportamentos e características individuais específicas para cada gênero, de acordo com a história e a cultura que molda os papéis relacionados ao ser mulher e ao ser homem. No entanto, a realidade é que a diversidade cultural em relação a esses comportamentos é tão ampla que não permite justificar que o gênero seja construído socialmente de forma universalista[19].

É entender que o conceito de gênero transcende questões sociais e também abrange aspectos econômicos e políticos nas relações humanas. Joan Scott[20] afirma que o gênero é um elemento fundamental nas relações sociais, baseado nas percepções das diferenças entre os sexos, e é uma forma essencial de atribuir significado às dinâmicas de poder. Assim, as relações de gênero são influenciadas por complexas estruturas políticas e econômicas que sustentam a hierarquia entre homens e mulheres, o que resulta na subordinação das mulheres à dominação masculina.

No âmbito acadêmico, os "estudos de gênero" têm ganhado espaço, substituindo os "estudos de mulheres" e até mesmo os estudos sobre a "diferença sexual", com o objetivo de alcançar maior neutralidade nas discussões feministas[20]. Por outro lado, Simone de Beauvoir[21] enfatiza que cada ser humano ocupa uma posição singular, o que abre um campo de possibilidades fenomenológicas e existenciais para compreender a relação entre o gênero e o mundo de forma mais abrangente.

De acordo com Beauvoir[22], as construções históricas e sociais moldaram o conceito do feminino como um "Outro": "ninguém nasce mulher: torna-se mulher". Essa perspectiva dramática da identidade feminina coloca a mulher em uma posição de opressão sob o domínio do homem. Ser considerado o "segundo sexo" impõe à mulher uma alienação em relação ao seu próprio corpo, uma afirmação cultural que mina sua subjetividade.

Assim como é para as filósofas Scott e Beauvoir, a fenomenologia apresenta características existenciais e uma natureza aberta que descreve diferentes formas de existir, conectar-se, atribuir significado e tornar-se significativo. O gênero, como uma modalidade existencial, revela um amplo espectro de potencialidades que se concretizam e se estabelecem na existência corporal e situada do indivíduo[19].

PSICOLOGIA ANALÍTICA E GÊNERO

Pensar em possíveis contribuições da psicologia analítica para estudos relacionados com identidades sexuais e de gênero exige uma reflexão sobre o conceito cultural de *anima* e *animus* e os padrões rígidos de cada um deles.

Quando dissociados de ambos, nota-se que o arquetípico *anima* e *animus* são expressos em polaridades diversas, de modo a permitir que a psiquê individual e coletiva se transforme e desenvolva "seu potencial criativo a partir da diferenciação e da integração das diferentes polaridades"[23], necessários para a individuação*.

Essa polaridade não é necessariamente adaptação social, mas favorece o processo de individuação. "A integração das diferentes polaridades na procura do desenvolvimento do que é próprio a cada um"[23] pode ser lida como como um complexo processo de busca por autoconhecimento. Por outro lado, há questões sociais postas para os pesquisadores do campo de estudos ainda não respondidas: "Estaremos vivendo uma enorme indiferenciação? Ou então simplesmente, ao 'saírem do armário' os esqueletos reprimidos, vem chegando à consciência coletiva a imensa riqueza das possibilidades humanas"[23].

CONSIDERAÇÕES FINAIS

Neste capítulo, foram exploradas diversas abordagens psicológicas em relação a questões de identidades sexuais e de gênero. Antes de se aprofundar naquilo que seria o tema de discussão, considerou-se importante conceituar abordagem, que é fundamental para o trabalho psicológico. Estabeleceu-se a reflexão sobre a importância da abordagem no estabelecimento de vínculos terapêuticos para que o trabalho psicológico seja efetivo.

---

* "É o processo pelo qual todo Ser passa para tornar-se um *individuum* psicológico, isto é, uma unidade autônoma e indivisível, uma totalidade singular. É isomorfo à Alteridade. Em uma frase: realização do EU, do si-mesmo, que encaminha a unicidade de cada Ser na sua própria existência."

Em seguida, foram trazidos aspectos particulares da compreensão de uma entrevista clínica psicológica adequada ao modelo de grupos, também valorizando o olhar humanizado, empático e acolhedor, inclusive dentro de um grupo terapêutico, notando cada um, individualmente, buscando avaliar quais as necessidades daquela pessoa.

Posteriormente, foram explicitadas discussões teóricas e/ou técnicas sobre questões relacionadas com o tema, que contribuem cada vez mais para um acompanhamento dessas identidades de forma acolhedoramente respeitosa.

Ao longo das pesquisas, percebe-se que é ainda escassa a quantidade de materiais científicos produzidos por pesquisadores no tema em questão. Há uma parcela de profissionais interessados em debater e promover mudanças, apontando quais são as vulnerabilidades teóricas que precisam ser revisitadas para adequação da sociedade aos fenômenos contemporâneos que os saberes anteriores já não dão mais conta de explicar e que, se considerados a partir das referências do formato inicial, reforça violências LGBTfóbicas inadmissíveis, ainda mais quando se trata de profissionais que, supostamente, são promotores de saúde.

Em síntese, mais do que a abordagem em si, cabe aos psicoterapeutas romper com os seus preconceitos e se comprometer com seu objeto de estudo, o ser humano, buscando atualizar-se e adequar-se ao dinamismo com que as mudanças acontecem. Uma vez que houver liberdade para ser, experimentar e poder afirmar o que se é em espaços seguros, será possível questionar condutas e lutar para que a sociedade se adeque, e não que essa pessoa se adeque a um modelo que já não mais lhe cabe.

No que tange ao processo psicoterapêutico para a população LGBTQIAPN+, é importante a garantia da promoção da saúde mental e do bem-estar. O oferecimento de um espaço terapêutico seguro e acolhedor para que possam expressar suas vivências, emoções e desafios, e, assim, desenvolver uma relação mais saudável com sua identidade de gênero.

Cada abordagem apresentada oferece perspectivas e ferramentas únicas para compreender e trabalhar as questões de identidades sexuais e de gênero, o que contribui para um atendimento mais acolhedor e sensível às necessidades dessa população.

É importante considerar que a psicoterapia tem como principais objetivos a diminuição do sofrimento da pessoa que a busca e a melhora da qualidade de vida, além do desenvolvimento da autonomia de si mesma. Para esse fim, portanto, deve-se compreender que cada indivíduo é único, tem demandas diferentes e, para isso, necessita que a psicoterapia esteja alinhada com seus objetivos e tenha formas de trabalhar diversas, tanto quanto é o espectro de gênero e sexualidade. Por isso, precisamos de diferentes teorias, técnicas e abordagens, assim cada paciente encontra a que mais se assemelha com o que está buscando.

É fundamental compreender que qualquer processo terapêutico que envolva questões de identidade de gênero deve ser afirmativo na identidade com a qual a pessoa se identifica. Psicoterapeutas e psiquiatras que queiram acompanhar essa população devem despir-se de crenças e conceitos em relação à sexualidade, orientação e variabilidade de gênero. Os terapeutas devem fazer perguntas aprofundadas sobre a vida dos pacientes para incentivá-los a compreender melhor e mais confortavelmente sua orientação sexual e identidade de gênero. Não devem invalidar a orientação e a identidade, que são sempre autodeterminadas, mas sim fazer com que essa representação de suas percepções seja mais consolidada, e criar uma base identitária sustentável para as sequências necessárias de futuros acompanhamento no processo de transição.

REFERÊNCIAS BIBLIOGRÁFICAS

1. Jung CG. Obras completas, v. VII. Estudos sobre a psicologia analítica. 3. ed. Petrópolis: Vozes; 1991.
2. Oxford Languages [Internet]. Termo "abordagem". In: DICIO, Dicionário Online de Português da Google – Oxford Languages. São Paulo: Oxford University Press; 2023 [citado em 13 abr. 2023]. Disponível em: https://languages.oup.com/google-dictionary-pt/.
3. Tavares M. A entrevista clínica. In: Cunha JA. Psicodiagnóstico – v. 5. ed. rev. e ampl. Porto Alegre: Artmed; 2002.
4. Moreno JL. Psicoterapia de grupo e psicodrama. São Paulo: Mestre Jou; 1974.
5. Vieira ED. O psicodrama e a pós-modernidade: espontaneidade como via de resistência aos poderes vigentes. Rev Bras Psicodrama. 2017 [citado em 13 abr. 2023]; 25(1):59-67. Disponível em: http://pepsic.bvsalud.org/pdf/psicodrama/v25n1/v25n1a07.pdf.
6. Corrêa ARM. Psicodrama e gênero: corpos em trânsito. In: Dedomenico AM, Merengué D, editores. Por uma vida espontânea e criativa: psicodrama e política. São Paulo: Ágora; 2020. p. 159-66.
7. Moreno JL. Psicodrama. São Paulo: Cultrix; 1993.
8. Stona J, Ferrari AG. Transfobias psicanalíticas. Rev Subjetiv. 2020 [citado em 13 abr. 2023]; 20(1):e9778. Disponível em: https://ojs.unifor.br/rmes/article/view/e9778/pdf.
9. Porchat P. A transexualidade hoje: questões para pensar o corpo e o gênero na psicanálise. Rev Bras Psicanál. 2014;48(4):115-26.
10. Skinner BF. Ciência e comportamento humano. Brasília: Editora da Universidade de Brasília; 1989.
11. Mussi SV, Malerbi FEK. Intervenções terapêuticas para pessoas trans baseadas na análise do comportamento. In: Manual de gênero e sexualidade na psicoterapia: fundamentos teóricos e intervenções clínicas. Novo Hamburgo: Sinopsys; 2023.
12. Martin P, Pear J. Modificação do comportamento: o que é e como fazer. São Paulo: Roca; 2009.
13. Associação Nacional de Travestis e Transexuais (Antra). Benevides, B. Dossiê: assassinatos e violências contra travestis e transexuais brasileiras em 2022. Brasília: Antra; 2022.
14. Instituto de terapia por contingência de reforçamento de Campinas (ITCR) [Internet]. Guilhardi HJ. Terapia por contingência de reforçamento (TCR). Campinas: ITCR; 2009 [citado em 13 abr. 2023]. Disponível em: https://itcrcampinas.com.br/pdf/helio/introducaoatcr.pdf.
15. Clark D, Beck A. Terapia cognitiva para os transtornos de ansiedade. Porto Alegre: Artmed; 2012.
16. Skinner BF. Sobre o behaviorismo. São Paulo: Cultrix; 2006.
17. Alessi EJ. A framework for incorporating minority stress theory into treatment with sexual minority clients. J Gay Lesbian Mental Health. 2014;18(1):47-66.

18. Merleau-Ponty M. Fenomenologia da percepção. 3. ed. São Paulo: Martins Fontes (obra original publicada em 1945); 2006.
19. Bernardino M. Gênero como modalidade existencial. Rev AbordGest. 2021 [citado em 13 abr. 2023]; 27(1):47-55. Disponível em: http://pepsic.bvsalud.org/pdf/rag/v27n1/v27n1a06.pdf.
20. Scott J. Gênero: uma categoria útil de análise histórica. Educ Real. 1995;20(2):71-99.
21. Beauvoir S. O segundo sexo: fatos e mitos. São Paulo: Difusão Europeia do Livro (obra original publicada em 1949); 1970.
22. Beauvoir S. O segundo sexo: a experiência vivida. São Paulo: Difusão Europeia do Livro (obra original publicada em 1949); 1970.
23. Aufranc ALB. Expressões da sexualidade: um olhar junguiano. Junguiana. 2018 [citado em 13 abr. 2023]; 36(1):37-48. Disponível em: http://pepsic.bvsalud.org/scielo.php?script=sci_arttext&pid=S0103-08252018000100007 &lng=pt&nrm=iso.

19

Aspectos Psicológicos da Incongruência de Gênero: Conceitos Atuais

Camila Porto Fischberg
Cléria Souza Pereira
Desirèe Monteiro Cordeiro

INTRODUÇÃO

Ao falar de pessoas trans, não podemos deixar de revisitar a história de como e quando esses atendimentos começaram a ser realizados no Brasil e como estão no momento atual.

Foi apenas em 1997 que o Conselho Federal de Medicina (CFM) autorizou o tratamento e cirurgia de redesignação por meio da Resolução n. 1.482, e o Hospital das Clínicas da Faculdade de Medicina da Universidade de São Paulo (HCFMUSP) foi o pioneiro, iniciando-o em 1998. Em 2002 e em 2010 essa Resolução foi revista e definiu-se que o acompanhamento das pessoas trans poderia ser realizado por qualquer equipe médica multidisciplinar em que conste um profissional da psicologia.

O Sistema Único de Saúde (SUS) instituiu o chamado Processo Transexualizador em 2008 pela Portaria n. 457 do Ministério da Saúde (MS). Neste, é previsto a criação de unidades especializadas com profissionais capacitados para oferecer assistência diagnóstica e terapêutica, e realizar atendimentos que visam o acompanhamento nas dimensões psíquica, social e médica.

O Ambulatório Transdisciplinar de Identidade de Gênero e Orientação Sexual (AMTIGOS) do HCFMUSP foi fundado em 2010 e inicia seus atendimentos apenas com pessoas maiores de 18 anos, mas, posteriormente, é o centro que dá início aos cuidados das pessoas menores de idade no Brasil. Em 2013, o CFM lançou um parecer que permite o bloqueio puberal em crianças e o início do uso de hormonização cruzada em pessoas maiores de 16 anos.

No ano de 2023, Conselho Federal de Psicologia (CFP) emitiu uma nota atualizada sobre a atuação do psicólogo chamada: "Referências técnicas para atuação de psicólogas, psicólogos e psicólogues em políticas públicas para população LGBTQIA+". Destacamos as seguintes considerações:

> O processo de psicoterapia voltado para a comunidade LGBTQIA+ requer uma abordagem que priorize a compreensão e alívio das angústias individuais, aliada a uma escuta sensível que nutra e fortaleça a expressão única de identidade de gênero e/ou orientação sexual. É essencial que o enfoque adotado permita uma análise profunda, capaz de incitar reflexões e orientar intervenções focalizadas em questões de significativa influência sobre o bem-estar da população LGBTQIA+. Devem ser trabalhados junto aos pacientes os seguintes temas:
>
> - Diminuição da autoestima por meio da internalização do estigma quanto ao que representa ser LGBTQIA+;
> - Ansiedade ocasionada pelo medo e pela expectativa de rejeição decorrente da LGBTQIA+FOBIA;
> - Tentativa de suicídio, depressão, transtornos alimentares e angústias das mais diversas formas, provocados na população transexual e travesti não apenas pelo não pertencimento ao gênero compulsoriamente atribuído no nascimento, mas também pelas condições de vulnerabilidade social;
> - Exposição às mais diversas formas de violências (psicológica, física, sexual, moral) vivenciadas diante da sociedade LGBTQIAfóbica;
> - Dificuldade de acesso aos serviços de saúde/educação/cultura/lazer diante dos processos de exclusão e preconceitos vivenciados;
> - Constrangimentos e sofrimento psíquico vivenciado por pessoas transexuais e travestis diante da dificuldade em realizar a retificação de nome e/ou gênero no registro civil, caso o desejem (o fato da retificação ser realizada desde 2018 no cartório não é sinônimo de ausência de burocracia e outros obstáculos);
> - No caso das pessoas intersexo, dificuldade de garantir a autonomia para determinação dos cuidados ao corpo que não se encaixa no binarismo[1].

É fundamental a todo profissional de psicologia seguir a resolução do CFP n. 001, de 22 de março de 1999. Tal resolução estabelece normas de atuação em questões de orientação sexual, visando a não discriminação e a promoção do bem-estar dessas pessoas e da humanidade como um padrão ético fundamental independentemente de orientação de identidade ou gênero. Ou seja, é fundamentado ao profissional de psicologia praticar a não discriminação, estigmatização, patologização e coerção em relação a pessoas homossexuais. Com isso, é proibido ao psicólogo realizar terapias de reorientação sexual (chamada ainda terapia de conversão ou terapia reparativa), pois compreende-se a orientação sexual como uma condição humana e não um objeto de cura, uma patologia.

A American Psychological Association (APA) apresenta constantemente diretrizes para atendimento de pessoas LGBTQIAPN+ (lésbicas, gays, bi, trans, *queer*/questionando, intersexo, assexuais/arromânticas/agênero, pan/poli, não binárias e outras) com métodos e resoluções para cuidar de indivíduos transgêneros, de gênero fluido e não conformes com o gênero[2].

Pela nova revisão da CID-11, em 2019, a transexualidade sai, após 28 anos, da categoria de transtornos mentais para integrar o capítulo de "condições relacionadas à saúde sexual" e passa a ser classificada com o nome "incongruência de gênero". Essa mudança sugere que a identidade de gênero é uma condição humana e não uma patologia. Ela precisa de cuidados médicos, não para alterar a condição das pessoas transexuais, mas sim para aliviar a disforia que tal condição pode causar a essas pessoas.

ETIOLOGIA

A etiologia da disforia de gênero não é ainda bem compreendida: alguns estudos estão em desenvolvimento, mas nada é considerado determinante. Por meio desses estudos, conseguimos pensar que a etiologia é multifatorial. As atuais pesquisas sobre o que viria a ser o fator determinante da disforia de gênero concentram-se principalmente em três possíveis fatores: neuroanatômicos, hormonais e genéticos[3].

De acordo com Hines[4], a presença de testosterona nos primeiros meses da gestação resulta na formação genital masculina, enquanto a ausência dela leva ao desenvolvimento de órgãos sexuais femininos. Durante a gestação, o estrogênio não tem um papel significativo no desenvolvimento típico feminino, mas a testosterona está relacionada com comportamentos e estruturas cerebrais masculinas. Devoto e Martinez[5] ressaltam que a diferenciação cerebral ocorre mais tarde na gestação e é influenciada por fatores hormonais. Essa diferença de tempo na formação desses fatores permite que eles sejam afetados de maneira independente, o que pode contribuir para a transexualidade, e este é o possível fator neuroanatômico. A ideia de que o desenvolvimento genital do bebê e o desenvolvimento cerebral ocorreriam com hormônios cruzados, ou seja, se no desenvolvimento sexual teria hormônios femininos, no desenvolvimento cerebral teria o hormônio masculino e vice-versa. Contudo, essa ainda é uma hipótese e não uma afirmação, e está longe de conseguirmos compreender o fenômeno de incongruência e muito menos de disforia em relação ao gênero sentido *versus* o vivenciado.

Embora o dimorfismo cerebral entre os gêneros possa estar supostamente relacionado com a disforia de gênero, não há uma explicação completa para a incongruência entre o sexo biológico e o gênero. Além disso, teorias sugerem que áreas do cérebro relacionadas com a percepção corporal e autoimagem podem desempenhar um papel na origem dessa disforia de gênero. Com isso, podemos acreditar que a identidade de gênero venha a ser influenciada por fatores genéticos e hormonais que agem durante um período crítico do desenvolvimento cerebral, de modo a resultar em mudanças permanentes e irreversíveis[5].

A falta de reconhecimento dos caracteres sexuais e o sofrimento associado à sua percepção sugerem que as conexões neurais entre as áreas sensoriais e cognitivas superiores podem contribuir para a origem da disforia de gênero[6].

Não há evidências endocrinológicas que indiquem diferenças nos níveis de hormônios sexuais circulantes entre indivíduos transgênero e cisgênero, assim como também não é possível concluir que a genética desempenhe um papel significativo. Portanto, a identidade de gênero, é um fenômeno influenciado por múltiplos fatores, o qual resulta de uma interação complexa entre elementos biológicos e psicossociais[7].

Em relação às teorias psicossociais, temos a filósofa Judith Butler, conhecida por suas contribuições nos estudos sobre feminismo e teoria *queer*. Ela traz uma desconstrução do que seria gênero em nossa sociedade atual e desafia os conceitos tradicionais de identidade de gênero e sexualidade.

Butler argumenta que a identidade de gênero não é uma característica inata ou essencial, mas sim uma construção e uma *performance* resultantes de práticas sociais e culturais. Ela critica a visão de que existem apenas duas categorias fixas de gênero – masculino e feminino – e propõe que o gênero seja entendido como uma construção social flexível e variável, ou seja, a identidade de gênero performativa, que viria a ser constituída por meio de atos ritualísticos culturais, que criam a ilusão de uma identidade estável e coerente. Com isso, Butler argumenta que as normas de gênero são impostas pela sociedade e que a repetição delas contribui para a estabilização das identidades de gênero como um padrão ideológico[8].

Ela se baseia na ideia de que o sexo biológico, que é binário e imutável, determina a identidade de gênero. Com isso, ela problematiza a biologia como parte influenciada por fatores culturais, que limitam a compreensão mais complexa de possíveis variações e complexidades na anatomia e nas experiências corporais[9].

Para a autora, a desconstrução das normas de gênero e a abertura para a diversidade de identidades são fundamentais para a construção de uma sociedade mais inclusiva. Ela defende a liberdade de expressão de gênero não binária e a luta contra a opressão e a discriminação baseadas na identidade de gênero e orientação sexual, vista como binária[9].

ESTRESSE DE MINORIAS

A teoria do estresse de minorias emergiu na segunda metade da década de 1990, pouco depois que a Organização Mundial da Saúde (OMS) retirou a homossexualidade do capítulo de transtornos mentais e comportamentais da décima revisão da Classificação Internacional de Doenças (CID-10).

De acordo com Brill e Kenney (2016 apud Mori e Saadeh)[10] é importante estar consciente do efeito do estresse de minoria na saúde de todas as pessoas atendidas, pois é um dos principais fatores que contribuem para a vulnerabilidade. De acordo com Meyer[11], ao definir a teoria do estresse de minorias, o preconceito afeta negativamente a saúde mental das minorias sexuais e de gênero por meio de estressores externos, também chamados de estressores distais (como rejeição social, violência e discriminação), e estressores internos, também chamados de estressores proximais (como preconceito internalizado, necessidade de ocultar seu gênero e sensibilidade à rejeição). Estressores específicos para pessoas trans incluem disforia de gênero, preocupação com a conformidade visual, ou seja, desejo de não parecer ser trans, ser o mais semelhante possível a uma pessoa cis e ruminação corporal. Experiências de preconceito variam de acordo com o *status* minoritário, como objetificação sexual e assédio de mulheres lésbicas, discriminação de homens e mulheres bissexuais em comunidades heterossexuais, que leva gays/lésbicas e homens gays a passarem por pressão estética em relação ao seu corpo, pois tentam atender expectativas do que é imposto pela sociedade como o dito "masculino" e sobre a performance sexual que deveriam ter[12].

De acordo com Catelan[12], a própria psicologia estigmatiza e contribui com a violência que a população trans enfrenta. Como visto anteriormente, a identidade de gênero era considerada patológica pela medicina e psicologia. Os profissionais, assim como a sociedade, estereotipam características de forma binária e fazem com que essa população sinta que precisa se encaixar em um padrão, buscando um ideal. Catelan et al.[13], em uma revisão de literatura de publicações entre 1980 e 2000, apontam que há intervenções de cunho negativo, como conversação aversiva e as chamadas terapias de conversão.

PSICOTERAPIAS AFIRMATIVAS

Inicialmente chamada de "psicologia homossexual", a psicologia afirmativa para a população LGBTQIA+ surge nas décadas de 1970 e 1980 nos Estados Unidos como uma reação à visão patologizante da homossexualidade. Promove uma visão positiva e afirmativa das diversas orientações sexuais, identidades de gênero e intersexo, e trabalha com a perspectiva de que a homofobia, a transfobia e o heterossexismo são estressores que geram estigma e violência, e precisam ser compreendidos.

Profissionais que queiram trabalhar nessa perspectiva devem se permitir fazer uma reflexão sobre suas próprias crenças e privilégios, compreender o que é uma vida afirmativa, bem como criar um ambiente afirmativo e inclusivo na linguagem neutra em todas as fichas e formulários. Além disso, devem seguir as resoluções do CFP em relação à orientação sexual e às pessoas transexuais e travestis[14]. Devem buscar compreender certas características das minorias sexuais e de gênero, independentemente da escola de psicoterapia utilizada desde os anos 2000. Essas práticas incluem a adaptação de ferramentas de avaliação e intervenção para atender às necessidades exclusivas dessas populações, e incorporar o modelo de estresse minoritário à compreensão e conceitos clínicos dos pacientes, visando a inclusão de todos[12].

Paradigmas principais:

1. Psicoterapia baseada em evidências – usar as melhores evidências científicas disponíveis para abordar as queixas dos sujeitos atendidos em processos psicoterapêuticos voltados para grupos minoritários sexuais e de gênero. Cada atendimento é individualizado e personalizado, e leva em conta as características, tendências e cultura de cada pessoa. É fundamental associar as evidências clínicas para redimir as incompetências profissionais por intermédio da supervisão, formação contínua de comunicação, avaliação e intervenção no tema[14].
2. Competência clínica multicultural – aptidões terapêuticas para melhor comunicar, interagir, negociar e intervir com diferentes contextos culturais e de identidade em mente, bem como a sensibilidade cultural, que diz respeito à diversidade humana e propõe intervenções adequadas para minorias de gênero e sexualidade[14].

O desenvolvimento de habilidades multiculturais é essencial para trabalhar com pessoas LGBTQIAPN+, pois assim o terapeuta pode compreender como diferentes identidades culturais e minoritárias estão ligadas (orientação sexual, gênero, raça, classe social, por exemplo), o que tem grande impacto sobre a evolução do paciente.

Três competências clínicas devem ser levadas em conta pelo psicoterapeuta antes da realização dos atendimentos de psicoterapia positiva voltada às minorias sexuais e de gênero[12]:

1. Ter consciência de seus próprios preconceitos, compreender a visão de mundo de seus pacientes e a diversidade cultural de suas comunidades – buscar ou criar métodos e técnicas de intervenção adequados;
2. Avaliar e reconhecer os possíveis efeitos de variáveis como raça, gênero e identidade sexual na vida de seus pacientes, considerando as interações entre eles e suas comunidades.

3. Reconhecer que as teorias e intervenções psicológicas usadas podem não estar em harmonia com suas visões de mundo, buscando adequá-las ou encaminhar o paciente/cliente.

É fundamental reconhecer que o sentimento de pertencimento de um indivíduo está, muitas vezes, associado a grupos sociais específicos. Além disso, é necessário que os psicoterapeutas utilizem metodologias adequadas e técnicas eficientes ao trabalhar com cada paciente. Isso envolve considerar as nuances culturais e contextuais de cada paciente.

Apesar de populações heterossexuais e/ou cisgêneras bucarem psicoterapia com queixas semelhantes às dos pacientes de minorias sexuais e de gênero, é necessário citar a experiência de estresse de minoria que essa população passa, por exemplo, em situações como "saída do armário"[12].

É crucial avaliar as questões de gênero e sexualidade na terapia, independentemente de o indivíduo apresentar sua condição de minoria como significativa. Deixar de fazer isso pode sugerir que esses tópicos devem ser examinados mais profundamente durante o processo de acompanhamento. É importante estabelecer que a abordagem psicoterapêutica é afirmativa, e abrange todas as orientações sexuais e identidades de gênero.

A avaliação da saúde mental de indivíduos que se identificam como minorias sexuais ou de gênero requer consideração de sua exposição histórica e atual à discriminação. O terapeuta deve analisar os componentes relacionados com o estresse da minoria, como sua rede de apoio social e familiar, sintomas psiquiátricos e requisitos específicos associados à sua identidade de gênero, incluindo como eles lidam com a disforia em ambientes e com relacionamentos públicos. Além disso, é importante avaliar resiliência, pontos fortes, fatores de proteção e o significado que eles atribuem à vida. Após as entrevistas iniciais, o terapeuta e o paciente devem estabelecer objetivos para o tratamento e identificar alvos específicos para orientar as abordagens terapêuticas e os recursos utilizados.

TERAPIA COGNITIVA SEXUAL

A terapia cognitiva sexual começa em 2015, introduzida pela Drª. Aline Sardinha[15], como um componente da abordagem cognitivo-comportamental dentro da psicoterapia. Esta forma de terapia é adaptada para abordar questões específicas da sexualidade, integrando métodos clínicos estabelecidos com uma compreensão abrangente da sexualidade humana. De acordo com essa abordagem, as crenças sexuais e os processos cognitivos de um indivíduo têm um impacto direto em seus sentimentos, na prontidão do corpo para o sexo e no comportamento sexual. A excitação sexual requer preparação física e mental, e se os pensamentos de alguém estiverem preocupados, isso pode afetar negativamente sua experiência sexual. Para indivíduos com disfunção sexual, a terapia pode ajudar a modificar seus padrões de pensamento e promover a compreensão.

Por meio da terapia cognitiva sexual, os indivíduos podem obter *insights* sobre seus padrões e crenças distorcidos, adotar novos comportamentos, melhorar a comunicação e obter uma compreensão mais profunda das necessidades de seus parceiros, bem como das suas próprias necessidades, o que resulta em padrões sexuais mais saudáveis e satisfatórios.

Lidar com queixas sexuais também é uma preocupação em pacientes transgêneros. Frequentemente, essas queixas surgem da incapacidade de se ver em seu próprio corpo e de navegar nas relações sexuais com ele. Não é incomum ouvir pacientes dizerem que só terão atividade sexual depois de passarem pelas cirurgias que aguardam. Abordar esse tema na psicoterapia é fundamental. Os pacientes devem conhecer e entender seus corpos e como se relacionar com eles. Para auxiliar efetivamente o paciente, é importante identificar as crenças que dão origem a esses pensamentos e comportamentos. Ao discernir essas crenças e padrões, os pacientes podem aprender a agir e pensar de maneira livre e irrestrita.

PSICOTERAPIA BASEADA EM EVIDÊNCIAS

Abordagens psicoterapêuticas baseadas em evidências para minorias específicas e de gênero também começam com avaliações funcionais das origens de pensamentos e comportamentos problemáticos, e levam em consideração contextos históricos e sociais mais amplos, bem como decisões pessoais e relacionais. Essa avaliação ajuda a determinar como manter e aplicar esses padrões. Para isso, podem ser utilizados modelos de terapia cognitiva ou modelos analíticos funcionais de abordagens comportamentais situacionais, pois devem sempre ser baseados em evidências.

Como estratégia clínica, deve ser oferecida psicoeducação para ajudar os pacientes a entender como as experiências passadas de rejeição afetam a ocultação da identidade de gênero, evitação experiencial e expectativas de rejeição.

É importante que os psicoterapeutas definam o conceito de estresse de minorias de forma que os pacientes possam compreender como o preconceito social pode afetar significativamente suas vidas. Além disso, os psicoterapeutas afirmativos são altamente qualificados para determinar quando e como incorporar a identidade de gênero dos pacientes em uma avaliação clínica abrangente e quando isso pode não ser pertinente ao caso em questão.

A validação é uma estratégia importante a ser utilizada. Essa técnica envolve expressar empatia e utilizar validação nas experiências de vida do paciente. Em particular, vários aspectos são considerados dignos de validação, como o significado do problema em questão, os desafios associados à sua resolução, o sofrimento emocional causado, o sentimento de impotência sentido e o objetivo do paciente.

Na psicoterapia com minorias sexuais e de gênero, a validação é uma técnica fundamental. A validação consiste em empatizar com as experiências do paciente e reconhecer sua legitimidade. Os elementos que requerem validação incluem o significado do problema em questão, os desafios em encontrar uma solução, o sofrimento emocional que gera, o sentimento de desamparo experimentado e o objetivo que o paciente deseja alcançar.

Existem várias estratégias a serem empregadas para validar um paciente. Uma delas é demonstrar interesse e prestar atenção ao que eles estão dizendo. Outra é refletir e reconhecer o conteúdo que estão discutindo, bem como quaisquer comportamentos não verbais que exibam. Além disso, os terapeutas podem validar seus pacientes fazendo perguntas sobre seu passado para entender melhor sua história e adotar uma atitude de genuinidade radical que transmite respeito e igualdade. Às vezes, a autorrevelação também pode ser útil. Ao discutir experiências de discriminação, é particularmente crucial que os terapeutas respondam de forma validadora. Eles devem evitar universalizar a experiência ou buscar desculpas para o comportamento do agressor.

Pacientes que enfrentam experiências adversas relacionadas com sua identidade de gênero ou orientação sexual podem se beneficiar de uma redução na evitação experiencial. Intervenções destinadas a reduzir a evitação podem incluir exposição graduada e hierárquica como alvos potenciais para tratamento.

As minorias costumam ter crenças negativas sobre si mesmas e sobre seus colegas, antecipando rejeição e tratamento discriminatório por cognições relacionadas com o estresse. É imperativo reestruturar essas cognições ao trabalhar com os pacientes para avaliar as origens desses pensamentos e enfrentá-los.

Para evitar crenças limitantes e a formação de suposições negativas sobre a discriminação contínua, deve ser desenvolvida uma reavaliação cognitiva em conjunto com o paciente. É importante que o profissional reconheça e valide as experiências do paciente e, ao mesmo tempo, encoraje-o a encontrar evidências que sustentem uma nova perspectiva. Isso permite que novas experiências e reações sejam exploradas e acolhidas.

O papel do terapeuta deve ser o de ajudar o indivíduo a se afastar dos pensamentos inefetivos em vez de meramente modificar o conteúdo. Embora o emprego de técnicas clássicas de verificação de fatos em conjunto com a regulação emocional e a reestruturação cognitiva possa ser benéfico, a implementação de práticas de atenção plena (*mindfulness*) para ajudar o indivíduo a se desapegar de seus pensamentos provou, em muitos casos, ser mais eficaz. Consequentemente, o indivíduo pode ver seus pensamentos como ruídos de fundo e interpretações que foram se solidificando ao longo da vida, o que pode levar a uma mudança na finalidade do pensamento. Isso permite que o indivíduo aja de maneira alinhada com seus objetivos e valores pessoais.

Pacientes que cresceram em ambientes com falta de modelos de papéis de gênero e diversidade sexual, e que podem até ter sofrido punição ou abuso por se expressarem fora das normas sociais, precisam estabelecer e fortalecer redes positivas. A criação e expansão de redes de apoio, como amizades, pode ajudar a promover a aceitação e o apoio de seus núcleos familiares.

O treinamento de comunicação persuasiva pode ajudá-lo a expressar seus desejos, necessidades e direitos e incentivar a autorrevelação. Mesmo as pessoas que superam o preconceito podem ter um comportamento interpessoal avassalador, e o treinamento pode ajudar os pacientes a se comunicar e desenvolver maneiras de fazê-lo.

O reconhecimento, a regulação e a aceitação das emoções devem ser promovidos para ajudar a desenvolver estratégias de regulação emocional mais adaptativas. É importante ajudar os pacientes a identificar e normalizar suas emoções e encontrar estratégias de enfrentamento saudáveis.

Estratégias de tolerância ao desconforto, como compressas frias, relaxamento muscular progressivo, respiração rápida e escaneamentos corporais, podem ser ensinadas para ajudar as pessoas que se sentem fora de controle e correm o risco de automutilação ou suicídio por causa de experiências estressantes.

A pessoa precisa de ajuda para desenvolver um plano de ação com base em seus objetivos, o que inclui registros escritos com informações como metas, importância, prazos, recursos necessários, estratégias para superar obstáculos e melhores primeiros passos. É importante avaliar a confiança do paciente em atingir a meta em uma escala de 1 a 10. Os pacientes devem se envolver em ativação comportamental positiva. Isso pode incluir "sair do armário" para um amigo prestativo, encontrar um grupo de apoio ou ler um *blog* transgênero de sucesso. São estratégias para melhorar a qualidade de vida.

Os pacientes devem desenvolver autocompaixão, o que inclui encorajá-los a perguntar o que precisam ouvir para serem gentis consigo mesmos quando estiverem sob estresse emocional. É importante ensiná-los a falar palavras de bondade e compaixão para si mesmos e a buscar um toque físico reconfortante, como colocar as mãos no peito ou em outros lugares confortáveis.

Ao ajudar pessoas transgêneros, é importante estar ciente das barreiras institucionais e sociais específicas que elas enfrentam, como dificuldade em mudar seu nome e gênero em documentos oficiais e constrangimento em banheiros públicos. Se desejado, a experiência do indivíduo deve ser validada e é necessário fornecer apoio psicológico para permitir o acesso a hormônios e/ou cirurgia. É importante que os pacientes com disforia de gênero pratiquem habilidades de tolerância à dor, porque as preocupações com a permeabilidade e a ruminação do corpo podem ser abordadas por meio da prática da atenção plena.

TERAPIA COMPORTAMENTAL DIALÉTICA

Catelan e Costa[13] discorrem sobre alguns manejos que a terapia comportamental dialética (DBT) possibilita que o terapeuta DBT utilize para lidar com a ruminação corporal, a qual pode ter como consequência a desregulação emocional em pessoas trans. A partir de uma breve revisão da DBT e das questões relacionadas com a ruminação corporal na experiência trans, são discutidas as implicações da adaptação da DBT com essa população, incluindo vinhetas fictícias e instruções clínicas. Discute-se, ao final, a urgência do desenvolvimento de procedimentos baseados em evidências que objetivem mitigar as vulnerabilidades enfrentadas por muitas comunidades trans.

Essa abordagem tem como funções principais a prática zen; a filosofia dialética e a ciência comportamental, visando promover a aceitação da realidade e do sofrimento pelo sujeito em análise, a fim de criar condições sustentáveis para uma mudança real de padrão de comportamento. Para isso, a DBT conta com quatro intervenções por parte do terapeuta que buscam melhorar as habilidades das pessoas e administrar melhor seu sofrimento. São elas: psicoterapia individual; treinamento de habilidades; aconselhamento por telefone; e tratamentos adicionais, como uso de medicamentos, se necessário.

A DBT pode ser sintetizada em:

- Níveis de tratamento com alvos prioritários:

    1. comportamentos suicidas.
    2. comportamentos que interferem no tratamento.
    3. comportamentos que interferem na qualidade de vida.
    4. distúrbios comportamentais graves.

- Três estratégias básicas:

    1. mudança.
    2. validação.
    3. aceitação radical.

A discriminação e o preconceito que as pessoas transexuais enfrentam podem ser vistos como um ambiente insalubre que pode contribuir para sua desregulação emocional. Esses vieses persistentes são frequentemente associados a depressão, ansiedade, abuso de substâncias, transtorno de estresse pós-traumático e automutilação.

É o preconceito internalizado que as pessoas transexuais enfrentam, ou seja, os pensamentos negativos sobre as pessoas transexuais. Isso leva à ruminação, uma série de pensamentos intrusivos direcionados a si mesmo como forma de lidar com situações estressantes, e se refere a pensamentos de inadequação física, um componente comum dos episódios de disforia de gênero. Mastigar o ruminante o distrai, aumenta sua vigilância contra certos estímulos internos e geralmente está diretamente relacionado à desregulação emocional subjacente ao humor deprimido e aos sintomas depressivos[13].

> (...) A ruminação enviesa a atenção, provocando hipervigilância em relação a determinados estímulos internos, e costuma ter associação direta com o rebaixamento do humor e a consequente desregulação emocional subjacente à sintomatologia deprimida[13].

A ruminação pode afetar a regulação emocional das pessoas trans e leva a uma desregulação emocional generalizada. Interações entre fatores biológicos, inconformidade de gênero, experiências traumáticas e preconceito podem contribuir para a desregulação. O uso de hormônios pode ajudar a regular as emoções, mas o processo de transição pode levar ao aumento da ruminação e impulsos negativos, aumento da dor e sentimentos de disforia de gênero. A tentativa de lidar com o sofrimento pode perpetuar o sofrimento, faz com que as pessoas transgênero mudem da autodestruição para a expressão emocional extrema, e cria expectativas irrealistas para procedimentos médicos ao buscar a perfeição inatingível.

Entre as estratégias clínicas de DBT que podem ser úteis no cuidado de pessoas com identidade de gênero estão: estratégias de validação e de aceitação (reconhecer ou reconhecer, tolerar desconforto); habilidades de pensamento consciente; e estratégias de mudança (regulação emocional e modificação cognitiva), em que se faz necessária a empatia – o ambiente da terapia não pode se tornar mais um ambiente hostil para esse paciente. De acordo com Catelan[13], a positividade comunicativa é central para a DBT.

Para pacientes transgêneros, é importante sentir-se compreendido e aceito em relação ao sofrimento associado à ruminação corporal e à disforia de gênero, a fim de estabelecer e manter uma relação terapêutica e garantir a eficácia do tratamento. A empatia é claramente expressa no primeiro estágio de afirmação escuta, e é a base de todas as formas de psicoterapia. Para as pessoas transexuais, o cotidiano é repleto de desafios, e a terapia não pode ser um espaço que reforce a hostilidade que vivenciam no mundo. Essa população enfrenta uma série de pressões específicas que a população cis não sofre e devem ser abordadas adequadamente, incluindo preocupações sobre tratamento, medo da violência transfóbica, antecipação da rejeição de amigos, familiares e parceiros românticos, e preocupações sobre as barreiras dos cuidados de saúde. Tudo isso precisa ser tratado com cuidado, e a comunicação verbal e não verbal que demonstre compreensão e relacionamento é essencial para atingir esse objetivo.

A DBT reconhece a existência de crenças, regras e preconceitos associados a condições graves de sofrimento e incentiva mudanças para tornar os estilos cognitivos mais flexíveis ao avaliar o funcionamento do pensamento. Ao usar procedimentos de modificação cognitiva durante o trabalho com essas pessoas, promove-se o compromisso emocional e com isso estabelecido de modo mais efetivo, a mudança.

CONSIDERAÇÕES FINAIS

É importante destacar que, em seu desenvolvimento histórico, a psicologia adotou uma conduta inadequada e questionável em relação às minorias sexuais e de gênero, patologizando seus comportamentos e experiências de vida. Buscou-se a doença em vez do processo. Essa atitude contribuiu para a violência, discriminação e desamparo que ainda afetam essas comunidades atualmente, e que vem sendo desenvolvida de forma diferente estudo após estudo, visando reparar tal mal.

Sabemos que ainda temos muito o que caminhar e aprender sobre diversidade e variabilidade de gênero, mas acreditamos que a psicologia tem buscado esse caminho, o das possibilidades de escuta especializada e acolhedora para lidar com o que realmente importa, ressignificar o sofrimento, a fim de melhorar a condição do sujeito em nossa frente e, com isso, a qualidade de sua vida de forma mais significativa, para evitar outros sofrimentos. Aprendemos, pois, com o contexto histórico, com nossos erros.

REFERÊNCIAS BIBLIOGRÁFICAS

1. Brasil. Conselho Federal de Psicologia (CFP). Referências técnicas para atuação de psicólogas, psicólogos e psicólogues em políticas públicas para população LGBTQIA+, —Brasília: CFP; 2023.
2. American Psychological Association (APA). Guidelines for psychological practice with transgender and gender nonconforming people. Am Psychol. 2015;70(9):832-64. Disponível em: https://www.apa.org/practice/guidelines/transgender.pdf.
3. Agana MG, Greydanus DE, Indyk JA, Calles JL Jr, Kushner J, Leibowitz S, et al. Caring for the transgender adolescent and young adult: Current concepts of an evolving process in the 21st century. Dis Mon. 2019;65(9):303-56.
4. Hines M. Gender development and the human brain. Department of Social and Developmental Psychology, University of Cambridge, Cambridge, CB2 3RQ, United Kingdom. Ann Rev Neurosci. 2011;34:69-88.

5. Devoto EC, Martinez AA, Aravena LC. Trastorno de identidad de género. Parte I: Definición, epidemiología, etiología, rol del endocrinólogo en diagnóstico y tratamiento. Rev Chil Endocrinol Diabetes. 2015;8(4):167-73.
6. Schneider MA. Neuroplasticidade na disforia de gênero: Bloqueio puberal e terapia hormonal cruzada após cirurgia de afirmação sexual [tese]. Porto Alegre: Universidade Federal do Rio Grande do Sul; 2018.
7. Henriques, RM. Desigualdade racial no Brasil: evolução das condições de vida na década de 90. Texto para discussão n. 807. Brasília: IPEA, 2001. Disponível em http://www.ipea.gov.br
8. Butler J. Problemas de gênero: Feminismo e subversão da identidade. Trad. Renato Aguiar. Rio de Janeiro: Civilização Brasileira; 2018.
9. Amaral RCB, Lima DR. Judith Butler sobre o gênero: As performances e os corpos estranhos. Kínesis. 2022;XIV(36):444-63.
10. Mori D; Saadeh A. Manejo clínico de aspectos da sexualidade em adolescentes trans. In: Catelan RF, Sardinha A, organizadores. Manual de gênero e sexualidade na psicoterapia: Fundamentos teóricos e intervenções clínicas. Novo Hamburgo: Sinopsys; 2023.
11. Meyer, IH. Minority stress and mental health in gay men. Journal of Health and Social Behavior, 36(1), 38-56;1995.
12. Catelan RF. Psicoterapia baseada em evidências para minorias sexuais e de gênero. In: Neufeld CB, Falcone EMO, Rangé BP, organizadores. Procognitiva – Programa de Atualização em Terapia Cognitivo-Comportamental: Ciclo 8. Porto Alegre: Artmed Panamericana. p. 77-127 (Sistema de Educação Continuada a Distância, v. 3).
13. Catelan RF, Costa AB. Desregulação emocional, ruminação corporal e disforia de gênero: Manejo baseado na terapia comportamental dialética (DBT). In: Catelan RF, Sardinha A, organizadores. Manual de gênero e sexualidade na psicoterapia: Fundamentos teóricos e intervenções clínicas. Novo Hamburgo: Sinopsys; 2023.
14. Borges K. Terapia afirmativa: Uma introdução à psicologia e à psicoterapia dirigida a gays, lésbicas e bissexuais. São Paulo: Edições GLS; 2009.
15. Sardinha A. Terapia cognitiva sexual: Teoria e prática. Campo Grande: Episteme; 2020.

Seção 6

Acompanhamento da Incongruência de Gênero na Infância

20

Criança Hoje: Transexuais e Transgêneros | Variabilidade de Gênero?

Felipe Assunção de Freitas
Marcia Morikawa

INTRODUÇÃO

O gênero é uma das categorias centrais que organizam o mundo social e, provavelmente, deve ser uma das primeiras identidades, e de categoria social, a ser percebida e vivenciada no desenvolvimento humano[1].

Embora identidades semelhantes ao conceito atual de "transgênero" existam há séculos em todo o mundo, apenas recentemente, na cultura ocidental, crianças estão tendo a oportunidade aberta de vivenciar um gênero diferente daquele que lhe foi atribuído ao nascimento. Diferentemente das gerações passadas, de indivíduos transgêneros que puderam fazer sua transição social apenas no final da adolescência ou vida na adulta, muitas crianças estão podendo fazer a transição social (mudando nomes, pronomes, roupas e penteados) nos anos pré-escolares e escolares[2].

Historicamente, a vivência de crianças que se identificavam com o gênero oposto e/ou apresentavam preferências fortes e persistentes relacionadas ao outro gênero foi frequentemente entendida como um marcador de desenvolvimento problemático, que precisava ser "consertado", o que foi considerado um sinal de atraso no desenvolvimento ou de transtorno psiquiátrico[3-5]. Recentemente, cientistas e pais têm percebido tal fenômeno como um possível espectro de variação normal de gênero, e não como um problema clínico[6].

ASPECTOS GERAIS DO DESENVOLVIMENTO DA IDENTIDADE DE GÊNERO ENTRE CRIANÇAS CISGÊNEROS E TRANSGÊNEROS

Padrões claros de desenvolvimento de gênero foram bem documentados entre crianças cisgêneros (que se identificam como o gênero atribuído ao nascimento, correlacionado com o sexo identificado, também descritas como de "gênero típico")[7]. Muitas pesquisas sugerem que crianças com gênero típico começam a perceber as categorias de gênero em idade precoce: bebês exibem a capacidade de discriminar rostos masculinos e femininos aos 6 meses de idade e conseguem associar, com precisão, vozes masculinas e femininas desenvolvendo rostos masculinos e femininos em torno de 1 ano de idade[2,8].

Por volta de 3 anos de idade, quase todas as crianças cisgêneros rotulam seu próprio gênero de acordo com o sexo designado e, por volta dos 3 a 5 anos, a maioria das crianças acredita que seu gênero permanecerá o mesmo na idade adulta (estabilidade de gênero)[7].

Ao longo dos anos da pré-escola e do ensino fundamental, as crianças geralmente se veem como muito semelhantes aos pares do mesmo gênero e consideravelmente diferentes dos membros do gênero oposto[2]. As crianças cisgêneros geralmente mostram preferências e comportamentos que são altamente estereotipados de seu gênero, como ter fortes preferências por companheiros do mesmo sexo aos 3 anos e por brinquedos e roupas típicas ao gênero que lhes é designado[9].

Ao comparar o desenvolvimento de gênero de crianças transgêneros em idade pré-escolar, que já viviam em transição social, com o de seus pares de gênero típico, foi constatado que apresentavam padrões semelhantes de comportamentos, preferências, estereótipos e escolhas de roupas[7]. Demonstram preferência de pares, brinquedos/brincadeiras e roupas culturalmente entendidas como pertencentes ao gênero expresso; percebem-se semelhantes aos pares do mesmo gênero; relatam a manutenção de seu gênero na vida adulta, com base na vivência atual; e compreendem a constância de seu gênero para a vida futura, apesar da mudança de roupas e cabelos[10].

Estudos avaliaram adultos que preenchiam critérios para disforia de gênero, e foram descritos dois tempos principais de surgimento dos sinais de incongruência na vida, em que um grupo apresentava vivências de variabilidade de gênero desde idades pré-escolares (designados como *early-onset*) e outro grupo no qual aspectos de variabilidade de gênero emergiram em alguma fase após a puberdade, durante a adolescência (designados *late-onset*)[11]. Cabe ressaltar que um grupo não é mais genuíno em relação ao outro, o que evidencia a existência de variabilidades no próprio processo de desenvolvimento, bem como de diferenças sociais e culturais.

Nos últimos anos, observou-se um número cada vez maior de casos *late-onset*, principalmente em pessoas designadas mulheres ao nascimento, com manifestações clínicas de início rápido. Nessas pessoas, há indícios de uma intensa imersão em mídias sociais, o que sugere uma possível influência dos pares e da internet no desencadeamento da variabilidade de gênero[12]. A maioria dos adolescentes com manifestações clínicas de início rápido e tardio era do sexo feminino (82,8%), com idade média de 16,4 anos. Além disso, houve uma alta porcentagem de transtornos mentais comórbidos e muitos casos com variabilidade de neurodesenvolvimento, bem como vários estressores psicossociais que precederam o início da disforia[12].

Estudos avaliaram a porcentagem das crianças que preenchiam critérios para incongruência de gênero na infância, que persistiram incongruentes na adolescência e na vida adulta, e aquelas que não mantiveram tal identificação, denominando-as *persisters* e *desisters*, respectivamente. Foi identificado que 12 a 15,8% das crianças persistiram preenchendo critérios ao longo da vida[13,14]. Tais estudos têm encontrado que aproximadamente 65% das crianças que preenchiam critérios para incongruência demonstravam fantasias ou comportamentos associados à orientação sexual não heterossexual, e sugerem que alguns desses sujeitos com questões de variabilidade de gênero na infância podem culminar com desfechos de variabilidade de orientação sexual no futuro[13].

Um estudo de 2022 estima porcentagens ainda menores desse fenômeno: ao se avaliarem 317 crianças, incialmente transgêneros, que já viviam completamente transicionados socialmente (com alteração em nomes e pronomes, roupas etc.), notou-se que apenas 7,3% retransicionaram ao longo do período de 5 anos após a primeira transição. Alguns aspectos podem contribuir para essa diferença estatística entre os estudos, como o fato de que, nos estudos de Olson, as crianças passaram por transições sociais completas, com alteração de nome e pronome e não apenas mudanças de penteado e roupas, como nos estudos anteriores; o fato das crianças estarem vivendo um momento histórico-social diferente também é um fator importante, uma vez que os participantes dos estudos anteriores viveram suas infâncias entre as décadas de 1960 e 1990 e muitas características da sociedade mudaram, incluindo maior aceitação e reconhecimento de identidades trangênero, além do fato de que os participantes desse estudo contaram com o suporte de seus familiares, enquanto muitos dos familiares dos integrantes dos estudos anteriores desencorajaram explicitamente a não conformidade de gênero[15].

Os estudos demonstraram que a faixa etária entre 10 e 13 anos é a mais crítica para a definição daquelas pessoas que continuarão se percebendo como transgêneros ou voltarão a se identificar com o gênero designado ao nascimento[14], o que a torna um momento de fundamental importância para os adolescentes e suas famílias, no que diz respeito ao acesso ao cuidado qualificado em saúde. As crianças, adolescentes e sua rede de apoio devem ser constantemente ouvidos, acolhidos em suas demandas e fragilidades e orientados que o processo de transição de gênero prevê que a fluidez é uma experiência legítima de vida, que deve ser entendida como natural no processo de vivência da identidade de gênero, tanto de pessoas cisgêneros quanto transgêneros.

Aspectos epidemiológicos

Ao longo das últimas décadas, ocorreu um aumento no interesse por parte dos grupos de pesquisa a respeito das estimativas populacionais envolvendo a variabilidade de gênero. Considerando as últimas publicações do *Standards of Care (SOC) for the Health of Transsexual, Transgender, and Gender Nonconforming People*, documento elaborado pela World Professional Association for Transgender Health (WPATH), foi observada uma expansão considerável no número de publicações entre sua sétima edição, em 2012, e sua oitava edição, em 2022[16].

Levantamentos entre crianças e adolescentes mostraram que 1,2 a 2,7% preenchem critérios para disforia de gênero, e a maior parte dos estudos nessa faixa etária ocorreu a partir de pesquisas realizadas em escolas[16].

Apenas um estudo examinou a proporção de crianças com diversidade de gênero, baseando-se na autoidentificação: 2.700 alunos entre 11 e 13 anos foram avaliados e 1,3% das crianças se identificaram como transgêneros. Contudo, esse estudo não incluiu pessoas que se identificavam como não binárias e aquelas que não se identificavam explicitamente como transgêneros[17].

É fundamental ressaltar que os modelos metodológicos para a definição dos critérios de inclusão e as amostras populacionais interferem diretamente nos resultados encontrados nos estudos. Aqueles que utilizam o DSM-5 tendem a não incluir a parte da população que, por mais que vivencie a variabilidade de gênero, não apresenta, necessariamente, disforia.

Intervenções de afirmação de gênero na infância

As propostas de intervenções de afirmação de gênero devem ser adaptadas a cada indivíduo e orientadas pela idade e estágio puberal da criança. Em crianças que não iniciaram a puberdade, não são propostas intervenções irreversíveis, em razão dos casos de crianças que deixam de apresentar critérios para incongruência de gênero ao longo da adolescência e da vida adulta[18].

O sofrimento mental em pessoas com incongruência de gênero apresenta caráter multifatorial, em que a rejeição social, o estigma, a discriminação, o baixo acesso a profissionais/serviços de saúde e a disponibilidade limitada de equipes multidisciplinares contribuem diretamente para o maior risco de desenvolvimento de transtornos mentais[18]. O fato de familiares e cuidadores não apoiarem a identidade de gênero de uma criança leva ao maior risco de desfechos adversos em saúde mental, enquanto aqueles que são afirmados apresentam resultados semelhantes à população de crianças em geral[19].

Aspectos ético-legais das intervenções de afirmação de gênero na infância

Em 2019, o Conselho Federal de Medicina (CFM) atualizou seus parâmetros que regulamentam as intervenções médicas nos casos de incongruência de gênero, levando em consideração aspectos já previstos pela Política Nacional de Saúde Integral de Lésbicas, Gays, Bissexuais, Travestis e Transexuais (Portaria GM/MS n. 2.836/2011) e pelos critérios para realização do Processo Transexualizador no Sistema Único de Saúde (SUS) (Portaria GM/MS n. 2.803/2013).

A Resolução n. 2.265/2019 ressalta que o tratamento hormonal cruzado apenas poderá ser iniciado a partir dos 16 anos, e os procedimentos cirúrgicos, após os 18 anos. Outro avanço da resolução de 2019, em relação à anterior, é contemplar a realização de bloqueio puberal, ainda considerado experimental e sujeito às regras de protocolos de pesquisa aprovados pelo sistema do Comitê de Ética em Pesquisa/Comissão Nacional de Ética em Pesquisa (CEP/Conep)[20]. Dessa forma, as intervenções médicas estão limitadas a faixas etárias muito distantes do momento em que as crianças passam a vivenciar a variabilidade de gênero, na maioria dos casos, o que torna fundamental a implementação de outras formas de intervenção ao longo do processo de transição.

Transição social na infância

O ambiente familiar das crianças produz efeitos importantes em seu desenvolvimento e podem persistir até a vida adulta. Há evidências de que crianças de 3 a 12 anos que recebem suporte seus pais e cuidadores, ao expressar sua identidade de gênero por meio de nome, pronomes e roupas, apresentam índices de saúde mental semelhantes aos dos seus pares[19].

Os pais e cuidadores devem ser orientados a respeito do fato de ser comum crianças pequenas experimentarem diferentes expressões de gênero e estar preparados para permitir que seus filhos explorem com segurança sua identidade de gênero, sem lhes impor uma identidade específica. É importante que se crie um ambiente afirmativo, para garantir que o lar seja um lugar de segurança e apoio incondicional. Os responsáveis devem instruir e instrumentalizar as crianças a obter apoio em situações que percebam estar se tornando inseguras. É importante que as crianças sintam o interesse de seus cuidadores sobre como elas se veem, seus pensamentos e suas experiências como algo genuíno. Embora tais recomendações tenham sido estudadas para pais e cuidadores, elas também são úteis para ambientes clínicos, institucionais e escolares[19].

Uso de bloqueadores puberais na infância

O uso de bloqueadores puberais está direcionado para situações em que se iniciam evidências da puberdade e essas estejam associadas ao sofrimento, diante do surgimento dos caracteres sexuais secundários. Postergar as mudanças corporais pode levar à redução do sofrimento e promover maior tempo para que avaliações e intervenções psicossociais sejam feitas até que o indivíduo possa, já um jovem adulto, consentir com as intervenções irreversíveis[18].

CONSIDERAÇÕES FINAIS

Baseando-se nos estudos do desenvolvimento sexual infantil, compreende-se que a aquisição do conceito de identidade de gênero ocorre, completamente, por volta dos 5 a 6 anos de idade. Os indivíduos com variabilidade de gênero e história típica manifestam alguns sinais de incongruência anteriormente a essa idade (*early-onset*), enquanto outros vão expressar seus questionamentos por volta da época da puberdade (*late-onset*). Estudos epidemiológicos anteriores relatavam taxa de persistência de incongruência de gênero, a longo prazo, de 12 a 15,8%, e a maior parte dos indivíduos desistentes passava a compreender que não tinha incongruência de identidade de gênero, mas apresentavam uma orientação sexual diversa, não heterossexual[15]. Estudos mais recentes trazem taxas menores de desistentes, entretanto, vale a pena ressaltar que os indivíduos observados nesses estudos, não só se entendiam – no tempo zero – como transgêneros, mas também já haviam realizado a transição social completa, o que acaba por selecionar sujeitos com uma provável maior segurança de sua incongruência, bem como famílias que proporcionavam aceitação e suporte da condição do familiar[16]. Ainda são necessários estudos maiores, com números mais relevantes de sujeitos, para compreender o fenômeno "identidade de gênero": o desenvolvimento da identidade nos indivíduos transgêneros, nos pares que os cercam, também leva em consideração a evolução sociocultural a respeito do tema, como a possibilidade de crianças, em número expressivo, serem aceitas por suas famílias em sua incongruência e poderem realizar a transição social em idade precoce, o que não era factível até bem pouco tempo atrás.

Somente a partir desses estudos poderá se compreender as questões de variabilidade de gênero, nas mais diversas idades, e a melhor abordagem desses indivíduos, ao minimizar disforia e preconceitos e melhorar a assistência transdisciplinar, para que tenham melhor qualidade de vida, maior acesso à saúde (de uma maneira geral) e, assim, diminuir o sofrimento e estigmas aos quais essa população está submetida.

REFERÊNCIAS BIBLIOGRÁFICAS

1. Ruble DN, Taylor LJ, Cyphers L, Greulich FK, Lurye LE, Shrout PE. The role of gender constancy in early gender development. Child Dev. 2007;78(4):1121-36.
2. Gülgöz S, Glazier JJ, Enright EA, Alonso DJ, Durwood LJ, Fast AA, et al. Similarity in transgender and cisgender children's gender development. Proc Natl Acad Sci U S A. 2019;116(49):24480-5.
3. Coates S, Perso ES. Extreme boyhood femininity: isolated behavior or pervasive disorder? J Am Acad Child Psychiatry. 1985;24(6):702-9.
4. Rekers GA, Lovaas OI. Behavioral treatment of deviant sex-role behaviors in a male child. J App Behav Anal. 1974;7(2):173-90.
5. Zucker KJ, Bradley SJ, Kuksis M, Pecore K, Birkenfeld-Adams A, Doering RW, et al. Gender constancy judgments in children with gender identity disorder: evidence for a developmental lag. Arch Sex Behav. 1999;28(6):475-502.
6. Hidalgo MA, Ehrensaft D, Tishelman AC, Clark LF, Garofalo R, Rosenthal SM, et al. The gender affirmative model: what we know and what we aim to learn. Hum Dev. 2013;56(5):285-90.
7. Fast AA, Olson KR. Gender development in transgender preschool children. Child Dev. 2017;89(2):620-37.
8. Martin CL, Andrews NCZ, England Dawn E, Zosuls K, Ruble DN. A dual identity approach for conceptualizing and measuring children's gender identity. Child Dev. 2016;88(1):167-82.
9. Halim ML, Ruble DN, Tamis-LeMonda CS, Zosuls KM, Lurye LE, Greulich FK. Pink frilly dresses and the avoidance of all things "girly": children's appearance rigidity and cognitive theories of gender development. Dev Psychol. 2014;50(4):1091-101.
10. Bee H, Boyd D. A criança em desenvolvimento. 12. ed. São Paulo: Artmed; 2011.
11. Zucker KJ, Lawrence AA, Kreukels BPC. Gender dysphoria in adults. Annu Rev Clin Psychol. 2016;12(1):217-47.
12. Littman L. Parent reports of adolescents and young adults perceived to show signs of a rapid onset of gender dysphoria. PLoS One. 2018;13(8):e0203330.
13. Singh D, Bradley SJ, Zucker KJ. A follow-up study of boys with gender identity disorder. Front Psychiatry. 2021;12:632784.
14. Steensma TD, Biemond R, de Boer F, Cohen-Kettenis PT. Desisting and persisting gender dysphoria after childhood: a qualitative follow-up study. Clin Child Psychol Psychiatry. 2011;16(4):499-516.
15. Olson KR, Durwood L, Horton R, Gallagher NM, Devor A. Gender identity 5 years after social transition. Pediatrics. 2022;150(2):e2021056082.
16. Coleman E, Radix AE, Bouman WP, Brown GR, de Vries ALC, Deutsch MB, et al. Standards of care for the health of transgender and gender diverse people, version 8. Int J Transgend Health. 2022;23(Suppl. 1):S1-259.
17. Johns MM, Lowry R, Andrzejewski J, Barrios LC, Demissie Z, McManus T, et al. Transgender identity and experiences of violence victimization, substance use, suicide risk, and sexual risk behaviors among high school students – 19 states and large urban school districts, 2017. MMWR Morb Mortal Wkly Rep. 2019;68(3):67-71.
18. Skordis N, Kyriakou A, Dror S, Mushailov A, Nicolaides NC. Gender dysphoria in children and adolescents: an overview. Hormones (Athens). 2020;19(3):267-76.
19. Katz-Wise SL, Gordon AR, Sharp KJ, Johnson NP, Hart LM. Developing parenting guidelines to support transgender and gender diverse children's well-being. Pediatrics. 2022;150(3):e2021055347.
20. Brasil. Conselho Federal de Medicina (CFM). Resolução CFM n. 2.265/2019. Dispõe sobre o cuidado específico à pessoa com incongruência de gênero ou transgênero e revoga a Resolução CFM n. 1955/2010. Brasília: CFM; 2020.

21
Pediatria e Incongruência de Gênero

Ana Carolina de Albuquerque Cavalcanti Ferreira Novo

INTRODUÇÃO

A pediatria é, por excelência, a especialidade médica que cuida do ser humano em crescimento e desenvolvimento. Mas a pediatria só pôde surgir como área de conhecimento médico depois que se formou o conceito atual de infância.

Até a Idade Média, as crianças eram percebidas como adultos em miniatura e, assim que possível, eram inseridas no universo adulto, compartilhando vestimentas, brincadeiras e trabalho[1]. A mortalidade infantil também era muito elevada. Desde a Pré-História, e passando pelos mais diferentes povos e lugares, cerca de 50% das crianças nascidas morriam antes de completar 15 anos. Foi só a partir do século XVI que essa mortalidade começou a se reduzir, com uma diminuição muito expressiva no século XX, de forma que agora 96% das crianças sobrevivem até os 15 anos[2]. E se as crianças deixaram de morrer tanto, os adultos passaram a ter maior vínculo e mais cuidado com elas. A partir do século XVII, a criança passa realmente a ser percebida em suas características e diferenças, tornando-se centro das atenções e cuidados da família, já se entendendo por infância o mesmo que entendemos hoje. Lembrando que a palavra infância tem sua origem no latim e significa aquele que não é capaz de falar e, portanto, enquanto incapaz, precisa ser cuidado, assim também se tornando objeto do Estado, da ciência e da religião, que passam a olhar de modo mais atento para as crianças[1,3].

É nesse contexto que surge pela primeira vez o termo pediatria e o entendimento de que uma criança tem peculiaridades na saúde e doença, diferentemente de um adulto. Foi o médico suíço Theodor Zwinger III (1658-1724) que percebeu que a mesma doença infecciosa tinha sintomas e evolução diferentes em crianças e adultos e publicou, em 1680, a dissertação *Paedoiatreia practica:*

curationen morborum puerilium observationes, primeiro tratado sobre o tema, cunhando, assim, o termo pediatria, do grego *paidós*, criança e *iatreia*, medicina[4].

A atuação do pediatra se inicia ainda na gestação, pela orientação aos pais, que começa em consulta pré-natal, e dura até o final da adolescência. Além de cuidar dos agravos que podem surgir a cada momento, o pediatra, por meio dos cuidados de puericultura, deve promover saúde e prevenir doenças, cuidando da criança e do adolescente, assim como de toda a família, sem nunca esquecer sua importante atuação como educador em saúde. É muito importante o cuidado nos primeiros mil dias de vida da criança (da fecundação até o final do 2º ano de vida), mas o pediatra deve ter em mente que cuidar da criança é também cuidar do adulto que ela virá a ser. Portanto, cada vez mais é preciso se preocupar com as doenças crônicas do adulto e com a saúde mental do indivíduo[5].

O acompanhamento do crescimento, da alimentação e da vacinação é sempre lembrado e cuidado na consulta pediátrica. Já a avaliação do desenvolvimento nem sempre recebe a mesma atenção. O desenvolvimento, que ocorre durante toda a vida, nada mais é do que o ganho de capacidades e a aquisição de habilidades que acontecem de forma sequencial em diferentes domínios. Na consulta pediátrica de rotina geralmente são avaliados, pelos marcos de desenvolvimento, o desenvolvimento motor fino e grosso, cognitivo, psicossocial e emocional e da linguagem e comunicação. Esse acompanhamento do desenvolvimento da criança é fundamental e permite que precocemente se identifiquem os atrasos e se iniciem as intervenções adequadas. Com isso, esse indivíduo terá desenvolvimento global e certamente melhor qualidade de vida[6].

Mas o desenvolvimento infantil é mais amplo. Normalmente, nas consultas de pediatria o desenvolvimento da sexualidade e da identidade de gênero da criança é muito pouco avaliado e até mesmo esquecido. A formação dos pediatras nesses aspectos ainda deixa muito a desejar, o que se soma, de modo geral, ao preconceito da nossa sociedade e dos próprios pais, que ainda tendem a ver as crianças como seres assexuados e angelicais.

Contudo, quando as dúvidas surgem, geralmente o primeiro profissional procurado pelos pais é o pediatra, que vai precisar entender o que está acontecendo para poder atender e orientar adequadamente essa família. E, para que se possa avaliar o desenvolvimento de cada criança nesses pontos, é necessário entender como ele acontece.

O desenvolvimento da sexualidade é um processo que se inicia ainda no embrião e se estende por toda a vida. Esse processo é muito mais amplo do que sexo genital e reprodução e é influenciado por fatores biológicos e socioculturais. A sexualidade infantil se caracteriza pela busca do prazer e é autoerótica, ou seja, o prazer decorre da estimulação pela própria criança de zonas erógenas do seu corpo.

A identidade de gênero é a forma singular e subjetiva pela qual uma pessoa se reconhece como homem, mulher ou algo entre homem e mulher. Na maioria dos casos, a identidade de gênero é congruente com o sexo biológico, de modo que o indivíduo é considerado cisgênero. Entretanto, é possível que ambas não sejam congruentes e, nesse caso, ele será considerado transgênero. Quando essa incongruência ou variabilidade de gênero leva a sofrimento psíquico, diz-se que esse indivíduo tem disforia de gênero[7].

A identidade de gênero se desenvolve já nos primeiros anos de vida e depende de fatores biológicos pré e perinatais (genéticos e hormonais), sociais e psíquicos. Ela não determina ou depende da orientação sexual, a qual só vai ser definida muito depois, geralmente na adolescência[7].

PEDIATRIA GERAL

É frequente as crianças terem brincadeiras e experimentações do gênero oposto. Cabe ao pediatra orientar os pais a deixarem a criança livre para experimentar e vivenciar esses momentos, e sempre ressaltar que a identidade é do indivíduo e, por isso, não vai ser incentivada ou imposta só por se permitir uma roupa ou brinquedo não esperados socialmente para o sexo da criança, mas também deve ajudar os pais a identificar se tal comportamento é algo transitório ou de fato consistente e persistente. Nesse último caso, pode haver uma variabilidade de gênero, caso em que essa criança deve ser encaminhada para avaliação em clínica especializada.

Para que se possa entender se essa criança tem uma incongruência de gênero, o mais importante é conversar com a criança e com a família. É esse o processo realizado nas triagens realizadas no Ambulatório Transdisciplinar de Identidade de Gênero e Orientação Sexual (AMTIGOS) do Instituto de Psiquiatria do Hospital das Clínicas da Faculdade de Medicina da Universidade de São Paulo (IPq-HCFMUSP). Todos os indivíduos que procuram o ambulatório para atendimento em saúde por uma possível transgeneridade passaram por avaliação médico-psiquiátrica de triagem. Aqueles que apresentam incongruência de gênero e, por isso, considera-se que serão beneficiados pelo acompanhamento no ambulatório, são matriculados e iniciam o acompanhamento. Os demais são devidamente orientados e recebem alta na triagem[8].

Nessa entrevista, é importante diferenciar se é realmente uma questão de identidade ou apenas de comportamento, ou seja, se a criança é de outro gênero ou se só gostaria de ser.

Normalmente, as crianças menores, de 3 a 6 anos, falam com mais facilidade das suas vivências, e expressam claramente que nasceram no corpo errado, que querem morrer para nascer certo, e muitas têm disforia com o genital. As meninas trans usam roupas femininas, querem cabelos longos e colocam panos na cabeça para simular esses cabelos, brinquedos femininos, maquiagem. Os meninos trans se negam a usar vestidos, rejeitam a cor rosa e querem cortar o cabelo a todo custo. Ambas acreditam totalmente que basta a transição de roupas, cabelo, nome e pronomes para serem do gênero oposto.

Mas existem também aquelas crianças que se encantam com o universo do gênero oposto. Meninos que querem roupas brilhantes e coloridas, bonecas, maquiagem, mas que dizem claramente que são meninos. E meninas *tomboy*, que gostam de roupas masculinas, subir na árvore e jogar futebol, mas são meninas.

Os familiares percebem o comportamento expresso e não a identidade de gênero. Socialmente é muito menos aceito um menino com comportamento feminino do que uma menina com comportamento masculino. Por isso, nessa faixa etária há uma preocupação muito maior dos pais em relação a meninos afeminados. Isso se reflete no número proporcionalmente maior de meninos encaminhados para avaliação, e, também, em uma proporção maior de não admissão no ambulatório de meninos dessa idade.

A partir dos 7 ou 8 anos, as crianças já têm uma percepção maior de que seu comportamento não é socialmente aceito, pois muitas vezes são repreendidas na família e pelos pares. A partir desse momento, as crianças possuem maior dificuldade em se expor, algumas vezes deixando de vivenciar comportamentos de seu gênero e aparentando uma cisgeneridade que não é real. Na entrevista, geralmente essas crianças se mostram tristes e fechadas, muitas já vivenciando um isolamento social.

Quando a puberdade se inicia, passam a viver um turbilhão de sentimentos que podem ser facilmente percebidos pelo entrevistador. A maioria relata se sentir incongruente desde pequena, mas a mudança corporal concretiza uma realidade do sexo que muitos relatam ainda acreditar que não fosse acontecer: o menino trans que realmente não acreditava que fosse ter seios, a menina trans que sofre muito com o crescimento do genital. A disforia com o próprio corpo aumenta muito, assim como sintomas psiquiátricos de ansiedade e depressão.

Ao acreditar, na sua avaliação, que a criança possa ter uma incongruência de gênero, é importante que o pediatra explique para a criança o fato de ela não estar errada, pois não é um problema, e orientar os familiares que não é uma doença, mas apenas uma variação do normal, não é moda ou influência de ninguém e, portanto, a criança pode e deve vivenciar e experimentar o que se sente confortável para fazer. Também é importante que essa família seja encaminhada para avaliação e acompanhamento especializado.

PEDIATRIA NO AMBULATÓRIO DE GÊNERO

As crianças com incongruência de gênero precisam seguir a puericultura como toda criança, mas esse acompanhamento tem algumas peculiaridades.

É importante estabelecer vínculo e confiança com a família e com a criança, que muitas vezes têm grande desconfiança de pediatras, pois eles por vezes têm posturas preconceituosas ou mesmo se negam a atender crianças trans, o que infelizmente ainda é realidade em todo o país.

A avaliação nutricional e alimentar é fundamental, uma vez que o sobrepeso e a obesidade são mais frequentes que na população geral. A orientação de uma alimentação saudável é especialmente importante quando se tem em vista a possibilidade de bloqueio puberal. Esses aspectos serão mais bem detalhados no capítulo "Nutrologia e incongruência de gênero na infância".

Na anamnese é importante também avaliar o desenvolvimento, inclusive possíveis comorbidades, como transtorno do espectro autista (TEA) e transtorno do déficit de atenção e hiperatividade (TDAH). Entender como é o aproveitamento escolar, ocorrência de *bullying*, uso do nome social e uma questão que deveria ser simples: o uso do banheiro conforme o gênero da criança, que em muitas escolas não é permitido. Além de episódios de agressão dentro dos banheiros que muitas vezes são relatados, a não permissão do uso do banheiro condizente com o gênero leva muitas crianças a simplesmente não irem ao banheiro durante todo o período escolar, diminuindo a ingestão de água durante todo o tempo. Assim, apresentam risco maior de infecção urinária, cálculo renal, vulvovaginites e até hipotensão por hipovolemia, e muitas famílias não se dão conta de que isso ocorre, tornando fundamental a orientação do pediatra.

O exame físico é outro ponto fundamental, mas que precisa de um cuidado muito maior para ser realizado. As crianças que apresentam disforia têm uma grande dificuldade em serem vistas e tocadas por um estranho, por isso é muito importante o estabelecimento do vínculo e, principalmente, explicar por que o exame é necessário.

Devem ser excluídas malformações genitais e a avaliação do estadiamento puberal deve ser feita em todas as consultas. Algumas meninas trans já tentam esconder o pênis e é preciso entender como isso é feito e explicar formas não traumáticas de fazê-lo. Alguns meninos no início da puberdade procuram esconder as mamas, mantendo posturas curvadas prejudiciais para a coluna, excesso de roupas não condizente com a temperatura ambiente, ou mesmo uso inadequado de *binders* ou faixas, e precisam ser orientados.

Após discussão e definição de cada caso por equipe multidisciplinar que segue a criança, cabe ao pediatra, uma vez iniciada a puberdade, conversar com a criança e a família sobre a possibilidade de bloqueio puberal, inclusive falando dos benefícios e dos riscos possíveis. Caso se decida pelo bloqueio, a criança deve ser encaminhada para endocrinologista pediátrico que avaliará e iniciará o bloqueio, conforme definido na Resolução n. 2.265/2019 do Conselho Federal de Medicina (CFM)[9].

FORMAÇÃO PEDIÁTRICA

Ainda são poucos os pediatras capacitados para fazer a suspeita diagnóstica e o acompanhamento das crianças com variabilidade de gênero[10,11]. Para que isso possa mudar, é necessário que o médico se dispa de todos os seus preconceitos, estude o tema, conheça a terminologia e a utilize de forma espontânea e tranquila. O profissional deve respeitar a criança no uso de pronomes e nome, e caso use o errado, precisa pedir desculpas e explicar que está tentando acertar. Deve, também, ser muito cuidadoso no exame físico e cumprir sua função de avaliar, tranquilizar, orientar, encaminhar a criança e a família.

REFERÊNCIAS BIBLIOGRÁFICAS

1. Ariès P. História social da criança e da família. 2. ed. Rio de Janeiro: LTC; 1981.
2. Roser M, Ritchie H, Dadonite B. Child mortality in the past. Our World in Data. 2013 [atualizado 2019] [citado em 25 jul. 2023]. Disponível em: https://ourworldindata.org/child-mortality-in-the-past.
3. Lockmann K, Mota M. Práticas de assistência à infância no Brasil: uma abordagem histórica. Rev Linhas. 2013;14:76-111.
4. Portmann ML. Der Basler Arzt Theodor Zwinger III (1658-1724) und seine Arbeit über ein langes Leben [The Basel physician Theodor Zwinger III (1658-1724) and his works during a long life]. Gesnerus. 1985;42(3-4):353-8. German.
5. Brasil. Ministério da Saúde (MS). Secretaria de Políticas de Saúde. Departamento de Atenção Básica. Saúde da criança: crescimento e desenvolvimento. Série Cadernos de Atenção Básica, n. 33. Brasília: MS; 2012 [citado em 25 jul. 2023]. Disponível em https://bvsms.saude.gov.br/bvs/publicacoes/cadernos_atencao_basica_33.pdf.
6. Grisi SJFE, Escobar, AMU, Ferrer, APE. Fundamentação teórica do desenvolvimento infantil. In: Grisi SJFE, Escobar AMU, Gomes FMS. Desenvolvimento da criança. Rio de Janeiro: Atheneu; 2018. p. 1-11.
7. Bancroft J. Human sexuality and its problems. 3. ed. Edinburgh: Churchill Livingstone/Elsevier; 2009.
8. Foigel ME, Gagliotti DAM, Saadeh A. De adultos a crianças: análise retrospectiva e psicanalítica de serviço ambulatorial de população com disforia de gênero-transtorno de identidade de gênero-transexualismo. Rev Bras Psicanálise. 2014;48(4):71-80.
9. Brasil. Conselho Federal de Medicina (CFM). Resolução n. 2.265/2019. Dispõe sobre o cuidado específico à pessoa com incongruência de gênero ou transgênero e revoga a Resolução CFM n. 1.955/2010. Brasília: CFM; Diário Oficial da União de 09 de janeiro de 2010, Seção I, p. 96.
10. Rafferty J, Committee on Psychosocial Aspects of Child and Family Health, Committee on Adolescence, Section on Lesbian, Gay, Bisexual, and Transgender Health and Wellness. Ensuring comprehensive care and support for transgender and gender-diverse children and adolescents. Pediatrics. 2018;142(4):e20182162.
11. Roth LT, Garcia M, Soren K, Catallozzi M. An unmet need for paediatric LGBTQ training. Clin Teach. 2021;18(5):547-51.

22

Nutrologia e Incongruência de Gênero na Infância

Clara Igel Skibelski
Ana Carolina de Albuquerque Cavalcanti Ferreira Novo

INTRODUÇÃO

Já é bem estabelecido que os adultos e adolescentes transgêneros apresentam problemas de saúde específicos que vão além do uso de hormônios ou necessidade de cirurgias específicas para a transição de gênero. A dificuldade de acesso ao sistema de saúde, prevalência de depressão, ansiedade e uso de substâncias, além do risco de violência, são bem conhecidos. Para além disso, a população trans também é mais vulnerável ao desenvolvimento de obesidade e síndrome metabólica, apresenta maior risco cardiovascular e de desenvolver transtornos alimentares[1-4].

Ainda são poucos os estudos que avaliam a saúde das crianças com variabilidade de gênero. A dificuldade de acesso ao sistema de saúde é uma realidade em nosso meio também para as crianças, assim como a maior prevalência de coocorrências psiquiátricas, mas muito pouco se sabe das questões em e nutricionais.

Apenas dois estudos foram realizados para avaliar essas questões na população infantil. O primeiro avaliou 374 indivíduos de 8 a 20 anos (sem divisão por faixa etária) e não encontrou diferença na ocorrência de obesidade em relação à população cisgênero, mas mostrou uma fração de HDL do colesterol menor do que na população geral. Tal estudo, porém, inclui apenas indivíduos que já estavam em puberdade e que foram divididos em dois grupos conforme o estadiamento puberal[5,6]: puberdade inicial (estadiamento de Tanner 2 e 3), com idade de 8 a 13 anos e que não tinham iniciado o bloqueio puberal; e puberdade tardia (estadiamento de Tanner 4 e 5), com idade de 12 a 20 anos[7] e que não tinham recebido hormonioterapia cruzada, podendo ou não estar em bloqueio puberal.

Uma segunda pesquisa foi realizada com 277 transgêneros de 9 a 20 anos que não tinham iniciado bloqueio puberal nem hormonioterapia cruzada, sem definir estadiamento puberal[5,6] nem subdividir a análise por faixas etárias. Esse estudo encontrou taxas significativamente mais elevadas de obesidade nessa população (50,5%) em relação à população geral (38,6%)[8].

Desde 2020, todas as crianças cujas famílias procuram o Ambulatório Transdisciplinar de Identidade de Gênero e Orientação Sexual (AMTIGOS) do Instituto de Psiquiatria do Hospital das Clínicas da Faculdade de Medicina da Universidade de São Paulo (IPq-HCFMUSP) para assistência em saúde e são admitidas no ambulatório (conforme descrito no capítulo "Pediatria e Incongruência de Gênero") passam por avaliação e acompanhamento em pediatria, com especial atenção às questões nutrológicas e alimentares. Isso permitiu uma avaliação mais completa do estado nutricional de crianças com variabilidade de gênero em acompanhamento em uma clínica especializada.

Uma questão que sempre aparece em primeiro lugar é se devem ser usados os gráficos de crescimento padrão para avaliação correspondente ao sexo ou ao gênero da criança. Analisando os dados de 244 consultas realizadas em nosso serviço, no qual foram comparados para cada indivíduo os percentis de estatura e de índice de massa corpórea (IMC) do sexo e do gênero dos gráficos da Organização Mundial da Saúde (OMS)[9,10], observou-se que a diferença entre esses percentis é muito pequena. Nos gráficos de estatura, a diferença entre a estatura pelo sexo e pelo gênero foi menor que 10% em 95% dos indivíduos. Já nos gráficos de IMC, em 95% dos casos essa diferença foi menor que 5%.

Dessa forma, optou-se por usar o gráfico do sexo da criança quando se quer comparar com dados populacionais, mas para o acompanhamento de cada criança utiliza-se o gráfico por gênero porque ele corresponde melhor às expectativas desse indivíduo em termos de crescimento futuro.

Seguindo essas considerações, foram avaliadas 228 crianças com idades de 4 anos e 1 mês até 11 anos e 11 meses, classificadas segundo seu estado nutricional, de acordo com os parâmetros da OMS[11].

Foi possível observar nesse grupo que 40% das crianças apresentaram excesso de peso (sobrepeso mais obesidade), e 15% do total apresentavam obesidade grave (Figura 1).

Para fazer a comparação populacional, optou-se por usar os dados das 200 crianças de 5 anos até 10 anos incompletos e, assim, contrapor com os dados disponibilizados pelo Ministério da Saúde (MS), por meio do Sistema de Vigilância Alimentar e Nutricional (Sisvan) de 2019[12]. É possível observar que, enquanto em todo o Brasil, na população das crianças dessa faixa etária 31% apresentam excesso de peso e 6% obesidade grave (Figura 2), nas 200 crianças em acompanhamento no AMTIGOS 39% apresentam excesso de peso e 15%, obesidade grave (Figura 3).

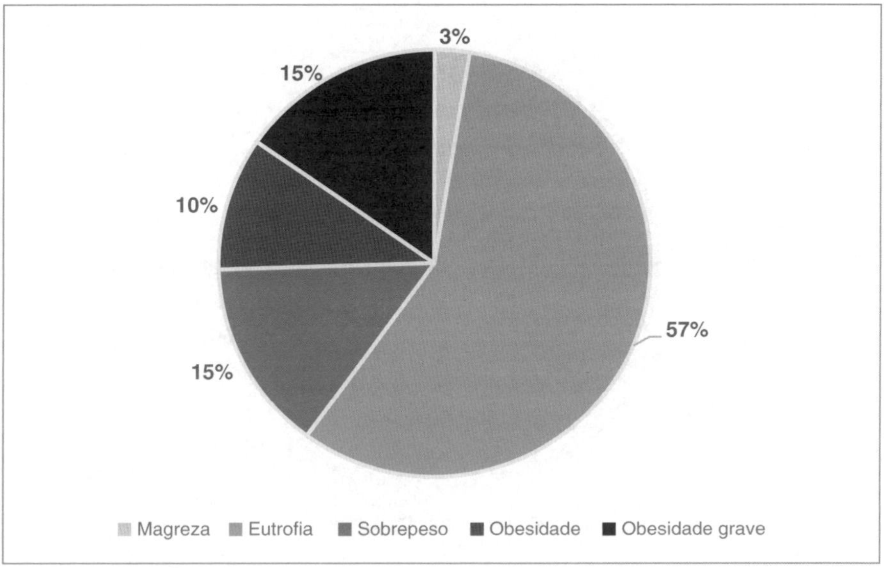

FIGURA 1 Distribuição das 228 crianças de 4 até 11 anos em acompanhamento no AMTIGOS conforme seu estado nutricional.

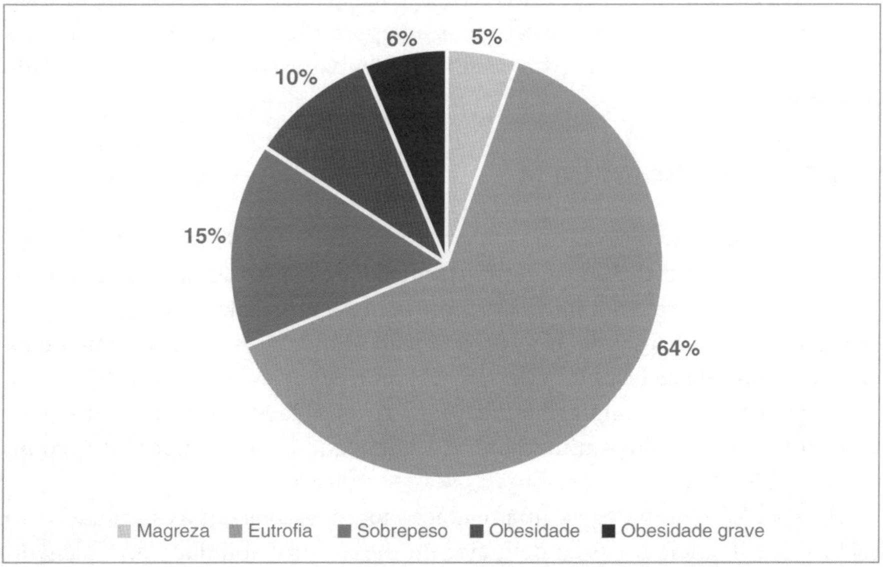

FIGURA 2 Distribuição das crianças de 5 até 10 anos incompletos na população brasileira conforme seu estado nutricional, segundo dados do Ministério da Saúde, 2019[12].

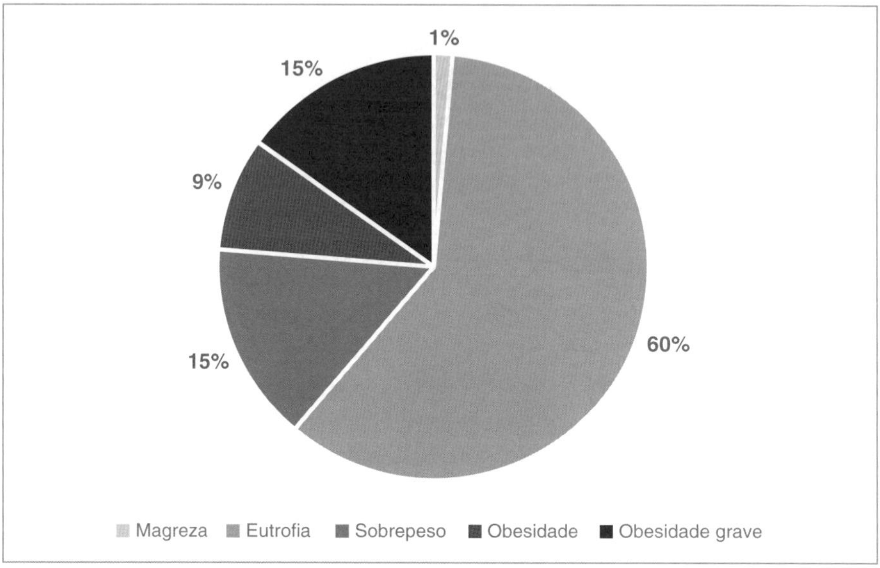

FIGURA 3 Distribuição das 200 crianças de 5 até 10 anos incompletos em acompanhamento no AMTIGOS, conforme seu estado nutricional.

Para se entender o porquê dessas crianças apresentarem mais excesso de peso e obesidade grave que a população geral, é importante entender um pouco mais da alimentação na infância e das peculiaridades das crianças com variabilidade de gênero.

ALIMENTAÇÃO NA INFÂNCIA

A infância é um período de rápido crescimento e desenvolvimento. É a fase em que as preferências alimentares são formadas e é construída a base da alimentação saudável na vida adulta. O alimento fornece nutrientes que dão energia e são essenciais para a saúde. Já as preferências alimentares são constantemente alteradas durante as fases da vida e recebem influências intrínsecas (genética, idade, gênero) e ambientais (família, pares, comunidade e sociedade), as quais determinam as escolhas alimentares e a qualidade da alimentação[13,14], como mostra a Figura 4.

A exposição pré-natal e a amamentação foram associadas à estimulação do sabor e à influência no risco de maior ou menor probabilidade do desenvolvimento de obesidade. A alimentação complementar também é crucial, tanto para a prevenção da obesidade quanto para o estabelecimento de preferências gustativas e atitude infantil em relação à comida. Uma associação positiva

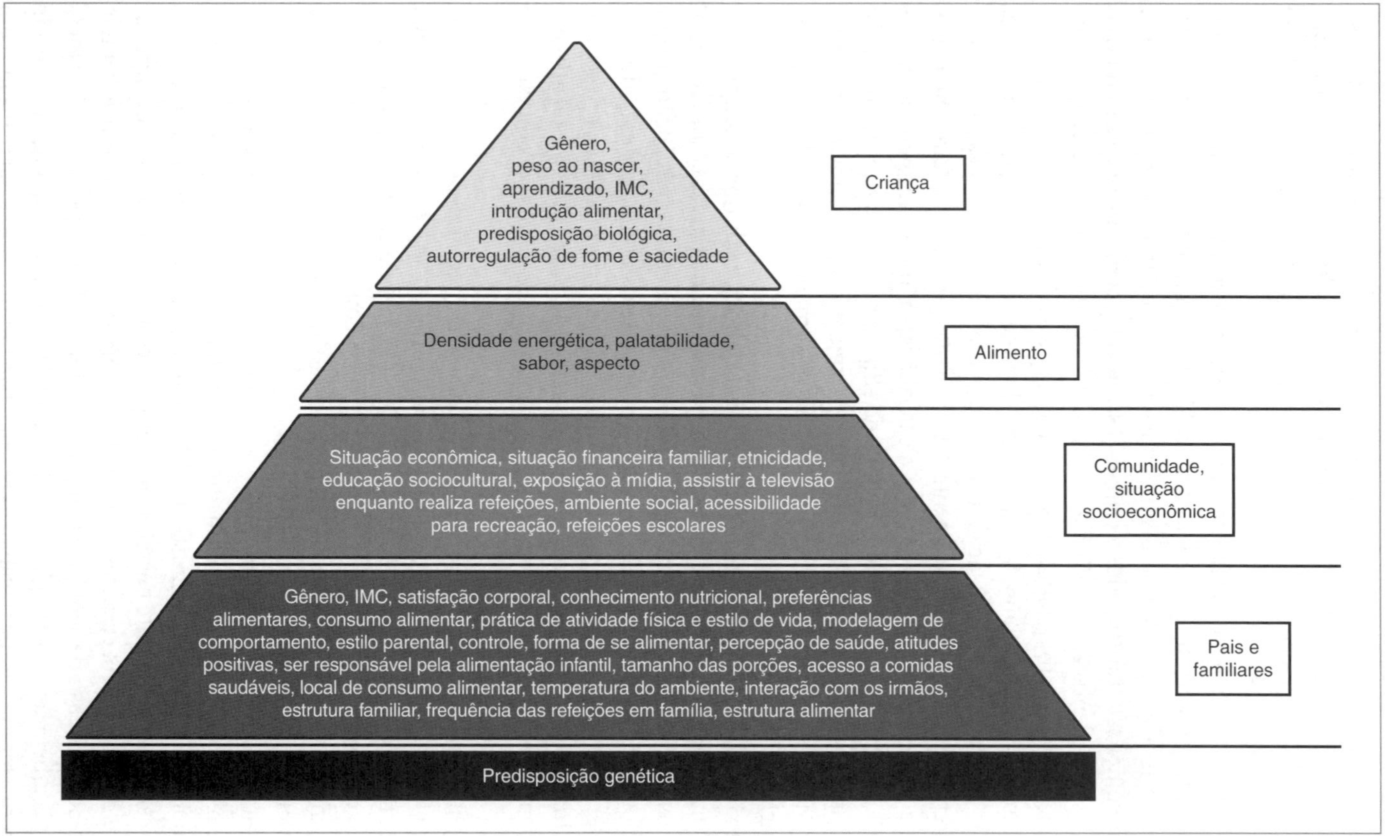

FIGURA 4 Fatores que influenciam o comportamento alimentar na infância[13].

concordante entre a duração do aleitamento materno e o consumo de frutas e hortaliças foi encontrada em diferentes contextos culturais. A maior duração do aleitamento materno associa-se ao maior consumo de frutas e hortaliças em crianças pequenas[13].

Além da influência materna durante a gestação e a amamentação, é importante falar sobre a influência dos pais e cuidadores durante toda a infância. Eles ensinam às crianças maneiras distintas na forma de se alimentar: como, quanto e o que comer são transmitidos à criança, assim como crenças e práticas culturais ligadas à alimentação. A influência dos pais é significativa: ela se reflete tanto no que está no prato quanto no contexto em que é oferecido[13].

Tanto os adultos quanto as crianças geralmente possuem respostas positivas inatas ao consumo de açúcar e de sal, e respostas negativas ao sabor amargo. Diferenças individuais geneticamente determinadas também existem e interagem com a experiência, para garantir que as crianças não estejam geneticamente restritas a uma gama estreita de grupos de alimentos. As crianças também são predispostas a preferir alimentos de alta energia e a rejeitar novos alimentos, além de aprenderem a fazer associações entre alimentos e sabores e as consequências de seu consumo[13].

Existem maneiras distintas pelas quais crianças e adultos se alimentam: comer emocional (comer em resposta a emoções negativas), comer social (comer em resposta ao estímulo do ambiente por meio da percepção, aroma e sabor do alimento) e comer coibido (comer menos do que o desejado para perder peso ou manter a forma corporal). Todas as três teorias se referem ao uso inadequado dos estados de fome e saciedade para iniciar e terminar a alimentação; em vez disso, respondem a estímulos externos ou emocionais a partir da ingestão alimentar[15].

A influência dos pais na forma de a criança se alimentar depende do sexo da criança e dos aspectos socioculturais da construção da aparência. Muitas vezes, as meninas estão sujeitas a expectativas de um ideal de corpo magro e maior pressão de seus pais para serem magras. Como consequência, elas observam a forma como suas mães se alimentam e usam restrições e dietas para ter ou manter um corpo magro[15].

Além disso, pode-se supor que as crianças que observam seus pais comendo em resposta a estímulos emocionais ou externos podem aprender a comer quando estão tristes ou angustiadas. Os sinais emocionais de alimentação dos pais estão positivamente correlacionados com os sinais emocionais de alimentação da criança. As crianças estão mais propensas a comer quando se sentem chateadas no caso de seus pais agirem dessa forma. Por outro lado, as crianças que percebem seus pais negligenciando a fome e comendo menos que o desejado tendem a ter uma alimentação mais restrita. Um estudo transversal realizado com pais mostrou que aqueles que relataram o estilo emocional de comer também observavam o mesmo estilo emocional de comer nos seus filhos[15].

Atualmente, as famílias brasileiras vivenciam intensas mudanças no modo de vida da sociedade e nas práticas alimentares, fato refletido em aumento anual na parcela da população infantil que apresenta excesso de peso. Essas mudanças promovem o aumento do consumo de alimentos não saudáveis, como os ultraprocessados. Contribuem para essa situação ambientes que favorecem o consumo de alimentos menos saudáveis, falta de tempo das famílias para o preparo das refeições em decorrência de longos deslocamentos nas grandes cidades, longas jornadas de trabalho e falta de rede de apoio às mulheres trabalhadoras e suas famílias para o cuidado com a criança[12].

O sobrepeso e a obesidade em crianças e adolescentes causam repercussões clínicas, sociais e emocionais. Essas repercussões, como *bullying*, insatisfação corporal, alterações hormonais e desenvolvimento de transtornos alimentares, estão apresentadas em mais detalhes no capítulo "Nutrologia e incongruência de gênero na adolescência".

Por outro lado, continuam a existir casos de anemia e deficiência de vitaminas em alguns grupos populacionais, marcados pela dificuldade em adquirir seus alimentos por condições socioeconômicas desfavoráveis[12]. No entanto, é importante ressaltar que, mesmo com a presença do alimento, as deficiências nutricionais e a inadequação alimentar ainda podem estar presentes.

Alimentação na infância com incongruência de gênero

A incongruência de gênero é apenas uma variação do normal. Não tem marcadores biológicos evidentes e, dessa forma, não deveria levar a alterações nutricionais ou metabólicas. Essas alterações começam a ser percebidas quando surge o sofrimento com a transgeneridade pela não aceitação pela família e pelos pares e pela disforia com o próprio corpo.

Começa, então, o comer emocional: comer toda a tristeza que se sente por não ser reconhecido como quem é; o comer social: os pais oferecem quantidade excessiva de alimento, eventualmente de qualidade inadequada, na tentativa de "compensar" o filho pelo sofrimento; e o comer coibido: algumas crianças querem perder peso para ter a aparência que acreditam ser mais feminina ou masculina.

Nas crianças com variabilidade de gênero, a imagem corporal é muito significativa. Alguns meninos trans querem ficar mais gordos para não ter cintura evidente ou mais magros para não ter formas curvilíneas. Algumas meninas trans querem ficar mais magras para parecer mais delicadas ou engordar para parecer ter mamas (adipomastia).

Assim, a postura dos pais diante da alimentação dos filhos é sempre fundamental. Muitas vezes, os pais dessas crianças também estão sujeitos a grande pressão social, dificuldade de lidar com os próprios preconceitos e culpa muito grande, como descrito nos capítulos sobre família. Esses pais podem comer em resposta a estímulos emocionais e "ensinar" os filhos a fazer o mesmo. Além disso, esse sentimento de culpa pode fazer com que os pais sejam excessivamente liberais, inclusive na alimentação, para "compensar" a criança, não dando as devidas orientações e tendo dificuldade em estabelecer limites.

Bloqueio puberal

As crianças que apresentam variabilidade de gênero e mostram sofrimento com o início da puberdade e com as mudanças corporais esperadas podem ser encaminhadas para iniciar o bloqueio puberal após discussão e definição de cada caso por equipe multidisciplinar, que segue a criança e precisa fornecer a devida orientação para os pais e para a própria criança em concordância de todos, conforme definido na Resolução do Conselho Federal de Medicina (CFM) n. 2.265/2019[16]. Considera-se o início da puberdade a partir do surgimento do broto mamário no sexo feminino[5], que ocorre entre 8 e 13 anos, e do aumento do volume testicular para 4 mL no sexo masculino[6], que acontece entre 9 e 14 anos.

O bloqueio puberal é reversível e previne o desenvolvimento dos caracteres sexuais secundários, que são irreversíveis, e todo o sofrimento daí decorrente. Mas, apesar de já ser usado há décadas no tratamento de crianças com puberdade precoce, o bloqueio não é isento de riscos[17,18].

São efeitos colaterais frequentes: dor da injeção, abscesso asséptico no local, fadiga, alteração de humor, diminuição da mineralização óssea e alteração da composição corpórea[18].

O período da adolescência é uma janela crítica de tempo durante o qual ocorre o pico de mineralização óssea em função do aumento de hormônios sexuais (estrógeno e testosterona). No futuro, a ausência de hormônios sexuais durante uma parte desse período, que acontece com o bloqueio puberal, pode levar a risco de osteoporose. Embora os medicamentos utilizados no bloqueio puberal já venham sendo usados há muitos anos no tratamento da puberdade precoce, há escassez de dados sobre seus efeitos a longo prazo na saúde óssea em jovens transgêneros[18].

Alguns estudos também mostram que, depois de 1 ano do bloqueio puberal, há aumento significativo na porcentagem de gordura corpórea, aumento do IMC e diminuição da massa magra. Sabendo-se que a obesidade é a causa mais frequente de dislipidemia secundária na infância e na adolescência, entende-se que há maior risco de dislipidemia[18].

ACOMPANHAMENTO E RECOMENDAÇÕES

As crianças com variabilidade de gênero devem ter acompanhamento pediátrico especializado periódico e orientação com nutricionista sempre que necessário, para que possíveis distúrbios, como ganho excessivo de peso, sejam rapidamente percebidos e orientados. Devem ser realizadas triagens laboratoriais para dislipidemia e deficiência de vitamina D. A preocupação não é somente cuidar da saúde na infância, mas, caso se inicie o bloqueio puberal, essa criança deve estar nas melhores condições de saúde de modo a minimizar possíveis efeitos deletérios desse procedimento.

Assim, o **controle do excesso de peso** é fundamental para o acompanhamento dessas crianças. É necessário explicar para os responsáveis e para a própria criança porque o peso está excessivo e de que maneira essa característica pode fazer mal para a sua saúde. Poderá ser necessária mudança de hábitos e rotinas, o que nunca é fácil. A orientação deve ser personalizada e factível para a criança e para a família: são necessários orientação dietética e incremento de atividade física. A seguir, são apresentados 10 pontos básicos a serem seguidos nessa orientação[19]. Eles são importantes para melhorar a qualidade de vida de todas as crianças, mesmo as que apresentam peso adequado.

Orientação dietética:

1. Incentivar o consumo diário de cinco porções de frutas e vegetais.
2. Diminuir o consumo de alimentos com alta densidade calórica, como gorduras saturadas, salgadinhos e alimentos com alto índice glicêmico, como doces.
3. Diminuir o consumo de bebidas açucaradas e/ou com aromatizantes.
4. Diminuir o consumo de alimentos fora de casa, em particular *fast-food*.
5. Fazer o desjejum todos os dias.
6. Não pular refeições.

Atividade física:

1. Diminuir o sedentarismo: televisão, internet e videogame devem ser limitados a, no máximo, 2 horas por dia.
2. Participar de exercícios divertidos e adequados para a idade.
3. Aumentar a intensidade, a frequência e a duração das atividades físicas gradualmente, de acordo com a tolerância da criança e/ou adolescente.
4. Praticar pelo menos 1 hora de atividade física diariamente.

Muitas vezes, os casos de obesidade grave que não respondem à orientação inicial precisam ser encaminhados para acompanhamento endocrinológico especializado.

Para a prevenção e o manejo dos casos de **dislipidemia**, a Academia Americana de Pediatria (APA) recomenda que todas as crianças sejam submetidas a atividades físicas como brincadeiras e esportes por pelo menos 1 hora por dia e que o tempo de tela (videogames, smartphones, televisão e tablets) seja de no máximo 2 horas por dia[20].

É importante incentivar o consumo de carboidratos integrais, como arroz e farinhas integrais, além de aumentar a ingestão de fibras solúveis, como frutas, aveia, feijão, grão-de-bico e cevada. Segundo a Sociedade Brasileira de Pediatria (SBP), a quantidade de fibra recomendada por dia é de 5 g/dia + idade da criança em anos, até a dose máxima de 20 g/dia. É recomendado, também, diminuir o consumo de açúcar, bebidas açucaradas e de gorduras trans, encontrados em margarina, chocolate, sorvetes, biscoitos recheados, maioneses e cremes[20].

Para evitar possível **desmineralização óssea**, é muito importante aconselhar os pacientes a otimizar a saúde óssea, mantendo ingestão adequada de cálcio e de **vitaminas D**, C e K, fazendo atividade física regular, reduzindo o consumo excessivo de refrigerantes tipo "cola" e a mantendo o peso saudável.

A vitamina D atua como regulador-chave na homeostase do cálcio e da saúde óssea em crianças, adolescentes e adultos. Ela pode ser obtida pela alimentação e síntese cutânea, por meio da exposição solar adequada[21]. Aproximadamente 90% da vitamina D é proveniente da síntese cutânea e menos de 10% de fontes alimentares. A vitamina D é solúvel em gordura, assim, sua deficiência é comum em crianças com má absorção dessa. Acredita-se que a associação entre obesidade e má absorção de vitamina D se deva a maiores quantidades de gordura subcutânea, que sequestra e, portanto, limita a biodisponibilidade da vitamina D para a circulação sistêmica[22].

Segundo a SBP[23], para manter os níveis de vitamina D adequados, é importante alimentação balanceada e exposição solar regular: 10 a 15 minutos de exposição solar diária são suficientes para a síntese da vitamina D em indivíduos de pele clara. Portanto, é importante incentivar a prática de atividades ao ar livre para crianças e adolescentes.

As fontes alimentares de vitamina D não conseguem suprir as necessidades preconizadas no organismo. Segundo a SBP, a suplementação de vitamina D, 600 a 1.800 UI/dia, para a prevenção de hipovitaminose em crianças e adolescentes, deve ocorrer naqueles que apresentam obesidade, dieta estritamente vegetariana, baixa ingestão de vitamina D, não se exponham ao sol regularmente ou apresentem doença ou uso de medicação associados à deficiência dessa vitamina[23].

Níveis adequados de **cálcio** são muito importantes para a saúde óssea. Sua biodisponibilidade depende de sua retenção nos ossos e órgãos, da absorção intestinal e das perdas na urina. Os produtos lácteos são a principal fonte de cálcio, por sua absorção eficiente. Os vegetais verdes-escuros, como brócolis, couve e agrião também possuem boa absorção, mas inferior à do leite e seus derivados. É recomendado que crianças e adolescentes consumam de 3 a 4 porções de lácteos por dia. Para aqueles com consumo inferior a 300 mg, é recomendada suplementação, 500 a 1.000 mg de cálcio por dia, principalmente nos que têm alimentação vegana estrita[24].

CONSIDERAÇÕES FINAIS

Ainda existem poucos estudos que avaliam de forma específica as questões nutricionais e metabólicas das crianças com variabilidade de gênero.

Ainda assim, já sabemos que crianças com variabilidade de gênero têm mais excesso de peso e distúrbios metabólicos específicos, e também é conhecido que o bloqueio puberal pode exacerbar alguns desses problemas.

Por isso, a avaliação e o acompanhamento dessas crianças por pediatra especializado são fundamentais, com atenção especial aos aspectos nutricionais e metabólicos. Quando necessário, é importante contar com a participação de nutricionista e, eventualmente, do endocrinologista pediátrico.

É sempre importante lembrar que a participação da família é indispensável em todo esse processo, uma vez que ela estará junto da criança e a auxiliará no estabelecimento de hábitos saudáveis.

REFERÊNCIAS BIBLIOGRÁFICAS

1. Weiselberg EC, Shadianloo S, Fisher M. Overview of care for transgender children and youth. Curr Probl Pediatr Adolesc Health Care. 2019;49(9):100682.
2. Lapinski J, Covas T, Perkins JM, Russell K, Adkins D, Coffigny MC, et al. Best practices in transgender health: a clinician's guide. Prim Care. 2018;45(4):687-703.
3. Geilhufe B, Tripp O, Silverstein S, Birchfield L, Raimondo M. gender-affirmative eating disorder care: clinical considerations for transgender and gender expansive children and youth. Pediatr Ann. 2021;50(9):e371-8.
4. Coelho JS, Suen J, Clark BA, Marshall SK, Geller J, Lam PY. Eating disorder diagnoses and symptom presentation in transgender youth: a scoping review. Curr Psychiatry Rep. 2019;21(11):107.
5. Marshall WA, Tanner JM. Variations in the pattern of puberal changes in girls. Arch Dis Child. 1969;44(235):291-303.
6. Marshall WA, Tanner JM. Variations in the pattern of puberal changes in boys. Arch Dis Child. 1970;45(239):13-23.
7. Millington K, Schulmeister C, Finlayson C, Grabert R, Olson-Kennedy J, Garofalo R, et al. Physiological and metabolic characteristics of a cohort of transgender and gender-diverse youth in the united states. J Adolesc Health. 2020;67(3):376-83.
8. Fornander MJ, Roberts T, Egan AM, Moser CN. Weight status, medication use, and recreational activities of treatment-naive transgender youth. Child Obes. 2022;18(4):228-36.
9. World Health Organization (WHO). Growth Reference 5-19 years. Geneva: WHO; 2007. Disponível em: https://www.who.int/growthref/who2007_bmi_for_age en/. Acesso em: abril de 2023.

10. World Health Organization (WHO). The WHO Multicentre Growth Reference Study birth to 5 years. Geneva: WHO; 2006. Disponível em: https://www.who.int/tools/child-growth-standards. Acesso em: abril de 2023.
11. World Health Organization (WHO). Obesity and overweight. Geneva: WHO; 2021. Disponível em: https://www.who.int/news-room/fact-sheets/detail/obesity-and-overweight. Acesso em: abril de 2023.
12. Brasil. Ministério da Saúde (MS). Sistema de Vigilância Alimentar e Nutricional – Relatórios Públicos. Brasília: MS; 2019. Disponível em: https://sage.saude.gov.br/paineis/obesidade_infantil/painel_iframe1.php?idPagina=250%C2%A0. Acesso em: abril de 2023.
13. De Cosmi V, Scaglioni S, Agostoni C. Early taste experiences and later food choices. Nutrients. 2017;9(2):107.
14. Scaglioni S, De Cosmi V, Ciappolino V, Parazzini F, Brambilla P, Agostoni C. Factors influencing children's eating behaviours. Nutrients. 2018;10(6):706.
15. Zarychta K, Kulis E, Gan Y, Chan CKY, Horodyska K, Luszczynska A. Why are you eating, mom? Maternal emotional, restrained, and external eating explaining children's eating styles. Appetite. 2019;141:104335.
16. Brasil, Conselho Federal de Medicina (CFM). Resolução CFM n. 2265/2019. Dispõe sobre o cuidado específico à pessoa com incongruência de gênero ou transgênero e revoga a Resolução CFM n. 1955/2010. Brasília: CFM; Diário Oficial da União [DOU] de 09 de janeiro de 2010, Seção I, p. 96.
17. Rafferty J, Committee on Psychosocial Aspects of Child and Family Health; Committee on Adolescence; Section on Lesbian, Gay, Bisexual, and Transgender Health and Wellness. Ensuring comprehensive care and support for transgender and gender-diverse children and adolescents. Pediatrics. 2018;142(4):e20182162.
18. Salas-Humara C, Sequeira GM, Rossi W, Dhar CP. Gender affirming medical care of transgender youth. Curr Probl Pediatr Adolesc Health Care. 2019;49(9):100683.
19. Kumar S, Kelly AS. Review of childhood obesity: from epidemiology, etiology, and comorbidities to clinical assessment and treatment. Mayo Clin Proc. 2017;92(2):251-65.
20. Stewart J, McCallin T, Martinez J, Chacko S, Yusuf S. Hyperlipidemia. Pediatr Rev. 2020;41(8): 393-402.
21. Mailhot G, White JH. Vitamin D and immunity in infants and children. Nutrients [Internet]. 2020 [citado em 11 jul. 2021]; 12(5). Disponível em: https://www.ncbi.nlm.nih.gov/pmc/articles/PMC7282029/.
22. Stoffers A, Weber D, Levine M. Vitamin D deficiency rickets in the 21 st century: nurture and nature an update on nutritional rickets [Internet] [citado em 07 maio 2023]. Disponível em: https://www.ncbi.nlm.nih.gov/pmc/articles/PMC8849548/pdf/nihms-1757587.pdf.
23. Dantas Alves CA, Cargnin KRN, de Paula LCP, Garcia LS, Collet-Solberg PF, Liberatore Jr RDR, et al. Hipovitaminose D em pediatria: recomendações para o diagnóstico, tratamento e prevenção. Departamento Científico de Endocrinologia [Internet]. [citado em 24 jul. 2023]. Disponível em: https://www.sbp.com.br/fileadmin/user_upload/2016/12/Endcrino-Hipovitaminose-D.pdf.
24. Bacchetta J, Edouard T, Laverny G, Bernardor J, Bertholet-Thomas A, Castanet M, et al. Vitamin D and calcium intakes in general pediatric populations: A French expert consensus paper. Arch Pediatr [Internet]. 2022 [citado em 24 jul. 2023];29(4):312-25. Disponível em: https://www.sciencedirect.com/science/article/pii/S0929693X22000732?via%3Dihub.

23

Fonoaudiologia e Incongruência de Gênero

Kenya Ayo-Kianga da Silva Faustino
Maíra Caricari Saavedra

INTRODUÇÃO

Na visão do seu Conselho Regional, a fonoaudiologia é definida como a profissão "responsável pela promoção da saúde, prevenção, avaliação e diagnóstico, orientação, terapia (habilitação e reabilitação) e aperfeiçoamento dos aspectos fonoaudiológicos da função auditiva periférica e central, da função vestibular, da linguagem oral e escrita, da voz, da fluência, da articulação da fala e dos sistemas miofuncional, orofacial, cervical e de deglutição"[1], auxiliando na melhora no padrão de comunicação do sujeito em todos os ciclos de vida.

FONOAUDIOLOGIA E PESSOAS TRANS NA MÍDIA

Os primeiros registros na mídia sobre a colaboração da fonoaudiologia para a população trans da cidade de São Paulo são de Denise Mallet, em 2013, em entrevista à revista *Marie Claire*[2], na qual ela descreve o tratamento como pioneiro e ainda único no Brasil, oferecido gratuitamente no Ambulatório para Saúde Integral de Travestis e Transexuais de São Paulo, projeto realizado no Centro de Referência e Treinamento DST/Aids, onde atuava desde 2001. Dentro desse contexto, Mallet já nos traz a possibilidade diversa de atuação com a voz da população trans, descrevendo sua prática na apresentação de obras da literatura brasileira em diferentes interpretações. Assim, "a especialista repete trechos de uma mesma poesia, modificando apenas a forma. A metodologia da sessão (ou aula) suaviza a relação entre a especialista e os pacientes"[2].

Em 2016, a Universidade Veiga de Almeida (UVA), no Rio de Janeiro, também em reportagem na mídia[3], descreve a experiência do Laboratório de

Fonoaudiologia para o tratamento de readequação vocal a pessoas transgêneros, coordenado pelo professor João Lopes, que explica:

> os exercícios de mudança de frequência – do grave para o agudo e vice-versa – são os mais importantes, mas nas sessões também são trabalhados aspectos gestuais, a postura e até mesmo o sorriso. A intenção é deixar aparência e voz orgânicas, sem fugir do biotipo de cada pessoa: um esforço técnico que gera mudança de vidas.

Na sua capa, a *Revista do Sistema de Conselhos de Fonoaudiologia*[4] coloca como reportagem principal, no ano de 2017, "A voz na pessoa transgênero", em que aborda como a fonoaudiologia contribui para a saúde e, consequentemente, para identidade de gênero no tratamento da voz em pessoas transgêneros. A experiência descrita na matéria é do Ambulatório Trans da Universidade Federal de Sergipe (UFS), em Lagarto, que inicia sua atuação com pessoas trans por meio dos atendimentos fonoaudiológicos, entendendo a grande demanda em relação à voz, coordenado pelo professor Rodrigo Dornelas.

Todos esses espaços na mídia estimulam a ampliação da produção científica dentro da área e deseja-se que novos questionamentos diante da atuação do fonoaudiólogo com pessoas trans aumentem a cada ano.

ATUAÇÃO FONOAUDIOLÓGICA

Dornelas[5] afirma que, "dentre os aspectos trabalhados na comunicação de pessoas trans, estão incluídos: timbre, entonação, intensidade vocal, fadiga, ressonância, qualidade vocal, articulação, velocidade de fala, linguagem e comunicação não verbal". Somando a esse olhar amplo de cuidado, Dantas[6] cita que "a voz pode ser um fator importante na expressão de gênero de pessoas transexuais, uma vez que tem influência em diferentes situações de vida, como relacionamentos e trabalho, de modos e intensidades diferentes".

O fonoaudiólogo tem atuação fundamental em uma equipe transdisciplinar no acompanhamento de pessoas trans, pois auxilia na avaliação de cada caso e apresenta o impacto na qualidade de vida em relação à voz, comunicação e socialização dessas pessoas. Nesse espaço, deve-se levantar a importância de uma escuta qualificada sobre o sofrimento dos pacientes, que pode estar vinculada ao processo de identidade de gênero, às questões de expressão de gênero, ao momento das intervenções hormonais e às limitações sociais.

A demanda inicial de pacientes trans é habitualmente relacionada a voz fina e voz grossa (aguda e grave). É necessário elucidar as limitações e potencialidades fisiológicas, e deve-se atuar de forma empática aos desejos que cada pessoa traz em relação a sua própria voz. Culturalmente, a sociedade associa vozes grossas ao gênero masculino e vozes finas ao gênero feminino, no entanto, para além disso, a voz expressa a identidade e as características psicodinâmicas da pessoa.

É necessário trazer a este capítulo o entendimento de que a contribuição da fonoaudiologia está vinculada à expressão de gênero da pessoa e como ela se comunica socialmente, nos diversos contextos vivenciados.

FONOAUDIOLOGIA NOS CICLOS DE VIDA

Infância

Na atuação junto às crianças com variabilidade de gênero, dentro do Ambulatório Transdisciplinar de Identidade de Gênero e Orientação Sexual (AMTIGOS) do Instituto de Psiquiatria do Hospital das Clínicas da Faculdade de Medicina da Universidade de São Paulo (IPq-HCFMUSP), a intervenção fonoaudiológica pode se dar também na compreensão do surgimento ou desenvolvimento, em alguns casos, de sintomas na linguagem oral, como troca fonêmica, bloqueios na fala ou até mesmo um mutismo seletivo, ou na linguagem escrita, como trocas grafêmicas ou atraso no desenvolvimento escolar associados às questões de identidade ou fluidez de gênero. Esses sintomas podem se apresentar como queixa no início do processo de avaliação ou durante o acompanhamento longitudinal. Cabe ao fonoaudiólogo a compreensão da importância do olhar ampliado para as questões relacionadas ao gênero e o impacto nas diferentes manifestações na linguagem.

É necessário trazer para as discussões técnicas com a equipe transdisciplinar a importância da avaliação de cada caso, de modo a contribuir para o planejamento do Projeto Terapêutico Singular. Observa-se que disfunções na linguagem oral e/ou escrita podem trazer sofrimento na vida da criança que está expondo socialmente sua identidade de gênero. Haverá, em muitos casos, uma intervenção fonoaudiológica para melhora desses sintomas e facilitação da comunicação dessa criança. Há uma necessidade iminente de que profissionais que atuam na primeira infância, como fonoaudiólogos, conheçam o desenvolvimento da identidade de gênero, sexualidade e orientação sexual, como premissa básica de um campo de atuação e pesquisa que se aproprie do conhecimento do sujeito de forma ampla.

Dentro dos protocolos de atuação com crianças trans no AMTIGOS, pacientes com sinais de início da puberdade são avaliados pela equipe pediátrica e, caso necessário, encaminhados para o serviço de endocrinopediatria no Instituto da Criança do HCFMUSP, conforme a Resolução CFM n. 2.265/2019[7], onde poderá ser ofertado o bloqueio puberal. Essas intervenções terapêuticas e hormonais adiam o desenvolvimento dos caracteres sexuais da puberdade, dentre eles a mudança no trato vocal e o crescimento do "pomo-de-adão", e minimizam os impactos da alteração vocal e disforias características dessa fase.

Adolescência

Na atuação com adolescentes, a procura pela terapia fonoaudiológica tem se dado na busca pelo aprimoramento da voz e comunicação, de modo a melhor adaptar esses aspectos à expressão de gênero evidenciada pelo indivíduo.

Nesse período da vida, é necessária uma atenção ao início da puberdade e a todas as mudanças corporais experimentadas[8]. Nos corpos biológicos masculinos (por volta dos 13 aos 15 anos de idade), a laringe sofre modificações e as pregas vocais podem se alongar em até 1 cm e, como consequência disso, há um abaixamento da frequência fundamental da voz, em média uma oitava, ou seja, mais grave. Já nos corpos biológicos femininos, essa mudança de tamanho e ângulo das pregas vocais é mais discreta. É nesse período que, socialmente, conflitos entre sua expressão de gênero e sua voz passam a trazer um sofrimento importante em relação à comunicação.

ATUAÇÃO TERAPÊUTICA

Independentemente do gênero do indivíduo que procura a terapia fonoaudiológica para que a voz esteja em melhor consonância com sua identidade e expressão de gênero, é de extrema importância considerar aspectos sociais e culturais da vivência dessa pessoa. Não é papel do profissional reforçar padrões binários de comunicação, mas é importante considerá-los entre o desejo do paciente e a busca pela voz de conforto que expressem sua personalidade.

O uso de hormônios masculinos em homens trans e pessoas transmasculinas auxilia nas alterações vocais, aumenta a massa das pregas vocais e diminui a frequência fundamental (f0)[9]. Para a maioria dessa população, a hormonização é eficaz para alterações vocais, por isso a busca por cuidados fonoaudiológicos é menos frequente. Embora haja redução da f0 nesse processo, as evidências sugerem que a voz e a identidade de gênero podem não se alinhar totalmente, portanto, a congruência voz-gênero pode não ser alcançada. Outro aspecto importante a ser analisado e orientado é o período de uso diário do *binder* (faixa de compressão sobre os seios) ou de qualquer outro acessório utilizado na região torácica[10].

As características linguísticas da comunicação não são modificadas pela hormonização e podem não resultar em padrões de comportamento lidos pela sociedade como masculinos o suficiente para o indivíduo[10]. Há relatos da percepção de instabilidade vocal no início da terapia hormonal, semelhante à vivida por adolescentes durante a puberdade, levando à terapia de voz[9,11].

Diferentemente dos homens trans, os hormônios utilizados no processo transexualizador de mulheres trans e travestis não promovem mudanças na frequência e na qualidade vocais. Uma contribuição importante da fonoaudiologia para essa população está na atuação em outros processos de linguagem oral, como a articulação de fonemas, em que há uma percepção do perfil de gênero feminino de maior amplitude dos lábios ao falar, menor intensidade e suavização da voz, entonação, propriocepção dos movimentos orofaciais e todos os elementos de apoio à expressão oral, com movimentos corporais e a comunicação não verbal[12].

Na avaliação fonoaudiológica, durante a anamnese ou entrevista inicial, alguns dados são de grande importância no direcionamento da atuação terapêutica: idade em que se iniciou o processo de transição, uso de hormônios, intervenções cirúrgicas, profissão (funcionalidade da comunicação no trabalho), relações sociais (entender o que a pessoa não faz ou tenta evitar por causa da voz ou fala), a importância da voz/comunicação para a pessoa e o quanto ela considera próxima ou distante da voz de desejo, além de aspectos sobre a saúde como um todo e seu estilo de vida.

Ainda nesse primeiro momento, consideramos importante que sejam realizadas orientações sobre as características anatomofisiológicas, qualidade da voz, características da comunicação e sobre hábitos e saúde vocal.

No processo de avaliação inicial, a investigação da autopercepção em relação à voz é indicada por meio da aplicação de protocolos de autoavaliação como os questionários Thyroidectomy-Related Voice Questionaire (TVQ)[13], Índice de Desvantagem Vocal (IDV)[14] e Escala de Sintomas Vocais (ESV)[15] ou outros protocolos que evidenciem a percepção do impacto da voz e comunicação na qualidade de vida dos indivíduos. É importante a realização de uma avaliação otorrinolaringológica para análise das estruturas do aparelho fonador e, se o paciente permitir, a gravação da voz nas primeiras sessões, seguindo protocolos já utilizados na prática clínica em voz, como o Consenso da Avaliação Perceptivo-Auditiva da Voz (Cape-V)[16].

Podemos identificar como objetivos gerais da terapia vocal para pessoas trans o aprimoramento de aspectos relacionados a: respiração, ressonância, coordenação pneumofonoarticulatória; projeção, posicionamento dos articuladores do trato vocal, qualidade vocal, resistência, ajuste e estabilidade do *pitch* (frequência) e *loudness* (intensidade) da voz, curva melódica, ritmo e velocidade de fala, estilo de comunicação, grau de coaptação glótica; eliminação de situações de esforço à fonação, fadiga vocal e outros riscos à saúde da voz e risco vocal, além de outros aspectos da comunicação verbal e não verbal, como expressão facial, gestos, postura corporal e expressividade, que contribuem para que o indivíduo se sinta mais confortável em relação à própria expressão de gênero[12,17,18].

As evidências atuais sugerem que os maiores efeitos da feminização da voz advêm da mudança de frequência fundamental da fala e do padrão da ressonância mais anterior e superior da voz. Outros parâmetros que evidenciam mudança são padrões de flexibilidade, suavização da emissão, modulação, qualidade da voz, articulação mais ampliada, maior duração dos sons da fala, intensidade média e velocidade da fala. Podem ser sugeridos exercícios de função vocal, método corporal, competência glótica, sons facilitadores, fala e órgãos fonoarticulatórios. Para o processo de cuidado de homens trans, a importância de exercícios de ressonância, abaixamento de laringe, relaxamento e harmonização das vibrações de pregas vocais melhora o padrão respiratório, a despeito do uso dos *binders* e ajuste da duração das vogais[5-10,12-14,16-20].

No processo de alta terapêutica, é necessário analisar junto ao paciente as evoluções e ganhos na comunicação da forma mais ampla por meio da revisão dos instrumentos de análise (gravações e questionário de autopercepção), porém é de essencial importância que a consideração do objetivo pessoal, os desejos e as projeções da pessoa trans sejam alcançados, juntamente com os limites terapêuticos e as características idiossincráticas e de personalidade.

CONSIDERAÇÕES FINAIS

Refletir, a partir das diferentes percepções sobre comunicação e expressão de gênero, nos possibilita enxergar que para algumas pessoas trans existem dificuldades relacionadas à voz e comunicação que podem ser geradoras de outras barreiras de acesso e sociais[6]. Para além da voz de desejo, é necessário considerar que o Brasil é o país que mais mata pessoas trans no mundo, entendendo que a intervenção fonoaudiológica pode inclusive permear sua segurança de vida.

A terapia de voz e comunicação pode ser fundamental para a saúde física e mental dessas pessoas, pois tende a diminuir os riscos associados a disforia de gênero e leitura social, reduzindo os riscos de danos vocais que podem ocorrer na tentativa de realizar modificação vocal sem os cuidados especializados[20].

O acompanhamento fonoaudiológico com a abordagem adequada e crítica quanto às questões sociais e subjetivas relacionadas à identidade de gênero e correlacionadas aos aspectos técnicos da comunicação e voz tem grande potencial para a promoção da saúde de pessoas trans. A terapia da fala e da linguagem permitirá uma experimentação mais segura do gênero nos diferentes ambientes, com crescente aceitação da nova voz, o que permite mais flexibilidade vocal e confiança na comunicação. Em última análise, é a percepção de satisfação do indivíduo com sua comunicação em diferentes situações que determinará a utilização bem-sucedida para permitir que o indivíduo decida como e quando usar essas novas habilidades[11].

O ser humano em suas variabilidades, diversidades e múltiplas expressões é o objetivo do trabalho fonoaudiológico. Tomar consciência e posse de quem se é e de como se pode viver e se expressar em sociedade não é um caminho simples. A contribuição da fonoaudiologia está na possibilidade de validar e facilitar as vivências individuais e coletivas dos transgêneros, sempre compondo dentro de equipe multiprofissional de saúde.

REFERÊNCIAS BIBLIOGRÁFICAS

1. Brasil. Conselho Regional de Fonoaudiologia de São Paulo (Crefono-SP) Internet [citado em 25 jul. 2023]. Disponível em: https://www.fonosp.org.br/fonoaudiologia.
2. Machado L. Com poesia, fonoaudióloga ensina travestis e transexuais a modular voz. G1 [Internet]. 25 de janeiro de 2013 [atualizado em 18 de fevereiro de 2023]. [citado em 25 jul. 2023]. Disponível em: http://glo.bo/YsbwFZ.
3. Soares L. Laboratório de fonoaudiologia oferece tratamento de readequação vocal a transgêneros. CBN [Internet]. 17 de dezembro de 2016 [citado em 25 jul. 2023]. Disponível em: https://m.cbn.globoradio.globo.com/editorias/ciencia-saude/2016/12/17/LABORATORIO-DE-FONOAUDIOLOGIA-OFERECE-TRATAMENTO-DE-READEQUACAO-VOCAL-A-TRANSGENEROS.htm.
4. Brasil. Conselho de Federal de Fonoaudiologia (CFFa). A voz na pessoa transgênero. Ver Comunicar – Rev Sist Cons Fonoaudiol. 2017;72.
5. Dornelas R, Silva KD, Pellicani AD. Atendimento vocal à pessoa trans: uma apresentação do Protocolo de Atendimento Vocal do Ambulatório Trans e do Programa de Redesignação Vocal Trans (PRV-Trans). CoDAS – Soc Bras Fonoaudiol. 2021;33(1).
6. Dantas AB. Relação entre a voz e a expressão de gênero: a percepção de pessoas transexuais [dissertação]. Brasília: Universidade de Brasíla; 2017. p. 54.
7. Brasil. Conselho Federal de Medicina (CFM). Resolução CFM n. 2.265/2019. Dispõe sobre o cuidado específico à pessoa com incongruência de gênero ou transgênero e revoga a Resolução CFM n. 1.955/2010. Brasília: CFM; Diário Oficial da União de 09 de janeiro de 2010, Seção I, p. 96.
8. Behlau M, Tosi O, Pontes PA. Determinação da frequência fundamental e suas variações em altura (jitter) e intensidade (shimmer) para falantes do português brasileiro. Acta AWHO. 1985; 4(1):5-10.
9. Ziegler A, Henke T, Wiedrick J, Helou LB. Effectiveness of testosterone therapy for masculinizing voice in transgender patients: A meta-analytic review. Int J Transgend. 2018;19(1):25-45.
10. Santos SS, Cielo CA. Transgender man voice therapy: a case report. Res Soc Develop. 2020; 9(9): e774997367.
11. Thornton J. Working with the transgender voice: the role of the speech and language therapist. Sexologies. 2008; 7(4):271-6.
12. Davies S, Papp VG, Antoni C. Voice and communication change for gender nonconforming individuals: Giving voice to the person inside. Int J Transgend. 2015;16(3):117-59.
13. Santos HHANM, Aguiar AGO, Baeck HE, Borsel JV. Tradução e avaliação preliminar da versão em Português do Questionário de Autoavaliação Vocal para Transexuais de Homem para Mulher. CoDAS. 2015;27(1):89-96.

14. Santos LM, Gasparini G, Behlau M. Protocolo do Índice de Desvantagem Vocal – IDV. São Paulo: Centro de Estudos da Voz; 2007.
15. Moreti F, Zambon F, Oliveira G, Behlau M. cross-cultural adaptation, validation and cutoff values of the Brazilian Version of the Voice Symptom Scale – VoiSS. J Voice. 2014;28(4):458-68.
16. American Speech-Language-Hearing Association (ASHA). Protocolo – Consenso da Avaliação Perceptivo Auditiva da Voz (Cape-V). Rockville, MD: ASHA, SID3; 2003.
17. Menezes C, Koesters T, Ruta K, Rymers A, Turshon K. Articulating a female vowel: male to female transgender voice therapy. In: Proceedings of the 19th International Congress of Phonetic Sciences. Australia; Melbourne, August 5-9 2019. Melbourne: Australasian Speech Science and Technology Association; 2019.
18. Leung Y, Oates J Chan SP. Voice, articulation, and prosody contribute to listener perceptions of speaker gender: A systematic review and meta-analysis. J Speech, Lang Hearing Res. 2018; 61(2):266-97.
19. Nygren et al., 2018; Bultynck et al., 2017; Thornton, 2008; The World Professional Association For Transgender Health – Wpath [WPATH], 2011; Ziegler et al., 2018.
20. Smith CJ. Culturally competent care for transgender voice and communication intervention. Persp ASHA Spec Inter Groups. 2020;5(2):457-62.

24

Transição Social de Gênero e Direito ao Nome Social

Liliane de Oliveira Caetano

INTRODUÇÃO

O presente texto abordará a transição social de gênero considerando questões que envolvem a sociedade brasileira atual. Nesse sentido, discorre sobre aspectos históricos relacionados ao campo da saúde e problemáticas da violência, no contexto em que se intensificam ataques aos direitos das pessoas trans/dissidentes de gênero, por perspectivas neoconservadoras.

Explanamos a respeito de crianças e adolescentes que, ao vivenciarem fases peculiares de desenvolvimento, fazem com que a transição social de gênero seja um desafio ainda maior para essas pessoas, suas famílias, responsáveis legais e rede social de apoio.

Com relação ao nome social, a saúde pública foi pioneira no país a assegurar esse direito desde 2006. Depois, essa garantia se expandiu para outros contextos/espaços, mas ainda hoje existem desafios quanto à sua utilização. De qualquer forma, destacamos o uso do nome social como um direito humano elementar.

Por fim, enfatiza-se que a sociedade brasileira ainda precisa avançar muito, no sentido de marcos civilizatórios, para que a transição social de gênero não seja uma problemática e que o direito ao nome social venha a ser realmente respeitado.

TRANSIÇÃO SOCIAL DE GÊNERO: CONTEXTOS HISTÓRICOS E ATUAIS

O lugar de pertencimento social de que parto para a escrita deste texto é enquanto uma mulher negra e periférica, cisgênero e heterossexual. Explicitar minha identidade de gênero cis e orientação sexual hétero não ocorre aqui no sentido de reafirmação da cis-heteronormatividade, mas, pelo contrário, a partir da compreensão de que a defesa da diversidade sexual e de gênero são importantes dimensões humanas, independentemente de nossa vivência singular quanto a esses aspectos. Minha trajetória profissional e política como militante de direitos humanos me conecta de forma intensa a essa temática.

A sociedade brasileira vem discutindo com maior frequênica as questões que envolvem a transição de gênero, porém, ao mesmo tempo que acontecem alguns avanços por direitos à identidade de gênero, também ocorre uma frontal ofensiva de cunho neoconservador, que busca limitar qualquer direito relacionado. Nesse contexto, consideramos necessário pontuar alguns elementos históricos a esse respeito.

Rita Segato[1], ao se referir à realidade dos povos ameríndios, no contexto pré-colonial, aborda que "existia a possibilidade de transitividade de gênero, com a colonização irá se binarizar e se engessar". Embasando-se em descoberta da área da Antropologia, cita a experiência de uma mulher que hoje seria compreendida como trans, tinha sua vivência como as demais mulheres, mas não ocorriam chacotas em relação a ela e sua transição de gênero. A autora argumenta ainda que essa era uma realidade para muitas sociedades no continente, e enfatiza que foi a intervenção colonial que agiu no sentido de cancelar e castigar a transição de gênero.

No contexto atual, os Princípios de Yogyakarta[2] nos fornecem uma relevante compreensão a respeito da identidade de gênero, e a conceitua da seguinte maneira:

> [...] experiência de gênero interna e individual profundamente sentida de cada pessoa, que pode ou não corresponder com o sexo atribuído no nascimento, incluindo a sensação pessoal do corpo (que pode envolver, por livre escolha, modificação da aparência corporal ou de sua função, seja por meios médicos, cirúrgicos ou outros) e outras expressões de gênero, incluindo modo de se vestir, de falar e maneirismos.

Dessa forma, a identidade de gênero se refere ao sentimento de pertencimento a um determinado gênero. Corroboramos que as pessoas trans: "[...] são aquelas que vivenciam diferentes pertencimentos de gênero não normativo"[3]. Assim, são formas plurais de identidades de gênero, compreendidas como dissidências, pois não correspondem à sua determinação social a partir do sexo atribuído no nascimento.

A transição social de gênero se refere ao processo em que a pessoa passa a expressar socialmente e vivenciar o gênero com o qual se identifica nas suas relações sociais, entre familiares, em suas amizades, no ambiente escolar e/ou de trabalho, entre outros espaços/situações, de forma que a expressão de gênero diz respeito a como a pessoa o apresenta ao mundo.

Uma pessoa pode ter uma identidade de gênero trans/dissidente de gênero, mas sentir dificuldade de expressá-la, não se considerando em condições de fazê-lo, sobretudo diante de contextos em que a transição de gênero é desvalorizada e depreciada. Essa situação implica dizer que são justamente as condições sociais e de rede de apoio que favorecem ou dificultam que as pessoas trans/dissidentes de gênero possam expressar sua identidade no conjunto de suas relações.

Diante disso, a expressão "sair do armário", utilizada em situações informais, até mesmo em circunstâncias de "brincadeiras", para que pessoas trans explicitem sua identidade de gênero dissidente, pode se configurar como um mecanismo de opressão se a pessoa não estiver se sentindo preparada e com o suporte social adequado para tal.

Reforçamos que, ao nos referirmos a pessoas trans, é independentemente de elas terem "recebido ou não um diagnóstico de um profissional de saúde, de terem realizado modificações corporais biomédicas ou não, ou mesmo de que sua condição seja amplamente conhecida e reconhecida no lugar em que vive"[4].

É possível que o processo de transição social de gênero ocorra de forma gradual, inicialmente em determinados contextos/situações, evolua à medida que a pessoa passa a se sentir mais segura e confiante, mas também ocorram circunstâncias em que a mudança se dá de forma mais rápida e espontânea.

Contextualiza-se que a transição social pode ocorrer simultaneamente a procedimentos de transformações corporais com essa finalidade, ou não ter nenhuma relação com essas modificações corpóreas biomédicas, mesmo porque não são todas as pessoas trans/dissidentes de gênero que demandam tais intervenções.

Cabe mencionar que não é uma prática extinta: profissionais de saúde são capazes de condicionarem o acesso a procedimentos corporais específicos, como hormonização e/ou cirurgias, a pessoas trans/dissidentes de gênero que já estejam vivendo socialmente o gênero de identificação. Não desconsideramos a importância desse processo de transição social; a questão é que nem sempre tais profissionais disponibilizam o acompanhamento adequado a essas pessoas e suas respectivas redes de suporte social nesse momento tão crucial de suas vidas.

Se considerarmos a transição social de gênero na infância e adolescência, as problemáticas sociais para a garantia de direitos se expandem. De acordo com o Protocolo para o Atendimento de Pessoas Transexuais e Travestis no Município de São Paulo, "O desenvolvimento da identidade de gênero faz parte do processo de desenvolvimento global da criança e do adolescente"[5]. O mesmo documento menciona que uma definição da identidade de gênero pode ocorrer por volta dos 2 anos de idade; assim, é comum que desde a primeira infância crianças tenham percepção em relação a sua identidade de gênero. No entanto, nessa fase da vida é muito difícil avançar sem autorização/consentimento de pais e responsáveis e, é portanto, pouco provável que consigam expressar socialmente uma identidade de gênero dissidente.

Quanto à adolescência, nessa fase é mais frequente que se tenha relativa autonomia, em comparação às crianças. No entanto, se pais e responsáveis não concordarem com a transição de gênero, que também não é um processo simples, muitas vezes são marcados por conflitos e situações de expulsão de casa. Há adolescentes que até procuram acompanhamento de saúde por conta própria.

Considerando a questão macro, o Brasil tem se configurado como o país da transfobia, conforme o *Dossiê: assassinatos e violências contra travestis e transexuais brasileiras*, publicado em 2023 pela Associação Nacional de Travestis e Transexuais (ANTRA)[6], o qual menciona que há 14 anos consecutivos o país segue no topo do *ranking* de assassinatos de pessoas trans e travestis: em 2022 foram mortas 131 pessoas, além de terem sido conhecidos 20 casos de suicídio. Enfatizamos que as crianças e adolescentes não estão imunes a diversas formas de violência, o que inclui situações letais.

No ano de 2014, Alex Medeiros, criança de 8 anos de idade, periférica e não branca, foi espancada até a morte pelo seu genitor, sofreu uma hemorragia interna e o fígado ficou dilacerado; além disso, a criança apresentava ainda sinais de desnutrição, conforme matéria do jornal *O Globo*[7]. Eram constantes agressões que ocorriam, pois o pai entendia que o filho tinha um jeito "afeminado": por gostar de dançar e, às vezes, andar "rebolando", o genitor lhe aplicava "corretivos" para "ensiná-lo a ser um homem".

Cabe a reflexão de que, no caso de Alex Medeiros, nem sequer estamos falando de uma situação de transição social de gênero, mas como o binarismo de gênero é tão imbricado nas nossas relações sociais, dançar e ter um jeito considerado afeminado foi decisivo para que essa criança tivesse sua vida ceifada.

A reportagem da revista *Híbrida*[8], escrita por João Ker, expõe o caso de Keron Ravach, cearense assassinada com requintes de crueldade aos 13 anos de idade. O conteúdo jornalístico afirma se tratar do caso da mais jovem vítima de transfeminicídio no Brasil. A adolescente já vivia como uma menina.

Esses casos nos levam a inferir que é principalmente na infância e adolescência, por serem fases peculiares do desenvolvimento humano, que a diversidade sexual e de gênero deve ser compreendida, acolhida e valorizada, para romper com perspectivas universalizadas de crianças e adolescentes. O Estatuto da Criança e da/o Adolescente (ECA) não aborda especificamente identidade de gênero – precisa avançar nesse sentido –, mas mesmo assim não deve ser desconsiderado como importante instrumento social para o enfrentamento de desigualdades estruturais advindas do binarismo de gênero, imposto na infância e adolescência às pessoas trans/dissidentes de gênero.

Em nosso entendimento, o ECA somente garantirá de forma efetiva às crianças e adolescentes seu "desenvolvimento físico, mental, moral, espiritual e social, em condições de liberdade e de dignidade"[9] se a dissidência de gênero for respeitada.

Contrapondo-se visceralmente a esse entendimento de ampliação do ECA, em relação à diversidade de gênero, podemos citar o Projeto de Lei n. 192/2023[10], apresentado na Câmara Federal dos Deputados/as, em fevereiro do corrente ano, pelo deputado Kim Kataguiri, do partido União Brasil/SP, com a seguinte ementa "Altera a Lei n. 8.069, de 13 de julho de 1990 (Estatuto da Criança e do Adolescente), para criminalizar condutas de pessoas que instigam, incentivam, influenciam ou permitem criança ou adolescente a mudar seu gênero biológico, bem como a de prestar auxílio a quem a pratique".

Não é uma novidade a proposição de ações que buscam limitar o acesso do público infantojuvenil dissidente de gênero a procedimentos como bloqueadores de puberdade (após o início da puberdade) e hormonização (a partir dos 16 anos), mas o Projeto de Lei n. 192/2023 vai além, pois almeja tornar crime qualquer suporte/apoio em relação à transição de gênero de crianças e adolescentes. Verifica-se que o discurso conservador de proteção das crianças e adolescentes, ao atacar as possibilidades de cuidado em saúde, tem um potencial maior para a desproteção dessa população.

Sob esse aspecto, vale ressaltar que o Ministério da Saúde (MS) tem sido omisso em relação ao acompanhamento de saúde especializado para crianças e adolescentes dissidentes de gênero. A Portaria do MS n. 859/2013[11] previa assistência para esse público, mas teve seu efeito suspenso no dia seguinte da publicação e, desde então, o órgão não se manifestou a respeito.

Por outro lado, a cidade de São Paulo avançou ao incluir crianças e adolescentes no Protocolo para o Atendimento de Pessoas Transexuais e Travestis do Município, pois ainda que intervenções biomédicas não estejam estruturadas na rede para esse público, fortalecem-se as ações no sentido de respeitar e acompanhar a transição social de gênero para o público infantojuvenil.

Em entrevista ao *podcast* Café da Manhã, no episódio *A ofensiva antitrans na política brasileira*, a mulher trans Bruna G. Benevides[12] afirma:

> [...] a gente vê que quando se fala em transição social, há uma total desinformação, então transição social é o acolhimento, é a garantia de que os pais vão ter também um acompanhamento psicossocial para saber como lidar com essas

> mudanças de seus filhos, é garantir que no ambiente social que essa criança, que esse jovem esteja inserido, que possa experimentar quais as roupas que essa pessoa se sente mais confortável, se essa pessoa vai adotar ou não o nome social, que seja respeitado e isso não tem a ver nem com cirurgias, nem com hormonização, isso tem a ver com o respeito à dignidade da pessoa humana, é sobre isso que nós estamos falando.

Especificamente em relação ao nome social, quando o MS publicou a Portaria n. 675/GM, de 30 de março de 2006[13], aprovou a Carta dos Direitos do[a] usuário[a] da Saúde, estabelecendo direitos e deveres no exercício da cidadania no âmbito da saúde. Nesse documento, no tangente ao atendimento acolhedor e livre de discriminação, o órgão assegurou:

> [...] a identificação pelo nome e sobrenome, devendo existir em todo documento de identificação do usuário um campo para se registrar o nome pelo qual prefere ser chamado, independentemente do registro civil, não podendo ser tratado por número, nome da doença, códigos, de modo genérico, desrespeitoso ou preconceituoso.

A partir desse importante posicionamento, o Sistema Único de Saúde (SUS) se torna o pioneiro no país a autorizar e fomentar a utilização do nome social, que se refere ao nome pelo qual a pessoa dissidente de gênero se identifica, independentemente do nome que consta nos documentos de seu registro civil e independentemente de ter passado ou não por processos de transição social de gênero, ou mesmo de transformações corporais. É, portanto, um direito humano fundamental.

Registra-se ainda que, no contexto histórico em que esse direito (nome social) foi assegurado pelo SUS, em 2006, não havia qualquer normativa no país que autorizava a mudança de nome no registro civil. Essa alteração só poderia ocorrer por meio de processos judiciais recorrentemente longos e vexatórios às pessoas dissidentes de gênero.

Nesse sentido, o direito ao uso no nome social postulado pela Portaria n. 675/2006 tratou-se de "Uma iniciativa importante para a promoção do acesso universal ao sistema de saúde [...] seja nos serviços especializados já existentes que acolhem transexuais e travestis, seja em quaisquer outros serviços dispostos na rede de saúde pública"[14].

Em 2009, com a publicação da Portaria n. 1.820/2009, dispondo sobre os direitos e deveres dos[as] usuários[as] da saúde, a Portaria n. 675/2006 foi revogada, mas ficou mantido o direito ao uso do nome social. Houve inclusive campanhas a respeito e, posteriormente, efetivou-se a possibilidade de emissão do cartão do SUS somente com o nome social.

A utilização do nome social extrapolou a área da saúde: muitas categorias profissionais aderiram, como o serviço social, a psicologia, o direito, dentre outras. Além disso, em 2016 foi aprovado o Decreto n. 8.727/2016, estabelecendo esse direito em âmbito federal. Já em 2018, foi a vez do Ministério da Educação (MEC), por meio da Resolução CNE/CP n. 1/2018. Atualmente, é possível a emissão de Registro Geral (RG) com o nome social; contudo, nos diferentes contextos, crianças e adolescentes dependem de autorização de responsáveis legais para essa utilização, o que pode limitar o acesso a esse direito.

Geralmente, para perguntarmos o nome de uma pessoa, fazemos o seguinte questionamento: como você se chama? Ou seja, estamos perguntando qual a sua chama; o desrespeito ao nome social é exatamente isto: apagar uma chama, invisibilizar uma vida, uma existência, violar um direito.

Houve um tempo em que o nome social chegou a ser chamado por algumas/alguns ativistas LGBT+ como uma "gambiarra" enquanto o Estado brasileiro não garantia a mudança de nome no registro civil, sem os longos e frequentemente vexatórios processos judiciais. Somente em 2018 o Supremo Tribunal Federal (STF) autorizou a mudança de nome e gênero no registro civil diretamente em cartório (para pessoas adultas).

Como visto, o Brasil é um país extremamente burocrático e frequentemente, para acesso a direitos básicos, são exigidos inúmeros documentos. Mais do que dificultar e até limitar direitos, a burocracia se estende ao ponto de os documentos, por vezes, terem mais legitimidade em relação ao que a própria pessoa diz sobre si. Nesse sentido, compreendemos que a utilização do nome social tensiona os limites do binarismo de gênero presente nas relações sociais; portanto, em nossa perspectiva, nunca se tratou de uma "gambiarra".

Por fim, consideramos urgentes os avanços necessários à sociedade brasileira para que a transição social de gênero não seja uma questão e que de fato se respeite o uso do nome social nas mais distintas políticas e contextos.

CONSIDERAÇÕES FINAIS

O presente texto inicia as considerações a respeito da transição social de gênero e especifica as problemáticas sociais que envolvem a realidade brasileira ao partir do elemento histórico de que, na realidade do continente americano, no contexto pré-colonial, havia a possibilidade de transição de gênero, sem o contexto de violência ou chacotas, o que, portanto, mostra como a intervenção colonial foi decisiva para o engessamento das possibilidades de trânsito.

Para falar sobre identidade de gênero tomam-se como referência Princípios de Yogyakarta. Compreende-se a transição social de gênero, como o processo em que a pessoa trans/dissidente de gênero passa a expressar socialmente e vivenciar o gênero com o qual se identifica, e que, para isso, é decisivo o apoio/suporte social.

Em seguida, ocorre explanação sobre a transição social de gênero ao considerar a realidade de crianças e adolescentes, que não estão imunes ao país da transfobia, no qual mais se matam pessoas trans em todo o mundo, conforme levantamento da ANTRA. Além disso, o ECA ainda precisa avançar e estabelecer direitos relacionados à diversidade de gênero, mas o contexto é tão conservador que existe um PL (192/2023) na Câmara Federal dos/as Deputados/as que pretende criminalizar o suporte/acompanhamento da transição de gênero vivenciada por crianças e adolescentes.

Por fim, discorremos especificamente sobre o uso do nome social, contextualizando a área da saúde pública brasileira como pioneira nessa garantia, que depois se estende a outros espaços/políticas. Defendemos o nome social como um direito humano fundamental, mesmo que na atualidade já seja possível, para pessoas adultas, a mudança de nome no registro civil. Problematizamos que crianças e adolescentes ainda dependem de autorização de responsáveis legais para utilizar o nome social, o que pode dificultar o acesso a esse direito.

No contexto geral, precisamos avançar muito para chegar à realidade em que a transição de gênero não seja uma problemática social em nosso país, ironicamente o contrário da experiência de nossos povos antepassados, os ameríndios, que foram perversamente classificados como não civilizados para justificar a intervenção colonial. Eles ainda têm muito a nos ensinar no caminho para atingir marcos civilizatórios.

REFERÊNCIAS BIBLIOGRÁFICAS

1. Segato R. Aula pública. Colonialidade e gênero. Brasília: Universidade de Brasília; 2021.
2. Centro Latino-Americano em Sexualidade e Direitos Humanos (Clam) [Internet]. Princípios de Yogyakarta. Rio de Janeiro: Instituto de Medicina Social da Universidade do Estado do Rio de Janeiro; 2007 [citado em 25 jul. 2023]. Disponível em: http://www.clam.org.br/uploads/conteudo/principios_de_yogyakarta.pdf.
3. Marinho S. Relações de opressão-exploração da modernidade colonial: notas sobre cidadania trans e emancipação. Rev Em Pauta. 2021 1º semestre; 47(19):248-64.
4. Almeida G. Identidade de gênero com ênfase nas pessoas trans: particularidades do acesso à saúde, trabalho e educação. In: Nogueira L, Hilário E, Paz TT, Marro K, organizadores. Hasteemos a bandeira colorida: diversidade sexual e de gênero no Brasil. São Paulo: Expressão Popular; 2018. p. 159-85.
5. São Paulo. Prefeitura Municipal de São Paulo (PMSP). Secretaria Municipal da Saúde (SMS). Protocolo para o atendimento de pessoas transexuais e travestis no município de São Paulo. São Paulo: SMS/PMSP; julho de 2020 [citado em 25 jul. 2023]. Disponível em: https://www.prefeitura.sp.gov.br/cidade/secretarias/upload/saude/Protocolo_Saude_de_Transexuais_e_Travestis_SMS_Sao_Paulo_3_de_Julho_2020.pdf.

6. Associação Nacional de Travestis e Transexuais (Antra). Dossiê: assassinatos e violências contra travestis e transexuais brasileiras em 2022/Bruna G. Benevides. . Brasília: Distrito Drag/Antra; 2023 [citado em 25 jul. 2023]. Disponível em: https://antrabrasil.files.wordpress.com/2022/01/dossieantra2022-web.pdf.
7. Alves ME. Menino teve fígado dilacerado pelo pai, que não admitia que criança gostasse de lavar louça. O Globo; 2014 [citado em 25 jul. 2023]. Disponível em: https://oglobo.globo.com/rio/menino-teve-figado-dilacerado-pelo-pai-que-nao-admitia-que-crianca-gostasse-de-lavar-louca-11785342.
8. Ker J. Os 13 são os novos 35? Rev Híbrida. 2021 [citado em 25 jul. 2023]. Disponível em: https://revistahibrida.com.br/2021/01/21/os-13-sao-os-novos-35/.
9. Brasil. Congresso Nacional. Lei n. 8.069 de 13 de julho de 1990. Dispõe sobre o Estatuto da Criança e do Adolescente. Brasília: Congresso Nacional; 1990.
10. Brasil. Câmara dos Deputados. Projeto de Lei n. 192, de 02 de fevereiro de 2023. Altera a Lei n. 8.069, de 13 de julho de 1990 (Estatuto da Criança e do Adolescente), para criminalizar condutas de pessoas que instigam, incentivam, influenciam ou permitem criança ou adolescente a mudar seu gênero biológico, bem como a de prestar auxílio a quem a pratique. Brasília: Câmara dos Deputados; 2023 [citado em 25 jul. 2023]. Disponível em: https://www.camara.leg.br/proposicoesWeb/fichadetramitacao?idProposicao=234693.
11. Prefeitura de São Paulo (PMSP). Secretaria Municipal de Saúde (SMS). Protocolo de saúde de transexuais e travestis. São Paulo: SMS/PMSP; 2020 [citado em 25 jul. 2023]. Disponível: em: https://www.prefeitura.sp.gov.br/cidade/secretarias/upload/saude/Protocolo_Saude_de_Transexuais_e_Travestis_SMS_Sao_Paulo_3_de_Julho_2020.pdf.
12. Café da Manhã [Podcast]. A ofensiva antitrans na política brasileira. Apresentação: Gabriela Mayer, Gustavo Simon e Magê Flores. Entrevistada: Bruna G. Benevides. 21 de março de 2023 [citado em 25 jul. 2023]. Disponível em: https://open.spotify.com/episode/1RCixBu7PhJYjiIfu2Ir6P?si=J-Z2acZbRQ_KDEAeoKSYbmw.
13. Brasil. Ministério da Saúde (MS). Gabinete do Ministério (GM). Portaria n. 675, de 30 de março de 2006. Brasília: MS; 2006 [citado em 25 jul. 2023]. Disponível em: https://bvsms.saude.gov.br/bvs/saudelegis/gm/2006/prt0675_30_03_2006.html.
14. Lionço T. Atenção integral à saúde e diversidade sexual no Processo Transexualizador do SUS: avanços, impasses, desafios. Physis Rev Saúde Col. 2009;19(1):43-63.

Seção 7

Acompanhamento da Incongruência de Gênero na Adolescência

25

Adolescência Trans | Olhares Atuais do Cuidado

André Henrique Oliveira Gonçalves
Bruna Seixas Pestana

INTRODUÇÃO

O adolescente trans carrega em si uma potencialidade de quebra de paradigmas sociais, criatividade e espontaneidade, ao mesmo tempo que vivencia situações de exclusão, violência, incompreensão e julgamento. É por essa razão que, com frequência, somente quando ele acessa um serviço de saúde ou profissional capacitado, pode estabelecer sua primeira relação de respeito e validação de sua identidade de gênero. É papel fundamental do profissional que o recebe ter uma escuta ativa e, com isso, demonstrar acolhimento de suas vivências, assim como entender em qual contexto sociocultural esse adolescente está inserido, incluindo aí o ambiente familiar e o escolar. O profissional de saúde também deve atuar nesses espaços para promover respeito e aceitação.

Este capítulo tem como objetivo apresentar algumas questões dessa população, bem como os desafios colocados na atualidade, que perpassam todo o acompanhamento em saúde desses adolescentes. Aqui, traçamos caminhos possíveis para que esse acompanhamento se dê. O capítulo se destina a qualquer profissional de saúde que acompanhe adolescentes trans, focando na especificidade do gênero, apesar de entendermos a necessidade de um cuidado integral de saúde.

ADOLESCÊNCIA

A adolescência pode ser definida como um período de crescimento biológico e de importante transição de papéis sociais que ocorre entre a infância e a vida adulta[1]. Para a Organização Mundial da Saúde (OMS), a adolescência é definida como o período entre 10 e 19 anos de idade[2]; no Brasil, o mesmo conceito é seguido pelo Ministério da Saúde (MS)[3]. Por sua vez, a lei brasileira, por intermédio do Estatuto da Criança e do Adolescente (ECA), considera adolescente a pessoa entre 12 e 18 anos de idade[2]. Claramente, os limites de quando esse período se inicia e termina, mais do que bem definidos, podem variar com o tempo, a cultura, a sociedade e a instituição que os define, o que traz implicações não apenas para a prática clínica em saúde, mas também para definições de políticas públicas, questões legais e ações sociais[1,3].

É um período marcado por uma dinâmica complexa de mudança de aspectos físicos, cognitivos e socioemocionais que é desencadeada pela biologia da puberdade e pelo ambiente (expectativas sociais e culturais que são depositadas no adolescente)[4]. É um importante período para a construção da própria identidade do indivíduo, que geralmente busca se diferenciar da família e se identificar com outros grupos sociais. Assim, a puberdade é um processo fisiológico que impulsiona as mudanças físicas entre a infância e a idade adulta, marcada por desenvolvimento físico, modificação da composição corporal e maturação das gônadas (testículos e ovários), com produção dos hormônios sexuais (testosterona e estrógeno), início da capacidade da função reprodutiva e desenvolvimento de caracteres sexuais secundários[4], e é controlada por fatores genéticos e ambientais.

Para pessoas do sexo biológico feminino, o início da puberdade ocorre entre 8 e 12 anos de idade, e o primeiro sinal físico dessa fase é a telarca (aparecimento do broto mamário)[5]. As mamas se desenvolvem, há o estirão do crescimento, os pelos genitais aparecem, há uma redistribuição de gordura corporal e a menarca (primeira menstruação) ocorre (a variação normal é de 11 a 14 anos). Para pessoas do sexo biológico masculino, a puberdade normal se inicia entre 9 e 14 anos, com o aumento testicular. Também para esse grupo há uma sequência de eventos que envolvem o estirão do crescimento, o aumento do testículo e do pênis, aparecimento dos pelos pubianos, masculinização de características físicas, aparecimento de pelos faciais e mudança da voz[5]. A sequência desses eventos, para ambos os sexos, é previsível e foi descrita por Tanner, no chamado estadiamento de Tanner[5].

Para os adolescentes, a puberdade e suas mudanças físicas acarretam uma série de inquietações, algumas que podem ser motivos inclusive de sofrimento psíquico mais intenso (em um tópico posterior, nos debruçamos sobre as particularidades da puberdade para os adolescentes trans). Há expectativas em relação à altura que será alcançada, há incômodo com o desenvolvimento relativamente precoce de determinadas características sexuais (p. ex., o aparecimento das mamas), questionamentos sobre o tamanho adequado do pênis ou sobre quando se dará o início da menstruação. O adolescente perde a referência do corpo infantil, passando a viver em uma constante metamorfose com mudanças físicas e diferentes estímulos e interesses que vão surgindo, o que exige uma reformulação da autoimagem[3] e de sua autoestima.

Além das mudanças físicas descritas, a adolescência é marcada pelo desenvolvimento neurocognitivo[1]. Classicamente, Piaget define que nessa fase ocorre a conquista do pensamento formal, em que se desenvolve uma capacidade de abstração e o raciocínio por meio de hipóteses[3]. O adolescente desenvolve a capacidade de tomar decisões e de planejar; também é marcado o desenvolvimento do senso de moral.

A adolescência é uma fase de diversas mudanças cerebrais, como no volume das substâncias branca e cinzenta, poda sináptica e fortalecimento de outras conexões sinápticas e aumento da funcionalidade de determinadas áreas, que parecem justificar algumas características dessa fase da vida, como busca pela novidade, excitabilidade diante de determinados estímulos, imediatismo, percepção aumentada a estímulos afetivos (com maior sensibilidade a críticas e receio de rejeições)[4]. Assim, emoções como vergonha e medo da rejeição tornam-se mais importantes. São comuns as flutuações da autoestima e da intensidade das respostas emocionais. Em geral, há um paulatino desenvolvimento das habilidades neurocognitivas e emocionais, como a cognição social, o processamento de informações e a capacidade de reconhecimento de emoções[4], mas que só vai se encerrar apenas por volta da terceira década de vida[1], o que faz alguns autores considerarem estender o período da adolescência para 10 a 24 anos de idade.

Durante a adolescência, o desenvolvimento físico e neurocognitivo, associado às crescentes demandas sociais, será importante para o desenvolvimento socioemocional do indivíduo, que envolve o desenvolvimento de uma identidade própria e a inserção e participação ativa em grupos[4]. Há uma sucessão de experiências intrapsíquicas que levam a um desprendimento progressivo dos pais e dos valores da infância, em um processo de "individuação"[3].

Na adolescência, os demais grupos (colegas da escola, da rua etc.) passam a ter uma importância significativa, havendo uma experimentação de diferentes grupos sociais e do sentimento de pertencimento. Entretanto, esse processo pode gerar inseguranças e medos[4], particularmente porque o adolescente passa a depender muito do julgamento do grupo[3]. Com isso, muitas vezes os adolescentes se separam em grupos de gostos similares, passando a apresentar uma uniformidade nos valores, nas vestimentas, no corte de cabelo, no jeito de falar e nos comportamentos[3].

A adolescência também é marcada pelo aumento do interesse afetivo-sexual, o que está relacionado às mudanças corporais desencadeadas pela puberdade[4]. Desejos e fantasias sexuais se intensificam. O adolescente vai tomando consciência da sua própria sexualidade e de sua orientação afetivo-sexual, o que muitas vezes exige experimentações (práticas homo, hetero, bi ou pansexuais). O corpo modificado gera sentimentos plurais, é fonte de vergonha para os adolescentes mais novos, mas também de orgulho ou prazer, inicialmente por meio da masturbação e posteriormente da atividade sexual. Os temas de conversas nos grupos muitas vezes passam a orbitar a sexualidade: ficar, namorar, beijar, transar, términos, traições etc.

Cabe falar das famílias com adolescentes nesse período. Assim como o adolescente vai se transformando, a família, como em um sistema, vai se adaptando àquelas mudanças, o que nem sempre acontece de forma tranquila. Os responsáveis podem se ver confusos em relação à capacidade de atuação do adolescente, enxergando-o ora como criança, ora como adulto[3]. Cobranças e responsabilidades aumentam, o que pode gerar conflitos. Por mais que haja uma tendência ao descolamento da família nessa fase, o estilo de parentalidade e de comunicação dos responsáveis (p. ex., estilo autoritário, como muitas restrições ou punições, ou estilo negligente, com pouco envolvimento com o adolescente) acaba se refletindo no comportamento social do adolescente, e influencia na sua capacidade de administrar conflitos, de realizar escolhas e de se comunicar adequadamente[3].

Por ser um período de intensas mudanças biopsicossociais, a adolescência acaba se tornando um período de múltiplas vulnerabilidades. Associam-se a essas transformações algumas características que tendem a estar presentes entre os adolescentes, como a busca pela novidade, a impulsividade, a dependência da opinião do grupo e o despertar da sexualidade. Há ainda uma incompreensão social e familiar das dinâmicas que acontecem no período, o que faz com que o adolescente muitas vezes tenha sua voz silenciada e suas necessidades minimizadas. Com esse somatório de fatores, questões de saúde mental, de saúde sexual e uso de substâncias acabam se tornando as principais necessidades de saúde dessa faixa etária[1].

Além dos já descritos, outros desafios se somam à adolescência na atualidade, o que torna o período ainda mais complexo. Vivemos em uma sociedade com rápidas transformações em diversas áreas, como saúde, educação, expectativas sociais em relação aos papéis de gênero, conectividade e trabalho. Podemos chamar a atenção para os efeitos da internet, das mídias sociais e do uso de telas pelos adolescentes, temas que têm sido cada vez mais estudados. Atualmente, crianças e adolescentes já nascem conectados e o acesso à internet e às redes sociais é disseminado, o que torna uma realidade comum passarem cada vez mais tempo *on-line*. O tempo de lazer de crianças e adolescentes é cada vez maior em frente às telas de televisões, tablets, computadores, videogames e celulares. Estudos mostram que o uso excessivo de telas está associado a piores indicadores de bem-estar psicológico entre adolescentes[6]. Redes sociais e plataformas de mensagens, como WhatsApp, Instagram, Twitter, TikTok e Discord, acabam se tornando palcos importantes para o estabelecimento de conexões sociais e a participação em grupos, com consequências tanto positivas quanto negativas. Com isso, fenômenos novos têm emergido, como *cyberbullying*, o *bullying* que ocorre por meio das mídias digitais, isto é, o comportamento repetido com o intuito de assustar, enfurecer ou envergonhar as vítimas que acontece nas plataformas de mensagens, jogos e celulares[7].

VARIABILIDADE DE GÊNERO NA ADOLESCÊNCIA: QUESTIONAMENTOS E EXPERIMENTAÇÕES

Variabilidade de gênero é um termo utilizado para expressar quando a identidade, o papel ou a expressão de gênero apresentados por uma pessoa difere das normas culturais esperadas por causa do seu sexo biológico[8].

Na prática clínica de profissionais de saúde e de saúde mental que trabalham com adolescentes, tem sido comum aqueles adolescentes que em algum momento questiona o seu gênero. Estudos publicados sobre estimativas de pessoas trans entre jovens mostram que uma proporção significativa de adolescentes não sabe dizer se são ou não transgêneros; essa proporção chega a ser igual ou maior que aquela dos que se identificam como transgênero[9-11]. Parece-nos, então, que o questionamento sobre o gênero e a experimentação de identidades, papéis e expressões de gênero é atualmente comum entre os adolescentes.

Nas gerações atuais de adolescentes, diferente das anteriores, o gênero começa a ser visto como algo que pode ser desconstruído e as possibilidades de experimentações desses adolescentes vêm abrindo espaço para uma comunicação mais aberta e respeitosa sobre gênero e sexualidade entre os seus pares. São adolescentes que, diante dos incômodos e inquietações, os quais vêm com essa fase da vida, fazem reflexões sobre seus gostos e as mudanças corporais, e passam a considerar a possibilidade de não estarem de acordo com os padrões de gênero estabelecidos em nossa sociedade. A adolescência é um período disruptivo e esses adolescentes acabam questionando ativamente os papéis de gênero sociais em suas famílias, escolas e grupos, o que provavelmente será uma força para diminuir o conservadorismo cultural em que o gênero está envolvido atualmente.

No entanto, esse questionamento pode gerar confusão e algum grau de sofrimento para os adolescentes, pois responsáveis e familiares costumam ficar ansiosos, sem entender o que esse movimento significa. Por causa disso, é recomendado encarar esse processo de autodescobrimento como natural e saudável, não devendo ser simplesmente rechaçado, mas sim entendido e, caso necessário, acompanhado por profissionais da saúde mental, o que ajudará na solidificação da própria identidade de gênero do adolescente, qualquer que seja.

Muitas vezes, é na adolescência que as pessoas trans acabam se entendendo como tal, reconhecendo-se e validando, consolidando-se assim uma identidade de gênero diversa, mesmo quando desde a infância já se percebem diferentes por não seguirem as normas de gênero socialmente impostas. Isso se dá nessa fase por não reconhecerem as mudanças corporais da puberdade como sintônicas às suas vivências internas, por terem mais autonomia para acessar informações sem depender apenas da família e por estarem desenvolvendo um maior senso de identidade própria.

Mas, mesmo entre aqueles adolescentes que têm uma identidade de gênero diversa bem consolidada, é comum o relato de que durante uma parte da adolescência passaram por momentos de certa fluidez de gênero ou de identidade sexual. Como exemplo, um menino trans pode dizer que em algum momento se entendeu como uma garota cis lésbica, depois como uma pessoa não binária e, posteriormente, como um menino trans; pessoas não binárias podem primeiro questionar serem pessoas trans binárias e só depois se entenderem como não binárias; e pessoas de gênero fluido podem se questionar quanto a sua transgeneridade estar presente ou não na sua identidade e entender, em seguida, que para ela o gênero irá fluir e poderá transitar durante sua vida.

ADOLESCENTES TRANS

Adolescentes trans existem! É necessário partir dessa afirmação diante dos virulentos discursos ideológicos e políticos que, no Brasil e no mundo, tentam questionar esse fato. A transexualidade faz parte da diversidade humana e pode ser vivenciada em diferentes fases da vida, seja na infância, seja na adolescência, vida adulta ou velhice. Ela não pode ser explicada por ideias simplistas de que seria fruto da exposição de crianças e adolescentes a determinados conteúdos nas mídias sociais, como alguns grupos extremistas tentam sugerir. É um fenômeno cuja origem ainda não está bem estabelecida, mas que envolve aspectos biológicos (genéticos, cerebrais, hormonais)[12,13], psicológicos e sociais.

As estimativas da proporção de adolescentes trans são bastante variáveis, o que se deve às diferentes metodologias aplicadas nos estudos populacionais. Deve-se considerar também a pouca disponibilidade de estudos voltados para essa faixa etária (a maior parte das pesquisas é feita com a população adulta) e que há uma concentração desses estudos em países desenvolvidos. Uma revisão de literatura de 2020 encontrou estudos que mostravam uma proporção de 1,2 a 2,7% de pessoas trans entre crianças e adolescentes[12]. Essa revisão aponta, também, que nos últimos anos houve um aumento da busca de serviços de saúde por pessoas trans e, particularmente, por adolescentes[12]. Esse dado da literatura é facilmente observado na prática do Ambulatório Transdisciplinar de Identidade de Gênero e Orientação Sexual (AMTIGOS) do Instituto de Psiquiatria do Hospital das Clínicas da Faculdade de Medicina da Universidade de São Paulo (IPq-HCFMUSP), na rede pública de saúde brasileira como um todo, bem como na rede de saúde suplementar.

A adolescência, que, como visto, é marcada por mudanças biológicas, psíquicas e sociais, acaba se evidenciando como um período delicado para boa parte das pessoas trans. Durante a puberdade, o corpo vai assumindo os caracteres sexuais secundários que, para esses jovens, estão em dissonância (total ou parcialmente) ao gênero com o qual se identificam, gerando um sofrimento psíquico específico denominado disforia de gênero. O adolescente trans não segue as normas de gênero esperadas socialmente, o que pode dificultar sua inserção em grupos, tão fundamental para seu desenvolvimento e bem-estar nessa faixa etária. Muitas vezes, a transfobia, estruturante na sociedade brasileira, faz com que pessoas trans sejam vítimas de *bullying* e outros tipos de violência em diversos ambientes, como a escola e o próprio lar. Dessa maneira, a vivência da sexualidade, a qual costuma ocorrer na adolescência, poderá não se dar de forma saudável, justamente por causa dos preconceitos sociais que levam à discriminação e exclusão dos adolescentes trans e, com isso, à sua consequente baixa autoaceitação por meio do corpo, que é vivenciado com sofrimento. Portanto, essas questões são essenciais para o entendimento e acompanhamento dessa população, pois são frequentemente apontadas nas suas experiências de vida e de convivência.

Puberdade para adolescentes trans

Como mencionado anteriormente, a puberdade é um disparador de diversos sentimentos ambíguos para o adolescente. Na experiência de pessoas trans, as emoções e sentimentos positivos tendem a não estar presentes porque aquele corpo que antes poderia facilmente transitar pelos gêneros por ter uma apresentação neutra, agora está se desenvolvendo à revelia do adolescente e apresentando características físicas marcantes do gênero com o qual ele não se identifica. Essa situação poderá ser fonte de intenso sofrimento, fazendo surgir sentimentos de injustiça, tristeza, raiva, ansiedade e urgência para interromper ou modificar o processo de puberdade. Isso ocorre enquanto, ao mesmo tempo, tenta lidar com as angústias de ser reconhecido pelo meio social que está inserido, como a família e o grupo de pares.

Todos os adolescentes vivenciam o luto pelo corpo infantil, pois esse deixa de existir em sua forma original e vivenciada ao longo da infância. Esse corpo, agora, está em transformação. O que antes era mais um instrumento para brincadeiras, agora passa a ser percebido de maneira muito diferente pelo então adolescente e pelos adultos à sua volta, carregado de significados antes não presentes ou expressos. Há uma discrepância entre a imagem do corpo psicológico e o corpo físico em transformação, o que pode gerar sentimentos de insegurança e inadequação que vão afetar diretamente a autoestima dos adolescentes. Pessoas trans terão maior dificuldade em lidar com esse processo de luto por sua não conformidade de gênero, o que faz com que sua imagem corporal psicológica esteja em maior desarmonia com seu corpo físico. Assim, o adolescente trans poderá entender que aquele corpo está se desenvolvendo de maneira contrária às suas expectativas, mas a favor das expectativas de seus familiares e amigos, poderá sentir-se magoado e ressentido consigo mesmo ao não se identificar com aquele corpo e com os papéis atribuídos a ele.

As manifestações da disforia de gênero na puberdade são diversas. Pode ocorrer um não reconhecimento de determinadas partes do corpo, por exemplo, como as mamas crescentes, chamadas por alguns de "intrusos". Esse não reconhecimento chega a tal ponto que é difícil para alguns adolescentes trans nomear essas partes do corpo. Pode ocorrer incômodo ao se olhar no espelho ou se tocar, com tal gravidade que gera crises (ansiosas, dissociativas, de choro ou de raiva). Esses sentimentos negativos em relação ao corpo podem afetar a funcionalidade em diferentes áreas, como autocuidado (deixar de se higienizar adequadamente), lazer (deixar de frequentar alguns ambientes, como praia ou piscina), socialização (tendência a não se expor por causa do corpo), saúde física (usar o *binder*, faixa peitoral para disfarçar as mamas, por tempo longo demais). Alguns adolescentes trans relatam até desejo de se autolesionar nessas partes do corpo.

Dessa forma, é possível que se negue a crescer, assumindo assim uma posição infantilizada diante dos colegas e de sua família em uma tentativa de permanecer na infância e adiar essas transformações biológicas. Nesse momento, pode ocorrer a exclusão ou o isolamento em relação aos colegas, pois ele se nega a vivenciar a experiência padrão ao que se espera de uma pessoa cisgênero. Outra possibilidade é o adoecimento psíquico (depressão, ansiedade, tentativas de suicídio), particularmente quando não há um suporte familiar adequado.

Relações familiares do adolescente trans

Grande parte de como o processo de autodescoberta, aceitação e transição de gênero ocorre dependerá não só das características dos adolescentes transgêneros, mas também de suas famílias. Características dessas famílias e do meio social em que esses adolescentes estão inseridos, como classe social, situação socioeconômica, religiosidade, questões culturais valores morais, entre outros, podem gerar tanto potencialidades quanto limitações nesse processo[14].

A partir da puberdade, o núcleo familiar/social passará a esperar e cobrar do adolescente alguns comportamentos, o que passa também pela expectativa de assumir o papel de gênero a ele destinado desde o nascimento. Os papéis sociais de gênero são amplamente usados na nossa sociedade para designar e marcar os lugares que as pessoas irão ocupar, então definidos apenas pelo sexo biológico da criança em seu nascimento, lugares esses como relacionamentos, atividades, profissões e interesses que são esperados e adequados para cada gênero. Na adolescência, essas expectativas dos papéis de gênero aparecem com mais clareza no núcleo familiar, por exemplo, na maneira como serão divididas as tarefas domésticas. Também aparecerão nas expectativas com relação ao futuro do adolescente no âmbito da realização profissional e, assim como na construção da família na vida adulta. Quando o adolescente trans não corresponde àquelas expectativas, conflitos podem acontecer.

Por isso, inicialmente o adolescente trans poderá iniciar seu processo de autodescoberta e de transição de gênero em segredo em relação à família, e o compartilhará apenas com amigos próximos e de confiança. Como exemplo, as primeiras experimentações de gênero podem ser um corte de cabelo e vestuário diferentes, a escolha de um nome social e comunicação para o grupo de pares. Quando os familiares identificam essas experimentações, é comum surgirem sentimentos de insegurança e medo, o que, idealmente, pode levar à busca de informações e orientação por parte de profissionais da área[14] ou à negação e diversas formas de repúdio à vivência dos adolescentes transgêneros.

É importante entender que as famílias passam por um tipo de luto quando os adolescentes comunicam sua transgeneridade, e fica uma sensação de perda da pessoa que se viu crescer até então. As famílias podem reagir de diversas maneiras e, dessa forma, alguns familiares podem entrar em negação e deslegitimar os relatos desse adolescente. O que acontece nessas situações é que essa família, não tendo uma estrutura emocional adequada, acaba por não buscar informações pertinentes à transgeneridade de seus filhos, de modo a impedir que esses familiares ofereçam o suporte necessário à situação que a eles se apresenta. É importante destacar que, em situações nas quais o adolescente não consegue ser compreendido em sua totalidade e está inserido em um contexto de maior vulnerabilidade social, podemos observar reações extremas, como a expulsão de casa. Sejam nesses casos de expulsão de casa ou quando a família não aceita a transição do adolescente trans, tais reações acabam por dificultar o acesso adequado a um acompanhamento em saúde, e fazem com que esse adolescente só dê seguimento a sua transição já na fase adulta. Ou ainda, podemos observar um aumento de comportamentos de risco, como o uso indiscriminado e sem acompanhamento de hormônios, bem como o acesso precário a cuidados de saúde e a informações sobre sua própria transgeneridade. A vivência de abandono por parte dos familiares pode desencadear uma transfobia internalizada, que leva a diversos problemas psiquiátricos.

Existe, porém, a possibilidade de que a família precise de um período para assimilar essa nova identidade de gênero e, após esse tempo, consiga se estruturar adequadamente para ouvir as demandas do adolescente. Assim, podem passar a buscar informações e acessar algum serviço de saúde, na tentativa de compreender esse adolescente e seu processo de transição, o que cria uma relação de confiança que começará a se estabelecer entre familiares e a pessoa transgênero[15], com impacto positivo em sua saúde mental[16], ao mesmo tempo que esse adolescente continua a apresentar questões pertinentes da adolescência, porque o momento é ainda mais complexo e não se limita somente à não conformidade de sua identidade de gênero, já que ainda há as vivências e crises comuns a todos os adolescentes.

A família, quando vive a transição junto ao adolescente, consegue dimensionar de maneira mais clara o que ainda vai precisar enfrentar e quais serão suas lutas. Existem momentos em que alguns familiares se antecipam às necessidades reais desse adolescente transgênero, tomando decisões ou fazendo anúncios para os quais ele ainda não está totalmente preparado. A ansiedade desses familiares pode trazer conflitos e prejudicar o adolescente, fazendo até com que seja possível acontecer uma pausa no processo de transição. É importante que os familiares se orientem junto a profissionais e equipes de saúde especializados para que estejam alinhados no acompanhamento do processo, o que torna indispensável a convivência e a troca com outros familiares de adolescentes transgêneros, dando, assim, vazão a seus medos e inseguranças para que as suas próprias angústias não sejam projetadas neles, de modo a tirar sua autonomia[17].

Representatividade nas mídias

Nos últimos anos, houve um aumento significativo da representatividade na mídia tradicional (televisão, cinema, séries, rádio) de pessoas trans ou LGBTQIAPN+ como um todo. Isso passou a ser uma referência positiva para o entendimento de adolescentes trans sobre sua questão de gênero. Mais produções televisivas trazem à tona a temática transexualidade, com pessoas transgênero em novelas ou séries menos estereotipadas e empoderadas; mais reportagens procuram trazer conteúdo com ênfase na vivência da pessoa trans, pautando sempre o respeito e a informação. Há uma maior representatividade também entre artistas, tanto no Brasil (p. ex., as cantoras trans Liniker, Majur e Urias) quanto no exterior (p. ex., a cantora trans Kim Petras, a atriz trans Hunter Schafer, os artistas não binários Emma Darcy e Sam Smith). A recente participação em *reality show* de uma pessoa transgênero, a cantora Linn da

Quebrada, trouxe para o horário nobre da televisão brasileira as discussões sobre transfobia que foram vividas em tempo real e narradas pela perspectiva da própria pessoa transgênero.

Essa nova realidade na representatividade traz um sentimento de pertencimento e identificação importantes para a construção da autoestima desse adolescente transgênero, que assim se vê representado e pode conversar com sua família tendo um ponto de partida comum ao assistirem juntos a essa programação. Esse tipo de conteúdo traz para as casas das pessoas uma proximidade com o tema e uma importante sensibilização que ajudam a diminuir as barreiras e os preconceitos que existem em nossa sociedade.

Nas últimas décadas, também houve o *boom* das redes sociais, como Facebook, Instagram, TikTok e YouTube, frequentemente utilizadas por adolescentes em geral. Para os adolescentes LGBTQIAPN+, utilizar essas redes pode servir como forma de encontrarem pares, de se conectarem com uma comunidade que os compreende e vivencia sua realidade e de construírem uma rede de apoio social e emocional. Uma revisão sistemática recente apontou que esse tipo de uso pode ter impacto positivo na saúde mental desses adolescentes, apesar da baixa robustez das evidências[18].

Entretanto, cabe comentar uma teoria que divide opiniões de pesquisadores na área do gênero e considera que a representatividade na mídia pode ter um impacto no aumento de casos de pessoas trans: a disforia de gênero de início rápido ou disforia de gênero de início na adolescência. Inicialmente descrito em um estudo por Littman em 2017, corrigido em 2018[19], o termo se refere a adolescentes e adultos jovens que passaram a apresentar disforia de gênero tardiamente, sem apresentar sinais típicos da disforia na infância. O estudo foi duramente criticado por sua metodologia, pois foi baseado em entrevistas com pais desses adolescentes em fóruns *on-line* (considerou-se, por exemplo, que poderia se tratar de pais que não apoiavam o gênero diverso de seus filhos). Os achados nesse estudo apresentam que a maior parte desses casos é de jovens do sexo biológico feminino e, de preocupante, a alta frequência de problemas de saúde mental. A autora levanta a hipótese polêmica de que muitos dos casos de disforia de gênero de início rápido poderiam ser decorrentes do contágio social, por influência de conteúdo da internet ou pelo contato com colegas que se identificavam como trans. Segundo uma hipótese levantada, esses jovens compreenderiam sintomas não específicos (psiquiátricos, associados a traumas e sintomas da puberdade normal) como disforia de gênero. Um estudo de Diaz e Bailey publicado em 2023[20], com metodologia similar à de Littman, mas com um número muito maior, também encontrou resultados similares no que se refere à frequência de transtornos mentais entre jovens que, hipoteticamente, teriam disforia de gênero de início rápido.

Se por um lado há críticas que devem ser feitas às duas pesquisas, não há dúvidas de que mais estudos precisam ser feitos para entender esse fenômeno, ou seja, jovens que tardiamente passam a se identificar como trans sem nenhum indício durante a infância e o papel que a influência social pode ter. Esse movimento já é frequente na prática clínica brasileira e precisa ser mais bem compreendido, para que possamos oferecer uma assistência à saúde mais adequada possível, gerando o mínimo de intervenções parcialmente irreversíveis ou irreversíveis a essa população já vulnerável.

Acompanhamento de adolescentes trans

O acompanhamento em saúde de adolescentes deve ser afirmativo, apoiando o adolescente a vivenciar o gênero com o qual se identifica, e integral, ou seja, não apenas considerar a questão da variabilidade de gênero, mas também outras necessidades de saúde. Este capítulo, entretanto, se volta ao cuidado das questões de gênero.

É consenso que o acompanhamento em saúde de adolescentes trans deve se dar em uma perspectiva multidisciplinar[12,13,21]. Devem estar envolvidos, nesse cuidado, profissionais de saúde da psicologia, pediatria ou hebiatria, medicina de família e comunidade, psiquiatria ou psiquiatria da infância e adolescência, endocrinologia ou endocrinopediatria, fonoaudiologia, serviço social, enfermagem, nutrição, terapia ocupacional, educação física, entre outros que eventualmente sejam pertinentes. Cabe ressaltar que, segundo normas do Conselho Federal de Medicina (CFM), é indispensável a participação de um médico pediatra na equipe que acompanha crianças e adolescentes trans[21].

Mesmo que cada área tenha sua especificidade de atuação, o trabalho dos profissionais de saúde acaba por ser transdisciplinar, pois há uma sobreposição de saberes e fazeres diante das questões da adolescência trans, algumas das quais trazidas neste capítulo. É necessário que esses profissionais, independentemente da área específica de atuação, estejam aptos a assumir um papel de escuta, de acolhimento, de educação e orientação (dos usuários, dos familiares, de outros profissionais e serviços) e de auxílio na busca por direitos da pessoa trans. É importante que se trabalhe em uma perspectiva biopsicossocial, em que que fatores sociais, culturais, políticos, econômicos, psicológicos e biológicos sejam sempre considerados[13]. Indica-se que trabalhem em rede, que seja criado um Projeto Terapêutico Singular[21] e que intervenções sejam discutidas de forma colegiada entre esses profissionais.

Responsáveis legais devem assinar um termo de consentimento livre e esclarecido para realizar o acompanhamento dos adolescentes, que também devem consentir[21].

Como visto, a adolescência é um momento de intensa construção da própria identidade. Assim, deve-se facilitar a exploração e expressão do gênero pelos adolescentes de forma aberta, em uma perspectiva afirmativa, independentemente de padrões socialmente estabelecidos[13]. Por outro lado, é importante estar atento às diferentes violências (psicológica, física, sexual, econômica etc.) que esses adolescentes podem sofrer ao afirmarem seu gênero, bem como o sofrimento que acontece quando eles não têm espaço para essa vivência (p. ex., quando a família não permite ou quando o adolescente ainda não se sente seguro).

O trabalho de acompanhamento deve se dar no eixo do indivíduo e de sua rede de apoio social, particularmente a família e a escola. Os ambientes frequentados pelos adolescentes trans, ou por aqueles que estejam experimentando alguma variabilidade de gênero, devem ser estimulados a aceitar e apoiar aquela identidade ou expressão de gênero. Isso vale para aqueles adolescentes que, por alguma razão, estejam afastados de suas famílias, como os que estão institucionalizados em serviços de acolhimento ou em centros socioeducativos.

Famílias, e aqui nos referimos não só aos responsáveis diretos (pais, mães etc.), mas também à família estendida (avós, tios, primos etc), devem ser acolhidas e orientadas a conseguirem compreender e também aceitar e respeitar os adolescentes trans. Deve-se entender os desafios de uma família que tem um adolescente como um de seus membros. A questão de gênero, por sua vez, vai adicionar camadas que também devem ser consideradas, como o desconhecimento do que é transexualidade por boa parte da população, a não aceitação, o luto pela "perda" daquele adolescente idealizado pelos familiares, a dificuldade de adaptação da família diante daquele membro que tem uma mudança na identidade de gênero, entre outros pontos pertinentes. A abordagem da família é foco de outra seção deste livro.

Assim, a escola, ambiente em que idealmente os adolescentes passam grande parte do dia, deve ser estimulada à aceitação e ao respeito.

A psicoterapia, ou, de forma mais ampla, a abordagem em saúde mental, é fortemente aconselhável no acompanhamento de adolescentes trans. Esse processo se torna indispensável para aqueles que desejam se submeter a alguma intervenção médica para transição de gênero, a qual pode se dar de forma individual ou em grupo, e a experiência do AMTIGOS mostra a potência dessa última modalidade. O trabalho psicoterápico, ou em saúde mental, tem como objetivos, entre outros:

- Auxiliar na construção da própria identidade de gênero, na expressão do próprio gênero e na transição de gênero, conforme a vontade do adolescente
- Aumentar a resiliência desses adolescentes para lidarem com as violências de uma sociedade transfóbica.

- Promover a elaboração de vivências traumáticas, estigmatização e transfobia internalizada.
- Reduzir o sofrimento psíquico de condições psiquiátricas que podem estar presentes.
- Estimular a ocupação de espaços LGBTQIAPN+, assim como a convivência com outras pessoas em transição.
- Lidar com a disforia de gênero e com as expectativas, urgências e idealizações das modificações corporais.
- Abordar questões relacionadas à vida afetivo-amorosa ou sexual (tema de outro capítulo).
- Ampliar a autopercepção e a capacidade de esse adolescente fazer escolhas que condizem com suas reais necessidades, sem outras interferências.

Transição de gênero

Um dos objetivos do acompanhamento dos adolescentes trans é apoiar a transição de gênero. Esta se dará a partir da) transição social de gênero e transição por meio de intervenções médicas com intenção de modificações corporais (chamaremos aqui de transição médica de gênero). No que se refere a essa segunda modalidade, segundo as normas do CFM[21], podem ser oferecidas para os adolescentes trans apenas as intervenções hormonais – bloqueio puberal para aqueles no início da puberdade, a partir do estágio 2 de Tanner, e hormonização masculinizante/feminizante a partir dos 16 anos de idade. Intervenções cirúrgicas só podem ser realizadas a partir dos 18 anos de idade.

Entende-se como transição social o processo em que o adolescente trans passa a expressar socialmente a sua não conformidade com o gênero designado ao nascimento. Isso pode se dar pela escolha de um nome social, pela mudança no vestuário, escolha do corte de cabelo e definição dos pronomes a serem utilizados. A transição social o encoraja a viver de acordo com sua identidade de gênero.

Esse é um complexo processo que requer do adolescente um senso de responsabilidade e uma postura ativa diante de seus pares e/ou familiares. Portanto, é comum e esperado que aconteça, primeiro, um movimento interno de reflexão e avaliação do ambiente por parte desse adolescente antes que seja exteriorizado; esse momento pré-transição social pode ser de intensa ansiedade para o adolescente, e pode fazer com que ele sinta dificuldade em circular pelos meios em que sua vida social acontece, pois o entendimento sobre sua não conformidade de gênero já está em andamento ou se encontra bem definida, mas ainda não está em coerência com o que apresenta ao seu meio social.

A transição social traz para o adolescente trans a possibilidade da vivência no gênero com o qual ele se identifica e, a partir dessa vivência, passa a identificar e expressar seus sentimentos que antes faziam parte apenas do seu imaginário. Consequentemente, durante esse processo de abertura, ele deparará com os limites impostos externamente pela família, escola, amigos e serviços de saúde que, a depender de suas características, poderão impor obstáculos ao adolescente trans. Nesse sentido, muitas vezes o adolescente, tomado pelo imediatismo comum dessa fase do desenvolvimento humano, se vê frustrado ao perceber essas limitações externas e talvez tenha que esperar a idade ideal para iniciar o uso de hormônios ou apresentar uma performance de acordo com seu gênero de identificação, ou conseguir fazer a retificação de seu nome civil.

O adolescente trans pode usar as redes sociais e/ou jogos *on-line* para testar nomes que ele gostaria de possuir, já de acordo com seu gênero de identificação. A partir do momento que comunica seu gênero e seus pronomes, ele comunicará o nome social que mais lhe agrada e, a depender do acolhimento familiar, é até possível definir o nome social junto de seus familiares; esse nome ainda poderá ser mudado algumas vezes ao longo da transição de gênero e, até que o adolescente trans se sinta confortável e seguro com sua escolha, poderá usá-lo formalmente e retificá-los em seus documentos civis. No entanto, esse é apenas um dos primeiros desafios da transição social, que poderá ser dificultada em outros espaços da vida do adolescente trans.

Já mencionamos, neste capítulo, a importância da família nesse processo. Agora vamos refletir sobre a importância da escola e qual seu papel nesse processo. A experiência do adolescente trans na escola é frequentemente desafiadora, pois esse é o lugar onde seu nome e seu gênero são lembrados diariamente nas listas de presença, nos trabalhos e no uso de banheiros. Por isso a transição pode ficar prejudicada a partir do momento que a escola se transforma em um lugar restritivo e provocador de sofrimento quando os interesses do adolescente trans não são considerados e respeitados; como consequência direta, podemos identificar baixa frequência, isolamento social, queda do desempenho e, em casos mais graves, evasão escolar. É imperativo salientar que é direito do adolescente trans, garantido por meio do Decreto n. 8.727, de 28 de abril de 2016[22], ao comunicar sua transição aos funcionários da escola que frequenta, ter retificado seu nome social nas listas de chamada e documentações escolares. Mas, além dessa dificuldade, se apresenta o paradigma do uso de banheiro; até o momento, não existe legislação que garanta o uso de banheiro para pessoas trans de acordo com o gênero com o qual se identificam. Assim, varia de escola para escola qual será o acesso desse adolescente ao banheiro, de maneira que é comum alguns deles preferirem não ir ao banheiro enquanto estão na escola. Algumas escolas disponibilizam o banheiro dos professores ou funcionários e, frequentemente, o adolescente precisa passar pelo constrangimento de ter que pedir a chave para poder usá-lo. Atualmente, essa pauta é amplamente discutida e causa polêmica, pois é usada por setores conservadores da sociedade como forma de ataque ao direito das pessoas transgênero.

Em razão da complexidade de sentimentos e afetações que a transição social exige, o acesso a profissionais de saúde pode facilitar esse processo, particularmente o início de acompanhamento em psicoterapia, em que o adolescente trans se apoiará para enfrentamento dessas vivências em sua trajetória pessoal. O acolhimento e a orientação por parte desses profissionais são essenciais porque essa pode ser a primeira pessoa para a qual o adolescente vai se apresentar no gênero com o qual se identifica, testando nome e pronome. Por isso, a principal tarefa do profissional é criar uma boa relação terapêutica e tornar esse um espaço seguro para o adolescente trans, sem julgamentos e pretensões[23], para que possa construir a confiança necessária e, assim, estimular sua autonomia para enfrentar suas lutas durante esse processo. Ter um lugar de escuta livre de estigmas e preconceitos e baseado no respeito mútuo é, possivelmente, uma experiência nunca vivida por essas pessoas e, quando comprometido com o acompanhamento terapêutico e possuindo entendimento de sua importância, o adolescente trans poderá discorrer sobre suas emoções, experiências e ansiedades na medida em que é amparado pelo profissional. Além de estar junto ao adolescente nesse processo, estabelecendo uma parceria, também o orientará sobre como alcançar os próximos passos da sua transição, especialmente desempenhando papel de mediação com a família, grupo de pares e escola.

O acompanhamento fonoaudiológico também ajudará no processo de transição social de gênero. Não nos aprofundaremos aqui, uma vez que o tema é tratado em outro capítulo deste livro.

Transição médica de gênero

Como citado anteriormente, no Brasil, até os 18 anos de idade, apenas intervenções hormonais podem ser realizadas nos adolescentes trans com intenção de modificações corporais, que são o bloqueio puberal e a hormonização masculinizante/feminizante. Esse tema será amplamente abordado em outros capítulos deste livro, porém aqui traçamos algumas considerações.

Estudos comprovam[24,25] que o uso de hormônios na adolescência de pessoas transgênero diminui os índices de autoviolência provocada e de suicídio nessa população. Ao observar as mudanças físicas e emocionais causadas pelo uso de hormônios, o adolescente passa a sentir que seu corpo está, mesmo que lentamente, se assemelhando à sua identidade de gênero, de modo a permitir que ele se reconheça por inteiro e sinta uma maior autoconfiança; isso pode trazer benefícios para suas relações interpessoais e sua apresentação e convivência nos meios em que transita; em especial, sua frequência escolar pode aumentar porque passa se sentir mais seguro. Já as mudanças físicas dependerão de sua genética e, muitas vezes, podem surgir certa ansiedade pelos resultados e frustração, por alguns dos objetivos e expectativas do adolescente sobre a hormonização não serem alcançados plenamente, ou no ritmo desejado, em decorrência de suas características físicas.

Adolescentes em uso de hormônios sexuais necessitam de um acompanhamento de saúde mental muito próximo para que as reações emocionais desencadeadas pelo próprio hormônio ou pelas expectativas com o uso possam ser observadas e manejadas.

CONSIDERAÇÕES FINAIS

Compreendemos a adolescência como um período de intensas transformações e sentimentos complexos e, por isso, suas crescentes demandas na atualidade passam pelas questões de gênero amplamente discutidas aqui. A adolescência para pessoas trans possui especificidades que a diferenciam e que exigem especial atenção dos profissionais de saúde que trabalham com essa população. Esse adolescente precisa lidar cotidianamente com a transfobia sofrida nos espaços sociais, escolares e familiares, que o estigmatiza e, muitas vezes, o exclui da convivência com seus pares, com prejuízo à sua saúde mental. Assim, as manifestações da disforia de gênero podem ocorrer de diversas formas e os sentimentos negativos em relação ao seu corpo podem trazer consequências para seu autocuidado, lazer, saúde física e socialização, e acarretam o adoecimento psíquico, principalmente quando esses adolescentes não recebem suporte familiar adequado.

Por isso, vale ressaltar o papel da família na transição de seus adolescentes trans. Entendemos que certas características, como a escuta sensível e a estrutura emocional adequada e acolhedora, funcionam como fator de proteção e facilitador desse processo. Para isso, recomendamos a busca de informações de qualidade junto a profissionais especializados, porém sabemos que, quando a família não apresenta as características citadas, ela própria atuará como dificultadora e, consequentemente, colocará em risco o adolescente em transição social, com maior vulnerabilidade.

Portanto, concluímos que há um consenso sobre a grande importância do acompanhamento profissional de adolescentes trans e de seus familiares nessa trajetória de cuidado, de modo a propiciar impacto positivo no processo de transição desse adolescente e sobre a saúde de todos os agentes envolvidos nele. Esse acompanhamento deve ter natureza transdisciplinar e os profissionais responsáveis devem assumir uma postura de escuta ativa, acolhimento, educação, orientação e auxílio na busca por direitos e acesso à saúde de forma integral. Os profissionais de saúde mental, responsáveis pelo cuidado, devem proporcionar escuta sensível, livre de estigmas e preconceitos, baseada no respeito mútuo, com a intenção de criar uma relação de confiança em que o adolescente possa entender a importância de sua implicação no processo.

REFERÊNCIAS BIBLIOGRÁFICAS

1. Sawyer SM, Azzopardi PS, Wickremarathne D, Patton GC. The age of adolescence. Lancet Child Adolesc Health. 2018;2(3):223-8.
2. Brasil. Ministério da Saúde (MS). Marco Legal – Saúde, Um Direito de Adolescente [Internet]. Brasília: MS; 2005 [citado em 25 jul. 2023]. Disponível em: https://bvsms.saude.gov.br/bvs/publicacoes/07_0400_M.pdf.
3. Brasil. Ministério da Saúde (MS). Secretaria de Assistência à Saúde. Proteger e cuidar da saúde de adolescentes na atenção básica [Internet]. Brasília: MS; 2017 [citado em 25 jul. 2023]. Disponível em: https://bvsms.saude.gov.br/bvs/publicacoes/proteger_cuidar_adolescentes_atencao_basica.pdf.
4. Medeiros Filho MV, Maranhão PHS, Scivoletto S. Desenvolvimento da adolescência normal. In: Miguel EC, Lafer B, Eliks H, Forlenza OV, organizadores. Clínica psiquiátrica volume 2: as grandes síndromes psiquiátricas. 2. ed. Barueri: Manole; 2021. p. 9-17.
5. Bordini B, Rosenfield RL. Normal pubertal development: Part II: clinical aspects of puberty. Pediatr Rev. 2011;32(7):281-92.
6. Twenge JM, Campbell WK. Associations between screen time and lower psychological well-being among children and adolescents: evidence from a population-based study. Prev Med Rep. 2018;12:271-83.
7. United Nations International Children's Emergency Fund (Unicef Brasil) [site da Internet]. Cyberbullying: o que é e como pará-lo. Brasília: Unicef Brasil; [s/d] [citado em 25 jul. 2023]. Disponível em: https://www.unicef.org/brazil/cyberbullying-o-que-eh-e-como-para-lo.
8. World Professional Association for Transgender Health (WPATH) [Internet]. Normas de atenção à saúde das pessoas trans e com variabilidade de gênero. WPATH; 2012 [citado em 25 jul. 2023]. Disponível em: https://www.wpath.org/media/cms/Documents/SOC%20v7/SOC%20V7_Portuguese.pdf.
9. Shields JP, Cohen R, Glassman JR, Whitaker K, Franks H, Bertolini I. Estimating population size and demographic characteristics of lesbian, gay, bisexual, and transgender youth in middle school. J Adolesc Health Off Publ Soc Adolesc Med. 2013;52(2):248-50.
10. Johns MM, Lowry R, Andrzejewski J, Barrios LC, Demissie Z, McManus T, et al. Transgender identity and experiences of violence victimization, substance use, suicide risk, and sexual risk behaviors among high school students – 19 states and large urban school districts, 2017. MMWR Morb Mortal Wkly Rep. 2019;68(3):67-71.
11. Clark TC, Lucassen MFG, Bullen P, Denny SJ, Fleming TM, Robinson EM, et al. The health and well-being of transgender high school students: results from the New Zealand adolescent health survey (Youth'12). J Adolesc Health Off Publ Soc Adolesc Med. 2014;55(1):93-9.
12. Skordis N, Kyriakou A, Dror S, Mushailov A, Nicolaides NC. Gender dysphoria in children and adolescents: an overview. Hormones. 2020;19(3):267-76.
13. Coleman E, Radix AE, Bouman WP, Brown GR, de Vries ALC, Deutsch MB, et al. Standards of Care for the Health of Transgender and Gender Diverse People, Version 8. Int J Transgend Health. 2022;23(Suppl. 1):S1-259.
14. Braz DGDC, Reis MB, Horta ALDM, Fernandes H. Vivências familiares no processo de transição de gênero. Acta Paul Enferm. 2020;33:eAPE20190251.

15. Weinhardt LS, Xie H, Wesp LM, Murray JR, Apchemengich I, Kioko D, et al. The role of family, friend, and significant other support in well-being among transgender and non-binary youth. J GLBT Fam Stud. 2019;15(4):311-25.
16. Olson KR, Durwood L, DeMeules M, McLaughlin KA. Mental health of transgender children who are supported in their identities. Pediatrics. 2016;137(3):e20153223.
17. Bugatti AL, Araujo GMB, Araujo LMB, Amâncio NDFG. Importância da psicoterapia para crianças e adolescentes transgênero: uma análise literária. Res Soc Dev. 2023;12(1):e6512139289.
18. Berger MN, Taba M, Marino JL, Lim MSC, Skinner SR. Social media use and health and well-being of lesbian, gay, bisexual, transgender, and queer youth: systematic review. J Med Internet Res. 2022;24(9):e38449.
19. Littman L. Parent reports of adolescents and young adults perceived to show signs of a rapid onset of gender dysphoria. PLoS One. 2018;13(8):e0202330.
20. Diaz S, Bailey JM. Rapid onset gender dysphoria: parent reports on 1655 possible cases. Arch Sex Behav. 2023;52(3):1031-43.
21. Brasil. Conselho Federal de Medicina (CFM). Resolução CFM n. 2.265/2019. Dispõe sobre o cuidado específico à pessoa com incongruência de gênero ou transgênero e revoga a Resolução CFM nº 1955/2010. Brasília: CFM; 9 de janeiro de 2020 [citado em 25 jul. 2023]. Disponível em: https://sistemas.cfm.org.br/normas/visualizar/resolucoes/BR/2019/2265. Acesso em: 25 de abril de 2023.
22. Brasil. Câmara dos Deputados. Decreto n. 8.727 de 28 de abril de 2016. Dispõe sobre o uso do nome social e o reconhecimento da identidade de gênero de pessoas travestis e transexuais no âmbito da administração pública federal direta, autárquica e fundacional. Brasília: Câmara; 28 de abril de 2016 [citado em 25 jul. 2023]. Disponível em: https://www2.camara.leg.br/legin/fed/decret/2016/decreto-8727-28-abril-2016-782951-publicacaooriginal-150197-pe.html.
23. Torres CG, Renfrew M, Kenst K, Tan-McGrory A, Betancourt JR, López L. Improving transgender health by building safe clinical environments that promote existing resilience: Results from a qualitative analysis of providers. BMC Pediatr. 2015;15(1):187.
24. Mahfouda S, Moore JK, Siafarikas A, Zepf FD, Lin A. Puberty suppression in transgender children and adolescents. Lancet Diabetes Endocrinol. 2017;5(10):816-26.
25. Tordoff DM, Wanta JW, Collin A, Stepney C, Inwards-Breland DJ, Ahrens K. Mental health outcomes in transgender and nonbinary youths receiving gender-affirming care. JAMA Netw Open. 2022;5(2):e220978.

26

Identidade de Gênero e o Papel das Escolas

Luciane Gonzalez Valle
Desirèe Monteiro Cordeiro

A escola tem um papel fundamental na vida das crianças e dos adolescentes. Além de contribuir com o conhecimento e o viés pedagógico, participa ativamente no desenvolvimento biopsicossocial e contribui na construção, ressignificação de valores e expressão da nossa sociedade. Nesta premissa, não seria possível se isentar da sua responsabilidade na temática da transgeneridade. A educação sexual é uma forma eficaz de prevenção e combate ao abuso sexual infantil e a diminuição de violências de gênero contra a população LGBTQIAPN+ (lésbicas, gays, bissexuais, *queer*, intersexo, assexual, pansexual, não binário e outros). Há um enorme equívoco em relação ao que é a educação sexual nas escolas. Não se trata de ensinar as crianças e os adolescentes a fazer sexo ou escolher se elas vão querer ser meninos ou meninas, ou qualquer outra ideia acerca do tema.

Segundo Durkheim, a sociologia é "... a ciência das instituições sociais, de sua gênese e de seu funcionamento"[1]. Família, escola, Estado, igrejas, partidos políticos são instituições sociais tendo em vista que agem diretamente sobre os indivíduos. Neste sentido, os sociólogos contemporâneos Peter L. Berger e Brigitte Berger[2] postulam que a instituição social funciona como instrumento de regulação e controle das atividades de seus membros, como um "padrão de controle, ou seja, uma programação da conduta individual imposta pela sociedade". A escola, por exemplo, inserida em um mundo cada vez mais globalizado e conectado à informação, é entendida como instituição social responsável por promover, reproduzir e viabilizar a inoculação de ideias e dos conhecimentos e habilidades de uma geração para a outra.

Durkheim[1] compreende a educação num sentido mais amplo do termo, para além da escolarização formal. A educação também assume um sentido plural, abrangente e dinâmico, no qual cada sociedade constrói e retroalimenta um certo padrão humano. Nesta perspectiva, o autor postula que a educação dá origem a um amplo processo socializador, no qual pais e educadores ensinam as crianças e adolescentes alicerçados num padrão compartilhado pela sociedade. Dessa forma, a educação é uma ação exercida conjuntamente com a justificativa da manutenção da coesão social diante da disponibilidade de aprendizagem que crianças e jovens carregam.

Existem as crenças individuais e as coletivas, estas últimas ligadas a um sistema de ideias, sentimentos e hábitos que exprimem os grupos dos quais pertencemos; ambos formam o que Durkheim chama de *ser social*, que seria o objetivo primordial da educação. "Ela tem como objetivo suscitar e desenvolver na criança um certo número de estados físicos, intelectuais e morais exigidos tanto pelo conjunto da sociedade política quanto pelo meio específico ao qual ela está destinada em particular"[1].

Durkheim[1] pontua uma diferenciação clara entre educação e pedagogia. Determina a educação como uma ação concomitante exercida pelos pais e professores por meio de um processo geral e permanente, enquanto a pedagogia se ocuparia das formulações teóricas que explicitam as maneiras de conceber a educação e os processos reflexivos que a envolvem.

De acordo com a Lei de Diretrizes e Bases da Educação Nacional (LDB), a escola tem o papel de formar cidadãos socialmente conscientes e aptos para o convívio em sociedade. As escolas precisam se atualizar e ter conhecimento das dificuldades da experiência da criança ou do adolescente que apresente a questão da transgeneridade para que sejam agentes facilitadores, de modo a evitar, assim, a evasão escolar, muito frequente nesta população. Tem o papel primordial de zelar pela integridade física da criança e do adolescente no ambiente escolar, além de treinar o grupo de profissionais que assiste essa população e de trabalhar com os demais alunos, a fim de construir cidadãos que respeitem a diferença e os direitos civis de cada indivíduo. A escola é um importante agente de transformação social no que se refere a esse tema, e é essencial que se posicione de maneira assertiva, mesmo que algumas famílias exerçam resistência e preconceito. Perceber o aluno no contexto escolar, compreendê-lo e facilitar sua convivência com os demais é o objetivo de qualquer instituição perante os temas LGBTQIAPN+.

A escola é um espaço no qual o aluno leva suas inquietações e dúvidas, não só as relacionadas aos conteúdos discutidos, mas também suas dificuldades sociais e afetivas. Todos esses temas são abordados entre estudantes e professores. Nas discussões das aulas surgem debates de vários problemas ligados ao desenvolvimento da sexualidade – namoro, infecções sexualmente transmissíveis (IST) e HIV, baixa autoestima, desleixo nos cuidados pessoais, gravidez indesejada, violência sexual, feminismo e machismo, questões de orientação sexual e identidade de gênero, entre outros –, que afetam não só o rendimento escolar, mas também os relacionamentos e a qualidade e aptidão de vida.

INFÂNCIA E A ESCOLA

Práticas introduzidas na infância promovem uma educação com menos estereótipos e discriminação, além de suscitar igualdade e equidade de gênero e diminuição de violência e preconceitos à população LGBTQIAPN+. A escola é um espaço no qual a criança descobre mais sobre si mesma, a partir das inúmeras experiências que constrói e das relações que estabelece com amigos e professores.

É papel do educador desenvolver um senso positivo a respeito das questões de gênero e equidade ao trabalhar ativa e assertivamente para neutralizar preconceitos e reduzir a violência no ambiente escolar, de modo a contribuir para uma infância sem abuso e agressão física e psicológica, além de ser alicerce primordial para a construção de uma sociedade que respeite todos os cidadãos.

Quando se estabelece uma educação de equidade desde o início da infância (voltada ao respeito, à liberdade, a não violência, ao comportamento assertivo e a não opressão), favorece-se um ambiente de elucidação a temas como igualdade de direitos, independência e autonomia, reconhecem-se e valorizam-se meninos e meninas em suas individualidades e potencialidades. O trabalho com equidade de gênero e empoderamento infantil promove o respeito pelas possibilidades de expressões, autodeterminação, espontaneidade e intencionalidade de cada um.

Segundo Silva[3], foi observado, que as brincadeiras em sala de aula não respeitavam as diferenças particulares às crianças transgênero, pois estas eram precocemente classificadas como pertencentes a determinados gêneros, provavelmente por angústia do educador em prontamente determinar quem é essa criança. Na realidade, o que se deve fazer é deixar a criança livre, indo e vindo de forma pendular pelas diversas possibilidades e espectros das experiências, sem pressa para defini-la numa determinada identidade. Sabe-se que as brincadeiras são essenciais na infância e têm relação estreita com a construção das crenças sobre gênero, mas, quando conduzidas equivocadamente, podem provocar nas crianças divergências e receios nesses aspectos, além de contraposições que desfavoreçam o alicerçar da própria identidade de gênero de cada criança.

A identidade de gênero que a criança constrói deve ser compreendida e aceita pela comunidade escolar. É papel da instituição mostrar e reforçar para os alunos que as diferenças existem mesmo no domínio da sexualidade e do gênero, e que precisam ser valorizadas e respeitadas. Dessa forma, cada aluno poderá agir de acordo com seus sentimentos, identificações e se desenvolver de forma saudável nas diversas áreas humanas: psicológica, biológica, cognitiva e social.

A seguir, algumas práticas de como educar crianças para igualdade e equidade de gênero favorecedoras de uma educação com menos estereótipos, preconceito, violência e discriminação:

1. Educação não sexista e liberdade com a escolha do brinquedo na primeira infância

   O ato de brincar desenvolve e favorece todos os tipos de habilidades sociais, auxilia a desconstrução de estereótipos de gênero e pode auxiliar na compreensão da diversidade; por exemplo, brincar de boneca aumenta a empatia e brincar de futebol desenvolve aspectos motores e espaciais. Não se deve moldar brinquedos ou atividades com base no sexo biológico porque isso limita a potência individual de cada criança e estabelece crenças disfuncionais acerca de gênero. Não existem preferências e comportamentos tidos como inatos entre meninos e meninas, como muitos acreditam.
2. Conhecer e respeitar os corpos

   As crianças exploram o corpo naturalmente, e a escola tem o papel de favorecer essa compreensão ao trabalhar o que é público e privado, promover o se respeitar e respeitar o corpo do outro e estimular o autoconhecimento, o autocuidado e a autoconfiança.
3. Ser um adulto inspirador que contribua como um bom exemplo

   As crianças absorvem e reproduzem rapidamente o que vivenciam na escola e em suas casas. Este é um momento crucial para não estimularmos cristalizações de preconceitos de gênero e raciais. É importante mapear possíveis conflitos entre o que é ensinado na escola e passado como valores pelos cuidadores das crianças, e pensar em alternativas para promover este diálogo.
4. Emoções são comportamentos humanos

   Crianças, a despeito de seus sexos biológicos, podem expressar qualquer emoção livremente. Esta ação desconstrói crenças disfuncionais acerca de papéis sociais e expressões emocionais, e favorece uma compreensão isenta e equitativa que aproxima meninos e meninas.
5. A escola precisa contratar profissionais diversos

   Não se pode construir uma sociedade igualitária e sem preconceitos numa escola sem profissionais negros, transgêneros etc. A escola precisa valorizar o protagonismo das minorias em seu ambiente para que as crianças estabeleçam essas conexões com o diverso, mesmo que tenham que investir na formação desses profissionais, que, muitas vezes, estão em situações sociais mais vulneráveis.

6. Apresentar protagonismos diversos nas histórias compartilha com as crianças
   Princesas negras, cientistas mulheres, atletas transgêneros ou misses transexuais existem e devem ser apresentados às crianças como pessoas que se destacam na sociedade. Isso seguramente as fará compreender a potência da diversidade humana.
7. Promover o respeito às diferenças
   O objetivo maior é criar um ambiente educador que desconstrua a ideia de que existem corpos normais, porque esta premissa faz com que as crianças acreditem que os outros corpos estão fora do padrão, dando gênese a preconceitos e atitude de discriminação sobre indivíduos diferentes delas, por exemplo: crianças transgêneros, deficientes, gordas etc. Essa é uma missão primordial, mas muito difícil, porque a internet e algumas famílias fazem o caminho inverso desse pressuposto.
8. Educação e reciclagem continuada à equipe de profissionais da escola em todos os níveis
   A equipe toda precisa estar mobilizada e engajada no objetivo de criar um ambiente saudável e sem preconceitos. Para isso, a instituição deverá fazer trabalhos sistemáticos de educação e mobilização desses funcionários.
9. Palestras sensibilizadoras à comunidade e famílias
   Por meio de aulas que explicam conteúdos sobre o tema de transgeneridade e atividades que promovam empatia e sensibilização a essas vivências diversas, facilita-se o caminho para que a sociedade escolar busque a alteridade entre seus integrantes.
10. Aprender com as crianças
    O educar deve ser permeado pela premissa de poder sempre aprender com o outro, ao entender que quem ensina precisa de reciclagens constantes tecnicamente, mas que nunca deve se fechar para o aprendizado vivencial. As crianças podem contribuir muito nesse processo. Para isso, os educadores devem ter, uma escuta ativa e empática.
11. Insistir nesta construção no decorrer dos anos de formação dessas crianças
    A igualdade não se aprende como um dogma: se apreende por intermédio da constante reflexão pessoal, na observação do dia a dia com uma perspectiva crítica e sob o ponto de vista do gênero. Torna-se importante que esse processo de aprendizagem seja sempre revisitado conforme essas crianças vão se desenvolvendo, de modo a criar construtos mais refinados e competências socioemocionais acerca do tema.

ADOLESCÊNCIA E A ESCOLA

Ser adolescente é um momento de transição entre a infância e a fase adulta. É o momento que se dá no processo de ir e vir entre uma fase e outra. Ele é repleto de mudanças físicas e emocionais. O corpo muda e traz consigo a sexualidade complexa da vida adulta. As emoções dessa mudança trazem angústia, temores e grandes desafios, e, com isso, muitos conflitos e questionamentos[4].

Diferentemente da infância, onde as regras vão ser colocadas, questionadas e, em sua maioria, aceitas e cumpridas, na adolescência as regras começam a ser questionadas, quebradas, desconsideradas. Esse processo faz parte do desenvolvimento maturacional neste período de vida. Esse aspecto é importante para essa pessoa que está crescendo, se desenvolvendo e passando a ter mais autonomia. Isso gera um grande conflito e uma sensação de ambivalência. Tal conflito pode acontecer na família, na escola e com os pares – amigos, colegas. A necessidade de pertencimento fica maior e cheia de receios, principalmente no que diz respeito a se encaixar entre os colegas. Temos, aí, um grande fator de impacto para aumentar a vulnerabilidade.

Tal vulnerabilidade acontece em relação a qualquer adolescente, adicionando a esta vulnerabilidade questões de identidade de gênero diversa, orientação sexual, étnico-racial, PcD (pessoa com deficiência), entre outras minorias; falamos de uma vulnerabilidade maior ainda e, com isso, maior risco para essa população. Sabemos que a família e o meio social são de fundamental relevância e dão uma sensação de porto seguro[5]. E precisamos compreender como isso pode melhorar em relação à escola, pois, atualmente, é o ambiente em que o adolescente passa a maior parte de seu tempo ao longo do dia.

Não basta perceber que os discursos de resistência e exclusão são corriqueiros: é necessário que a escola faça parte na percepção e aceitação das diferenças em todos os níveis.

IDENTIDADE DE GÊNERO ADOLESCENTE NA ESCOLA

É fundamental perceber que padrões hegemônicos podem gerar maiores preconceitos e discriminações. Quando esse movimento discriminatório ocorre, podemos perceber maior evasão escolar dessa população. Sabemos que esse fenômeno da evasão escolar tem uma forte marca nas trajetórias escolares dessas pessoas, isso por conta de agressões verbais, físicas e todo tipo de violência que fazem com que as pessoas com variabilidade de gênero não consigam continuar no ambiente escolar[6].

Segundo Silva[3], podemos destacar como responsáveis pela evasão escolar dessa população os seguintes tópicos:

- Nome social.
- Disciplinamento heteronormativo.
- Constrangimentos para utilização do banheiro.
- *Bullying*.
- Segregação.

Tais questões estão se tornando cada vez mais dificultadoras da vida das pessoas com variabilidade de gênero, e que expressam essa transição que foge a padrões heteronormativos, dentro do ambiente escolar. Isso gera situações que podem levar ao adoecimento físico e mental dessa população, aumenta o risco para suicídio, estresse, ansiedade, além de serem impedidos de vivenciar seus direitos como cidadãos[7].

Segundo estudo recente realizado pela Aliança Nacional LGBTI+, sobre ambiente escolar sob o ponto de vista de familiares de crianças e adolescentes transexuais, 77,5% desses familiares informaram que seus filhos, crianças e adolescentes, entre 5 e 17 anos, já foram vítimas de "*bullying* transfóbico" no ambiente escolar. Entre os adultos autores das violências, que podem ser físicas, verbais, emocionais ou *cyberbullying*, 65% eram profissionais das instituições de ensino e 56% deles eram professores[8].

Por isso, compreendemos ser de extrema importância falar sobre o processo de mudança do sistema educacional. Sabemos que somente com escuta ativa do que está acontecendo no ambiente escolar, por todas as partes envolvidas, podemos pensar em mudança de padrões em todas as direções. Como falado anteriormente, o processo de inclusão de crianças por meio de práticas positivas na educação sobre igualdade e equidade de gênero favorece uma educação com menos estereótipos, preconceito, violência e discriminação, e isso nos proporcionaria uma escola mais plural.

Para isso, é necessário falar de transformação nas seguintes frentes:

1. *Bullying*

   Para lidar com esse fenômeno, é importante favorecer o pertencimento dos adolescentes no ambiente escolar. Segundo Olweus e Limber[9], seguir algumas dessas recomendações ajuda a minimizar ocorrências de *bullying*: estimular gentileza, interesse positivo e envolvimento de adultos; estabelecer limites firmes para comportamentos inaceitáveis; aplicar sanções não punitivas e não físicas para comportamentos inaceitáveis e violação das regras; e incentivar a postura dos adultos como autoridades e exemplos positivos.
   Além disso, a conversa e escuta são os mais recomendados. Para isso, a escola pode estruturar rodas de conversas e campanhas sobre o tema da transgeneridade e diversidade. Pode-se abrir um diálogo real entre professores e alunos,

e ainda envolver as famílias ou responsáveis para transformar a estrutura escolar em um ambiente de maior liberdade e acolhimento.

2. Nome social, pronomes e artigos

   Atualmente, Resolução n. 1, de 19 de janeiro de 2018, do Ministério da Educação (MEC)[10], prevê o uso do nome social em todas as escolas, públicas e privadas, da educação básica.

   Crianças e adolescentes com variabilidade de gênero devem ter seus nomes sociais respeitados em:

   - Chamadas escolares.
   - Identificação estudantil.
   - Carteirinha de estudante.
   - Boletim.
   - Certificado de conclusão de curso (diploma).
   - Sistemas eletrônicos.
   - Plataforma de aulas *on-line*.
   - Demais documentos do âmbito estudantil.

   Basta ter anuência dos pais e ou responsáveis quando menor de 18 anos.

3. Banheiro

   O adolescente ou criança trans tem o direito de utilizar o banheiro de acordo com o gênero no qual se identifica, nos espaços públicos quanto privados. Ainda não existe uma legislação que trate desse aspecto específico, porém a escola precisa compreender riscos e maior chance de vulnerabilidade em relação a pessoa trans e não somente em relação aos outros estudantes e suposições sobre violências que pessoas trans pudessem infligir a pessoas não trans.

4. Uniforme escolar

   No caso de escolas com uniformes com diferenciação de gênero, eles devem poder escolher a vestimenta de acordo com o seu gênero, e isso deve ser abordado com os funcionários para evitar constrangimentos.

Com mudanças nas diretrizes e regulamentações das escolas, é possível ter um ambiente mais acolhedor e propício para que a população transexual se sinta pertencente e, com isso, possa chegar cada vez mais longe na escada do desenvolvimento educacional, o que a leva, assim, a menores índices de vulnerabilidade. Dessa maneira, a escola se torna, ainda, um espaço de maior diversidade e liberdade.

REUNIÕES COM ESCOLAS E PROFISSIONAIS DO AMTIGOS

Como um dos meios fundamentais de socialização do ser humano, a educação é uma das áreas que mais precisa entender e se apropriar do tema da diversidade sexual. No entanto, sabe-se que, apesar de já ter havido vários avanços nas discussões, há muitos alunos que ainda sofrem e vivenciam violência dentro e fora da sala de aula. Ao pensar no papel do educador nessa questão e como ele poderia se tornar ferramenta facilitadora das mudanças de nossa sociedade, foi criado no Ambulatório Transdisciplinar de Identidade de Gênero e Orientação Sexual (AMTIGOS) do Instituto de Psiquiatria do Hospital das Clínicas da Faculdade de Medicina da Universidade de São Paulo (IPq-HCFMUSP) o grupo das escolas, que é realizado desde 12 de agosto de 2016.

O trabalho com as escolas tem como objetivos principais: fomentar o conhecimento, desconstruir preconceitos e ajudar as instituições a se apoiarem em pares. As reuniões visam promover, por meio da reflexão e aprendizado, que os profissionais participantes delas sejam multiplicadores dos conhecimentos sobre a população LGBTQIAPN+ com seus pares em suas instituições. Incluir discussões sobre questões de gênero nas escolas é dar início ao aperfeiçoamento da qualidade da educação, superação das desigualdades e preconceito, e luta contra a evasão escolar. Os sistemas escolares são um recurso poderoso para que crianças e adolescentes com incongruência de gênero tenham saúde e bem-estar no seu desenvolvimento.

Nessas reuniões, os profissionais do ambulatório têm um contato mais próximo com as instituições em que os participantes do ambulatório estão inseridos, mas logo percebeu-se a importância em ampliar esse espaço para qualquer equipe pedagógica interessada em aprender sobre o tema.

Os encontros com as escolas ocorrem a cada três meses no ambulatório, de forma virtual, com a possibilidade de ampliação se houver disponibilidade de tempo da equipe. Existem dois formatos que são realizados de forma intercalada: aula expositiva e roda de conversa. Também é oferecida orientação de livros e filmes para inspirar novas discussões nas reuniões que serão feitas entre os próprios membros da escola, e um canal aberto por *e-mail*, que pode ser acionado a qualquer tempo para sugestões de novos temas para os próximos encontros ou para assistência de algum tema emergente na instituição que envolva a temática de crianças ou adolescentes transexuais.

Nessas rodas de conversa, orientadores, coordenadores e professores relatam suas dúvidas e experiências, discutem o dia a dia da escola e seus desafios, preconceitos, falta de compreensão dos temas envolvidos, além das dificuldades enfrentadas com as crianças, seus pais e os demais pais da escola. Nas aulas expositivas, são abordados conceitos, conhecimentos específicos e da realidade vivida pelas pessoas transexuais, além das leis acerca do tema.

O grupo das escolas é um espaço de coconstrução dos profissionais da equipe transdisciplinar do ambulatório e das escolas presentes. Esse grupo oferece um espaço de discussão e reflexão permanentes, para fortalecer o direito à sexualidade saudável, a segurança e o bem-estar dos alunos, com o intuito de possibilitar ações preventivas, assim como viabilizar o respeito em relação à diversidade sexual.

É claro para nossa equipe que, no que se refere ao atendimento e acompanhamento de crianças e adolescentes, é preciso um trabalho conjunto com as escolas e pais, e assim conseguimos alinhar as dificuldades e dúvidas em uma construção que tenha como foco a prevenção e a formação de adultos que sejam mais saudáveis, inseridos e participantes da sociedade.

CONSIDERAÇÕES FINAIS

Por ser um espaço público e democrático, a escola deve acolher as diferenças. Ela dispõe de recursos efetivos para cumprir seu papel de atuar contra as desigualdades, contribuir para uma melhor qualidade de vida infantil e juvenil, e formar cidadãos aptos ao convívio social, com menores índices de vulnerabilidade. As instituições devem funcionar como um ambiente inclusivo e acolhedor, seja em relação a gênero ou a sexualidade.

É um momento fundamental na história da educação e as instituições não podem mais ficar de fora deste papel de agente transformador para construir uma sociedade baseada no respeito à natureza, aos direitos humanos e na equidade econômica. Faz-se necessário um trabalho contínuo que coloque a diversidade como meta, e buscar cada vez mais respeito à igualdade e às diferenças, para que um dia a palavra inclusão e aceitação não sejam mais necessárias em nossa sociedade.

REFERÊNCIAS BIBLIOGRÁFICAS

1. Durkheim É. As regras do método sociológico. São Paulo: Martins Fontes; 2007.
2. Berger P, Berger B. O que é uma instituição social? In: Foracchi MM, Martins JS, organizadores. Sociologia e sociedade. Rio de Janeiro: LTC; 2004. p. 193-9.
3. Silva FV, Jales RD, Pereira IL, Almeida LR, Nogueira JA, Almeida SA. A transgeneridade infantil sob a ótica de professores de ensino fundamental. Rev Latino-Am Enferm. 2021; 29:e3459. Disponível em: https://www.scielo.br/j/rlae/a/VhyP8ztbC9syQSqtmKyg7hn/?lang=pt&format=pdf.
4. Jordão AB. Vínculos familiares na adolescência: nuances e vicissitudes na clínica psicanalítica com adolescentes. Aletheia. 2008; 27:157-72. Disponível em: http://pepsic.bvsalud.org/scielo.php?script=sci_arttext&pid=S1413-03942008000100012&lng=pt&nrm=iso.
5. Silva RVB. Os conflitos na fronteira de contato entre pais e filhos adolescentes. IGT Rede. 2015; 12(22):53-66. Disponível em: http://pepsic.bvsalud.org/scielo.php?script=sci_arttext&pid=S1807-25262015000100004&lng=pt&nrm=iso.
6. Santos D, Oliveira ALM. Trajetórias transgêneras na educação de jovens, adultos e idosos: conquistas, horizontes e ameaças entre tempos, espaços e sujeitos escolares. Sér-Estud. 2019; 24(52):49-75. Disponível em: http://educa.fcc.org.br/scielo.php?script=sci_arttext&pid=S2318-19822019000300049&lng=pt&nrm=iso.

7. Tebbe EA, Morardi B. Suicide risk in trans populations: An application of minority stress theory. J Couns Psychol. 2016; 63(5):520-36. Disponível em: https://pubmed.ncbi.nlm.nih.gov/27089059/.
8. Nunes T. Ensaio sobre vivências reais de crianças e adolescentes transgêneres dentro do sistema educacional brasileiro. Curitiba: IBDSEX; 2021. Disponível em: https://aliancalgbti.org.br/wp-content/uploads/2021/12/eBook-Completo-0912-FINAL.pdf.
9. Olweus D, Limber SP. The Olweus Bullying Prevention Program: Implementation and evaluation over two decades. In: Jimerson SR, Swearer SM, Espelage DL. Handbook of bullying in schools: An international perspective. New York: Routledge; 2010. P. 377-401. Disponível em: https://www.researchgate.net/publication/285822219_The_Olweus_Bullying_Prevention_Program_Implementation_and_evaluation_over_two_decades.
10. Brasil. Ministério da Educação (MEC). Resolução CNE/CP n. 1, de 19 de janeiro de 2018. Define o uso do nome social de travestis e transexuais nos registros escolares. Brasília: MEC/Diário Oficial da União [DOU], Seção I, p. 17, 22 de janeiro de 2018.

27

Hebiatria e Incongruência de Gênero na Adolescência

Ana Carolina de Albuquerque Cavalcanti Ferreira Novo

INTRODUÇÃO

A palavra adolescência vem do latim *adolescere*, que significa crescer. É um período de grande importância no desenvolvimento humano, no qual acontecem muitas e significativas mudanças físicas, cognitivas, emocionais e sociais.

Porém, a adolescência, como a entendemos hoje, é uma construção recente na nossa sociedade. Deixou de ser apenas a preparação para a vida adulta e passou a ter sentido em si mesma. Antigos textos de Platão e Aristóteles já caracterizavam os adolescentes como apaixonados, impulsivos e irascíveis, mas esses autores também já percebiam que é nesse período que se estabelece o raciocínio lógico e a autodeterminação, ou seja, é uma fase caracterizada pela força física e pela beleza. Na Idade Média, os adolescentes ainda eram considerados adultos em miniatura, que precisavam apenas crescer em termos quantitativos, e logo eram inseridos no universo adulto para esse aprendizado. Só ao longo do século XIX a adolescência passou a ser reconhecida como momento crítico da existência humana, fase de riscos potenciais para o indivíduo e para a sociedade[1].

Não existe consenso sobre qual a faixa de idade que deve ser considerada como adolescência. Segundo a Organização Mundial da Saúde (OMS)[2] e o Ministério da Saúde do Brasil (MS), a adolescência vai dos 10 aos 19 anos. Já o Estatuto da Criança e do Adolescente (ECA)[3] define como adolescente quem tem de 12 anos a 18 anos incompletos. Porém, é importante ressaltar que o início da adolescência está ligado ao início das modificações corporais da puberdade, geralmente entre os 8 e os 13 anos no sexo feminino (idade média no Brasil: 9,7 anos) e entre os 9 e os 14 anos no sexo masculino (idade média no Brasil: 10,9 anos)[4]. Segundo dados da OMS, o percentual de adolescentes na população brasileira está em diminuição desde o início deste milênio (Figura 1)[2].

Atualmente, o Brasil tem mais de 30 milhões de adolescentes, o que representa 14,04% do total da população.

A adolescência é o período de construção da identidade do adulto e, para isso, o jovem precisa vivenciar o luto pela perda do corpo infantil (com o início da puberdade), da identidade infantil e dos pais da infância. Na elaboração dessas perdas, os jovens apresentam desenvolvimento psicoemocional característico, mas não único, com manifestações que podem ser englobadas na chamada síndrome da adolescência normal, caracterizada por: busca da própria identidade; separação progressiva dos pais; vinculação ao grupo; desenvolvimento do pensamento abstrato; evolução da sexualidade; espiritualidade; vivência temporal singular; atitude social reivindicatória; constantes flutuações de humor; manifestações contraditórias de conduta; e comportamentos de risco[5].

A Pesquisa Nacional de Saúde do Escolar (PeNSE), realizada em 2019[6], que procurou avaliar a saúde de estudantes de 13 a 17 anos de idade, mostra dados que nos permitem entender melhor os adolescentes brasileiros e suas fragilidades (Tabela 1).

Todo esse processo de crescimento e desenvolvimento, não só físico, mas também cognitivo, emocional e social, faz dos adolescentes uma população com maior vulnerabilidade, a qual pode ser agravada pelo contexto social, familiar, econômico e cultural. Por tudo isso, sabemos que os adolescentes devem receber cuidados em saúde únicos e específicos[7].

A hebiatria (de Hebe, deusa grega da juventude, e *iatros*, médico), também chamada medicina do adolescente, é a subespecialidade da pediatria voltada para

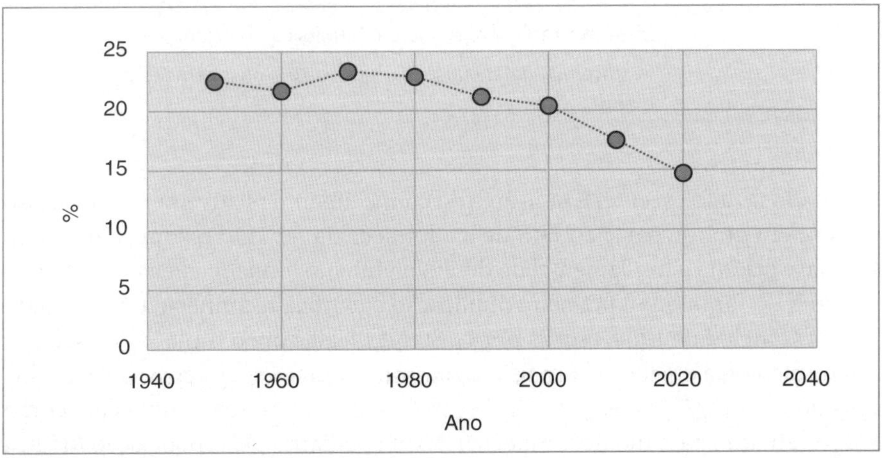

FIGURA 1 Porcentagem da população brasileira formada por adolescentes (entre 10 e 19 anos), segundo dados da OMS[2].

TABELA 1 Dados da Pesquisa Nacional de Saúde do Escolar (PeNSE), realizada em 2019[6]

% dos adolescentes	Características avaliadas
28,1%	Fisicamente ativos
53,1%	Hábitos sedentários
97,3%	Ingerem regularmente alimentos ultraprocessados
66,5%	Satisfeitos ou muito satisfeitos com o próprio corpo
20%	Consideram-se gordos ou muito gordos
12%	Já praticaram *bullying*
23%	Foram vítimas de *bullying*, sendo as principais razões aparência do corpo e do rosto, cor e raça
35,4%	Já tiveram relação sexual, sendo que 1/3 tinha menos de 13 anos na primeira relação
63,3%	Usaram preservativo na primeira relação
59,1%	Usaram preservativo na última relação
52,6%	Utilizam anticoncepcional oral
17,3%	Utilizam pílula do dia seguinte
22,6%	Já experimentaram cigarro
16,8%	Já experimentaram cigarro eletrônico
63,3%	Já provaram bebida alcoólica, sendo que 1/3 tinha menos de 14 anos na primeira dose
13%	Já experimentaram alguma droga ilícita
21%	Já sofreram agressão física dos pais ou responsáveis no último ano
10,6%	Disseram ter se envolvido em luta física no último mês
14,6%	Já sofreram violência sexual, sendo 20% das meninas e 9% dos meninos

o cuidado do adolescente. É uma área do conhecimento relativamente nova. Isso se deve em grande parte ao fato de a adolescência ter sido reconhecida como uma fase distinta e fundamental do desenvolvimento humano apenas no final do século XIX, tanto que a primeira publicação científica reconhecidamente sobre a adolescência é de 1904, escrita por G. Stanley Hall, com o título "Adolescência – sua psicologia e relação com fisiologia, antropologia, sociologia, sexo, crime, religião e educação"[8,9]. No Brasil, ela é muito recente. Só foi reconhecida como área de atuação para médicos especialistas em pediatria pela Associação Médica Brasileira e pela Sociedade Brasileira de Pediatria em 1999. Apenas em 2002 é que a disciplina Hebiatria passou a ser obrigatória nas residências de pediatria[10].

A consulta médica do adolescente tem peculiaridades que a diferem da consulta da criança, seja ela feita por um hebiatra, seja por um pediatra geral. Cabe ao profissional estabelecer um vínculo de confiança não apenas com os responsáveis, mas, principalmente, com o próprio adolescente. É necessário deixar claro para todos que a pessoa central da consulta é o adolescente e que ele tem direito a sigilo, privacidade e confiabilidade, lembrando que o sigilo pode ser quebrado quando houver riscos à saúde ou à vida dele ou de terceiros[10]. Muitas vezes, os pais têm dificuldade em entender e aceitar que o jovem já está adquirindo autonomia e é importante preparar todos para essas mudanças. Além de cuidar de problemas de saúde específicos que possam ocorrer, é fundamental promover a saúde e prevenir doenças, principalmente nesse grupo já tão vulnerável, sem nunca esquecer a importante atuação como educador em saúde para o adolescente e sua família.

Uma forma sistematizada de abordar a anamnese do adolescente é utilizar o sistema de avaliação HEEADSSS[10]:

- H (*Home*) – Casa: ambiente físico e emocional.
- E (*Education/Employment*) – Educação e emprego.
- E (*Eating disorders*) – Distúrbios alimentares.
- A (*Activities*) – Atividades.
- D (*Drugs*) – Drogas lícitas e ilícitas.
- S (*Sexuality*) – Sexualidade: considerar gênero.
- S (*Security*) – Segurança, especialmente violências sofridas.
- S (*Suicide*) – Suicídio, automutilação.

Essa esquematização ajuda o profissional a direcionar a anamnese para as questões mais prementes para a maioria dos adolescentes, e inclui os pontos de maior vulnerabilidade dessa população. Porém, é importante se capacitar para essa abordagem, principalmente nos pontos mais sensíveis, como violência, uso de drogas e sexualidade.

É na adolescência que muitas vezes surgem ou se intensificam as angústias quanto a gênero e sexualidade. O profissional tem de estar apto a abordá-las de forma coerente e consistente. Muitas vezes, o pediatra, hebiatra ou não, é o primeiro profissional de saúde procurado pelo adolescente e pela família para orientação. Por isso, precisa se despir de preconceitos e entender como se dá esse desenvolvimento.

O desenvolvimento da sexualidade é um processo que se inicia ainda no embrião e se estende por toda a vida. Esse processo é muito mais amplo que sexo genital e reprodução e é influenciado por fatores biológicos e socioculturais. A sexualidade é parte da constituição da identidade do indivíduo. Principalmente para os adolescentes, a sexualidade é muito mais que um corpo desenvolvido ou em desenvolvimento, pronto para ter desejos sexuais e procriar. Na realidade, ela traduz a maneira singular com que cada indivíduo desenvolve e estabelece suas relações pessoais e interpessoais a partir de seu papel sexual[11].

Já a identidade de gênero é a forma singular e subjetiva pela qual uma pessoa se reconhece como homem, mulher, ou algo entre homem e mulher. Na maioria dos casos, a identidade de gênero é congruente com o sexo biológico, de modo que o indivíduo é considerado cisgênero. Entretanto, é possível que identidade e sexo não sejam congruentes. Nesse caso, ele será considerado transgênero. Quando essa incongruência ou variabilidade de gênero leva a sofrimento psíquico, diz-se que o indivíduo tem disforia de gênero[12].

A identidade de gênero se desenvolve já nos primeiros anos de vida e depende de fatores biológicos pré-natais e perinatais (genéticos e hormonais), sociais e psíquicos. Ela não determina nem depende da orientação sexual, a qual só vai ser definida muito depois, geralmente na adolescência[12]. Com 3 a 4 anos, as crianças já têm percepção da própria identidade de gênero, o que se vai tornando cada vez mais consistente e estável. Com 5 a 7 anos, a criança já compreende que o gênero é consistente e estável, não variando conforme a vestimenta. Com o início das mudanças corporais da puberdade, e um corpo que se vai modificando em desacordo com o gênero, tende a surgir grande disforia, muitas vezes acompanhada de isolamento, ansiedade e depressão. Na adolescência, a identidade de gênero geralmente está totalmente desenvolvida. Nesse período, as mudanças corporais se concretizam. Com isso, costuma ocorrer a piora de todo o quadro psíquico[13].

HEBIATRIA E O ADOLESCENTE COM VARIABILIDADE DE GÊNERO

Conforme descrito no capítulo "Epidemiologia/estimativas populacionais na adolescência", ao longo dos anos, tem se observado aumento da proporção de adolescentes com incongruência de gênero[14]. Quer o atendimento médico do adolescente se dê por pediatra geral, quer se dê por hebiatra, o profissional tem que estar capacitado para compreender, avaliar e orientar adequadamente o adolescente e a família que, muitas vezes, chega confusa e acreditando ser apenas um modismo. Daí a importância de entender como se apresenta o adolescente com incongruência de gênero no ambulatório geral.

Para que se possa entender se esse adolescente é transgênero, o mais importante é conversar com ele e com a família. É esse o processo realizado nas triagens realizadas no Ambulatório Transdisciplinar de Identidade de Gênero e Orientação Sexual (AMTIGOS) do Instituto de Psiquiatria do Hospital das Clínicas da Faculdade de Medicina da Universidade de São Paulo

(IPq-HCFMUSP). Todos os indivíduos que procuram o ambulatório para atendimento em saúde por possível transgeneridade passam por avaliação médico-psiquiátrica de triagem. Aqueles que apresentam incongruência de gênero e, por isso, se considera que serão beneficiados pelo acompanhamento no ambulatório, são matriculados e iniciam o acompanhamento. Os demais são devidamente orientados e recebem alta já na triagem[15].

Diferentemente das crianças pequenas, o adolescente por vezes tem dificuldade em falar de suas vivências de gênero. Geralmente já se reconhece como trans antes mesmo da primeira consulta e já tem muitas informações a respeito, seja do grupo social, seja por buscas na internet. Mas algumas vezes tem um discurso pronto, pelo qual procura falar o que acha que o médico precisa ouvir para concordar com ele e não o que realmente sente e vivenciou. Nessas horas, é frequente falar que não se lembra da infância. Por isso, é tão importante que a entrevista seja muito cuidadosa, e deve ser feita inicialmente com o adolescente e, depois, com a família junto dele.

Muitos adolescentes vão referir a história clássica: desde 3 ou 4 anos já se reconheciam como do gênero oposto. Se tivessem sido aceitos como tal pela família, chegariam à puberdade com muito menos agravos psíquicos, especialmente se tivessem tido apoio para fazer a transição social. Mas, muitas vezes, foram reprimidos pela família ou sociedade, especialmente na escola, e já desenvolveram sintomas de isolamento social e, até mesmo, depressão. Porém, para todos, as mudanças corporais características da puberdade são muito importantes e levam à piora da disforia e dos sintomas afetivos. É preciso perguntar diretamente sobre automutilação e pensamentos ou tentativas de suicídio, o que infelizmente é muito frequente nessa população. Também é importante questionar sobre sexualidade, afetos, escola e relações sociais e familiares.

Os pacientes que são um pouco mais velhos, geralmente após o término da puberdade, muitas vezes já chegam questionando quanto à possibilidade do uso de hormonização cruzada. Com toda a urgência caraterística dos adolescentes e o grande sofrimento com o próprio corpo, não é infrequente iniciarem seu uso sem orientação médica, especialmente as meninas trans, pela facilidade de aquisição da medicação. Mesmo nessa primeira entrevista, é primordial orientar que essa medicação deve ser interrompida e, conforme a evolução e avaliação, pode ser reiniciada com orientação médica especializada.

No entanto, alguns adolescentes só se percebem como transgênero após a puberdade ou na fase de jovens adultos (*late-onset*)[16]. Relatam que, quando pequenos, se entendiam como do gênero congruente com o sexo, mas que, em algum momento após a puberdade, mudaram esse entendimento. A família também relata a mesma história e, muitas vezes, fica insegura com a mudança súbita. Desde 2015, em todo mundo, observou-se aumento dos casos de início mais tardio, que por vezes têm instalação súbita (*rapid-onset*)[17], principalmente em meninos trans (82%), com idade média de 16,4 anos. Geralmente chegam na triagem contando a história que acham que o médico quer ouvir, muitas vezes com um visual algo andrógino, relatando influência de grupos, principalmente de redes sociais. Percebe-se que a transgeneridade parece ser mais uma forma de pertencer e se encaixar no mundo do que uma verdade do indivíduo em si. Apresentam alta coocorrência com transtornos mentais, variabilidade de neurodesenvolvimento e, muitas vezes, presença de vários estressores psicossociais anteriores ao início da disforia[17].

Esses casos precisam ser cuidadosamente avaliados e seguidos de forma longitudinal, para que o próprio adolescente possa definir se realmente é trans ou não. Mas é importante ressaltar que não ter história sugestiva na infância não exclui a possibilidade de ser transgênero. Esse é um entendimento fundamental para toda a equipe de saúde, assim como para a família.

Quando, depois da avaliação inicial, o profissional entender que esse adolescente pode ter variabilidade de gênero, é importante orientar que não há nada errado com ele, que ele não tem uma doença, e sim uma variação do normal. Mas é fundamental que sejam feitos avaliação e acompanhamento especializados.

HEBIATRIA NO AMBULATÓRIO DE GÊNERO

Os adolescentes transgêneros devem ser acompanhados em ambulatórios especializados por equipe multidisciplinar, da qual o hebiatra deve ser integrante fundamental.

O estabelecimento do vínculo com os pais e, principalmente, com o adolescente, que é fundamental em toda consulta hebiátrica, aqui se torna ainda mais importante. Muitos pacientes tiveram experiências ruins em atendimentos em saúde anteriores, enfrentando preconceito e desrespeito à sua identidade. É preciso, desde o início do acompanhamento, estabelecer um forte vínculo de confiança e respeito e deixar claro para todos que a variabilidade de gênero não é uma doença mental, mas sim um aspecto normal da diversidade humana, e que, se ocorre alguma questão de saúde mental, ela não se deve à transgeneridade, mas sim às experiências negativas vividas[18]. A anamnese deve ser extensa e cuidadosa, abordando as condições gerais de saúde, além das específicas da transgeneridade.

Os adolescentes transgêneros apresentam depressão, ansiedade, distúrbios alimentares, automutilação e suicídio em uma frequência muito maior que os cisgênero. Acredita-se que a razão não seja a transgeneridade propriamente dita, mas multifatorial, ligada a disforia, discriminação, estigma e rejeição social. Também são mais suscetíveis a violência, abandono, uso de drogas e comportamento sexual de risco. Esses aspectos devem ser minuciosamente avaliados e conduzidos[18].

A avaliação nutricional e alimentar é muito importante (ver capítulo "Nutrologia e incongruência de gênero na adolescência"). É sabido que saúde mental comprometida e adversidades na adolescência estão associadas a maior risco de distúrbios cardiometabólicos nos jovens transgêneros, em especial obesidade, dislipidemia e hipertensão, por mecanismos que incluem maior evidência de processos inflamatórios e efeitos adversos das medicações psicotrópicas, muitas vezes necessárias. Os comportamentos de promoção de saúde, por vezes estão comprometidos, e hábitos simples que levam à melhora da qualidade de vida, como prática de atividade física, podem ser muito dificultados pela própria disforia e isolamento social[19].

O exame físico é fundamental e deve ser realizado de forma muito cuidadosa. A maioria dos adolescentes apresenta disforia e, por isso, têm muita dificuldade em serem vistos e tocados por um estranho, daí a importância do estabelecimento do vínculo de confiança. É importante sempre deixar claro por que o exame é necessário e como ele será realizado, solicitando-se, a cada passo, a autorização do adolescente.

Devem ser excluídas malformações genitais, e a avaliação do estadiamento puberal deve ser feita em todas as consultas. Também é importante avaliar como está o desenvolvimento dos caracteres sexuais secundários e como eles estão afetando o adolescente. Os meninos trans costumam ficar muito disfóricos com o crescimento das mamas, a menstruação e a dismenorreia. As meninas trans sofrem imensamente com o genital evidente e a pilificação, principalmente a barba. A voz, que consideram inadequada, incomoda a todos, mas a disforia quanto a ela melhora bastante com o acompanhamento fonoaudiológico especializado.

Quando o adolescente começa o acompanhamento antes do início da puberdade ou mesmo em seus primeiros estágios (estadiamento de Tanner 2 ou 3[20,21]), após discussão e definição de cada caso por equipe multidisciplinar que segue o adolescente, cabe ao profissional, uma vez iniciada a puberdade, conversar com ele e sua família sobre a possibilidade de bloqueio puberal, inclusive falando dos benefícios e dos riscos possíveis. Caso se decida pelo bloqueio, o adolescente deve ser encaminhado para endocrinologista pediátrico, que avaliará e iniciará o bloqueio, conforme definido na Resolução n. 2.265/2019 do Conselho Federal de Medicina (CFM)[22].

O bloqueio puberal evita o desenvolvimento dos caracteres sexuais secundários, permite que o adolescente tenha tempo para que, por meio do acompanhamento psicoterápico, explore a própria identidade de gênero, tenha suporte psicossocial e desenvolva habilidades, e propicia que elabore junto à equipe de saúde quais serão os planos de acompanhamento futuros. É importante ressaltar que o bloqueio, apesar de não ser completamente isento de efeitos colaterais, é totalmente reversível. Uma vez interrompido, a natureza volta ao seu curso.

No entanto, muitos adolescentes chegam para acompanhamento quando não é mais possível fazer o bloqueio puberal. Ainda assim, há muito a ser feito e orientado para diminuir o sofrimento com um corpo que não corresponde ao esperado. A transição social inicial com o uso de nome e pronomes corretos, corte de cabelo e roupas é muito importante.

Algumas adolescentes trans procuram esconder o pênis e os testículos colocando-os para trás (aquendar) e fixando-os com fitas adesivas, calcinhas justas ou calcinhas apropriadas para esse fim, o que é preferível. É preciso entender como é feito, por quanto tempo e explicar formas não traumáticas de fazê-lo, de modo a evitar complicações como infecção urinária, lesões cutâneas, torções ou distopias testiculares.

Os pelos, especialmente a barba, também geram grande desconforto. Nesses casos, pode ser feito clareamento dos pelos corporais, depilação com cera, lâmina de barbear, cremes depilatórios ou mesmo depilação a *laser*, método de escolha quando há tendência a desenvolver dermatites e foliculites.

O uso de sutiãs com enchimento também pode ajudar muito a deixar o visual mais feminino. No início da puberdade, alguns meninos procuram esconder as mamas, mantendo posturas curvadas prejudiciais para a coluna ou vestindo excesso de roupa, de forma não condizente com a temperatura ambiente. A compressão das mamas pode ajudar muito na disforia, mas precisa ser orientada e ter seu uso acompanhado nas consultas médicas. Pode ser feita com o uso de *binders* (na forma de faixas elásticas ou coletes), *tops* justos ou enfaixamento. O uso de fitas adesivas deve ser excepcional, pelo maior risco de lesão cutânea. A compressão torácica excessiva pode levar a dificuldades respiratórias, e o *binder* deve ser do tamanho adequado. É muito importante orientar que o tempo máximo de uso não deve exceder 8 horas diárias e nunca deve ser usado durante o sono. A utilização durante as atividades esportivas deve ser avaliada por causa da diminuição da capacidade respiratória. Dermatites, infecções locais e até lesões por compressão podem acontecer e precisam ser monitoradas[23].

A menstruação também pode provocar grande disforia. A primeira opção para interrompê-la é o uso de anticoncepcionais orais ou injetáveis, apenas com progestágenos, tentando evitar o uso de estrógenos, sempre que possível[18].

O uso de próteses penianas móveis, chamadas *packers*, pode ser muito importante na transição. As próteses, geralmente de silicone ou borracha, podem ou não ser muito semelhantes ao pênis e à bolsa escrotal. Têm função primordial de dar volume, mas também existem as que permitem urinar através delas, mantendo-se em pé durante a micção, e o uso durante as práticas sexuais.

Aos 16 anos, o adolescente que tiver sua identidade de gênero bem estabelecida, queira fazer a hormonioterapia cruzada e seja apoiado pela família, pode ser encaminhado pela equipe que faz o acompanhamento longitudinal para o endocrinologista pediátrico, que avaliará e iniciará o tratamento, conforme definido na Resolução CFM n. 2.265/2019[22]. No entanto, a hormonioterapia cruzada pode ter efeitos colaterais e é apenas parcialmente reversível, por isso, sua indicação deve ser bastante criteriosa.

Estudos mostram que quase todos os indivíduos que iniciam o bloqueio puberal na adolescência optam por dar continuidade à transição, com o início da hormonização. Estudo realizado nos Países Baixos com 720 adolescentes com variabilidade de gênero que fizeram uso de bloqueio puberal evidenciou que 98% deles iniciaram e mantiveram a hormonização quando adultos[24].

O uso de bloqueio puberal e de hormonioterapia cruzada, mesmo no curto período de 1 ano, leva a significativa melhora na saúde mental dos adolescentes transgênero, especialmente no que se refere ao suicídio e à automutilação[25], o que deve sempre ser avaliado como uma possibilidade de intervenção médica a ser feita.

FORMAÇÃO DO HEBIATRA

O Brasil ainda tem muitos poucos profissionais com formação em hebiatria. Dessa forma, a maioria de nossos adolescentes ainda são atendidos por pediatras. O pediatra não precisa necessariamente atender sempre a todas as demandas dos adolescentes e de suas famílias, mas deve estar atento e, sempre que necessário, fazer o encaminhamento para outros profissionais, como hebiatras, endocrinologistas ou psicólogos[26].

Todo pediatra deve se capacitar para o atendimento e a orientação inicial dos pacientes com variabilidade de gênero. Deve atuar sem preconceitos, usar nomes e pronomes adequados, ser cuidadoso no exame físico e cumprir sua função de avaliar, tranquilizar, orientar e encaminhar o adolescente e a família.

No mundo inteiro há falta de profissionais adequadamente treinados para o acompanhamento específico desses adolescentes[27]. No nosso país, esses profissionais são ainda mais escassos. Este é um tema muito pouco abordado, tanto na faculdade de Medicina quanto na residência médica e na especialização, tanto em pediatria geral quanto em hebiatria.

Cabe ao profissional procurar sempre se capacitar e informar, e entender que o trabalho em equipe multidisciplinar será um ganho, tanto para o atendimento do paciente quanto para seu aprendizado.

REFERÊNCIAS BIBLIOGRÁFICAS

1. Schoen-Ferreira TH, Aznar-Farias M, Silvares EFM. Adolescência através dos séculos. Psic Teor e Pesq. 2010;26(2):227-34.
2. World Health Organization (WHO) [Internet]. Maternal, newborn, child and adolescent health and ageing. Genève: WHO; 2023 [citado em 26 jul. 2023]. Disponível em: https://platform.who.int/data/maternal-newborn-child-adolescent-ageing/indicator-explorer-new/mca/adolescent-population-as-percentage-of-total-population.
3. Brasil. Lei n. 8.069, de 13 de julho de 1990. Dispõe sobre o Estatuto da Criança e do Adolescente e dá outras providências. Brasília: Diário Oficial da União; 16 de julho de 1990 [citado em 26 jul. 2023]. Disponível em: http://www.planalto.gov.br/ccivil_03/leis/l8069.htm.
4. Leal MM, Silva LEV. Crescimento e desenvolvimento puberal. In: Saito MI, Silva LEV, Leal MM. Adolescência: prevenção e risco. 3. ed. São Paulo: Atheneu; 2014.
5. Saito MI. Síndrome da adolescência normal. In: Saito MI, Silva LEV, Leal MM. Adolescência: prevenção e risco. 3. ed. São Paulo: Atheneu; 2014.
6. Instituto Brasileiro de Geografia e Estatística (IBGE). Pesquisa Nacional de Saúde do Escolar: análise de indicadores comparáveis dos escolares do 9º ano do ensino fundamental: municípios das capitais: 2009/2019. Rio de Janeiro: IBGE; 2022.
7. Alderman EM, Breuner CC; Committee on Adolescence. Unique needs of the adolescent. Pediatrics. 2019;144(6):e20193150.
8. Hall GS. Adolescence: its psychology and its relations to physiology, anthropology, sociology, sex, crime, religion and education. New York: D Appleton & Company; 1904.
9. Coates MVG. Evolução histórica da medicina do adolescente. In: I Congresso Nacional – A Saúde do Adolescente. Rio de Janeiro: Academia Nacional de Medicina; 1991. p. 361-8.
10. Sociedade Brasileira de Pediatria (SBP) [Internet]. Consulta do adolescente: abordagem clínica, orientações éticas e legais como instrumentos ao pediatra. Rio de Janeiro: SBP; 2019 [citado em 26 jul. 2023]. Disponível em: https://bit.ly/2TVbDyl.
11. Saito MI. Sexualidade no adolescente. In: Medicina de adolescente. Barueri: Manole; 2015.
12. Bancroft J. Human sexuality and its problems. 3. ed. Edinburgh: Churchill Livingstone/Elsevier; 2009.
13. Brill S, Pepper R. The transgender child. São Francisco: Cleis Press Inc; 2008.
14. Wiepjes CM, Nota NM, de Blok CJM, Klaver M, de Vries ALC, Wensing-Kruger SA, et al. The Amsterdam cohort of gender dysphoria study (1972-2015): trends in prevalence, treatment, and regrets. J Sex Med. 2018;15(4):582-90.
15. Foigel ME, Gagliotti DAM, Saadeh A. De adultos a crianças: análise retrospectiva e psicanalítica de serviço ambulatorial de população com disforia de gênero-transtorno de identidade de gênero-transexualismo. Rev Bras Psicanál. 2014;48(4):71-80.
16. Zucker KJ, Lawrence AA, Kreukels BP. Gender dysphoria in adults. Annu Rev Clin Psychol. 2016; 12:217-47.
17. Littman L. Parent reports of adolescents and young adults perceived to show signs of a rapid onset of gender dysphoria. PLoS One. 2018;13(8):e0202330.
18. Rafferty J; Committee on Psychosocial Aspects of Child And Family Health; Committee on Adolescence; Section on Lesbian, Gay, Bisexual, and Transgender Health and Wellness. Ensuring comprehensive care and support for transgender and gender-diverse children and adolescents. Pediatrics. 2018;142(4):e20182162.
19. O'Connell MA, Pang KC. Cardiometabolic outcomes in transgender youth. J Clin Endocrinol Metab. 2022;107(12):e4380-1.
20. Marshall WA, Tanner JM. Variations in the pattern of puberal changes in girls. Arch Dis Child. 1969;44(235):291-303.
21. Marshall WA, Tanner JM. Variations in the pattern of puberal changes in boys. Arch Dis Child. 1970;45(239):13-23.

22. Brasil. Conselho Federal de Medicina (CFM). Resolução n. 2.265/2019. Dispõe sobre o cuidado específico à pessoa com incongruência de gênero ou transgênero e revoga a Resolução CFM n. 1.955/2010. Brasília: CFM; Diário Oficial da União, 9 de janeiro de 2010, Seção I, p. 96.
23. Instituto Brasileiro de Transmaculinidades (Ibrat); Trans no Corre. Núcleo São Paulo. Tecnologias transmasculinas – Uso de binder – Como reduzir danos. São Paulo: Ibrat; 2023 [citado em 26 jul. 2023]. Disponível em: https://sites.usp.br/guiacseb/wp-content/uploads/sites/943/2023/05/Cartilha-Tecnologias-Transmasculinas-ibratsp-e-trans-no-corre-.pdf.
24. van der Loos MATC, Hannema SE, Klink DT, den Heijer M, Wiepjes CM. Continuation of gender--affirming hormones in transgender people starting puberty suppression in adolescence: a cohort study in the Netherlands. Lancet Child Adolesc Health. 2022;6(12):869-75.
25. Tordoff DM, Wanta JW, Collin A, Stepney C, Inwards-Breland DJ, Ahrens K. Mental health outcomes in transgender and nonbinary youths receiving gender-affirming care. JAMA Netw Open. 2022;5(2):e220978. Erratum in: JAMA Netw Open. 2022 Jul 1; 5(7):e2229031.
26. Pastorino AC. Adolescência: o que o pediatra precisa saber. Ped Atual Bolet Soc Ped São Paulo. 2020;5(4):3.
27. Roth LT, Garcia M, Soren K, Catallozzi M. An unmet need for paediatric LGBTQ training. Clin Teach. 2021;18(5):547-51.

28

Nutrição e Incongruência de Gênero na Adolescência

Andrea Hercowitz
Clara Igel Skibelski

ADOLESCÊNCIA

A adolescência é o período de transição da infância à vida adulta. No Brasil estão em vigor duas classificações: a da Organização Mundial da Saúde (OMS), que considera adolescentes todos os indivíduos entre 10 e 19 anos de idade; e a do Estatuto da Criança e do Adolescente (ECA), que determina a adolescência como a fase da vida que vai dos 12 aos 18 anos incompletos. Atualmente, estima-se que a população mundial de adolescentes seja de 1,2 bilhão, o que significa que existem mais adolescentes do que em qualquer outro momento da história humana. Esse aumento estatístico acontece em um momento de grandes mudanças no cenário mundial, como a rápida urbanização, mudanças climáticas e no equilíbrio alimentar, com maior oferta de alimentos calóricos e pouco nutritivos[1].

Entre as características observadas na adolescência, observa-se a busca pela autonomia, por meio do afastamento gradativo de seus responsáveis, fortalecimento dos vínculos com os amigos e da experimentação de comportamentos, o que inclui alterações no padrão de alimentação, que tende a ter um incremento na ingestão de alimentos ricos em energia e pobres em micronutrientes. Com isso, percepção de saciedade, fome, aceitação alimentar e metabolismo ficam alterados.

Adolescentes são suscetíveis à influência dos amigos e da mídia, e a escolha alimentar é fortemente influenciada pelo marketing dos alimentos altamente energéticos, pelos restaurantes de *fast food*, promoções, limitação de tempo para a alimentação, demanda social e redes sociais[2].

ADOLESCÊNCIA E NUTRIÇÃO

Define-se comportamento alimentar como a maneira pela qual os indivíduos comem, e é determinado por fatores ambientais, sociais e biológicos, como habilidades culinárias, preferências alimentares, hábitos familiares e conhecimento sobre a alimentação. O comportamento alimentar pode influenciar o consumo e levar a problemas relacionados ao peso corporal.

No caso dos adolescentes, o comportamento alimentar pode ser influenciado pelo ambiente em que se está inserido, assim como por amigos, família e, principalmente, os pais, que podem contribuir para o desenvolvimento e a manutenção de hábitos alimentares saudáveis, como o hábito de realizar refeições em família, prática positiva para a prevenção de obesidade, transtornos mentais e de doenças não transmissíveis.[3]

No decorrer da adolescência, há incremento de 20% da estatura final e 50% do peso da vida adulta, com considerável remodelação do esqueleto e aumento de massa óssea em até 40%. Portanto, a boa alimentação nesse momento da vida favorece o pleno desenvolvimento fisiológico, crescimento e maturação dos órgãos internos[4]. As necessidades nutricionais aumentam, em decorrência de todas as mudanças metabólicas que ocorrem, e o objetivo final é a construção de um corpo saudável.

No entanto, ao contrário do que seria o ideal, adolescentes geralmente adotam hábitos alimentares menos saudáveis, como pular o café da manhã, realizar as refeições em frente às telas, comer frequentemente fora de casa e realizar menos refeições em família[5,6]. Como parte do processo do adolescer, o que se observa com frequência é que a alimentação tende a ser caracterizada por elevado consumo de alimentos ultraprocessados (ricos em gordura, sódio e açúcar), bebidas açucaradas, batatas fritas, pizzas e *fast food*, associado à redução no consumo de alimentos naturais, como hortaliças e frutas, alimentos integrais, laticínios, grãos, carnes magras e peixes, resultando em um consumo insuficiente de micronutrientes como cálcio, ferro, zinco e potássio, bem como vitaminas A, D e C e ácido fólico[4].

O consumo de alimentos altamente calóricos e a falta de atividade física contribuem para o aumento de gordura corporal ao longo do tempo. O hábito de consumir *fast food* eleva a chance de os jovens se tornarem obesos e o excesso de consumo de refrigerantes e bebidas açucaradas contribui para o aumento do índice de massa corporal (IMC), principalmente no sexo feminino, no início da vida adulta. Nesse grupo, o alto percentual de gordura também influencia a capacidade reprodutiva por meio de alterações hormonais[2].

Na adolescência, a influência do alimento como forma de recompensa é maior do que na infância e na vida adulta. Essa associação pode ser explicada pelas mudanças biológicas nos sistemas neurais de emoção e motivação, existindo um pico de hipersensibilidade às recompensas, que faz dos adolescentes um grupo vulnerável para o excesso de consumo de alimentos calóricos e fome hedônica (comer não por fome fisiológica, mas por desejo, prazer do consumo), de modo a levar a problemas relacionados ao peso[5,6].

A obesidade, hoje um problema de saúde pública, é definida pela OMS por meio do IMC igual ou superior ao percentil 95 em crianças e adolescentes, para a idade e sexo. Essa população, quando obesa, vivencia situações de estigmatização do peso e desvalorização social em virtude de seu tamanho corporal, sendo frequentemente vítima de *bullying*[7]. Em decorrência disso, a obesidade tem se mostrado um fator de risco para psicopatologias que podem se manifestar por meio de insatisfação corporal, preocupação excessiva com forma e peso corporal, prática de dietas e desenvolvimento de transtornos alimentares[7].

Com incidência elevada na adolescência, os transtornos alimentares estão fortemente associados com o futuro aparecimento de transtornos psiquiátricos como ansiedade, depressão, abuso de drogas e autolesão não suicida[8,9]. O Quadro 1 descreve os principais transtornos alimentares encontrados na adolescência, de acordo com a quinta edição do *Manual diagnóstico e estatístico de transtornos mentais* (DSM-5)[9].

IMAGEM CORPORAL

A autoimagem corporal pode ser definida como a forma como os indivíduos percebem sua própria imagem, seja em suas mentes, seja no espelho, e como acreditam que os outros os enxergam. Engloba autoavaliação e crenças em relação ao próprio corpo, altura, peso e forma.

A formação da autoimagem é multifatorial. Resulta da somatória de experiências individuais, socioculturais, familiares, de influência da mídia e pressão da sociedade. A associação da beleza e do sucesso, tanto profissional quanto social, a padrões preestabelecidos culturalmente, influenciam a imagem corporal e a autoestima de cada um[10]. A insatisfação com a própria aparência pode levar ao desenvolvimento de problemas de saúde mental, como depressão, estresse e transtornos alimentares[10].

Adolescentes transgêneros apresentam insatisfação com sua imagem corporal em frequência maior que os adolescentes cisgêneros, principalmente se apresentarem algum grau de sofrimento relacionado ao próprio corpo (disforia de gênero).

NUTRIÇÃO E ADOLESCÊNCIA COM INCONGRUÊNCIA DE GÊNERO

Adolescentes transgêneros têm, de modo geral, as mesmas necessidades nutricionais de adolescentes cisgêneros, no entanto, devem ser avaliados

QUADRO 1 Critérios dos transtornos alimentares

Transtorno alimentar	Critérios
Anorexia nervosa	Restrição calórica em relação às necessidades energéticas esperadas para a idade, sexo e altura, baixo peso corporal; medo intenso de ganho de peso; comportamentos que influenciam no ganho de peso e promovem o baixo peso; perturbação no modo como vivenciam o próprio peso e forma corporal, autoavaliação influenciada pela vivência corporal indevida e ausência persistente no reconhecimento da gravidade em estar com baixo peso.
Bulimia nervosa	Episódios recorrentes de compulsão alimentar (ingestão alimentar em um curto período, até 2 horas, de quantidade de alimento definitivamente maior do que a maioria dos indivíduos consumiria no mesmo período, sob circunstâncias semelhantes, com a sensação de falta de controle durante o episódio), seguidos por comportamentos compensatórios indevidos a fim de evitar o ganho de peso, como vômitos autoinduzidos, uso de laxantes e/ou diuréticos, jejum, excesso de atividade física e medicações; preocupação excessiva com a forma e peso corporal; apresentam peso corporal igual ou acima da faixa mínima normal.
Transtorno alimentar restritivo/evitativo	Perturbação alimentar, como falta de interesse na alimentação ou alimentos, esquiva baseada nas características sensórias do alimento, preocupação acerca de consequências aversivas alimentares manifestada pela perda de peso ou deficiência nutricional significativas, porém os indivíduos não temem ganhar peso ou se tornarem gordos nem apresentam perturbação na maneira como vivenciam a forma e o peso corporal.
Transtorno de compulsão alimentar	Episódios recorrentes de compulsão alimentar, com um sofrimento marcante mediante compulsão; os episódios não estão associados a comportamentos compensatórios para a perda de peso.

Fonte: American Psychiatric Association, 2013[9].

individualmente para uma orientação adequada, de acordo com seu comportamento alimentar, histórico familiar, atividades físicas e uso ou não de bloqueadores de puberdade e de hormonioterapia.

O uso do análogo do GnRH, medicamento utilizado para bloquear a puberdade, pode ter como efeito adverso a parada do incremento ósseo esperado na adolescência, o que leva a uma redução de massa óssea. Isso pode causar osteopenia e/ou osteoporose futuras, portanto, para aqueles que optam pelo seu uso, devem ser orientadas atividade física regular e dieta saudável, além de exposição ao sol e incremento de ingestão de leite e derivados, e/ou suplementação de cálcio e vitamina D, quando necessário. Após o início da hormonioterapia cruzada, ou seja, uso de estradiol ou testosterona, observa-se melhora da densidade óssea[11].

Estudos têm sido feitos para avaliar a composição corporal de adolescentes trans. Em um deles observou-se que, após 1 ano de bloqueio da puberdade, houve incremento de massa gorda e redução de massa magra, sem alterações bioquímicas aos exames[12]. Um outro estudo avaliou adolescentes trans antes do início do bloqueio puberal e da hormonização, e os compararam com adolescentes cis. O resultado encontrado foi que os dois grupos têm os mesmos padrões de estatura, peso, parâmetros metabólicos e perfil metabólico, com exceção da HDL (*high density lipoprotein*, lipoproteína de alta densidade), mais baixa nos trans, provavelmente associada ao menor envolvimento dessa população em atividades físicas[13].

Adolescentes trans apresentam maior insatisfação com a autoimagem e pouco suporte social que os incentive a fazer exercícios. Nas escolas onde as atividades esportivas são divididas de acordo com o gênero, ocorre desconforto e insegurança. Jovens transmasculinos estão sujeitos a exclusões e agressões por sua estatura e peso, pois costumam ser menores que os adolescentes cis do gênero masculino[14], enquanto as transfemininas são rejeitadas por serem consideradas maiores em tamanho e força e acusadas de serem desleais.

No que se refere aos hábitos alimentares, uma pesquisa realizada nos Estados Unidos mostrou que adolescentes trans apresentam menor frequência diária de ingestão de hortaliças e frutas. Ao comparar as subpopulações, observou-se que, entre adolescentes transfemininas, a ingestão diária de *fast food* e refrigerantes era maior do que nos outros grupos, enquanto os transmasculinos eram os que menos almoçavam[14].

Outro aspecto relacionado ao comportamento alimentar de adolescentes transgêneros está baseado na situação socioeconômica, uma vez que essa população tem maiores taxas de expulsão do lar e abandono familiar[14], o que muitas vezes justifica a má qualidade alimentar. Pular refeições e escolher alimentos de menor custo, que costumam ser os de pior qualidade nutricional, pode não ser uma opção, mas o único modo que encontram para sobreviver.

É preciso que se reconheça a importância das questões de imagem corporal entre adolescentes transgêneros e os riscos associados aos possíveis distúrbios de autoimagem. O comer transtornado, restritivo ou excessivo, a insatisfação corporal e a evolução para transtornos alimentares são comuns entre eles[8]. Tanto homens quanto mulheres trans apresentam maiores preocupações com corpo e peso, além de insatisfação com a imagem corporal e o hábito de checagem corporal quando comparados a adolescentes cis.

O ideal de corpos padronizados dentro da binaridade masculino/feminino pode intensificar a insatisfação com a autoimagem e, consequentemente, levar ao aparecimento de transtornos alimentares em pessoas trans, seja pelo ideal masculino associado à musculatura, seja pelo ideal feminino associado com a magreza[15]. Se, por um lado, os meninos trans adolescentes podem fazer uso da restrição alimentar a fim de minimizar os caracteres sexuais secundários e suspender a menstruação, por outro, podem recorrer a dietas hipercalóricas com o objetivo de ganho de peso, para com o sobrepeso ou obesidade minimizarem as formas corporais socialmente tidas como femininas. O uso da hormonioterapia cruzada pode reduzir a disforia de gênero e, consequentemente, a insatisfação com a autoimagem que, uma vez iniciada, pode diminuir a frequência de erros alimentares.

A disforia de gênero e o estresse de minorias, que aparece como resultado das constantes situações de preconceito e estigmatização, podem ser responsáveis pelo surgimento de transtornos alimentares em adolescentes trans, e ambas as situações são frequentes no dia a dia desses jovens. O *bullying* é reconhecido como um gatilho para transtornos alimentares e adolescentes transgêneros estão entre as principais vítimas desse tipo de violência.

CONSIDERAÇÕES FINAIS

A nutrição é um dos pilares fundamentais para a formação de indivíduos saudáveis e a adolescência pode ser vista como uma janela de oportunidade para a correção de erros nutricionais da infância e criação de bons hábitos alimentares para a vida.

A prevenção dos erros e distúrbios alimentares acontece a partir de uma linguagem sensível e não estigmatizante, que demonstre suporte e atenção. É importante criar um ambiente clínico acolhedor para abordar tanto a questão da identidade de gênero quanto assuntos relacionados à alimentação, estimulando hábitos saudáveis como a promoção de alimentação equilibrada, boa imagem corporal e a prática de atividade física a partir do aumento da consciência corporal e da não estigmatização do peso corporal. A família precisa ser orientada a ser exemplo e, se necessário, melhorar os próprios hábitos alimentares, assim como deve receber orientações sobre sinais de alerta para o aparecimento de transtornos alimentares[9].

Na suspeita de algum transtorno alimentar, responsáveis e adolescentes devem ser entrevistados, pois alguns adolescentes podem subnotificar significativamente seus sintomas. Além da anamnese habitual, é preciso perguntar sobre dieta, imagem corporal, histórico de peso e condições psiquiátricas. Sugere-se abordar questões específicas, como: mudança de peso nos últimos meses; o que o adolescente acha da sua forma e peso corporal atuais; quanto de atividade física pratica por dia/semana; como se sente se não realiza algum dia de atividade; como percebe sua autoimagem corporal; se existe alguma área corporal que o incomoda[8].

É fundamental que, ao acompanhar adolescentes trans, se reconheça a possível interseccionalidade da transgeneridade com comportamentos de risco nutricional. Dessa forma, o profissional poderá atuar na prevenção de danos à saúde, a fim de evitar consequências negativas para o presente e para o futuro.

REFERÊNCIAS BIBLIOGRÁFICAS

1. Norris SA, Frongillo EA, Black MM, Dong Y, Fall C, Lampl M, et al. Nutrition in adolescent growth and development. Lancet. 2021;399(10320).
2. Schneider BC, Dumith SC, Orlandi SP, Assunção MCF. Diet and body fat in adolescence and early adulthood: a systematic review of longitudinal studies. Ciênc Saúde Col. 2017;22(5):1539-52.
3. Gratão LHA, Pessoa MC, Rodrigues da Silva TP, Rocha LL, Inácio MLC, de Oliveira TRPR, et al. Dietary patterns, breakfast consumption, meals with family and associations with common mental disorders in adolescents: a school-based cross-sectional study. BMC Pub Health. 2022;22(1).
4. Maia EG, Silva LE, Santos MA, Barufaldi LA, Silva SU, Claro RM. Padrões alimentares, características sociodemográficas e comportamentais entre adolescentes brasileiros. Rev Bras Epidemiol. 2018;21:e180009.
5. Maneschy I, Moreno LA, Ruperez AI, Jimeno A, Miguel-Berges ML, Widhalm K, et al. Eating behavior associated with food intake in European adolescents participating in the HELENA study. Nutrients. 2022;14(15):3033.
6. LeBlanc J, Ward S, LeBlanc CP. The association between adolescents' food literacy, vegetable and fruit consumption, and other eating behaviors. Health Educ Behav. 2022;109019812210869.
7. Leme ACB, Haines J, Tang L, Dunker KLL, Philippi ST, Fisberg M, et al. Impact of strategies for preventing obesity and risk factors for eating disorders among adolescents: A systematic review. Nutrients. 2020;12(10):3134.
8. McClain Z, Peebles R. Body image and eating disorders among lesbian, gay, bisexual, and transgender youth. Ped Clin. 2016;63(6):1079-90.
9. Hornberger LL, Lane MA. Identification and management of eating disorders in children and adolescents. Pediatrics. 2020;147(1):e2020040279.
10. Baptista VC, Hercowitz A. Problemas associados à imagem corporal. In: Ciasca SV, Hercowitz A, Junior AL. Saúde LGBTQIA+ Práticas de cuidado transdisciplinar. Santana do Parnaíba, SP: Manole; 2021. p. 420-5.
11. Coleman E, Radix AE, Bouman WP, Brown GR, de Vries AL, Deutsch MB et al. Standards of care for the health of transgender and gender diverse people, Version 8. Int J Transgend Health. 2022;23(Suppl. 1):S1-259.
12. Mahfouda S, Moore JK, Siafarikas A, Zepf FD, Lin A. Puberty suppression in transgender children and adolescents. Lancet Diabetes Endocrinol. 2017;5(10):816-26.
13. Millington K, Schulmeister C, Finlayson C, Grabert R, Olson-Kennedy J, Garofalo R, et al. Physiological and metabolic characteristics of a cohort of transgender and gender-diverse youth in the United States. J Adoles Health. 2020;67(3):376-83.
14. Bishop A, Overcash F, McGuire J, Reicks M. Diet and physical activity behaviors among adolescent transgender students: school survey results. J Adoles Health. 2020;66(4):484-90.
15. Nagata JM, Ganson KT, Austin SB. Emerging trends in eating disorders among sexual and gender minorities. Curr Op Psychiatry. 2020;33(6):562-7.

29

Sexo e Afeto na Adolescência com Incongruência de Gênero

Desirèe Monteiro Cordeiro
Larissa Ramos Vieira Todorov

IDENTIDADE DE GÊNERO E ADOLESCÊNCIA

A adolescência de adolescentes cisgênero é permeada por diversos fatores, e o começo da vivência de afetos envolvidos em relacionamentos afetivo-amorosos e a sexualidade são especialmente importantes. Ao mesmo tempo que há a descoberta, há o estigma relacionado ao assunto e a repressão social que, muitas vezes, aparece.

Quem trabalha com adolescentes sabe o desafio que essa população nos apresenta. Isso porque a adolescência é um período da vida no qual estamos transitando da infância para a vida adulta. Muitas vivências de descoberta do corpo e dos afetos ocorrem nessa fase e são parte do "sofrimento normal" da adolescência.

Entre adolescentes trans, essa vivência da transição é potencializada pelas vivências relativas à própria experiência trans. São pessoas e corpos em transformação, tanto relacionadas ao crescimento como às intervenções realizadas para o suporte à incongruência de gênero. Se pensarmos nos protocolos atuais, até os 16 anos de idade o adolescente viverá um estágio de bloqueio puberal e posteriormente apresentará uma modificação importante em seu corpo, com o cérebro, inclusive, inundado por hormônios sexuais. Pensar a vivência da transição sob o prisma de um adolescente transexual, que tem seu corpo bem diferente do que ele sente que deveria ser, acrescenta certo grau de atenção e necessidade de acolhimento.

Adolescência e desenvolvimento psicossocial e sexual em pessoas cisgênero

A adolescência, em relação à idade envolvida, pode ser definida entre os 10 e 19 anos[1], ou entre os 12 e os 18 anos de idade[2]. É um período caracterizado por um processo de maturidade crescente, que envolve transformações físicas, emocionais, cognitivas e sociais, em que a pessoa transiciona entre a infância e a vida adulta. Entre os fenômenos que envolvem o processo, há fatores biológicos (genéticos e hormonais em especial), fatores socioeconômicos (nos quais a vivência da transição é diferente entre adolescentes de classes menos favorecidas, que precisam contribuir para a economia doméstica mais precocemente, enquanto aqueles em classes mais abastadas muitas vezes nunca o farão) e ambientais (com exposições diversas a estímulos). Quando nos damos conta desse cenário, somos lembrados de que esse período varia de pessoa para pessoa.

Entre as vivências afetivas, é central que a adolescência envolve uma fase de ambivalências, cheia de possíveis contradições e construções, e consequentes confusões de papéis. O adolescente passa a construir experimentando seu eu adulto, com acertos e erros. Nessa fase, observamos que o jovem já consegue manter certa independência em relação a aspectos da infância, mas ainda necessita construir sua autonomia para a fase adulta, ou seja, sua completa independência. E esse processo é permeado por medos, angústias e muitas vezes sentimento de fracasso[3]. Esse desenvolvimento biológico e psicológico pode ser compreendido como capacidade maturativa, varia de acordo com o contexto em que o adolescente se insere e vai permear essas possibilidades ou dificuldades em relação ao amadurecimento[4].

A adolescência tem relação com o grau de maturidade, em relação aos traços de seu **desenvolvimento emocional**. Esse desenvolvimento é um processo dinâmico, de diferenciação e maturação, que, apesar de ocorrer durante toda a vida, figura com maior intensidade nesse período e, portanto, precisamos lembrar o fato de esse processo ser mais complexo na adolescência, que, apesar de transitória, é inevitável! A urgência se dá por meio das diferenciações físicas, de estrutura mental e psíquicas, por meio do desenvolvimento puberal desse indivíduo que, um dia, será adulto. Tais diferenciações ocorrem biologicamente a partir de modificações dos padrões hormonais, pela maturação do aparelho sexual, de modo a gerar um fenômeno de retroalimentação. Daí a percepção recorrente de que esse é o momento da vida de maior inconstância, com uma importante complexidade ao longo do desenvolvimento sexual e afetivo nessa fase.

Outros fatores coocorrem e geram maior ou menor sofrimento. Por exemplo: os adolescentes são cada vez mais expostos e cobrados sobre as consequências de seus atos e posicionamentos no mundo. Quando pensamos em como esses desafios agem no desenvolvimento dessa maturidade saudável na adolescência, encontramos alguns aspectos relacionados à sexualidade (gravidez, infecções sexualmente transmissíveis – IST, violência sexual etc.), às regras sociais (uso de substâncias, delitos, violência, convívio etc.) e aos limites familiares (regras familiares, contextos etc.).

As passagens ocorrem em momentos diversos e podem apresentar padrões biológicos. Por exemplo: sabemos que, em média, pessoas nascidas no sexo feminino entram na puberdade 2 anos antes que pessoas nascidas no sexo masculino. Essa transição, entretanto, pode variar em início e duração entre indivíduos e cada adolescente responderá às mais variadas demandas e possibilidades na vida de modo subjetivo – único e pessoal. A passagem entre infância e adolescência não acontece de maneira linear; pode ter momentos de grande desenvolvimento socioemocional e momentos de regressão desses processos das mudanças corporais, da compreensão de valores e estilo de vida, da construção da autonomia e da independência dos pais. A partir do domínio dessas habilidades, é possível estabelecer uma identidade própria (Figura 1).

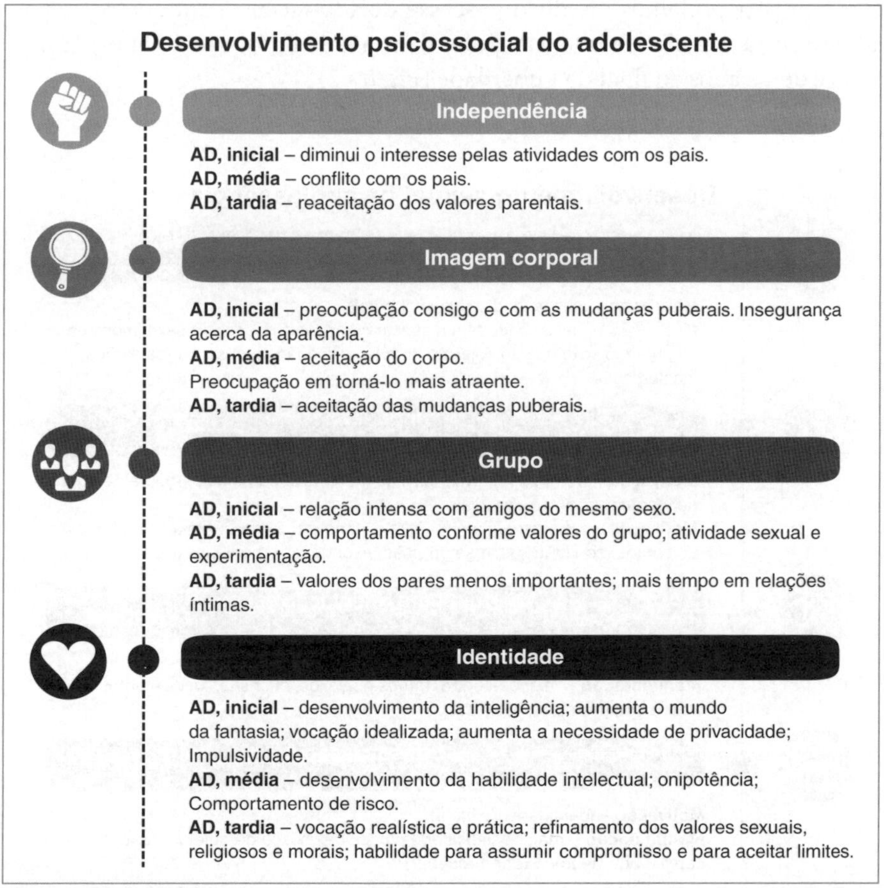

FIGURA 1 Desenvolvimento psicossocial do adolescente.
Fonte: adaptada de Neinsten et al., 1996[5].

Em geral, durante a adolescência a sexualidade passa a ser vivida com foco na obtenção de prazer sexual. A partir desse momento, em paralelo o indivíduo começa a compreender seus limites, suas preferências e reconhecer desejos, ao mesmo tempo que passa a escolher como acontecerão a concretização de seus afetos e suas preferências nas amizades e relacionamentos. Porém, isso ocorrerá ainda de forma gradual, e começa de forma imatura, insegura e solitária, sob importante impacto do ambiente que o envolve. Socialmente, a atividade sexual é representada como um momento de vulnerabilidade, o qual envolve a entrega e exposição do próprio corpo, o que torna mais difícil para um adolescente passar por isso de forma tranquila. Esses fenômenos coocorrem com a maturação sexual, que começa com o início da puberdade. No Brasil, em média, a puberdade inicia-se entre os 8 e os 13 anos em pessoas nascidas no sexo feminino e entre 9 e 14 anos em pessoas nascidas no sexo masculino.

Com isso, podemos dividir o processo de adolescência em quatro etapas: adolescência inicial – do início da puberdade aos 14 anos; 14 e 15 anos; 15 a 17 anos e de 17 anos ao final da puberdade (Figura 2).

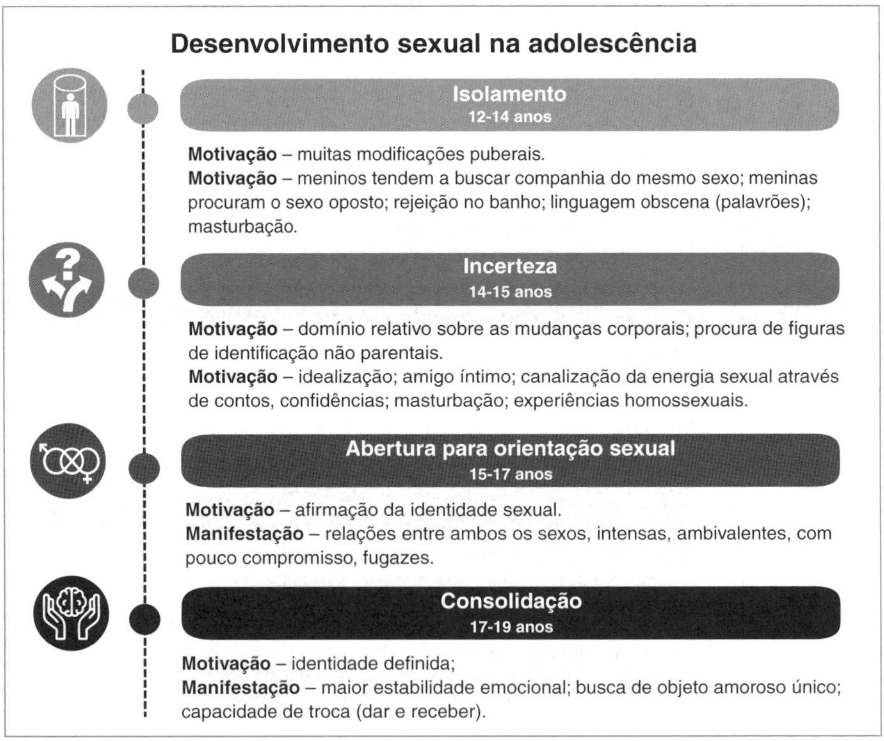
Desenvolvimento sexual na adolescência
Isolamento
12-14 anos
Motivação – muitas modificações puberais.
Motivação – meninos tendem a buscar companhia do mesmo sexo; meninas procuram o sexo oposto; rejeição no banho; linguagem obscena (palavrões); masturbação.
Incerteza
14-15 anos
Motivação – domínio relativo sobre as mudanças corporais; procura de figuras de identificação não parentais.
Motivação – idealização; amigo íntimo; canalização da energia sexual através de contos, confidências; masturbação; experiências homossexuais.
Abertura para orientação sexual
15-17 anos
Motivação – afirmação da identidade sexual.
Manifestação – relações entre ambos os sexos, intensas, ambivalentes, com pouco compromisso, fugazes.
Consolidação
17-19 anos
Motivação – identidade definida;
Manifestação – maior estabilidade emocional; busca de objeto amoroso único; capacidade de troca (dar e receber).

FIGURA 2 Desenvolvimento sexual na adolescência.
Fonte: adaptada de Luna, 1991[6].

Afeto e sexualidade

A sexualidade envolve intimidade e afetividade consigo ou com o outro; um modo de expressão de um indivíduo que tem início nos primeiros momentos da vida de cada ser humano. Está intimamente associada à personalidade de cada um, pois é relacionada à expressão das relações consigo e com os outros. Envolve uma conjuntura de influências: biológicas, socioeconômicas, políticas, culturais, éticas, legais, históricas, religiosas e espirituais[7]. É muito importante entendermos sexualidade diferentemente de sexo, o ato sexual. A sexualidade é mais complexa que a soma do ato sexual e das partes físicas de cada indivíduo. O afeto relacionado à sexualidade é uma expressão, um sentimento, uma afeição que temos ou não por uma pessoa, e pode ser de caráter positivo ou negativo. Amizade e namoro são exemplos de representações desse afeto.

A expressão da sexualidade e do afeto na adolescência envolve um conjunto de elementos relevantes e delicados, incluindo aspectos como valores, tabus, preconceitos e dificuldades pessoais, além da presença disseminada de informações inadequadas ou insuficientes, acessadas, atualmente, sem controle de qualidade na internet[8]. Contraditoriamente a esse movimento de individualização, a adolescência traz o desejo de pertencer a grupos, de ser validado e reconhecido como iguais, o que é grande ponto de conflito no desenvolvimento adolescente, ou seja, na adolescência queremos ser únicos e ao mesmo tempo iguais[9].

Adolescência e desenvolvimento psicossocial e sexual em pessoas com variabilidade de gênero

Em pessoas com variabilidade de gênero, o desenvolvimento da sexualidade do adolescente envolve dificuldades ainda maiores. Isso porque, se a puberdade é um possível catalisador de conflitos e dificuldade, a experiência em pessoas trans envolve um próprio corpo contraditório ao que eles sentem, de modo a dificultar ainda mais esse processo de maturação já tão conturbado. Nesse momento, essas pessoas com questões de variabilidade de gênero vivenciam uma maior vulnerabilidade em relação à sua saúde física e mental[10].

Considerando que, em geral, a maturidade sexual ocorre junto com a puberdade, uma das potenciais dissonâncias é que esse corpo em transformação pode ocorrer ou não nos adolescentes transexuais, por estar ou não bloqueado hormonalmente, além da eventual incongruência se não estiver usando bloqueio. O processo de desenvolvimento é acompanhado, idealmente, por equipe multidisciplinar para auxiliar a lidar com esse período da adolescência.

Para os adolescentes que podem ser submetidos ao bloqueio puberal e que têm essa puberdade pausada, os caracteres sexuais secundários não vão se desenvolver, gerando um caso de adolescente com uma diferença na maturação sexual e no desenvolvimento psicossocial. Apenas em um segundo momento (atualmente, no Brasil, caso a incongruência de gênero, se sustente após os 16 anos), os adolescentes recebem a hormonização sexual cruzada, o que acelera o processo de desenvolvimento e maturação sexual física desse sujeito, de acordo com sua identidade de gênero e não com o sexo designado ao nascer por causa de cromossomos e questões biológicas[11].

Por outro lado, é importante considerar que temos muitos casos de adolescentes trans que não passam pelo processo de bloqueio puberal. O desenvolvimento puberal segue de acordo com seu sexo cromossômico, ou seja, incongruente com sua identidade de gênero. Essa vivência está associada a um intenso desconforto na vivência com seu corpo e, em consequência, com a possibilidade de experimentar seu gênero identificado. Assim, além de efeitos físicos, incômodos a todo adolescente, aqueles com variabilidade de gênero são expostos a certos limites desse corpo, os quais permeiam experiências de intensas frustrações e sofrimentos em relação à sua expressão de identidade de gênero, levando-os, em sua maioria, a apresentar um sentido de estranhamento na própria pele. Muitas vezes, essa dificuldade é potencializada quando aquela ex-criança não tem repertório para compreender o que vive ou não tem o adequado suporte, na situação em que esse corpo se impõe e a sociedade valida e reconhece esse adolescente como não sendo quem ele sente que é, como quem ele se identifica. Daí a importância da discussão com a população geral, a necessidade de exercer uma escuta aberta e auxiliar a compreensão individual.

A família tem um grande papel no acolhimento dessas vivências e sofrimentos, porém, quando não há suporte, ocorre mais uma variável de vulnerabilidade, o que torna necessário buscar outras redes de apoio para evitar o isolamento. Em geral, adolescentes que recebem apoio familiar apresentam menor risco de estarem expostos a impactos de situações de rejeição/agressividade social. Essa continência afetará, inclusive, a vivência de afetos e como serão construídas as relações afetivas.

Se, com frequência, a vivência da adolescência é associada a vivências de ambivalência, os adolescentes com questões de variabilidade de gênero experimentam percepções sociais e internas de ambivalência, em especial relacionadas à "aceitação" por outros, nas quais a existência passa a receber uma permissão que não é dada a outros adolescentes, a naturalidade do convívio é artificial e a solidão entre os pares é recorrente. Mas o maior destaque é que a díade cérebro-corpo é ambivalente; são vivências opostas. Mesmo que o repertório dos conflitos aos quais os adolescentes trans são expostos seja muito diverso, pois com frequência são precocemente erotizados, a discussão sobre a sexualidade ocorre de maneira distante de suas realidades e, muitas vezes, quando recebem hormonização cruzada, podem passar a ser alvo de fetiches, fantasias e ofertas de prostituição e dinheiro fácil.

Se a vivência psicossocial apresenta essas interferências diretas, algumas indiretas também podem ocorrer. Muitos adolescentes trans que se identificam com o gênero masculino são afetados pela puberdade precoce em relação a outros membros do gênero identificado, passam a apresentar menor estatura e mãos pequenas e delicadas, enquanto adolescentes trans femininas, em geral, são maiores e, se expostas a maior tempo de hormônios sexuais masculinos, apresentam feições mais grosseiras. Daí a autoaceitação e, como são percebidos por outros como mais ou menos atraentes, isso pode apresentar, neles, um impacto diverso.

Em relação ao desejo de participação de grupos, esses adolescentes almejam não somente pertencer a um grupo de pessoas com variabilidade de gênero, mas também fazer parte do grupo com o qual se identifica no gênero. Entretanto, é comum observarmos uma dificuldade na realidade vivencial grupal, que vai gerar maior privação de interação social e sensação de pertencimento.

O trabalho psicoterápico com essa população envolve favorecer o acesso a seu desenvolvimento social e emocional de forma integral. Os afetos precisam ser experimentados e vivenciados para além da questão da identidade de gênero, pela sua potência como pessoa, indivíduo. A realidade da identidade de gênero não deve ser ignorada, mas não deve ser o mote único, e a construção dessa individuação é fundamental no processo de maturação de qualquer indivíduo, muitas vezes negligenciado no cuidado de pessoas transexuais, pois muitos, em especial leigos, entenderem que a questão física é mais premente que a emocional, e a realização de procedimentos resolverá magicamente toda uma construção observada ao longo da vida (mais curta ou mais longa).

CONSIDERAÇÕES FINAIS

São muitos os desafios que um adolescente passa por meio da apropriação da sexualidade que está descobrindo e vivenciando em todo seu contexto. Quando adicionamos a essa já tensa equação questões de identidade de gênero, torna-se ainda mais desafiador, pois os parâmetros são outros, as barreiras para conquistar a tranquilidade e maturidade de compreender e vivenciar seus desejos parecem intransponíveis. A participação da família como rede de apoio é fundamental e pode facilitar esse processo. Outros elementos que ajudam a constituir esse sujeito, como amigos, afetos, grupos e relacionamentos amorosos, favorecem que questões de gênero ganhem maior potência.

Entender que o cenário pode não ser tão claro, em especial dados os diversos fenômenos presentes, e o adolescente possível ou provavelmente irá sentir e pensar de forma confusa e ainda indefinida, pode ser um ponto de partida para os que lidam com ele. Reconhecer os diversos pontos de dificuldade e pensar como auxiliar aquele sujeito, individualmente e/ou em grupo, é essencial.

REFERÊNCIAS BIBLIOGRÁFICAS

1. Organização Mundial da Saúde (OMS). Organização Pan-Americana de Saúde (Opas). Ação Global Acelerada para a Saúde de Adolescentes (AA-HA!): Guia de Orientação para apoiar a implementação pelos países. Resumo. Brasília: Opas; 2018 [citado em 26 jul. 2023]. Disponível em: https://iris.paho.org/bitstream/handle/10665.2/49095/9789275719985-por.pdf?sequence=5&isAllowed=y.
2. Brasil. Estatuto da Criança e do Adolescente. Lei 8.069/90. São Paulo: Atlas; 1991.
3. Bordão-Alves DP, Melo-Silva LL. Maturidade ou imaturidade na escolha da carreira: uma abordagem psicodinâmica. Maturity ir immaturity in choosing a career: a psychodynamic approach [*on-line*] [citado em 26 jul. 2023]. PEPSIC – Periód Eletr Psicol. Aval Psicol. 2008; 7(1). Disponível em: http://pepsic.bvsalud.org/scielo.php?script=sci_arttext&pid=S1677-04712008000100005.
4. Traverso MAY, Pinheiro VS. Adolescência, saúde e contexto social: esclarecendo práticas [*on-line*]. Psicol Soc. 2002;14(2):133-47.
5. Neinstein LS, Juliani MA, Shapiro J. Psychosocial development in normal adolescents. In: Neinstein LS. Adolescent health care. A pratical guide. 3. ed. Philadelphia: Williams & Wilkins; 1996.
6. Luna MF. Aspectos psicológicos en sexualidad humana. In: Basso SC. Sexualidad humana. Aspectos para desarollar docencia en Educación Sexual. 2. ed. Washington, DC: Organização Pan-Americana de Saúde; 1991.
7. Lobato AL, organizador. Saúde e sexualidade de adolescentes. Construindo equidade no SUS [s.l.]. Organização Pan-Americana de Saúde; 2017 [citado em 26 jul. 2023]. Disponível em: https://cebrap.org.br/wp-content/uploads/2018/11/Linha-de-Cuidado-Adolescencia-Juventude-SUS-SP-1.pdf.
8. Silva LAPF, Silva MA, Melo AC de, Luchini EPM, Almeida CS de. Conversando sobre gênero e sexualidade com adolescentes. Interfaces Rev Ext UFMG. 2021 [citado em 26 jul. 2023]; 9(1):223-50. Disponível em: https://periodicos.ufmg.br/index.php/revistainterfaces/article/view/20069.
9. Martins STF. Processo grupal e a questão do poder em Martín-Baró. Psicol Soc. 2003;15(1):201-17.
10. Coleman E, Radix AE, Bouman WP, Brown GR, de Vries AL, Deutsch MB, et al. Standards of care for the health of transgender and gender diverse people, Version 8. Int J Transgend Health. 2022;23(Suppl. 1):S1-259.
11. Cohen-Kettenis PT, Klink D. Adolescents with gender dysphoria. Best Pract Res Clin Endocrinol Metab. 2015;29(3):485-95.

Seção 8

Acompanhamento da Incongruência de Gênero em Adultos

30

Homens e Mulheres Transexuais Hoje

Rosana Temistocles Flores

IDENTIDADE TRANS

A transexualidade é um assunto que tem sido bastante discutido ultimamente, principalmente com a viabilidade de terapias hormonais e intervenções cirúrgicas. O vocábulo transexual é utilizado para definir homens e mulheres que não se reconhecem com o gênero definido ao nascimento[1]. As pessoas transexuais são mais identificadas com a categoria binária e, independentemente das características físicas, se reconhecem como homem ou mulher[2].

O termo trans vem ao encontro da proposta de não delimitar novas fronteiras pelas identidades de gênero ao se buscar um termo mais amplo e inclusivo[3]. A palavra trans é usada para se referir à população formada por pessoas que se reconhecem como travestis, mulheres transexuais ou homens transexuais[2].

A travestilidade é um fenômeno que envolve questões identitárias, políticas e culturais, e exprime a trajetória histórica e cultural muito própria das travestis. A palavra travesti é uma expressão usada no Brasil para referenciar pessoas que não se identificam com o gênero designado ao nascimento e que apresentam a expressão de gênero feminina[4].

CONSIDERAÇÕES SOBRE DISFORIA E INCONGRUÊNCIA DE GÊNERO

A palavra disforia é originária do termo grego *dysphoros*, que significa "dificuldade em suportar", tornando-se usada na saúde mental para definir um estado de incômodo ou não satisfação em relação a algo que causa uma demasiada perturbação mental e/ou física[5].

Ao longo da vida, algumas pessoas vivenciam sintomas disfóricos ou sentimentos de inadequação por não se sentirem pertencentes ao gênero que lhes foi atribuído ao nascer[1].

Disforia de gênero se encontra na categoria diagnóstica da quinta edição do *Manual diagnóstico e estatístico de transtornos mentais* (DSM-5) da American Psychiatric Association (APA), e relata a experiência de um profundo incômodo/sofrimento decorrente da incoerência entre a identidade de gênero de uma pessoa e o gênero designado a ela ao nascer. Assim, o diagnóstico apresentado não se refere à identidade de gênero, mas ao sofrimento e à disfunção associados às diversas experiências corporais, psíquicas e sociais que as pessoas trans podem estar expostas. Portanto, pessoas trans podem não apresentar disforia de gênero[1].

O conceito de incongruência de gênero está presente na 11ª revisão da Classificação Internacional de Doenças (CID-11) e se refere às pessoas que não se identificam, total ou parcialmente, ao gênero atribuído a elas a partir do genital reconhecido ao nascer (incluindo pessoas transexuais, travestis e não binárias, ou seja, todas as pessoas que não são cisgêneras)[1].

Dessa forma, a incongruência de gênero não é sinônimo de disforia, uma vez que a incongruência diz respeito ao diagnóstico de uma condição da diversidade humana, não patológica[1].

VULNERABILIDADE

Dentre a população LGBTQIAPN+ (conjunto de pessoas: lésbica, gay, bissexual, pessoas transgênero, *queer*, pessoas intersexo, assexuais, pansexuais e não binárias, sendo o + para a inclusão de outras identidades), as pessoas trans são as mais vulneráveis. Elas geralmente enfrentam discriminações e estigmas sociais com maior frequência, e isso acontece principalmente pelo fato de essa população estampar uma identidade de gênero diversa da imposta pelos padrões heteronormativos, nos quais os gêneros são definidos como homem e mulher, e o que não está de acordo com essa norma é visto com repulsa[6,7].

Nesse sentido, as pessoas trans denunciam e rebatem as estratégias reguladoras das categorias sexuais que são embasadas em binarismos. Elas materializam em seus corpos a possibilidade de resistência à norma, propiciando a não padronização da "heteronormatividade idealizada e compulsória"[8].

O processo de estigmatização gera atos de violência contra as identidades trans, o que muitas vezes as levam à morte. Esse sistema também produz a exclusão do mercado de trabalho, da educação e dos serviços de saúde, dificultando o acesso aos direitos básicos[6].

A discriminação pode ser compreendida como um fator desencadeante na angústia vivida pelas pessoas trans, principalmente em virtude do medo, que, muitas vezes, é proveniente da própria família[9].

A família ocupa um papel fundamental no processo de transição das pessoas trans. No primeiro contato de inserção social, é importante identificar o pertencimento, aceitação e amparo dos familiares, uma vez que são preceitos essenciais no desenvolvimento da autonomia e segurança. Dessa maneira, as pessoas se sentem mais confiantes em ocupar seu lugar na sociedade como cidadãs[10].

É bem comum as pessoas trans sentirem a rejeição da família quando assumem a nova identidade de gênero. A falta de suporte financeiro e emocional pode fazer com que elas se afastem da escola. Isso é capaz de resultar em um baixo nível educacional, chegando ao ponto em que se encontram sem moradia ou comida e, por falta de opção, buscam a prostituição. Por isso, o suporte e a compreensão da família são cruciais para o acesso à educação, trabalho e dignidade[10].

TRANSFOBIA

A agressividade direcionada às identidades trans pode ser definida como transfobia[3]. Ela é fundamentada em medo, desconforto, intolerância, rejeição, aversão, ódio ou discriminação às identidades trans, em razão de sua identidade de gênero[11].

O comportamento transfóbico se manifesta por opiniões negativas, exclusão social, violências físicas, verbais ou psicológicas, apresentadas mesmo que indiretamente, porém com a intenção de reforçar e garantir o discurso binário e heteronormativo, a partir do sexo biológico[12].

Trata-se, portanto, de um processo de rejeição social e cultural do modo como as pessoas trans estabelecem sua identidade de gênero e sua sexualidade[3].

DESAFIOS CONTEMPORÂNEOS

No contexto geral, a sociedade tem sido intimada a debater sobre as normas de gênero, que por vezes são repressoras, excludentes e violentas[13]. Os dados mostram que a expectativa de vida de uma pessoa trans no Brasil é de 35 anos, ou seja, metade da média da expectativa geral da população brasileira[14].

O Brasil segue ocupando o primeiro lugar como o país com o maior número de assassinatos de pessoas trans no mundo (Figura 1). Em 2022, houve pelo menos 131 assassinatos[14].

O país que lidera o ranking de mortes de pessoas trans também é o que mais consome pornografia trans. A categoria "transgênero" foi a mais vista e procurada no Brasil no ano de 2022[16,17].

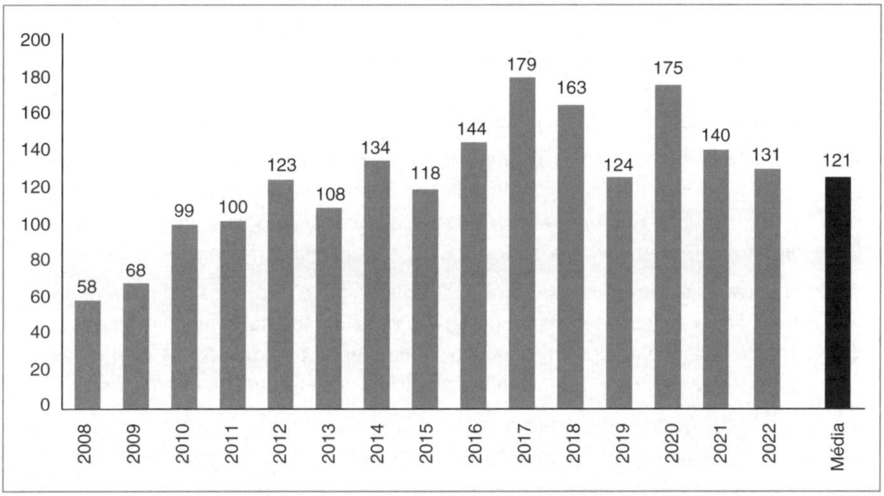

FIGURA 1 Dados dos assassinatos de pessoas trans no Brasil entre 2008 e 2022.
Fonte: Associação Nacional de Travestis e Transexuais (Antra)[14]. Os dados entre 2008 e 2016 foram publicados pelo Grupo Gay da Bahia, 2022[15].

REFLEXÕES ACERCA DA SAÚDE MENTAL

A exposição a um ambiente hostil pode trazer impactos prejudiciais à saúde das identidades trans, levando-as a condutas de risco, como o uso abusivo de substâncias ilícitas, comportamento sexual não seguro e até mesmo tentativa de suicídio. Além disso, a transfobia interfere direta e negativamente no cuidado com a saúde das pessoas[18].

A vivência das identidades trans em serviços de saúde muitas vezes traz experiências discriminatórias por parte dos profissionais em relação à orientação e à identidade de gênero das/dos pacientes. Adaptações básicas nos setores de cuidado à saúde podem proporcionar resultados favoráveis ao bem-estar dessas pessoas[19].

Ao prestar serviços de atendimento, é necessário considerar alguns aspectos, como a utilização de linguagem adequada, o respeito à autonomia da/do paciente e a não suposição de identidade de gênero ou orientação sexual, e evitar impor suas próprias crenças e preconceitos. É importante considerar a inclusão de demandas trans em cartilhas, cartazes e demais materiais educativos, seja destinado à população, seja destinado aos profissionais da saúde (Quadro 1). A área da saúde tem a responsabilidade de ser inclusiva com os pacientes trans e seus familiares, para que se sintam amparados e bem recebidos[19].

QUADRO 1 Declarações de recomendações aos profissionais de saúde mental

18.1 – Recomenda-se que os profissionais de saúde mental abordem os sintomas de saúde mental que interferem na capacidade de uma pessoa de consentir com o tratamento de afirmação de gênero antes que o tratamento seja iniciado.
18.2 – Recomenda-se que os profissionais de saúde mental ofereçam cuidado e apoio a transgêneros e pessoas com diversidade de gênero para abordar os sintomas de saúde mental que interferem na capacidade de uma pessoa de participar dos cuidados pré-operatórios essenciais antes da cirurgia de afirmação de gênero.
18.3 – Recomenda-se que, quando houver sintomas significativos de saúde mental ou abuso de substâncias, os profissionais de saúde mental avaliem o potencial impacto negativo que os sintomas de saúde mental possam ter nos resultados, com base na natureza do procedimento cirúrgico específico de afirmação de gênero.
18.4 – Recomenda-se que os profissionais de saúde avaliem a necessidade de apoio psicossocial e prático para transgêneros e pessoas com diversidade de gênero, no período pré-operatório da cirurgia de afirmação de gênero.
18.5 – Recomenda-se que os profissionais de saúde aconselhem e ajudem pessoas transgênero e de gênero diverso a se absterem do tabaco/nicotina antes da cirurgia de afirmação de gênero.
18.6 – Recomenda-se que os profissionais de saúde mantenham o tratamento hormonal existente, se um indivíduo transgênero e com diversidade de gênero requer internação em uma unidade de internação psiquiátrica ou médica, a menos que contraindicado.
18.7 – Recomenda-se que os profissionais de saúde assegurem que, se pessoas transgênero e com diversidade de gênero precisarem de internação ou residência para saúde mental, abuso de substâncias ou cuidados médicos, todos os funcionários usem o nome e os pronomes corretos (conforme fornecidos pelo paciente), bem como forneçam acesso ao banheiro e arranjos de dormir que estejam alinhados com a identidade de gênero da pessoa.
18.8 – Recomenda-se que os profissionais de saúde mental encorajem, apoiem e empoderem pessoas transgênero e com diversidade de gênero a desenvolver e manter sistemas de apoio social, incluindo colegas, amigos e familiares.
18.9 – Recomenda-se que os profissionais de saúde não tornem obrigatório que pessoas transgêneros e com diversidade de gênero se submetam a psicoterapia antes do início do tratamento de afirmação de gênero, embora o reconhecimento da psicoterapia possa ser útil para algumas pessoas transgênero e com diversidade de gênero.
18.10 – Recomenda-se que não sejam oferecidas terapias “reparadoras” e de “conversão” destinadas a tentar mudar a identidade de gênero de uma pessoa e a expressão de gênero vivida, para torná-la mais congruente com o sexo atribuído no nascimento.

Fonte: World Professional Association for Transgender Health, 2022[20].

ACOMPANHAMENTO PSICOTERAPÊUTICO

> O sucesso ou o fracasso de minhas sessões de análise dependeram, em grande parte, não da fidelidade dos analistas a Freud, Klein ou Lacan, mas, ao contrário, de sua infidelidade, ou, para dizer de outro modo, de sua criatividade, de sua capacidade de sair da "jaula" (Paul B. Preciado, 2022)[21].

O acompanhamento terapêutico é uma metodologia, frequentemente orientada por psicólogos ou psiquiatras, que oferece apoio efetivo às pessoas com algum tipo de sofrimento psíquico. Em outras palavras, o acompanhamento permite que elas recebam suporte profissional e aprendam a enfrentar seus obstáculos nas fases mais desafiadoras da vida. Dessa forma, conseguem assimilar seu comportamento e suas emoções, e enfrentam a vida como ela se apresenta, além de alcançarem satisfação em suas relações familiares, pessoais e profissionais[5].

Para que o psicoterapeuta possa oferecer um atendimento acolhedor a seus pacientes, é preciso se inteirar das implicações pessoais produzidas pela cultura binária. É importante ter cautela para não encobrir as adversidades das pessoas trans, a ponto de não reconhecer suas angústias, pois, mesmo diante da invisibilidade social, elas seguem batalhando para serem quem são no mundo[22].

Com o desejo de manter em mente a complexidade da experiência trans, o psicoterapeuta é convidado a ouvir seus pacientes de maneira singular. Assim, o gênero pode ser, ao mesmo tempo, delineado e incorpóreo[22].

Explorar o gênero é um aspecto de cada fase do desenvolvimento ao longo da vida. Ao profissional é atribuída a tarefa de tentar compreender, tanto quanto possível, o que é necessário para que a/o paciente possa viver mais conscientemente, enquanto explora sua experiência interna em ser variante de gênero. Geralmente, as pessoas não trazem essa demanda no início do processo; elas apresentam, no decorrer da vida, a vontade de compreender melhor o impacto profundo das vivências desafiadoras e complexas[22].

Percebe-se que uma longa motivação e determinação são necessárias para que as pessoas trans possam enfrentar as transformações radicais da hormonização, assim como as expectativas e os anos de espera pela cirurgia de redesignação sexual (CRS), o vasto período de recuperação e os cuidados pós-cirúrgicos. Algumas pessoas trans entendem que a cirurgia não é algo essencial no processo de transição de gênero e optam por não fazer nenhum procedimento cirúrgico[22].

Assim, pode-se estabelecer a definição de três conceitos básicos sobre gênero[22]:

- **Atribuição sexual:** ocorre no momento do nascimento e tem base anatômica. Foi designada exclusivamente dentro do contexto binário.

- **Identidade de gênero:** trata-se do desejo interno da pessoa em ser homem, mulher, ambos, nenhum ou outro.
- **Expressão de gênero:** consiste na exteriorização em se sentir feminino ou masculino, por meio de roupas, comportamento, aparência etc. Em outras palavras, "é assim que quero que o mundo me veja".

A sigla LGBTQIAPN+ tem como propósito integrar indivíduos que não foram reconhecidos pela comunidade; logo, a expansão da abreviatura representa um passo significativo no processo de individuação[22].

CONSIDERAÇÕES FINAIS

A inclusão das identidades trans ainda representa um desafio para a sociedade. Apesar da curiosidade crescente pelo tema e dos avanços em termos de visibilidade social e direitos legais, ainda é preciso superar a transfobia internalizada, bem como a intolerância, a exclusão e a violência contra as pessoas trans, para que elas possam encontrar um lugar de reconhecimento.

Os gestores de saúde são capazes de promover mudanças sociais que comprometam a formulação de políticas públicas e a implementação de ações que minimizem a vulnerabilidade das identidades trans, investindo na formação permanente dos profissionais da área, com o intuito de proporcionar uma assistência à saúde de qualidade focada nessa população.

O acompanhamento psicológico pode oferecer um ambiente de acolhimento e promove a atenção diferenciada para facilitar a identificação e a expressão de um papel de gênero confortável. No entanto, é necessário que o profissional domine as especificidades e os cuidados para assegurar uma abordagem eficiente e sensível ao paciente.

REFERÊNCIAS BIBLIOGRÁFICAS

1. Ciasca SV, Hercowitz A. Saúde LGBTQIA+: práticas de cuidado transdisciplinar. Barueri: Manole; 2021.
2. Bento B. O que é transexualidade. São Paulo: Brasiliense; 2008. (Primeiros Passos; 328)
3. Franco N, Cicillini GA. Professoras trans brasileiras em seu processo de escolarização. Rev Est Femin. 2015;23(2):325-46.
4. Bento B. A reinvenção do corpo: sexualidade e gênero na experiência transexual. Rio de Janeiro: Garamond; 2006.
5. Saadeh A. Como lidar com a disforia de gênero (transexualidade): guia prático para pacientes, familiares e profissionais de saúde. 2. ed. São Paulo: Hogrefe; 2019.
6. Goffman E. Estigma: notas sobre a manipulação da identidade deteriorada. Rio de Janeiro: Guanabara; 1988.
7. Brasil. Ministério da Saúde (MS). Secretaria de Gestão Estratégica e Participativa. Departamento de Apoio à Gestão Participativa. Transexualidade e Travestilidade na Saúde/Ministério da Saúde,

Secretaria de Gestão Estratégia e Participativa, Departamento de Apoio à Gestão Participativa. Brasília: MS; 2015.
8. Butler J. Corpos que importam: os limites discursivos do "sexo". São Paulo: n-1 edições; 2019.
9. Brasil. Ministério da Saúde (MS). Conselho Nacional de Combate à Discriminação. Brasil sem Homofobia: Programa de Combate à Violência e à Discriminação contra LGBT e de Promoção da Cidadania Homossexual. Brasília: MS; 2004.
10. Garcia ACBBF. Terapia familiar na prática. Curitiba: Appris; 2020.
11. Organização das Nações Unidas para a Educação, a Ciência e a Cultura (Unesco). Jogo aberto: respostas do setor de educação à violência com base na orientação sexual e na identidade/expressão de gênero, relatório conciso. França/Brasil: Unesco; 2017.
12. Organização das Nações Unidas para a Educação, a Ciência e a Cultura (Unesco). Relatório global Unesco: abrindo novos caminhos para o empoderamento; TIC no acesso à informação e ao conhecimento para as pessoas com deficiência. São Paulo: Comitê Gestor da Internet no Brasil; 2014.
13. Antunes R. Coronavírus: o trabalho sob fogo cruzado. São Paulo: Boitempo Editorial; 2020.
14. Associação Nacional de Travestis e Transexuais (Antra); Benevides BG. Dossiê: assassinatos e violências contra travestis e transexuais brasileiras. Brasília: Distrito/Antra; 2023 [citado em 27 jul. 2023]. Disponível em: https://antrabrasil.files.wordpress.com/2023/01/dossieantra2023.pdf.
15. Observatório de Mortes e Violências LGBTI+ no Brasil; Grupo Gay da Bahia (GGB) [Internet]. Salvador: GGB; 20 de maio de 2022 [citado em 27 jul. 2023]. Disponível em: https://observatoriomorteseviolenciaslgbtibrasil. org/todos-dossies/grupo-gay-da-bahia/.
16. Gay Blog BR [Internet]. Relatório anual demonstra que o Brasil foi o que mais procurou pornografia trans em 2022. São Paulo: Scruff; 2022 [citado em 2023]. Disponível em: https://gay.blog.br/noticias/brasil-foi-o-pais-que-mais- procurou-pornografia-trans-em-2022-segundopornhub/Dossiê Assass.
17. PornHub [Internet]. Relatório 2022 PornHub. Montréal: MindGeek; 2022 [citado em 27 jul. 2023]. Disponível em: https://www.pornhub.com/insights/2022-year-in-review#topseraches-pornstars.
18. Nemoto T, Iwamoto M, Perngparn U, Areesantichal C, Kamitani E, Sakata M. HIV-related risk behaviors among Kathoey (male-to-female transgender) sex workers in Bangkok, Thailand. AIDS Care. 2012;24(2):210-9.
19. O'Neill T, Wakefield J. Fifteen-minute consultation in the normal child: challenges relating to sexuality and gender identity in children and young people. Arch Dis Child Educ Pract. 2017; 102(6):298-303.
20. World Professional Association for Transgender Health (WPATH). Standards of Care for the Health of Transexual (SOC). Minneapolis: WPATH; 2022.
21. Preciado PB. Eu sou o monstro que vos fala: relatório para uma academia de psicanalistas. Rio de Janeiro: Zahar; 2022.
22. Boland A. God of the hinge: treating LGBTQIA patients. J An Psychol. 2017;62(5):688-700.

31

Identidades Travestis

Felipe Assunção de Freitas

INTRODUÇÃO

A população travesti é aquela que mais sofre com o estigma social imposto sobre os corpos minorizados[1]. Ainda que, no contexto social, os debates a respeito de identidades de gênero e orientação sexual avancem em produção intelectual e de forma pragmática, a população travesti continua a ser a parcela da população LGBTQIAPN+ que carrega em suas identidades e em seus corpos as transformações e as consequências do pensar e experimentar gênero nos séculos XX e XXI. Assim, do ponto de vista historiográfico, as travestis se encontram localizadas em uma cartografia marginalizada pela violência, prostituição e pelo enfrentamento do HIV/Aids[2].

A discussão de gênero, no pensamento ocidental, se construiu e tende a se perpetuar no estabelecimento de uma lógica binária, em que o binário de gênero se estabelece em uma relação de oposição e em um formato de identidade e alteridade.

> [...] a formação de binários oposicionais é uma herança metafísica ocidental, onde a dualidade se constitui entre o eu (identidade) e o outro (alteridade) – sendo este último tudo aquilo que foge do ideal, que ultrapassa o limite da identidade e chega ao estranho. Traduzindo esse conceito para construção binária do gênero, homem e mulher se encontram em posições representadas anatomicamente de maneira estável e socialmente delimitadas em papéis masculinos e papéis femininos. Ser homem implica em não ser mulher, em rejeitar todo e qualquer marcador identitário inscrito no universo feminino[3].

É nesse binarismo que a dualidade dos corpos travestis se engendra e baliza as fronteiras estabelecidas do que é aceitável ou coerente em relação aos conceitos de sexo, gênero, sexualidade, prática sexual e desejo[4].

Entre 1992 e 2019, observou-se um aumento importante na produção científica brasileira a respeito das identidades travestis, principalmente após 2004, quando foi lançado o programa Brasil Sem Homofobia. Desde então, a quantidade de estudos se elevou progressivamente, com maior frequência de publicações impulsionadas por ações governamentais, como a Portaria do Processo Transexualizador do Sistema Único de Saúde (SUS), em 2008 e a Política Nacional de Saúde Integral LGBT, em 2010[5].

Dentre os principais temas observados nessas produções científicas, destacam-se: processo transexualizador, hormônio e cirurgia (14%); HIV/Aids e IST (13%); identidade de gênero (12%) e prostituição (7%)[5]. Observar a frequência de tais temas com o avançar do tempo fornece um panorama a respeito dos processos envolvidos nos enfrentamentos, nas consequências e nas conquistas políticas e sociais. Entender os principais temas fomentados na academia e que orbitam o objeto de estudo fornece, de maneira crítica, uma percepção do lugar ocupado por essas identidades no imaginário coletivo e na perspectiva histórica, que, muitas vezes, cristalizam as formas de se pensar a ciência aqui e agora, e dificultam a percepção integral da população em questão.

Diante do apresentado, o presente capítulo se propõe a discorrer a respeito do processo histórico que influenciou (e foi influenciado) na construção das identidades travestis, assim como suas diversas formas de estar no mundo.

PROCESSO HISTÓRICO: IDENTIDADES EM TRANSIÇÃO

Travesti: de verbo a sujeito

O termo travesti deriva do francês como variante de *burlesque*, gênero artístico relacionado ao erotismo; tal expressão surge na Europa do século XV como prática restrita aos bailes de máscaras e fantasias que, nesse momento histórico, funcionaram como ferramenta em um movimento de repensar a sexualidade e suas práticas atreladas ao gênero[6].

Para Kulick[7], o termo travesti enquanto identidade é uma categoria brasileira, contudo não significa que outros processos de reconhecimento de identidades de gênero não hegemônicas e dissidentes do modelo heterocisnormativo não tenham ocorrido em outras culturas. No Brasil, já em 1900, se vivia na comunidade homossexual masculina o predomínio de um sistema classificatório que sistematizava o relacionamento afetivo-sexual, estruturado em uma noção binária, oposta e complementar. Nesse momento histórico, que se estendeu até o final de 1960, o "passivo sexual" (quem era penetrado na relação sexual anal) era associado à imagem da mulher e do feminino, enquanto o "ativo sexual" (quem penetrava na relação sexual anal) era associado à imagem do homem e do masculino. Popularmente, nesse movimento eram identificados, respectivamente, como "bichas" e "bofes"[2].

Assim, diante do tempo histórico, o termo "travesti" não constituía uma categoria ou mesmo uma identidade propriamente dita, e estava relacionado à uma prática social geralmente vivenciada em festas de carnaval e bailes, organizados pela população homossexual, aparecendo como expressões "estar em travesti" e "ter travesti". Nesses eventos, homens adotavam vestimentas e adereços femininos e performavam feminilidades. Tal prática era restrita àqueles homens que se identificavam como "bichas" e proscrita àqueles que se identificavam como "bofes"[2].

No final dos anos 1960, surge uma nova categoria, difundida na comunidade homossexual como "entendidos": homens que se relacionam sexualmente com outros homens, independentemente dos papéis de gênero e da posição assumida durante o ato sexual. Ocorreu um esforço para garantir o distanciamento da imagem do homossexual masculino com a feminilidade, e que era entendido como obstáculo na conquista da respeitabilidade social[2]. Nesse contexto de tensão, a dualidade entre "bichas" e "bofes" é substituída pelo conflito entre "entendidos" e bichas", diferenciados pela aproximação com o feminino e que se reconfigura na distinção entre "homossexual" e "travesti":

> João Antônio de Souza Mascarenhas esteve como membro do Triângulo Rosa e participante do movimento gay, proferindo palestras nas plenárias das Subcomissões dos Direitos e Garantias Individuais, e na dos Negros, Populações Indígenas, Pessoas Deficientes e Minorias, respectivamente, em 20 de maio e 24 de junho de 1987. Nas duas ocasiões, afirmou que haveria na sociedade uma confusão entre o homossexual e o travesti, o que para o movimento gay seria um grande erro. Há, segundo ele, o homossexual comum e há o travesti, que em muitos casos são prostitutos e acabam se envolvendo com pequenos furtos ou drogas. A imagem predominantemente atribuída ao homossexual na verdade corresponderia ao travesti e esta aproximação atrapalharia o movimento organizado[8].

De toda forma, nesse processo, "travesti" parece se tornar, lentamente, uma categoria identitária, adquire uma nova visibilidade social, deixa de ser vista e vivenciada durante (e apenas) no carnaval, ou em espaços fechados em 1960; ocupa o espaço público nos anos 1970, principalmente em cenários de prostituição nas cidades do Rio de Janeiro e São Paulo[9].

Movimento político: um corpo em construção

Já em 1970, os homossexuais brasileiros se organizavam no dito Movimento Homossexual Brasileiro (MHB); assim, até o início dos anos 1990, as travestis não estavam incluídas no coletivo. Apenas em 1995, pela primeira vez, organizações de travestis participaram formalmente de um espaço do movimento, no VIII Encontro Brasileiro de Gays e Lésbicas, quando foi fundada a Associação Brasileira de Gays, Lésbicas e Travestis (ABGLT)[2]. Dois principais fenômenos fizeram com que as travestis se unissem e partissem para se organizar enquanto coletivo: a resposta à violência policial nos pontos de prostituição e a mobilização em resposta às campanhas de enfrentamento ao HIV/Aids entre as travestis que trabalhavam com sexo.

O binômio violência policial/Aids foi primordial para que fosse fundada a primeira casa de apoio para pessoas com HIV/Aids no Brasil. Em 1984, Brenda Lee, uma travesti nordestina, passou a acolher em sua casa "pacientes sociais" que não necessitavam de internações hospitalares por causa da Aids, mas que, mesmo assim, necessitavam de cuidados em saúde e não tinham suporte social. Entre essas pessoas, a maioria era de travestis soropositivas e/ou vítimas da violência. Inicialmente chamada de "Palácio das Princesas", em 1986 passa a se chamar "Casa de Apoio Brenda Lee", em São Paulo[9].

A relação entre as organizações de travestis e as políticas governamentais para o enfrentamento do HIV/Aids foi notória para o fortalecimento dessa minoria enquanto movimento político, seja no processo de captação de recursos financeiros, seja na instrumentalização do coletivo. Dentre as principais estratégias para articulação entre as organizações de travestis e o fomento governamental e internacional, as organizações não governamentais (ONG) ganharam importância e algumas delas permanecem ativas até hoje[9].

A noção de travestis e, mais tarde, transexuais, como população-alvo de uma política pública de saúde, abre a possibilidade de considerá-las como cidadãs, todavia, isso só parece ser possível por meio de financiamentos relacionados às políticas de enfrentamento da epidemia da Aids, o que Pelúcio[10] definiu como processo de SIDAnização.

O encontro com as identidades transexual e transgênero

Até o começo dos anos 1990, o T, presente nas mais diversas siglas de associações, fazia referência às travestis, quando, em 1995, surgem os primeiros movimentos de pessoas que se identificavam como transexuais. De forma conceitual, as duas identidades estabeleciam um contraponto na perspectiva centrada no corpo, especialmente nos genitais. As travestis se colocavam buscando uma feminilidade e não o lugar de mulher, recorrendo às performances e modificações corporais que lhes proporcionassem formas cada vez mais femininas, no entanto, não consideravam intervenções genitais. Em contraste, as pessoas identificadas como mulheres transexuais reivindicavam a posição de mulher e tinham na cirurgia de redesignação genital o cerne de suas discussões e objetivos[2].

Além das diferentes demandas, os dois grupos identitários apresentavam características sociodemográficas distintas que acabaram por influenciar suas percepções, debates e direção de seus movimentos políticos. Enquanto as organizações de travestis surgem como resposta à violência policial e à Aids, as organizações exclusivamente transexuais surgem a partir de relações entre pessoas que buscam esclarecer o "fenômeno da transexualidade" e demandam políticas de acesso às tecnologias médicas de transformação corporal, mais especificamente àquelas relacionadas à redesignação genital. Nesse sentido, a origem social dos integrantes dos dois grupos foi fundamental para estabelecer suas referências, uma vez que as identidades travestis geralmente vinham de contextos sociais periféricos, marginalizados e com menor acesso aos bens e serviços, enquanto as identidades transexuais surgiriam principalmente em classes sociais mais abastadas e permeadas pelas discussões de gênero baseadas na pesquisa acadêmica[2].

A articulação de grupos de pessoas transexuais se inicia por volta de 1995 e se consolida, principalmente, no final de 2005, ao percorrer um momento no qual a letra T se referia, em alguns momentos, a travestis e, em outros, a transexuais, e até em algumas situações nas quais se utilizou o TT como referência a travestis e transexuais. Apesar dos esforços em estabelecer um conceito amplo que abarcasse as duas identidades com a importação do termo transgênero (derivado de *transgender*, termo difundido nos Estados Unidos e na Europa, com grande uso pela militância internacional), as travestis e transexuais perceberam as consequências dessa união pelo movimento e da submissão das categorias identitárias brasileiras como mais negativas do que benéficas[2].

Dessa forma, aos poucos, o movimento começou a utilizar o termo "trans", fosse em "pessoas trans", "mulheres e homens trans", ou simplesmente "trans", porém sem compor as definições oficiais da sigla do movimento no Brasil. Em 2008, na I Conferência Nacional GLBT, foi formulada a sigla "LGBT", onde "T" refere-se, simultaneamente, apenas a travestis e transexuais[2].

AS TRANSFORMAÇÕES CONCEITUAIS A RESPEITO DE SER TRAVESTI

Nesse movimento de identificações sociais e políticas, no período entre 1990 e 2023, após os avanços nos debates a respeito de identidades gênero e corpo, o próprio conceito de "travesti" mudou, ao partir de uma categorização que abarcava aspectos anatômicos e que passa para um plano de identificação, atravessada pelo processo histórico e cultural ao levar em consideração, sobretudo, as formulações das pessoas que se identificam como travestis.

Kulick[7], em seus estudos com as travestis de Salvador (entre 1996 e 1997), e Benedetti[11], em contato com as travestis de Porto Alegre iniciado em 1994 e publicado em 2005, partem, em suas obras, do contato e dos relatos das travestis que postularam a diferenciação com as transexuais, a qual é dada pela relação com os genitais e com a própria identificação dentro do espectro do gênero.

> Segundo a lógica do grupo estudado, travestis são aquelas que promoveram modificações nas formas de seu corpo visando a deixá-lo o mais parecido possível com o das mulheres; vestem-se e vivem cotidianamente como pessoas pertencentes ao gênero feminino, sem, no entanto, desejar explicitamente recorrer à cirurgia de transgenitalização para retirar o pênis e constituir uma vagina[11].

Nos dois recortes, as travestis se identificavam como homens. Kulick avança em relação a aspectos de orientação sexual, em que elas se percebiam como homens homossexuais e que recorriam à estética e à performance como forma de se aproximarem de um feminino desejado[7].

> A despeito de todas essas transformações, muitas das quais irreversíveis, as travestis não se definem como mulheres. Isto é, apesar de viverem o tempo todo vestidas como mulher, referindo-se umas às outras por nomes femininos, e sofrendo dores atrozes para adquirir formas femininas, as travestis não desejam extrair o pênis e não pensam em "ser" mulher. Ao contrário, afirmam elas, são homossexuais – homens que desejam outros homens ardentemente e que se modelam e se completam como objetos de desejo desses homens[7].

Após o avanço nas discussões a respeito de gênero, sexualidade e corpo, o enfoque no genital é desarticulado do processo identitário ao se reconhecer a possibilidade de pessoas que se identifiquem enquanto transexuais não reivindiquem cirurgias genitais e pessoas travestis, no entanto, as desejem. Dessa forma, as travestis passaram a se definir enquanto pessoas identificadas como pertencentes ao gênero masculino no nascimento, mas que se reconhecem como pertencentes ao gênero feminino e têm expressão de gênero feminina. Trata-se de uma categoria ressignificada e preservada, de modo a destacar uma história de luta e de resistência contra todas as formas de preconceito e de violência[12].

Érika Hilton, em 2018, enquanto codeputada travesti, sugere a utilização do neologismo "transvestigênere", que associa as palavras transexual e travesti e termina de forma neutra, contemplando as pessoas que vivenciam a não binariedade. Outra expressão também utilizada recentemente é pessoas "transfemininas", para se referir às pessoas trans com expressão de gênero feminina[13].

ASPECTOS SOCIODEMOGRÁFICOS: SER TRAVESTI, AQUI E AGORA

Estabelecer em termos quantitativos a presença de identidades travestis na população brasileira encontra dificuldades estruturais, uma vez que o próprio Censo Demográfico realizado em 2022 optou por não questionar os quesitos relacionados a "identidade de gênero" e "orientação sexual"[14].

Partindo de uma população amostral na Região Metropolitana de São Paulo, em 2021, o Centro de Estudos de Cultura Contemporânea aferiu que, em uma população de 1.788 pessoas que se identificavam como transexuais, 22% se identificavam como travestis pelas atuais definições[12] e 48% como mulheres trans, 24% homens trans e 6% como não binários[15].

Os dados coletados mostram que a maioria das travestis perceberam suas identidades trans entre 11 e 15 anos (46%), a mesma faixa etária em que a maioria deixou de morar com familiares (37% delas saíram de casa com menos de 15 anos, e 42% entre 16 e 20 anos). A descoberta da identidade de gênero configura um divisor de águas na vida das pessoas transexuais, que passam a ser tratadas de modo distinto no âmbito de suas relações familiares e, não raro, têm suas histórias de vida marcadas por episódios que oscilam entre sutis rejeições à exclusão e marginalização social. Quando comparado com os outros grupos, foi o que menos saiu por vontade própria e o que mais saiu por expulsão dos seus lares (24%)[15].

Quando se avalia o tipo de moradia, as travestis são as que apresentam menores proporções de moradia própria e as com maiores percentagens de vinculação a albergues e centros de acolhida (18%), bem como vivendo na rua (10%). Na esfera da saúde, nesse processo no qual se articulam diferentes fatores estressores, as pessoas travestis e em situação de rua estão sujeitas a piores desfechos, principalmente quando se consideram as consequências da alta prevalência do uso prejudicial de substâncias psicoativas, infecções sexualmente transmissíveis (IST), exposição a violências, complicações do uso não orientado de hormônios, transtornos psiquiátricos e vulnerabilidades relacionadas ao trabalho sexual precário[16].

Em sua maioria, as travestis são pretas (33%) ou pardas (36%); assim, ao viverem em um país como o Brasil, de tradição patriarcal e estrutura racista, são colocadas como alvos de preconceitos e atitudes discriminatórias, aos quais se sobrepõem fatores estressores de populações minorizadas e, por consequência, amplificando-se possíveis desfechos psicossociais desfavoráveis[15].

Em termos de escolaridade, essa população é a que apresenta menor nível de educação formal: apenas 39% tinham ensino médio completo, 7% ensino superior completo e 55% tinham ensino fundamental completo ou incompleto. A maioria das crianças e jovens transexuais e travestis abandona o ambiente escolar diante de comportamentos hostis e o *bullying* sofrido, assim como a rejeição explícita dos docentes. A Associação Brasileira de Lésbicas, Gays, Bissexuais, Travestis e Transexuais (ABGLT) estima que a evasão escolar se aproxime de 73%[15], e o termo evasão é questionado, pois o fenômeno observado é a expulsão dessas crianças e adolescentes das escolas[17].

Quanto às relações trabalhistas, 72% das travestis apresentavam empregos informais e 46% trabalhavam como profissionais do sexo[15]. Durante os anos 1980, a associação entre as pessoas identificadas como travestis chegou a ser percebida como consequência das demandas do mercado da prostituição, em que, para atender a uma parcela dos homens que procuravam por garotos de programa que exibissem feminilidade ("bichas") e desempenhassem práticas sexuais insertivas (ativas), as pessoas que atendiam a esses requisitos passaram a se tornar cada vez mais femininas até atingir a performance travesti[18]. A recorrente relação entre as identidades travestis e os órgãos genitais leva a uma histórica associação das vivências travestis à recusa social, à experiencia sexual clandestina, à prostituição e à violência[19].

A EXPERIÊNCIA DAS PESSOAS TRAVESTIS NO SISTEMA DE SAÚDE

Muito se tem debatido a respeito da expectativa de vida das pessoas trans no Brasil, que, atualmente, é o país que mais mata pessoas trans no mundo[20]. Benevides, por meio de relatórios anuais dos assassinatos de pessoas trans no Brasil, estipulou que a idade média das pessoas mortas no ano de 2022 foi de 29,2 anos.

Além da violência interpessoal, as pessoas travestis estão submetidas a outros atravessamentos biopsicossociais que se desenrolam em desfechos negativos em saúde, como alta frequência de transtornos psiquiátricos, alta prevalência de HIV e outras IST, alta prevalência de transtornos por uso de substâncias, entre outros agravos[21].

Além da ocorrência aumentada em agravos de saúde, aspectos que também afetam a saúde da população travesti são as dificuldades enfrentadas dentro dos estabelecimentos de saúde e diante das diretrizes que regulamentam o Processo Transexualizador no SUS.

Pesquisas nacionais apontam situações de discriminação e hostilidade nos serviços, referidas ausências de exames físicos, dificuldade de compreensão das orientações médicas e, principalmente, o não respeito ao nome social, mesmo garantido pelo Decreto Presidencial n. 8.727, de 2016[21]. Quando perguntadas se tinham o nome social no Cartão Nacional de Saúde (CNS), cerca de duas em cada cinco travestis referiram ter o nome civil no CNS[22].

Seguindo o Mapeamento das Pessoas Trans e Travestis de São Paulo, aproximadamente 86% das travestis procuravam atendimento nos serviços de saúde, recorrendo, principalmente, a atendimentos relacionados à hormonização, estabelecida no SUS pela Portaria n. 2.803. Em 2008, o Ministério da Saúde (MS) institucionalizou o Processo Transexualizador no SUS por meio da Portaria n. 1.707, que não contemplava as travestis. Essa Portaria foi revogada apenas em 2013, redefinindo e ampliando os cuidados em saúde nessa população[22].

Diante da restrição gerada pela Portaria em 2008 e pela demora enfrentada nos serviços de saúde, após sua revogação, em 2013, algumas práticas utilizadas para as transformações corporais continuam a ser realizadas fora dos serviços de saúde, por pessoas não habilitadas, a despeito da regulamentação do Processo Transexualizador[22].

Dentre tais procedimentos, destaca-se o uso de silicone líquido industrial (SLI) injetável, com o objetivo de atingir transformações corporais de forma rápida quando comparada à intervenção hormonal, e mais barata quando comparada ao procedimento cirúrgico. Contudo, diante do fato de ser um material não indicado para aplicação em humanos, e ser manipulado por pessoas não qualificadas, acaba por apresentar altas taxas de complicações como infecções e migração do produto para outras áreas do corpo, assim como deformidades, siliconomas, necroses teciduais, embolia pulmonar e até morte[22].

Aproximadamente 20% das pessoas que utilizaram SLI referiram que a primeira aplicação ocorreu antes dos 18 anos, ou seja, antes da idade mínima prevista para ingresso no Processo Transexualizador[22]. Tal fenômeno destaca a importância de repensar a Portaria e criar estratégias que acolham as pessoas travestis em suas diferentes faixas etárias com o objetivo de reduzir a procura de recursos que oferecem risco à saúde.

CONSIDERAÇÕES FINAIS

O homem existe em função de seu corpo, e as travestis, se optam por modificações, físicas e sociais, materializam essa assertiva[11]. É no corpo que elas localizam os principais símbolos do que é dito e sentido como masculino e feminino, aplicam silicone, maquiagem, conhecimento, tempo e dinheiro para que possam sentir e exibir um corpo diferente, um novo corpo, um corpo outro.

Dentre as vivências de variabilidades de gênero, as travestis seguem estigmatizadas e alocadas pelo discurso binário hegemônico nessa territorialidade – chamadas de "zonas invisíveis" – onde estariam os corpos que não importam, balizando as fronteiras da normalidade[4]. De certa forma, se aproximar do processo histórico que envolve tais identidades é se aproximar da complexidade que vivenciam até hoje e perceber que, diante desses inúmeros atravessamentos, se fazem necessários ainda mais esforços em compreender e direcionar ações que abarquem suas demandas.

REFERÊNCIAS BIBLIOGRÁFICAS

1. Diehl A, Vieira DL, Zaneti MM, Fanganiello A, Sharan P, Robles R, et al. Social stigma, legal and public health barriers faced by the third gender phenomena in Brazil, India and Mexico: travestis, hijras and muxes. Int J Soc Psychiatry. 2017;63(5):389-99.
2. Carvalho M, Carrara S. Em direito a um futuro trans?: contribuição para a história do movimento de travestis e transexuais no Brasil. Sex Salud Soc. 2013;14:319-51.
3. Hermann N. A questão do outro e o diálogo. Rev Bras Educ. 2014;19(57):477-93.
4. Cavalcante AS, Sousa NA de. A construção histórico-social do sujeito travesti. Perspectiva. 2020; 6(1):292-321.
5. Braga R OB, Benato AP. Saúde e doença do corpo das travestis e mulheres transexuais: análise das dissertações e teses brasileiras nas ciências da saúde entre 1992-2019. Rev Periódicus. 2021;1(16):327-352.
6. Castle T. The transvestite culture: sexuality and masquerade ball in 18th century England. In: Rousseau GS, Porter Roy, organizadores. Submundos do sexo no Iluminismo. Rio de Janeiro: Rocco; 1999.
7. Kulick D. Travesti: prostituição, sexo, gênero e cultura no Brasil. Rio de Janeiro: Fiocruz; 2008.
8. Câmara C. Cidadania e orientação sexual: a trajetória do grupo Triângulo Rosa [monografia]. Rio de Janeiro: Academia Avançada; 2002 [citado em 09 ago. 2023]. 182 p. Disponível em: https://pesquisa.bvsalud.org/portal/resource/pt/lil-454077.
9. Bortolozzi RM. Entre trapos e colchas: vestígios da memória LGBT sobre as primeiras respostas paulistanas à epidemia de HIV/Aids [tese]. São Paulo: Universidade de São Paulo; 2021 [citado em 09 ago. 2023]. Disponível em: www.teses.usp.br.
10. Pelúcio L. Abjeção e desejo: uma etnografia travesti sobre o modelo preventivo de Aids. São Paulo: Annablume/Fapesp; 2009.
11. Benedetti M. Toda feita: o corpo e o gênero das travestis. Rio de Janeiro: Garamond; 2005.
12. Benevides B, Bonfi S, Nogueira. Dossiê dos assassinatos e da violência contra travestis e transexuais brasileiras em 2019. São Paulo: Expressão Popular/Antra/IBTE; 2020.
13. Ciasca SV, Khouri JKE, Benedito LAP. Mulheres trans e travestis. In: Ciasca, SV, Hercowitz A, Lopes Junior A. Saúde LGBTQIA+: práticas de cuidado transdisciplinar. Barueri: Manole; 2021.
14. Instituto Brasileiro de Geografia e Estatística (IBGE) [Internet]. Sobre a decisão da Justiça Federal do Acre, o IBGE informa. Rio de Janeiro: IBGE; 9 de junho de 2022 [citado em 09 ago. 2023]. Disponível em: https://www.ibge.gov.br/novo-portal-destaques/34041-sobre-a-decisao-da-justica-federal-do-acre-o-ibge-informa.html.
15. Rodrigues CC, Aprile MR, Tonhon M. Perfil sociodemográfico e constituição da identidade de gênero de pessoas transexuais no município de São Paulo. In: Centro de Estudos de Cultura Contemporânea (Cedec). TRANSVER O MUNDO: Existências e (re)existências de travestis e pessoas trans no 1º mapeamento das pessoas trans no município de São Paulo. São Paulo: Annablume/Cedec; 2021. p. 71-99.
16. Souza ES, Tanaka LH. Cuidado em saúde: pesquisa-ação com pessoas trans em situação de rua. Rev Bras Enferm. 2022;75(Suppl. 2):e20210016.
17. Bento B. Na escola se aprende que a diferença faz a diferença. Rev Estud Fem. 2011;19(2):549-59.

18. O Lampião da Esquina. Penteado D. O travesti, este desconhecido. Rio de Janeiro: Grupo Dignidade; 23 de abril de 1980 [citado em 09 ago. 2023]. Disponível em: https://www.digitaltransgenderarchive.net/files/dn39x1560.
19. Pelúcio L. Marcadores sociais da diferença nas experiências travestis de enfrentamento à Aids. Saúde Soc. 2011;20(1):76-85.
20. Benevides B, Bonfi S, Nogueira. Dossiê dos assassinatos e da violência contra travestis e transexuais brasileiras em 2022. São Paulo: Expressão Popular/Antra/IBTE; 2023.
21. Monteiro S, Brigeiro M. Experiências de acesso de mulheres trans/travestis aos serviços de saúde: avanços, limites e tensões. Cad Saúde Pública. 2019;35(4).
22. Pinto TP, Teixeira F B, Barros CR S, Martins RB, Saggese GSR, Barros DD, et al. Silicone líquido industrial para transformar o corpo: prevalência e fatores associados ao seu uso entre travestis e mulheres transexuais em São Paulo, Brasil. Cad Saúde Pública. 2017;33(7).

Seção 9

Abordagem Hormonal e Cirúrgica

32

Conceito

Leandra Steinmetz
Durval Damiani

É importante ressaltar que o acompanhamento e o tratamento das crianças e adolescentes com incongruência de gênero (IG) requer uma equipe multidisciplinar treinada, que inclua psicólogos, psiquiatras, pediatras, endocrinologistas pediátricos, fonoaudiólogos, cirurgiões, entre outros. Esses profissionais, especializados em cuidados de identidade de gênero, devem trabalhar juntos para oferecer aos jovens que buscam tratamento de afirmação de gênero desde o início da puberdade a chance de se tornarem indivíduos felizes[1,2].

Existe um consenso entre todos os profissionais médicos que trabalham com essa população: as crianças pré-púberes não são elegíveis para nenhuma forma de intervenção médica hormonal.

Uma vez estabelecido o diagnóstico de IG nos adolescentes, o desenvolvimento dos caracteres sexuais secundários pode piorar o quadro de aversão ao sexo social estabelecido, e interfere nas relações familiares, escolares e pessoais. Assim, o objetivo do tratamento endocrinológico, psicológico e cirúrgico está em levar o indivíduo a se sentir mais confortável com sua escolha de gênero, aumentar seu bem-estar psicológico e atingir a autorrealização[3,4].

As diretrizes recentes para o tratamento de crianças e adolescentes com IG, incluindo as diretrizes práticas da Endocrine Society e da World Professional Association for Transgender Health (WPATH), recomendam o tratamento de adolescentes no início da puberdade com análogo do GnRH, idealmente a ser realizado na evidência clínica dos primeiros sinais físicos da puberdade, ou seja, estadiamento de Tanner 2, que é caracterizado, nas meninas, pelo aparecimento do broto mamário e, nos meninos, pelo aumento do volume testicular, e/ou a confirmação laboratorial da ativação do eixo hipotálamo-hipófise-gônadas. Aos 16 anos, deve-se iniciar a hormonioterapia cruzada[5,6].

O *Guideline* da Endocrine Society, publicado em 2017, traz algumas recomendações de tratamento para crianças e adolescentes com IG[5]:

1. Recomendam que os adolescentes que preencham critérios para mudança de sexo inicialmente sejam submetidos a um tratamento para suprimir o desenvolvimento puberal.
2. Recomendam que a supressão dos hormônios sexuais se inicie com os primeiros sinais da puberdade em meninas e meninos (confirmados por níveis puberais de estradiol e testosterona, respectivamente), mas não mais cedo do que estádios 2 ou 3 de Tanner.
3. Recomendam que os análogos de GnRH (GnRHa) sejam usados para atingir uma supressão dos hormônios puberais.
4. Sugerem que o desenvolvimento da puberdade desejado no sexo oposto seja iniciado após os 16 anos, usando uma dose progressivamente crescente de esteroides sexuais.
5. Recomendam que o paciente tratado com hormônios seja encaminhado para cirurgia quando:
   5.1. A experiência da vida real resultar em uma alteração de função social satisfatória.
   5.2. O indivíduo estiver satisfeito com os efeitos hormonais.
   5.3. O indivíduo deseje alterações cirúrgicas definitivas.
6. Sugerem adiar a cirurgia até que o indivíduo tenha pelo menos 18 anos de idade.

As intervenções hormonais usadas no tratamento de adolescentes com IG incluem medicações que suprimem a produção hormonal endógena do sexo de nascimento (supressão puberal) e medicações que promovam o desenvolvimento dos caracteres sexuais secundários do gêneros de afirmação (hormonioterapia cruzada). Os fatores envolvidos na decisão de qual é a melhor conduta para cada indivíduo são: o estadiamento puberal, a disforia com o início da puberdade, os objetivos do indivíduo em relação a seu tratamento, a maturidade do adolescente e sua capacidade em entender os riscos e benefícios da intervenção, e o consentimento dos pais ou responsáveis por ele.

No Brasil, o tratamento hormonal é feito com o suporte do Parecer n. 8/13 do Conselho Federal de Medicina (CFM) e pela Resolução CFM n. 2.265/2019, publicada em janeiro de 2020, que reitera o início do bloqueio puberal em indivíduos no estádio de Tanner 2[7,8].

REFERÊNCIAS BIBLIOGRÁFICAS

1. Martinerie L, Condat A, Bargiacchi A, Bremont-Weill C, de Vries MC, Hannema SE. Management of endocrine disease: approach to the management of children and adolescents with gender Dysphoria. Eur J Endocrinol. 2018;179(5):R219-37.
2. Coleman E, Bockting W, Botzer M, Cohen-Kettenis P, deCuypere G, Feldman F, et al. Standards of care for the health of transsexual, transgender and gender-nonconforming people, Version 7. Int J Transgend. 2012;13:165-232.
3. McDermott E, Roen K, Scourfield J. Avoiding shame: young LGBT people, homophobia and self-destructive behaviors. Cult Health Sex. 2008;10(8):815-29.
4. Claes L, Bouman WP, Witcomb G, Thurston M, Fernandez-Aranda F, Arcelus J. Non-suicidal self-injury in trans people: associations with psychological symptoms, victimization, interpersonal functioning, and perceived social support. J Sex Med. 2015;12(1):168-79.
5. Hembree WC, Cohen-Kettenis PT, Gooren L, Hannema SE, Meyer WJ, Murad MH, et al. Endocrine treatment of gender-dysphoric/gender-incongruent persons: an Endocrine Society clinical practice guideline. J Clin Endocrinol Metab. 2017;102:3869-903.
6. World Professional Association for Transgender Health (WPATH). Standards of Care for the Health of Transgender and Gender Diverse People (SOC), Version 8. Int J Transgend Health. 2022;23(Suppl. 1):S1-259.
7. Brasil. Conselho Federal de Medicina (CFM). Parecer n. 8/2013. Brasília: CFM; 2013 [citado em 27 jul. 2023]. Disponível em: http://www.portalmedico.org.br/pareceres/CFM/2013/8_2013.pdf.
8. Brasil. Conselho Federal de Medicina (CFM). Resolução CFM n. 2.265/2019. Dispõe sobre o cuidado específico à pessoa com incongruência de gênero ou transgênero e revoga a Resolução CFM n. 1.955/2010. Brasília: CFM; Diário Oficial da União de 9 de janeiro de 2020 [citado em 27 jul. 2023]. Seção 1, p. 96-102. Disponível em: https://sistemas.cfm.org.br/normas/visualizar/resolucoes/BR/2019/2265.

33

Acompanhamento Endocrinológico na Adolescência | Bloqueio e Hormonioterapia Cruzada

Leandra Steinmetz
Durval Damiani

INTRODUÇÃO

Uma vez estabelecido o diagnóstico nos adolescentes, o desenvolvimento dos caracteres sexuais secundários pode piorar o quadro de aversão ao sexo social estabelecido, frequentemente interferindo nas relações com a família, na escola e pessoais.

Assim, a proposta atual, em conformidade com os *guidelines* internacionais, consiste inicialmente na supressão da puberdade com o uso isolado de análogos de hormônio liberador de gonadotrofinas (aGnRH) e, posteriormente, no início do tratamento com hormônios do gênero de identificação para induzir a puberdade[1,2].

BLOQUEIO PUBERAL

Diretrizes internacionais recomendam o tratamento com supressão da puberdade para os adolescentes que iniciaram sinais de puberdade (pelo menos Tanner estágio 2), a fim de suprimir um maior desenvolvimento das características sexuais secundárias de forma reversível. De acordo com essas diretrizes, uma das principais razões para iniciar o bloqueio é "pausar" a puberdade para que os adolescentes tenham tempo para explorar opções. O resultado físico pode ser mais satisfatório e evitar algumas cirurgias, como a mastectomia[2-4].

Os principais objetivos da terapia hormonal são: 1) suprimir a secreção endógena de hormônios sexuais, conforme determinado pelo sexo genético ou gonadal do indivíduo; 2) manter as concentrações de hormônios sexuais dentro da faixa normal para o gênero de afirmação[1,2].

A ativação do eixo hipotálamo-hipófise-gônadas se inicia com um aumento da secreção pulsátil do hormônio liberador de gonadotrofinas (GnRH) por parte do hipotálamo por volta dos 8-9 anos de idade, e essa secreção pulsátil de GnRH atua na hipófise para estimular a síntese e secreção das gonadotrofinas, que são o hormônio luteinizante (LH) e o hormônio folículo-estimulante (FSH) para a circulação periférica. O LH e FSH estimulam a secreção dos hormônios sexuais; estrógenos, por parte dos ovários nas meninas, e testosterona, por parte dos testículos nos meninos. Esses hormônios são os encarregados de produzir as mudanças físicas próprias da puberdade de cada sexo. Essas mudanças físicas costumam produzir uma piora da disforia na incongruência de gênero (IG)[4,5].

O objetivo do bloqueio é parar a progressão da puberdade, atenuando a angústia e a ansiedade associadas ao aparecimento dos caracteres sexuais secundários.

Os análogos do GnRH, comumente referidos como agentes bloqueadores da puberdade, embora mais frequentemente pensados como tratamento para a prevenção de características sexuais secundárias, têm benefícios psicossociais que abrangem o processo de transição. Eles também podem proporcionar alívio até mesmo para o adolescente de mais idade, e permitem que ele continue a explorar sua identidade de gênero sem o fardo de desenvolvimento físico indesejado. Como um dos pilares atuais do cuidado do adolescente com IG, é fundamental reconhecer o profundo impacto positivo que essa intervenção pode ter não só sobre o indivíduo, mas também sobre sua família, seus provedores e sua interação com seu mundo social. O uso de agonistas de GnRH é um tratamento seguro, eficaz e, o mais importante, reversível, cujos benefícios superam os danos em indivíduos selecionados[1,2].

O análogo do GnRH tem sido usado desde a década de 1980 no tratamento da puberdade precoce central, e seus benefícios estão bem estabelecidos. Seu uso é considerado seguro, eficaz e sem efeitos adversos a longo prazo. Essa medicação atua diretamente na hipófise, levando a uma *downregulation* dos receptores de GnRH, inibindo a produção de LH e FSH, e, assim, progressão da puberdade[3].

A supressão da puberdade permite dar um tempo ao paciente para explorar, experimentar e decidir sobre sua identidade de gênero, ameniza o sofrimento e, além disso, quando a puberdade é bloqueada no estádio Tanner 2, algumas características puberais próprias do sexo atribuído ao nascimento não se desenvolvem ou regridem, o que melhora os sintomas de ansiedade, depressão, rejeição ao próprio corpo, e confere maior tranquilidade para a hormonioterapia cruzada[2,4].

Os análogos do GnRH comumente utilizados são: acetato de leuprolida, triptorrelina, goserelina e histrelina. O acompanhamento endocrinológico deve ser realizado trimestralmente para avaliação clínica (peso, altura, desenvolvimento puberal) e laboratorial (LH, FSH, estradiol/testosterona). O perfil osteometabólico (cálcio, fósforo, fosfatase alcalina, PTH, 25OHD, densidade mineral óssea, idade óssea) deve ser avaliado anualmente, já que os hormônios sexuais são essenciais na formação da massa óssea e, ao considerar que eles estarão inibidos por um longo período, existe o risco de uma diminuição na mineralização óssea, ocasionada pela falta dos hormônios sexuais, de modo a levar a uma densidade mineral óssea diminuída[1,2,4,5].

Um ponto importante que deve ser levado em consideração e conversado com os pais e o paciente é sobre a fertilidade. Os adolescentes transexuais devem ser aconselhados sobre a possível perda da fertilidade antes da supressão puberal ou do tratamento hormonal. Os análogos do GnRH suprimem os hormônios da hipófise e, portanto, seus efeitos na gônada interrompem a espermatogênese e o desenvolvimento de oócitos. A terapia com análogo do GnRH precisa ser adiada ou descontinuada para permitir desenvolvimento suficiente para a preservação da fertilidade. Os indivíduos tratados com supressão puberal ou tratamento hormonal devem ser aconselhados em relação às opções de preservação da fertilidade e encaminhados para cuidados especiais, conforme indicado. Para meninas trans, a criopreservação de espermatozoides e a extração cirúrgica deles são opções para preservação de gametas e, para meninos trans, a preservação de embriões ou oócitos pode ser realizada. Existem estudos que demonstram que, embora muitos jovens transgêneros desejem ter filhos, poucos desejam ter um filho biológico, e a preservação da fertilidade é subutilizada, mesmo que os jovens tenham sido aconselhados[6,7].

Em geral, os efeitos adversos são pouco frequentes. Aproximadamente 12% dos pacientes apresentam reação alérgica no local; alguns pacientes apresentam a formação de abscessos estéreis no local da aplicação da injeção, que pode levar a falha terapêutica por uma absorção inadequada do medicamento. Nesses casos, está indicada a troca do medicamento por algum outro análogo do GnRH. Outros efeitos colaterais que podem acontecer são: cefaleia, náuseas e sintomas vasomotores, ocasionados pela diminuição do estrógeno[3,4].

HORMONIZAÇÃO CRUZADA

Após a supressão puberal com agonistas de GnRH, a hormonização cruzada com esteroides sexuais é usada para indução puberal após os 16 anos de idade. Para meninos, é prescrito testosterona e, em meninas, o estrógeno em adição a um antiandrogênico ou o próprio agonista de GnRH. Hormônios de afirmação de gênero são usados para indução puberal com aumento progressivo de dose e, depois, continuam a ser usados na idade adulta.

Nesse momento, serão discutidos com o adolescente e sua família os efeitos desejáveis e indesejáveis dos hormônios e suas implicações na fertilidade[1,2,8,9].

O início da hormonização é feita em doses baixas e fisiológicas, de acordo com os *guidelines* publicados, e para obtenção de melhores resultados com o menor risco.

Em meninas, a adolescente é constantemente reavaliada e, se aos 16 anos estiver apta para iniciar a hormonização cruzada, a puberdade feminilizante é induzida pela prescrição de 5 mcg/kg de 17 betaestradiol por dia e o aumento de dose é feito a cada 6 meses em 5 g/kg. Uma dose adulta de 2 mg por dia é administrada quando a paciente atinge 18 anos de idade. A puberdade masculina é induzida com ésteres de testosterona a partir de 50 mg por mês, por via intramuscular, e a dose é aumentada a cada 6 meses. Aos 18 anos, uma dose de adultos é atingida e mantida, sendo administrados 250 mg a cada 2 a 4 semanas[1,2,3,8].

Em meninas trans, os estrógenos resultarão no desenvolvimento de mama, crescimento e uma distribuição de gordura feminina. Já em meninos trans, os andrógenos resultarão em um maior desenvolvimento muscular, principalmente na parte superior do corpo; uma voz mais grave, crescimento de pelos faciais e corporais e crescimento do clitóris.

O acompanhamento com avaliação clínica é recomendado a cada 3-6 meses durante os primeiros 2 anos, depois uma vez por semestre. Os médicos também devem monitorar o peso e a pressão arterial. A satisfação com a terapia hormonal, a qualidade de vida e os resultados psicossociais devem ser totalmente discutidos com esses adultos jovens. Os efeitos colaterais dos esteroides sexuais e os fatores de risco cardiovascular devem ser avaliados. Deve-se recomendar a cessação do consumo de tabaco[2,4,9].

Exames laboratoriais devem ser colhidos a cada 6 meses ou antes, se necessário, com avaliação das concentrações de prolactina, estradiol e lipídios em meninas, e testosterona, hemoglobina/hematócrito, enzimas hepáticas e lipídios em meninos. A terapia com estrógeno está associada ao aumento do risco de doença tromboembólica, particularmente com etinilestradiol (que não é mais recomendado) ou quando doses suprafisiológicas de estrógenos são usadas. Quando a puberdade é suprimida em estágios iniciais, a densidade mineral óssea deve ser monitorada anualmente.

O atendimento multidisciplinar para jovens transgêneros representa um novo foco em serviços clínicos e de pesquisa. Embora haja avanços significativos, a começar pelo pioneirismo do trabalho dos Países Baixos, há necessidade de mais estudos de segurança e eficácia a longo prazo.

REFERÊNCIAS BIBLIOGRÁFICAS

1. World Professional Association for Transgender Health (WPATH). Standards of Care (SOC) for the Health of Transgender and Gender Diverse People, Version 8. Int J Transgend Health. 2022; 23(Suppl. 1):S1-259.

2. Hembree WC, Cohen-Kettenis PT, Gooren L, Hannema SE, Meyer WJ, Murad MH, et al. Endocrine treatment of gender-dysphoric/gender-incongruent persons: an Endocrine Society clinical practice guideline. J Clin Endocrinol Metab. 2017;102:3869-903.
3. Rosenthal SM. Challenges in the care of transgender and gender-diverse youth: an endocrinologist's view. Nat Rev Endocrinol. 2021;17(10):581-91.
4. Ojeda SR, Lomniczi A. Puberty in 2013: unravelling the mystery of puberty. Nat Rev Endocrinol. 2014;10(2):67-9.
5. Carswell JM, Lopez X, Rosenthal SM. The evolution of adolescent gender-affirming care: an historical perspective. Horm Res Paediatr. 2022;95(6):649-56.
6. Conflitti AC, Spaziani M, Pallotti F, Tarsitano MG, Di Nisio A, Paoli D, et al; TALENT Study Group. Update on bioethical, medical and fertility issues in gender incongruence during transition age. J Endocrinol Invest. 2023. doi: 10.1007/s40618-023-02077-5. Online ahead of print.
7. Stolk THR, Asseler JD, Huirne JAF, van den Boogaard E, van Mello NM. Desire for children and fertility preservation in transgender and gender-diverse people: a systematic review. Best Pract Res Clin Obstet Gynaecol. 2023;87:102312.
8. Lee JY, Rosenthal SM. Gender-affirming care of transgender and gender-diverse youth: current concepts. Annu Rev Med. 2023;74:107-16.
9. Mahfouda S, Moore JK, Siafarikas A, Hewitt T, Ganti U, Lin A, et al. Gender-affirming hormones and surgery in transgender children and adolescents. Lancet Diabetes Endocrinol. 2019;7(6):484-98.

34

Hormonioterapia Cruzada em Adultos

Leandra Steinmetz
Durval Damiani

INTRODUÇÃO

O objetivo do cuidado de afirmação de gênero é fornecer maneiras seguras e eficazes para que as pessoas com diversidade de gênero se sintam confortáveis vivendo na identidade de gênero afirmada. O cuidado de afirmação de gênero vai além da mudança das características físicas do próprio corpo, pois visa, também, melhorar a saúde geral das pessoas, o que inclui o bem-estar psicológico e a autorrealização.

O acompanhamento da incongruência de gênero (IG) consiste em transição social, psicoterapia, terapia hormonal e cirurgia. Estudos têm demonstrado que essas terapias podem levar a melhorias na saúde mental[1].

Embora o plano de tratamento seja personalizado, a hormonização pode ser introduzida após os 16 anos e, de preferência, de forma gradual. Essa intervenção é baseada em objetivos individuais, análise de risco-benefício, presença de comorbidades e fatores socioeconômicos[2]. A terapia masculinizante é tipicamente alcançada por meio da testosterona, enquanto a terapia hormonal feminilizante envolve uma combinação de estrógeno com um bloqueador de andrógenos.

Os principais objetivos da terapia hormonal de afirmação de gênero são[3]:

1. Suprimir efeitos endógenos de hormônios sexuais secretados pelo indivíduo.
2. Induzir características sexuais secundárias com a reposição de hormônios sexuais de acordo com a identidade de gênero individual. Seguem as orientações da terapia de reposição hormonal no hipogonadismo.

Critérios de inclusão para a hormonização cruzada[2]:

1. A incongruência de gênero é marcante e sustentada.
2. O indivíduo atende aos critérios de diagnóstico para incongruência de gênero antes do tratamento hormonal de afirmação de gênero em regiões onde um diagnóstico é necessário para acessar a assistência médica.
3. O indivíduo demonstra capacidade para consentir o tratamento hormonal de afirmação de gênero específico.
4. Outras possíveis causas de aparente incongruência de gênero foram identificadas e excluídas.
5. A saúde mental e as condições físicas que podem afetar negativamente o resultado do tratamento foram avaliadas, com riscos e benefícios discutidos.
6. O indivíduo compreende o efeito do tratamento hormonal de afirmação de gênero na fertilidade e tem explorado opções reprodutivas.

A World Professional Association for Transgender Health (WPATH) e a Endocrine Society recomendam que a terapia hormonal seja iniciada uma vez que a avaliação psicossocial tenha sido concluída, o paciente esteja em condições adequadas de saúde mental para ser um adequado candidato para terapia e o consentimento informado tenha sido revisado acerca dos riscos e benefícios de iniciar a terapia[2,3].

MULHERES TRANS

O uso de estrógenos representa a base para o processo de feminização de mulheres trans. A terapia com estrógeno pode consistir em estradiol oral, transdérmico ou parenteral[2-5].

O tratamento estrogênico tem como objetivo promover o desenvolvimento mamário, a distribuição caracteristicamente feminina da gordura corporal e a redução do crescimento dos pelos faciais e corporais, além de determinar a suavização da textura da pele e redução de sua oleosidade. Ademais, promove redução da massa muscular, da libido, de ereções espontâneas, do volume testicular e promove atrofia prostática. Esses efeitos começam a ser observados após três meses de terapia hormonal e atingem o ápice, aproximadamente, aos 24 meses. Os níveis séricos de estradiol e testosterona devem ser mantidos no intervalo normal dos valores para mulheres em fase folicular do ciclo menstrual[2-5].

Diferentes formulações de estrógenos podem ser utilizadas para esses fins[2,3,6,7]:

- Via oral (17-β-estradiol, estrógenos equinos conjugados, valerato de estradiol e etinilestradiol).

- Via transdérmica (17-β-estradiol).
- Via parenteral (valerato de estradiol, cipionato de estradiol e enantato de estradiol).

Os estrógenos naturais são preferíveis aos sintéticos por serem mensuráveis, e permitem o acompanhamento laboratorial dos níveis do estradiol sérico. O estrógeno natural 17-β-estradiol por via transdérmica deve ser priorizado em pacientes acima de 40 anos de idade ou com risco elevado para o desenvolvimento de doenças cardiovasculares. O etinilestradiol, um estrógeno sintético, tem elevado potencial protrombótico e está relacionado com elevação de risco tromboembólico e cardiovascular, além de não ser detectado no soro durante a avaliação laboratorial, motivo pelo qual não é recomendado. O tratamento estrogênico resulta em um perfil lipídico favorável, com aumento de HDL colesterol e redução de LDL colesterol na maioria dos estudos. Entretanto, esse efeito benéfico parece ser atenuado por outros efeitos metabólicos adversos observados com o tratamento hormonal, como ganho de peso, piora da resistência insulínica e elevação da pressão arterial, além de aumento de marcadores inflamatórios e pró-trombóticos. Casos de hiperprolactinemia e presença de prolactinomas também foram descritos em mulheres transexuais durante estrogenoterapia[2,3,6-8].

Podem-se associar antiandrógenos, desde que uma gonadectomia não tenha sido realizada. Os antiandrógenos são medicações adjuvantes ao tratamento estrogênico no processo de redesignação sexual e bloqueiam o receptor androgênico ou reduzem a produção de testosterona[8,9].

Se desejado, um agente antiandrogênico pode ser iniciado em adição à terapia com estrógeno. A administração de medicação com ação antiandrogênica é indicada para redução do crescimento dos pelos ou por queixas de persistência das ereções espontâneas, a despeito da otimização da terapia estrogênica.

A terapia antiandrogênica reduz os níveis de testosterona para níveis dentro da faixa de referência de mulheres cisgênero e/ou bloqueia a atividade do receptor androgênico, mas também pode resultar em menor quantidade de estrógeno necessária para atingir o físico desejado. As opções frequentemente prescritas incluem acetato de ciproterona, espironolactona ou análogos do hormônio liberador de gonadotrofinas (GnRH)[3,8,9].

A terapia com estrógenos e antiandrógenos induzirá as características secundárias associadas à puberdade feminina. Após o início da terapia antiandrogênica, níveis reduzidos de testosterona sérica resultarão em disfunção erétil e diminuição do volume testicular, com provável redução da espermatogênese. As pesquisas atualmente disponíveis não dão suporte ao início rotineiro da terapia com progesterona.

O monitoramento de mulheres trans em uso de hormônios deve ser realizado por meio de avaliações médicas e laboratoriais periódicas, ou seja, a cada três meses no primeiro ano, e depois, uma a duas vezes por ano. Episódios de eventos adversos estão mais relacionados com estrógeno em níveis elevados, por isso é importante mantê-lo próximo aos níveis séricos fisiológicos de uma mulher cisgênero, ou seja, 100 a 200 pg/mL.

HOMENS TRANS

Nos homens trans, a hormonização consiste na aplicação de testosterona com o objetivo de induzir a virilização.

O objetivo do tratamento hormonal dos homens trans é induzir virilização e clitoromegalia, produzir padrão masculino de crescimento dos pelos faciais e corporais, promover o aumento da massa muscular e cessar os ciclos menstruais. Com o tratamento androgênico, observa-se aumento da libido, redistribuição da gordura do quadril para o abdome, aumento da oleosidade da pele e surgimento de acne, engrossamento da voz, queda de cabelo no couro cabeludo, atrofia do tecido glandular mamário, transformação policística dos ovários e proliferação ou atrofia endometrial[3,8-10].

A testosterona pode ser prescrita por via parenteral, transdérmica ou oral. As formulações parenterais incluem ésteres de testosterona (p. ex., cipionato, enantato) ou undecanoato, por via intramuscular. As formulações transdérmicas são gel de testosterona ou adesivos. Normalmente, o início do tratamento com testosterona resultará na cessação do sangramento vaginal. Um agente progestacional ou um análogo do GnRH pode ser adicionado ao regime de tratamento se a supressão do sangramento vaginal for desejada ou se o sangramento vaginal não cessar.

As apresentações mais frequentemente prescritas no tratamento dos homens trans são as injeções intramusculares de ésteres de testosterona de curta ou longa ação. O intervalo de administração das doses varia conforme a resposta clínica, o nível hormonal atingido e os efeitos adversos observados. Os níveis séricos de testosterona total devem ser mantidos na média do intervalo normal de referência para o sexo masculino (320-1.000 ng/dL), evitando-se doses suprafisiológicas, potencialmente associadas a efeitos adversos. O nível sérico de testosterona deve ser avaliado em momentos diferentes, de acordo com a formulação em uso:

- Undecanoato de testosterona de longa duração: coletar no intervalo intermediário entre duas injeções.
- Testosterona injetável de ação curta: realizar a dosagem na véspera da aplicação seguinte. Manter o nível de testosterona pouco acima do limite inferior de normalidade do método (geralmente 320 ng/dL).

- Testosterona por via transdérmica: disponibilizada em gel, deve ser utilizada diariamente pela manhã. O monitoramento precisa ser realizado após 2-3 semanas de uso e a coleta, realizada cerca de 4 horas após a aplicação ou imediatamente antes da próxima aplicação[2,3,8-10].

Níveis de estradiol abaixo de 50 pg/mL são considerados seguros para prevenir sangramento uterino. Na maioria dos casos, o uso isolado da testosterona na sua forma parenteral consegue bloquear os ciclos menstruais em até no máximo 3 meses após o início da administração. O crescimento do clitóris é frequentemente relatado, com aumento de 60% após apenas 3 meses de terapia com testosterona. O aumento continua durante os dois primeiros anos.

Os efeitos colaterais mais comumente observados nessa população são eritrocitose, hipertensão arterial, ganho de peso, alterações lipídicas, disfunções hepáticas, surgimento ou piora da acne, alterações psicológicas e comportamento agressivo. O uso de testosterona tem sido associado ao aumento do risco de eventos cardiovasculares adversos, por exemplo, infarto do miocárdio, aumento da pressão arterial, níveis séricos de lipídios alterados e ganho de peso.

Um aumento nos níveis séricos de hemoglobina e hematócrito foi observado em pessoas trans durante o primeiro ano de testosterona, com o aumento mais pronunciado durante os primeiros 3 meses.

Outras possíveis consequências da terapia androgênica são o desenvolvimento de neoplasias estrógeno-dependentes, como as de mama, útero, ovário e vagina. Embora raras, essas neoplasias devem ser monitoradas em pacientes não operados, visto que parte da testosterona administrada é convertida em estrógeno. Assim como o estrógeno, a testosterona também previne perda de massa óssea por ação direta nesta e por ação indireta por meio de sua conversão para estrógenos[3,10,11].

O efeito da terapia com testosterona na fertilidade em pessoas trans não está completamente determinado. Embora a terapia com testosterona geralmente leve à cessação do sangramento vaginal ao longo do tempo, houve coortes de pessoas transgênero engravidando logo após a interrupção da terapia com testosterona.

Na ausência de evidências afirmando o contrário, a recomendação atual é continuar a hormonioterapia por toda a vida, embora isso difira das pessoas cisgênero, que passam pela menopausa ou nas quais os níveis de testosterona diminuem com a idade. Atualmente, não se sabe se as doses de hormônios devem ser reduzidas em pessoas trans idosas, no entanto, a cessação dos hormônios pode resultar em perda óssea, principalmente após a remoção das gônadas[5,11,12].

REFERÊNCIAS BIBLIOGRÁFICAS

1. White Hughto JM, Reisner SL. A systematic review of the effects of hormone therapy on psychological functioning and quality of life in transgender individuals. Transgend Health. 2016;1:21-31.
2. World Association for Transgender Health (WPATH). Standards of care for the health of transgender and gender diverse people, version 8. Int J Transgend Health. 2022;23(Suppl. 1):S1-259.
3. Hembree WC, Cohen-Kettenis PT, Gooren L, Hannema SE, Meyer WJ, Murad MH, et al. Endocrine treatment of gender-dysphoric/gender-incongruent persons: an Endocrine Society clinical practice guideline. Int J Clin Endocrinol Metab. 2017;102(1):3869-903.
4. Sudhakar D, Huang Z, Zietkowski M, Powell N, Fisher AR. Feminizing gender-affirming hormone therapy for the transgender and gender diverse population: an overview of treatment modality, monitoring, and risks. Neurourol Urodyn. 2023;42(5):903-20.
5. Iwamoto SJ, Grimstad F, Irwig MS, Rothman MS. Routine screening for transgender and gender diverse adults taking gender-affirming hormone therapy: a narrative review. J Gen Intern Med. 2021;36(5):1380-9.
6. Defreyne J, Vander Stichele C, Iwamoto SJ, T'Sjoen G. Gender-affirming hormonal therapy for transgender and gender-diverse people: a narrative review. Best Pract Res Clin Obstet Gynaecol. 2023;86:102296.
7. Iwamoto SJ, Defreyne J, Kaoutzanis C, Davies RD, Moreau KL, Rothman MS. Gender-affirming hormone therapy, mental health, and surgical considerations for aging transgender and gender diverse adults. Ther Adv Endocrinol Metab. 2023;14:20420188231166494.
8. Ristori J, Cocchetti C, Castellini G, Pierdominici M, Cipriani A, Testi D, et al. Hormonal treatment effect on sexual distress in transgender persons: 2-year follow-up data. J Sex Med. 2020;17(1):142-51.
9. Unger CA. Hormone therapy for transgender patients. Transl Androl Urol. 2016;5(6):877-84.
10. Radix A. Hormone therapy for transgender adults. Urol Clin North Am. 2019;46(4):467-73.
11. T'Sjoen G, Arcelus J, Gooren L, Klink DT, Tangpricha V. Endocrinology of transgender medicine. Endocr Rev. 2019;40(1):97-117.
12. Cheung AS, Nolan BJ, Zwickl S. Transgender health and the impact of aging and menopause. Climacteric. 2023;26(3):256-62.

35

Cirurgias de Afirmação de Gênero

Rodrigo Itocazo Rocha

INTRODUÇÃO

As cirurgias para afirmação de gênero têm sido realizadas há, pelo menos, um século. Entretanto, a disponibilidade de literatura científica sobre o assunto é escassa, com limitações de estudos controlados e validados.

Em linhas gerais, as cirurgias sobre os caracteres sexuais são descritas e realizadas em um amplo espectro de condições, e incluem malformações genitais, reconstruções decorrentes de traumatismos, amputações, tratamento de neoplasias malignas ou, ainda, como ferramentas para as disforias de gênero focadas em características anatômicas incongruentes. As cirurgias de afirmação de gênero têm muitos aspectos técnicos e similaridades cirúrgicas relacionados com as técnicas que se desenvolveram para as cirurgias reconstrutivas dos genitais e, ainda, de caracteres sexuais secundários.

De acordo com o melhor entendimento sobre as condições das pessoas trans e da evidente necessidade de acolhimento e disponibilização de assistência em saúde, há recente aumento na realização de procedimentos cirúrgicos com objetivo de afirmação de gênero. É evidente que a realidade brasileira está distante de disponibilizar atendimento adequado e suficiente para as pessoas trans, mas cabe observar, atualmente, um cenário mais otimista em relação há poucos anos passados[1].

Do ponto de vista técnico, apesar da escassez de evidências científicas em relação às técnicas utilizadas e seus potenciais benefícios, é importante esclarecer que alguns trabalhos já puderam evidenciar impacto positivo na qualidade de vida das pessoas trans como consequência das modificações corporais[2].

TIPOS DE CIRURGIA DE AFIRMAÇÃO DE GÊNERO

De maneira sucinta, as cirurgias para afirmação de gênero podem ser divididas de acordo com a Tabela 1. São procedimentos que abordam a genitália, caracteres sexuais secundários no tórax e aspectos da face relacionados com o reconhecimento do gênero da pessoa[3].

As técnicas são direcionadas para promover a feminização anatômica ou ainda a masculinização, em um conceito ainda carregado de divisão conforme um padrão binário.

Os impactos da criação de centros especializados como o World Professional Association for Transgender Health (WPATH)[2] e das regulamentações pelo Conselho Federal de Medicina (CFM) - Resolução CFM n. 2.265/2019[1] - e pelo Ministério da Saúde (MS) - Portaria n. 2.803/2013[4] - para o atendimento de pessoas trans resultaram no melhor desenvolvimento das cirurgias disponíveis nos últimos anos. Mais recentemente, a Agência Nacional de Saúde Suplementar (ANS) emitiu notas técnicas no sentido de que a obrigatoriedade de cobertura dos custos dos procedimentos para a transição de gênero pudesse ser estabelecida com o setor de saúde suplementar, de modo a adicionar novas possibilidades de aumento dos procedimentos cirúrgicos realizados.

Apesar das grandes limitações descritas, do ponto de vista da evidência científica, alguns estudos têm mostrado melhora da qualidade de vida de homens

TABELA 1 Tipos de cirurgias de afirmação de gênero

Tipo de cirurgia	Masculinização	Feminização
Face	Aumento supraorbitário	Frontoplastia redutora
	Implante capilar	Avanço da linha capilar
	Rinoplastia masculinizante	Rinoplastia feminizante
	Modificação malar	Aumento malar
	Aumento maxilar	
	Aumento mandibular	Recontorno mandibular
	Mentoplastia de aumento	
	Aumento da cartilagem tireoide (pomo-de-adão)	Condroplastia tireoide (redução do pomo de Adão)
Cirurgia torácica	Masculinização torácica	Mamoplastia de aumento Implante de silicone/ lipoenxertia mamária
Cirurgia genital	Metoidioplastia	Genitoplastia feminizante
	Neofaloplastia	

trans submetidos à masculinização do tórax, de mulheres trans que passaram por feminização da face e por genitoplastia feminizante.

Entretanto, em relação à neofaloplastia, por exemplo, há altas expectativas dos homens trans associadas à grande complexidade técnica com elevadas taxas de complicações e limitações de resultados, de maneira que ainda existe uma distância considerável entre aquilo que os pacientes esperam como resultado da técnica cirúrgica e o que se entrega.

MULHERES TRANS

Aumento mamário

A hormonização promove o desenvolvimento de volume do tecido mamário até o período de um ano e meio a dois anos. Entretanto, dois terços das mulheres trans buscam pela cirurgia de aumento mamário para adquirirem contorno feminino torácico[5].

As técnicas são similares àquelas utilizadas em mulheres cis para aumento das mamas, com algumas particularidades como tamanho reduzido dos mamilos, distância curta entre o mamilo e sulco inframamário e posicionamento mais lateral dos mamilos. Essas características exigem pequenos ajustes na aplicação das técnicas cirúrgicas, como posicionamento e escolha do implante mamário, ou o reposicionamento do sulco inframamário mais inferiormente[6] (Figuras 1 e 2).

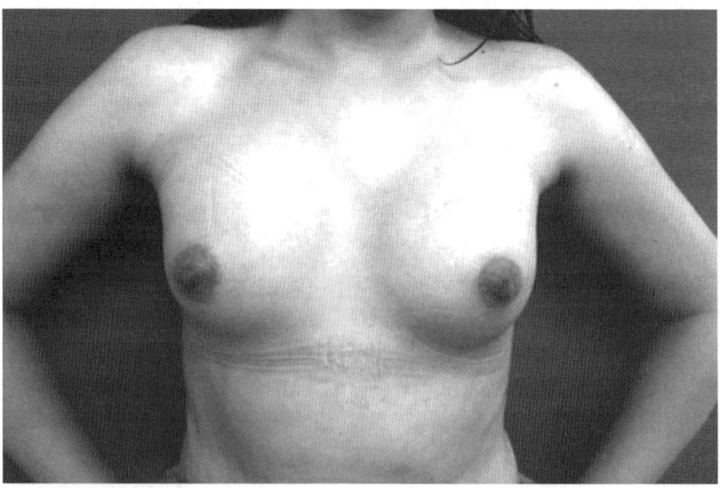

FIGURA 1 Aspecto mamário – mulher trans (pré-operatório).
Fonte: arquivo pessoal do autor.

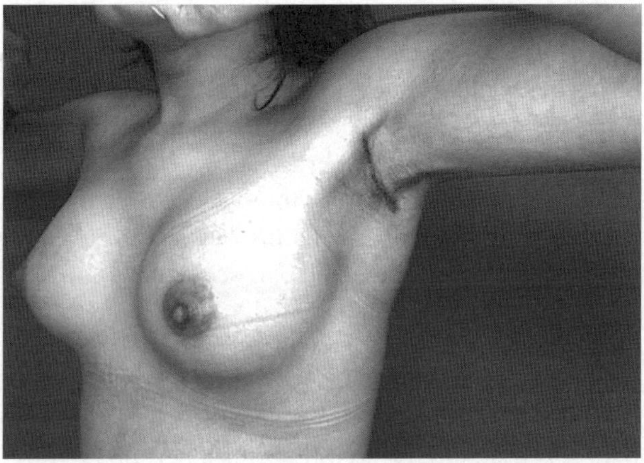

FIGURA 2 Aumento mamário por acesso axilar (pós-operatório).
Fonte: arquivo pessoal do autor.

Há ganho estatisticamente significativo na qualidade de vida das pacientes após a realização do aumento das mamas, com impacto positivo na satisfação com o contorno mamário, bem-estar psicossocial e sexual, com taxas de satisfação em 75% dos casos.

Os riscos de complicações são principalmente descritos como sangramento (0,4%), seroma (0,6%), infecção local (0,4%), rotura do implante (5,7%), deslocamento ou contratura capsular (4,9%)[7].

Genitoplastia feminizante

Os objetivos da genitoplastia feminizante são: a criação de uma cavidade vaginal funcional e com sensibilidade com uma vulva e região genital externa com as características; e distribuição das estruturas de maneira similar ao genital feminino[8].

O preparo para a cirurgia envolve avaliação multiprofissional prévia, exames pré-cirúrgicos para estratificação de riscos, depilação a *laser* nas proximidades da base da haste peniana e conscientização e aplicação de termo de consentimento específico sobre as características técnicas da cirurgia, seus riscos, complicações e limitações de resultados. A perda da capacidade reprodutiva deve ter sido discutida com a paciente já no momento de início da hormonização, mas a indicação da cirurgia sacramenta a impossibilidade por meio da orquiectomia e o tema também deve ser abordado com a paciente[9].

A técnica tida como padrão-ouro mundialmente é a inversão peniana, ou seja, em que se utiliza a pele da haste peniana invertida com o tegumento voltado internamente para revestir a parede vaginal.

Quando existe escassez de pele da haste peniana, ou seja, quando há impossibilidade de indicação da técnica de inversão peniana, outros tecidos de revestimento podem ser indicados para a realização da cirurgia, destacando-se a técnica de utilização de retalho de cólon sigmoide para interposição no espaço retovesical e conformação de um canal vaginal.

Neste caso, de utilização de segmento intestinal, o preparo cirúrgico intestinal deve ser realizado para a adequada manipulação cirúrgica da estrutura, que geralmente é realizada por acesso videolaparoscópico.

Em termos gerais, a cirurgia consiste em redução da glande para a conformação de uma estrutura similar ao clitóris, posicionada em região pubiana anterior. O encurtamento da uretra será realizado para que o meato passe da ponta do pênis para a região perineal. Os corpos cavernosos serão abertos e será retirada quase em sua totalidade. Os testículos serão retirados e a pele do escroto será utilizada para compor os grandes lábios vaginais. Via de regra, em genitais que apresentaram desenvolvimento completo, haverá pele suficiente para a aplicação da técnica de inversão peniana e construção da anatomia feminina desejada[10] (Figuras 3 e 4).

Entretanto, em que pese a possibilidade de realização da genitoplastia somente a partir dos 18 anos, conforme a legislação vigente, e ainda a necessidade de bloqueio puberal e hormonização cruzada serem realizadas somente em protocolos de pesquisa em ambiente universitário, há que se observar o potencial efeito sobre o desenvolvimento da anatomia masculina no sentido

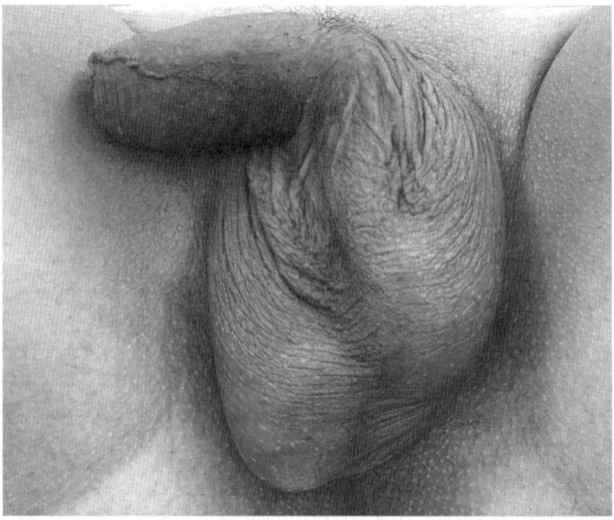

FIGURA 3 Aspecto genital – mulher trans (pré-operatório).
Fonte: arquivo pessoal do autor.

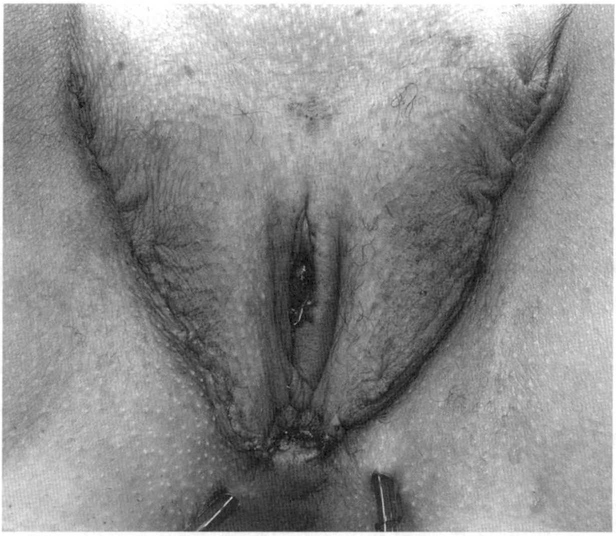

FIGURA 4 Pós-operatório imediato de cirurgia de afirmação genital de mulher trans.
Fonte: arquivo pessoal do autor.

de hipodesenvolvimento das estruturas descritas. Assim, já é possível observar pessoas trans que procuram pela genitoplastia feminizante em que não há tecidos suficientes para a aplicação da técnica de inversão peniana. Nesses casos, a utilização da técnica com sigmoide deve ganhar espaço para garantir a construção do canal vaginal de maneira adequada e com dimensões consideradas funcionais.

Na técnica de inversão peniana, são observadas complicações de estenose da neovagina de 4 a 15% dos casos, defeitos de revestimento do canal vaginal de 2,7 a 4,2%, dor genital de 3 a 9% e prolapsos de estruturas de 1 a 2% das pacientes operadas. Em relação ao trato urinário, 32% relatam mudança do padrão do jato urinário, das quais 19% referem piora. A perda involuntária de urina é relatada por 19% das pacientes em período analisado de até três anos após a cirurgia. A estenose do meato uretral ocorre em 5% dos casos. Em relação à região gastrointestinal, há perfuração de reto em 2% dos casos na técnica de inversão peniana. No que se refere à função sexual, 75% das pacientes conseguem o intercurso sexual, 3% apresentam algum grau de dispareunia, 82% conseguem chegar ao orgasmo com a masturbação, 18% relatam lubrificação insuficiente e 8,7% referem insatisfação com a neovagina[10].

Na técnica com sigmoide, há menor quantidade de artigos científicos em comparação com a técnica de inversão peniana. Entretanto, em relação ao genital, 1,2 a 8,6% apresentam estenose de neovagina, 7,7% apresentam prolapso vaginal e 9,5% referem odor desagradável da neovagina. Há relatos de estenose do meato uretral, infecção de parede abdominal/neovagina e de obstrução intestinal. Quanto à função sexual, 63 a 79% das pacientes operadas conseguem realizar o intercurso sexual[10].

Em relação à disfunção de assoalho pélvico, são descritos quadros de hipersensibilidade do neoclitóris, dor pélvica, dificuldades de dilatação do canal vaginal e constipação. São pouco comuns as dificuldades para o intercurso sexual e incontinência urinária. E são disfuncionalidades consideradas raras: prolapsos, fístulas, estenose uretral e estenose da neovagina. As disfuncionalidades de assoalho pélvico ocorrem em até 86% das mulheres trans operadas[11].

Sobre as recentes descrições de técnica de neovagina com uso de peritônio, é importante esclarecer que, apesar de alardeada como nova e promissora, a técnica carece de dados de literatura mais robustos para estabelecer sua segurança e eficácia[12].

Feminização de face e condroplastia tireoide

O desenvolvimento do esqueleto ósseo da face apresenta diferenças entre os gêneros e alguns traços podem determinar traços mais masculinos ou femininos. São características utilizadas inclusive por antropologistas para identificação e determinação de sexo e idade de restos mortais encontrados[13].

Esses traços marcantes podem determinar um quadro disfórico para a mulher trans e causam impacto negativo em sua qualidade de vida, uma vez que a face e a região cervical são frequentemente expostas socialmente, diferentemente da região mamária ou genital. Por esse motivo, é importante a realização de mudanças corporais para retirar estigmas anatômicos que possam dar uma identidade desconforme do gênero reconhecido pela paciente e essa ação trará redução ou controle da disforia relacionada[14].

Na região da face, as áreas que mais frequentemente manipuladas cirurgicamente para feminização: linha do cabelo, altura da fronte, área supraorbitária do osso frontal, nariz, ângulo da mandíbula, mento, arco zigomático, altura do lábio superior e o pomo de Adão[13].

As movimentações ósseas são, mais frequentemente, no sentido de redução de estruturas para tornar os traços mais femininos e seus efeitos serem observados nos tecidos que revestem esses segmentos ósseos.

Na mesma linha, a cartilagem tireoide é reduzida para reduzir o contorno sobre a região do pescoço.

Ao contrário, em estruturas como o arco zigomático, há possível indicação de interposição de enxerto ósseo para aumentar a distância entre as estruturas e buscar um contorno mais triangular à face como um todo, de aspecto mais feminino[13].

HOMENS TRANS

Masculinização do tórax

A cirurgia para alteração do contorno torácico com objetivo de torná-lo caracteristicamente masculino é considerada efetiva, com altos índices de satisfação e traz benefícios psicológicos e sociais.

Tecnicamente, a avaliação da quantidade de tecido mamário, quantidade de pele, qualidade dos tecidos quanto à resistência e elasticidade e ainda a posição dos complexos aréolo-papilares é que determinarão qual a técnica cirúrgica apropriada para dar contorno masculino ao tórax de cada paciente[15].

Frequentemente, é a primeira e única cirurgia realizada pelos homens trans e traz um aumento significativo da qualidade de vida. Não raramente, é possível observar homens trans que se tornam pessoas com obesidade para que a projeção abdominal possa ajudar a tornar o contorno das mamas menos evidente com a utilização de roupas. Em outras situações, são observadas escarificações das mamas e do tórax pelo enfaixamento demasiadamente apertado para conseguir disfarçar a presença das mamas. Isso evidencia o intenso efeito negativo na qualidade de vida dessas pessoas[16].

Os objetivos cirúrgicos são: atingir um contorno masculino ao tórax, com o máximo de preservação de sensibilidade e com o mínimo de cicatrizes. As técnicas permitem a remoção do parênquima mamário, retirada do excesso de pele e reposicionamento dos complexos aréolo-papilares, popularmente denominados mamilos[16].

Dentre as técnicas descritas, muitas são derivadas de técnicas utilizadas no tratamento de ginecomastias de homens cis e vão desde a descrição de acessos na transição das aréolas para a pele, ditas infra-areolares ou periareolares, nas quais há acesso limitado aos tecidos internos e com possibilidade de mínima retirada de excesso de pele e de reposicionamento mamilar. São técnicas que, apesar de deixarem cicatrizes menores do que as outras, somente são aplicáveis em situações nas quais os tecidos mamários e a pele em excesso são mínimos[15,16].

Em casos em que a quantidade de tecido mamário é moderada ou grande, que apresentam moderada quantidade de pele em excesso ou, ainda, que a qualidade dos tecidos não é adequada para aplicação de técnicas descritas acima, será necessária maior manipulação de tecidos e cicatrizes maiores, mas que permitam ajustar o contorno torácico de maneira adequada.

As complicações para as masculinizações torácicas são em torno de 4,7%, principalmente correspondendo a reoperações – 3,2%, e decorrentes de hematomas – 1,5%[16].

Genitoplastia masculinizante

A técnica de utilização do clitóris hipertrofiado em decorrência da hormonização para atingir um genital masculino é denominada metoidioplastia e é tida como a principal indicação para os homens trans. A técnica é descrita como liberação e avanço do clitóris, utilização de tecidos para envolver este clitóris e progredir o meato uretral até a extremidade da haste peniana prolongada. Isso busca trazer um aspecto anatômico masculino ao mesmo tempo que permitirá ao paciente conseguir urinar em posição ortostática. O reposicionamento e a união dos grandes lábios na região posterior e centralizada em relação ao pênis permitirá formar uma bolsa escrotal, na qual serão inseridos implantes testiculares de silicone, dando a conformidade masculina para a região genital[17].

É importante observar que se trata de método complexo de movimentação delicada daqueles tecidos, geralmente realizada em duas ou três etapas e que levará à obtenção de haste peniana com tamanho médio de 5 centímetros no estímulo erógeno. Isso significa que, na maioria dos casos, não permitirá ao paciente realizar penetração sexual.

As complicações mais frequentes ocorrem nos locais de ráfia uretral utilizada para avanço do canal urinário, representadas por fístulas ou estenoses do mesmo.

A neofaloplastia é tida em nosso meio como a técnica que leva tecido de outras regiões do corpo para formar uma haste peniana e são derivadas de técnicas descritas para a reconstrução genital de homens cis e ainda de condições congênitas genitais. Mundialmente, a técnica microcirúrgica com retalho antebraquial baseado na artéria radial é tido padrão. Cabe ressaltar que, no Brasil, a neofaloplastia é considerada experimental quando aplicada para questões de identidade de gênero, e deve ser realizada somente sob condições de pesquisa científica. Isso não pela legislação atual, mas mediante a complexidade técnica em busca de forma e função únicas, num cenário em que os tecidos não são ideais para o propósito e quando as expectativas dos homens trans são elevadas[1] (Figura 5).

Masculinização da face/região cervical

Recentemente, há descrições de cirurgias para dar aspecto masculino aos traços da face e do pescoço de homens trans, com pequenas séries e descrições de casos clínicos. Os critérios são buscar por traços e contornos que sejam mais relacionados com o contorno topográfico nessas regiões que se relacionem com o aspecto masculino. As principais descrições são de aumento de ângulo

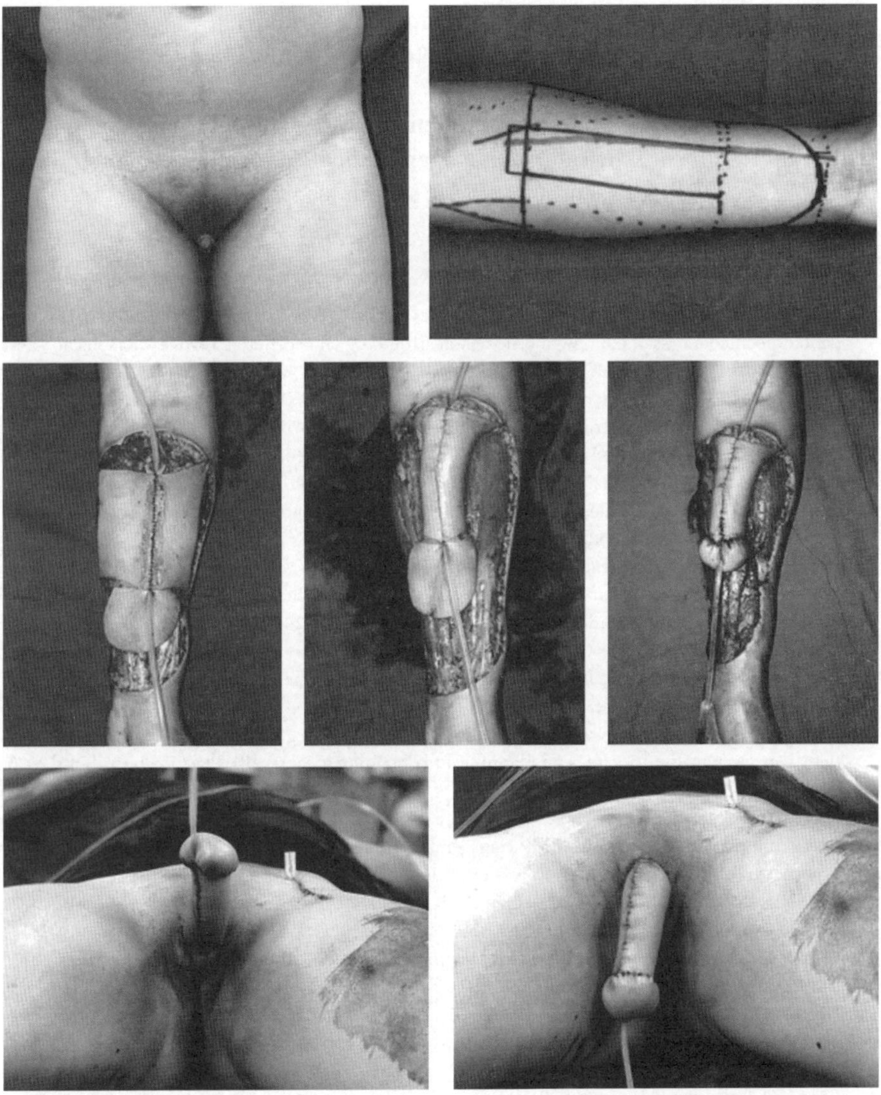

FIGURA 5 Neofaloplastia – Acima à esquerda: aspecto pré-operatório; acima à direita: desenho do retalho no antebraço esquerdo; ao centro: dissecção cirúrgica e montagem do neofalo com o retalho antebraquial radial; abaixo: aspecto pós-operatório imediato.

Fonte: arquivo pessoal do autor.

mandibular, alterações do contorno do mento e ainda enxertia de cartilagem costal para aumento do contorno da cartilagem tireoide, dando aspecto masculino ao local do pomo de Adão[18].

Tais procedimentos estão presentes em artigos científicos, mas ainda carecem de literatura com maior evidência para indicar sua realização, com poucas descrições de resultados, complicações e segurança.

REFERÊNCIAS BIBLIOGRÁFICAS

1. Brasil. Conselho Federal de Medicina (CFM). Resolução CFM n. 2.265/2019. Dispõe sobre o cuidado específico à pessoa com incongruência de gênero ou transgênero e revoga a Resolução CFM n. 1.955/2010. Brasília: CFM; 2020.
2. The World Professional Association for Transgender Health (WPATH). Standards of care for the health of transsexual, transgender, and gender nonconforming people. Version 7. Atlanta: WPATH; 2011. Disponível em: https://www.wpath.org/media/cms/Documents/SOC%20v7/Standards%20of%20Care%20V7%20-%202011%20WPATH.pdf?t¼1605186324.
3. Akhavan AA, Sandhu S, Ndem I, Ogunley AA. A review of gender affirmation surgery: What we know, and what we need to know. Surgery. 2021; 170(1):336-40.
4. Brasil. Ministério da Saúde (MS). Portaria n. 859. Redefine e amplia o Processo Transexualizador no Sistema Único de Saúde – SUS. Brasília: MS; 30 de julho de 2013. Disponível em: http://bvsms.saude.gov.br/bvs/saudelegis/sas/2013/prt0859_30_07_2013.html.
5. Seal LJ, Franklin S, Richards C, Shishkareva A, Sinclaire C, Barrett J. Predictive markers for mammoplasty and a comparison of side effect profiles in transwomen taking various hormonal regimens. J Clin Endocrinol Metab. 2012;97:4422-8.
6. Coon D, Lee E, Fischer B, Darrach H, Landford WN. Breast augmentation in the transfemale patient: Comprehensive principles for planning and obtaining ideal results. Plast Reconstr Surg. 2020; 145(6):1343-53.
7. Sijben I, Timmermans FW, Lapid O, Bouman MB, van der Sluis W. Long-term follow-up and trends in breast augmentation in 527 transgender women and non-binary individuals: A 30-year experience in Amsterdam. J Plast ReconstrAesthet Surg. 2021;74(11):3158-67.
8. Cornelisse VJ, Jones RA, Fairley CK, Grover SR. The medical care of the neovagina of transgender women: A review. Sex Health. 2017;14(5):442-50.
9. Perovic SV, Stanojevic DS, Djordjevic ML. Vaginoplasty in male transsexuals using penile skin and a urethral flap. BJU Int. 2000;86:843-50.
10. Horbach SER, Bouman MB, Smit JM, Özer M, Buncamper ME, Mullender MG. Outcome of vaginoplasty in male-to-female transgenders: A systematic review of surgical techniques. J Sex Med. 2015;12(6):1499-512.
11. Jiang DD, Gallagher S, Burchill L, Berli J, Dugi III D. Implementation of a pelvic floor physical therapy program for transgender women undergoing gender-affirming vaginoplasty. Obstet Gynecol. 2019;133(5):1003-11.
12. Tay YT, Lo CH. Use of peritoneum in neovagina construction in gender-affirming surgery: A systematic review. ANZ J Surg. 2022;92(3):373-8.
13. Ousterhout DK. Aesthetic contouring of the craniofacial skeleton. Boston: Little, Brown and Company; 1991.
14. Spiegel JH. Facial determinants of female gender and feminizing forehead cranioplasty. Laryngoscope. 2011;121(2):250-61.

15. Coleman E, Adler R, Bockting W, Botzer M, Brown G, Cohen-Kettenis P, et al. Standards of care for the health of transsexual, transgender, and gender-nonconforming people. Version 7. Int J Transgend. 2021;13(4):165-232.
16. Cuccolo NG, Kang CO, Boskey ER, Ibrahim AMS, Blankensteijn LL, Taghinia A, et al. Mastectomy in transgender and cisgender patients: A comparative analysis of Epidemiology and postoperative outcomes. Plast Reconstr Surg Glob Open. 2019;7(6):e2316.
17. Djordjevic ML, Stoianovic B, Bizic M. Metoidioplasty: techniques and outcomes. Transl Androl Urol. 2019;8(3):248-53.
18. Deschamps-Braly JC, Sacher CL, Fick J, Ousterhout DK. First female-to-male facial confirmation surgery with description of a new procedure for masculinization of the thyroid cartilage (Adam's apple). Plast Reconstr Surg. 2017;139(4):883e-7e.

Seção 10

Aspectos Jurídicos

36

Mudança de Nome e Sexo no Registro Civil

Danilo Martins Ortega
Mariana Leone Colozza

A história do nome social no Brasil é recente e se inicia no âmbito da saúde. Em 1996, durante a Conferência Municipal de Saúde, a militante e fundadora da Casa Florescer, Indinarae Siqueira, propôs que travestis e demais pessoas trans pudessem optar pelo uso de seu nome social em caso de internações em unidades de saúde. Por meio de muitas batalhas dentro e fora da Justiça, o paradigma para sua utilização foi avançando e tornou-se mais abrangente e inclusivo, como detalharemos em seguida.

O termo "nome social" é o nome pelo qual pessoas transgêneros e travestis aplicam sua identidade, como são denominadas nos espaços sociais que fazem parte e são reconhecidas. Pode ou não contrastar com o nome civil – ou também chamado "nome morto", do inglês *dead name* – anteriormente registrado e que comumente vai de encontro à sua identidade de gênero autopercebida. A pesquisa quantitativa mais recente mostra que 12% da população brasileira se declara LGBTQIAPN+, dos quais 0,68% se identificam como trans ou travestis e 1,18% como não binários[1].

A mudança de nome e gênero no registro civil faz parte do "direito à autodeterminação de gênero para travestis, mulheres transexuais, homens trans, pessoas transmasculinas e não binárias está ligado à liberdade de expressão, à cidadania, à dignidade da pessoa humana e aos direitos de identidade de gênero, de igualdade e de não discriminação"[2]; e torna "oficial" a autopercepção de gênero do cidadão. Com os documentos retificados, poderão se apresentar e transitar com mais fluidez e segurança por locais que geralmente acuam essa população, já que terão convergência na sua identidade social e jurídica:

> Se, por um lado, a falta de um documento pode levar a certas dificuldades de acesso a lugares públicos, por outro, a presença de um documento que não corresponda plenamente ao sujeito de identificação também concentra outro conjunto de dificuldades, na medida em que gera dúvidas sobre a legalidade do documento[3].

Caso paradigmático que incluiu o pedido de retificação de gênero foi o de Neon Cunha, militante da causa e travesti. Em 2014, pediu à Justiça pela correção do seu nome civil para seu nome social e, também, do gênero àquele com o qual se identificava. Após diversas tentativas frustradas e ter tido que levar seu caso até à Organização dos Estados Americanos (OEA), Neon só obteve sucesso em 2016, por meio da autorização do mesmo judiciário nacional que lhe havia negado por vezes a retificação de gênero. A argumentação de quem lhe havia negado era de que, sem a cirurgia de redesignação de gênero, não seria possível registrar a retificação. A partir de então, criou-se precedente que pôde avançar diversos processos de retificação de pessoas que não haviam feito ou não pretendiam fazer tal cirurgia.

O Decreto Federal n. 8.727, de 2016, regulamentou o "o uso do nome social e o reconhecimento da identidade de gênero de pessoas travestis e transexuais no âmbito da administração pública federal direta, autárquica e fundacional"[4], inclusive tendo definido em lei os significados de nome social e identidade de gênero. Porém, ainda não se falava na retificação dos documentos, senão apenas na inclusão do nome social: "Art. 6º A pessoa travesti ou transexual poderá requerer, a qualquer tempo, a inclusão de seu nome social em documentos oficiais e nos registros dos sistemas (...)".

A real mudança de paradigma com relação a registros oficiais aconteceu no ano de 2018, quando o Supremo Tribunal Federal (STF) julgou a Ação Direta de Inconstitucionalidade (ADI) n. 4.275, que passou a permitir a retificação do registro civil para pessoas transgêneros e travestis "independentemente de cirurgia de transgenitalização, independentemente de exigência de ida ao Poder Judiciário e independentemente de laudos de terceiros" [5]. A novidade na dispensa de tantos requisitos de caráter transfóbico, afinal "o direito à identidade de gênero, por ser adstrito à esfera do autorreconhecimento, da autopercepção e da identidade, não está condicionada a modificações corporais de qualquer tipo"[6] inovou e tornou o processo mais célere e menos sofrido para a referida população.

Após o fim do julgamento, o Conselho Nacional de Justiça (CNJ) editou o Provimento n. 73/2018, que regulamentou o procedimento administrativo a ser seguido para retificação do registro civil, assim "o Brasil entrou para o crescente grupo de jurisdições estatais que, ao menos oficialmente, não mais condiciona o direito à correta identificação das pessoas trans à patologização de sua vivência identitária, seja pela imposição de cirurgias e/ou de tratamentos médicos"[7].

Em 2022, houve alteração da Lei de Registros Públicos[8], que acrescentou o direito de qualquer pessoa registrada requerer pessoal e imotivadamente a alteração do prenome diretamente no cartório de registros civis. Talvez esse seja o primeiro marco legal resultado da luta das pessoas trans que cristalizou o reconhecimento do nome como expressão da personalidade e que as pessoas têm direito a escolher seu próprio prenome, como decorrência da proteção à dignidade humana preconizada pela Constituição Federal.

Atualmente, a mudança de nome e gênero no registro civil pode ser feita pela via administrativa, isto é, sem ação judicial, por meio de requerimentos nos cartórios de registro civil de origem. Para tanto, é necessário que o requerente – pessoa que quer ter seu nome e/ou gênero retificado – tenha mais que 18 anos ou capacidade civil plena e que leve consigo os documentos listados[9] na extensa lista do parágrafo 6º do artigo 4º do Provimento:

> § 6º A pessoa requerente deverá apresentar ao ofício do RCPN, no ato do requerimento, os seguintes documentos: I - certidão de nascimento atualizada; II - certidão de casamento atualizada, se for o caso; III - cópia do registro geral de identidade (RG); IV - cópia da identificação civil nacional (ICN), se for o caso; V - cópia do passaporte brasileiro, se for o caso; VI - cópia do cadastro de pessoa física (CPF) no Ministério da Fazenda; VII - cópia do título de eleitor; IX - cópia de carteira de identidade social, se for o caso; X - comprovante de endereço; XI - certidão do distribuidor cível do local de residência dos últimos cinco anos (estadual/federal); XII - certidão do distribuidor criminal do local de residência dos últimos cinco anos (estadual/federal); XIII - certidão de execução criminal do local de residência dos últimos cinco anos (estadual/federal); XIV - certidão dos tabelionatos de protestos do local de residência dos últimos cinco anos; XV - certidão da Justiça Eleitoral do local de residência dos últimos cinco anos; XVI - certidão da Justiça do Trabalho do local de residência dos últimos cinco anos; XVII - certidão da Justiça Militar, se for o caso.

A retificação se baseará na vontade do cidadão, que poderá alterar ambos, nome e gênero, ou apenas um deles. Laudos médicos ou psicológicos podem ser juntados, mas não são, de forma alguma, requisito indispensável. Feita a alteração, o nome social passa a ser nome civil do requerente, que deverá proceder à retificação dos outros registros de identificação e documentos.

É possível a retificação de nome e gênero também para adolescentes (isto é, a partir dos 12 anos de idade), porém por meio de ação judicial movida pelos genitores ou representantes legais.

Em 2021, o Centro de Estudos de Cultura Contemporânea (Cedec) realizou uma pesquisa acerca da população trans e travesti do município de São Paulo (SP), a qual pôde demonstrar que, apesar das dificuldades, o nome social, ainda que não constante do registro civil, é utilizado por 83% das mulheres trans, 80% das travestis e 72% dos homens trans quando do preenchimento de cadastros e outras fichas de inscrição[6].

Dentre as outras perguntas do mapeamento, estava "Você fez retificação ou mudança de seu nome em seus documentos?" O resultado é o que vemos na Figura 1.

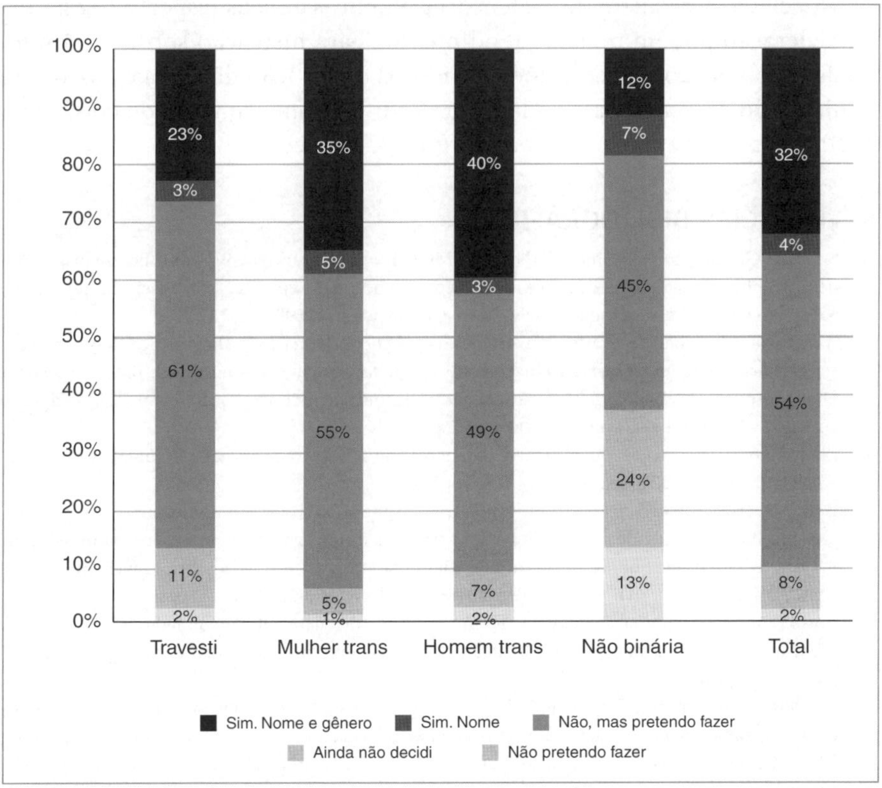

FIGURA 1 Quantitativo de respostas para a pergunta sobre mudança do nome do mapeamento.

Fonte: Pesquisa "Mapeamento de Pessoas Trans na Cidade de São Paulo" (p. 71)[6].

Pelos dados empíricos, é possível notar que poucas são as retificações que envolvem apenas o nome entre essa população. O nome está intrinsecamente ligado à personalidade e à identidade individual, o que inclui o gênero com o qual a pessoa se identifica. Grande parte da amostra entrevistada diz pretender retificar. Uma dúvida constante e perene nos acomete: o que falta?

Parece-nos que ainda faltam mecanismos de divulgação e de encorajamento para retificação. A quantidade de certidões específicas pedidas "Aos interessados, pessoas comuns e na maioria das vezes marginalizadas, representa pesado ônus e que muitas vezes pode inviabilizar o acesso do direito diretamente pelo interessado, sendo este obrigado a procurar assessoria"[7]. Apesar da recente facilidade demonstrada pela troca da via judicial pela via administrativa, ainda são muitos os procedimentos burocráticos, taxas do registro civil e falta de instrução jurídica acessível.

Àqueles sem recursos, as Defensorias Públicas de seus respectivos estados da Federação podem prestar atendimentos para instrução sobre o trâmite, ajuda na obtenção das certidões e pedidos de isenção das taxas. Faz parte, também, do exercício da cidadania, a partir do conhecimento de coisas importantes e caras a tantas pessoas, difundi-las e incentivá-las.

REFERÊNCIAS BIBLIOGRÁFICAS

1. Spizzirri G, Eufrásio RÁ, Abdo CHN, Lima MCP. Proportion of ALGBT adult Brazilians, sociodemographic characteristics, and self-reported violence. Sci Rep. 2022 [citado em 27 jul. 2023]; 12:11176. Disponível em: https://www.nature.com/articles/s41598-022-15103-y.
2. Associação Nacional de Travestis e Transexuais (Antra) [Internet]. Diagnóstico sobre o acesso à retificação de nome e gênero de travestis e demais pessoas trans no Brasil. Brasília: Distrito Drag/Antra; 2022 [citado em 27 jul. 2023]. 99 f. Disponível em: https://antrabrasil.files.wordpress.com/2022/11/diagnostico-retificao-antra2022.pdf.
3. Zambrano E. Transexuais: identidade e cidadania. In: Diversidade sexual e homofobia no Brasil. São Paulo: Fundação Perseu Abramo; 2011. p. 251.
4. Brasil. Decreto n. 8727, de 28 de abril de 2016. Dispõe sobre o uso do nome social e o reconhecimento da identidade de gênero de pessoas travestis e transexuais no âmbito da administração pública federal direta, autárquica e fundacional [citado em 27 jul. 2023]. Disponível em: https://www.planalto.gov.br/ccivil_03/_ato2015-2018/2016/decreto/d8727.htm.
5. Brasil. Supremo Tribunal Federal (STF). Ação Direta de Inconstitucionalidade (ADI) n. 4.275. Brasília: STF; 2018 [citado em 27 jul. 2023]. Disponível em: https://redir.stf.jus.br/paginadorpub/paginador.jsp?docTP=TP&docID=749297200.
6. Prefeitura Municipal de São Paulo (PMSP). Centro de Estudos de Cultura Contemporânea (Cedec). Mapeamento das Pessoas Trans no Município de São Paulo. Relatório de Pesquisa. São Paulo: PMSP/Cedec; janeiro de 2021. [citado em 27 jul. 2023]. Disponível em: https://www.prefeitura.sp.gov.br/cidade/secretarias/upload/direitos_humanos/LGBT/AnexoB_Relatorio_Final_Mapeamento_Pessoas_Trans_Fase1.pdf.
7. Moura ML. Direito e identidade de gênero: Um estudo comparado entre Québec e Brasil [dissertação]. São Paulo: Universidade de São Paulo; 2021 [citado em 27 jul. 2023]. Disponível em: https://www.teses.usp.br/teses/disponiveis/2/2140/tde-16082022-105254/publico/5915802DIC.pdf.

8. Brasil. Lei n. 14.382, de 27 de junho de 2022. Dispõe sobre o Sistema Eletrônico dos Registros Públicos (Serp); altera as Leis n°s 4.591, de 16 de dezembro de 1964, 6.015, de 31 de dezembro de 1973 (Lei de Registros Públicos), 6.766, de 19 de dezembro de 1979, 8.935, de 18 de novembro de 1994, 10.406, de 10 de janeiro de 2002 (Código Civil), 11.977, de 7 de julho de 2009, 13.097, de 19 de janeiro de 2015, e 13.465, de 11 de julho de 2017; e revoga a Lei n. 9042, de 9 de maio de 1995, e dispositivos das Leis n°s 4.864, de 29 de novembro de 1965, 8.212, de 24 de julho de 1991, 12.441, de 11 de julho de 2011, 12.810, de 15 de maio de 2013, e 14.195, de 26 de agosto de 2021. Brasília: Diário Oficial da União; 5 de janeiro de 2023 [citado em 27 jul. 2023]. Edição extra.
9. Brasil. Conselho Nacional de Justiça (CNJ). Provimento n. 73, de 23 de junho de 2018. Dispõe sobre a averbação da alteração do prenome e do gênero nos assentos de nascimento e casamento de pessoa transgênero no Registro Civil das Pessoas Naturais (RCPN). Brasília: CNJ; 2018 [citado em 27 jul. 2023]. Disponível em: https://atos.cnj.jus.br/atos/detalhar/2623.

37

Direitos de Travestis e Transexuais ao Trabalho e à Saúde e em Outros Aspectos

Vanessa Alves Vieira

INTRODUÇÃO

Neste capítulo, serão abordados outros direitos de titularidade de travestis e transexuais no Brasil, distintos do direito ao nome, em especial, o direito ao trabalho e à saúde.

O direito ao nome de travestis e transexuais tem tido alguns importantes avanços no Brasil, apesar de ainda haver a necessidade de outros, como a gratuidade das alterações de registro, a simplificação dos procedimentos etc. Por outro lado, a garantia de direitos sociais, como o direito à saúde, ao trabalho e à educação de travestis e transexuais ainda é um grande desafio em nosso país. Nesse campo, a população de travestis e transexuais ainda sofre com inúmeras fragilidades das políticas públicas.

As pessoas trans foram e são histórica e amplamente patologizadas e consideradas portadoras de transtornos mentais. Nas últimas décadas, houve um progresso significativo no reconhecimento dos seus direitos. Movimentos ativistas e organizações de defesa desses direitos começaram a emergir e buscam, especialmente, garantir o acesso à saúde, o direito ao trabalho e à educação, o reconhecimento legal e o combate à discriminação. O ativismo trans ganhou maior visibilidade com a divulgação de histórias pessoais, campanhas de conscientização e o ativismo nas mídias sociais.

A autora do presente capítulo tem contato com as demandas trazidas por travestis e transexuais como resultado de sua trajetória profissional, como defensora pública, na coordenação do Núcleo Especializado de Defesa da Diversidade e Igualdade Racial da Defensoria Pública do Estado de São Paulo, por meio de atendimentos nos quais a população trans luta pela garantia do direito de viver, de forma plena, suas identidades.

Para isso, reivindicam direitos fundamentais, como o direito ao nome e ao uso do banheiro em conformidade com suas identidades de gênero. Quando empregadas ou inseridas em escolas e universidades, desejam, ainda, a manutenção de seus empregos e a permanência nos estudos, com a garantia de terem suas identidades respeitadas nesses âmbitos. Buscam, ainda, a concretização do direito à saúde, especialmente para a realização de intervenções hormonais e cirúrgicas, necessárias para se sentirem em conformidade com suas identidades de gênero. São reiterados os relatos de considerável dificuldade de acesso a intervenções cirúrgicas para promover alterações corporais e a acompanhamento médico para a realização de terapias hormonais, bem como de repetidos desrespeitos à identidade de gênero nas unidades de saúde.

Constata-se, assim, que o acesso a cuidados de saúde adequados pode ser um desafio relevante para travestis e transexuais. Muitos profissionais de saúde não possuem conhecimento suficiente sobre as necessidades específicas dessa população e, por isso, podem ser insensíveis às questões relacionadas à identidade de gênero. Além disso, o acesso a tratamentos de transição, como terapia hormonal ou cirurgia, pode ser limitado ou inacessível, pelas barreiras financeiras, pela falta de cobertura de seguros e de planos de saúde e por grave insuficiência dos serviços públicos.

Lamentavelmente, ainda é frequente o atendimento de casos de pessoas travestis e transexuais em situações de alta vulnerabilidade e exclusão, tendo em vista, especialmente, a completa privação dos direitos ao trabalho e à educação. Diante desse quadro de exclusão, muitas pessoas que buscam o atendimento do Núcleo Especializado da Defensoria Pública já se encontram em situação de rua ou até mesmo inseridas no sistema carcerário ou socioeducativo.

Essa marginalização é causada, principalmente, pela discriminação por parte da família e da sociedade, bem como pela transfobia institucional com que se deparam em diversos espaços públicos, como equipamentos de saúde, escolas, serviços de assistência social, dentre outros. São comuns os casos nos quais afirmam a necessidade de recorrer à prostituição para sobreviver, em face da dificuldade de inserção laboral, mesmo que em empregos informais ou de baixa remuneração. Geralmente, as pessoas que conseguem algum trabalho formal estão no ramo de *telemarketing*, no qual sofrem menos discriminações porque, segundo as empresas, não precisam ser vistas por quem atendem. Trata-se de um dado triste e cruel, que demonstra como os corpos de travestis e transexuais ainda são muito rechaçados pela sociedade.

Por exemplo, Daniela Andrade, na página *Blogueiras feministas*[1], relata, de forma contundente, as dificuldades para acessarem direitos básicos:[12]

Acho bem interessante quando dizem que agora é direito usar nome social em algum órgão, instituição, município. As pessoas que não são trans* acham que o simples fato de ter isso no papel transforma a vida das pessoas trans* em algo menos discriminatório.

Quando, por exemplo, no Sistema Único de Saúde (SUS), conheço diversas pessoas que tiveram de levar a portaria impressa dizendo que não estavam inventando o direito ao nome social, e mesmo assim, conheço casos em que a funcionária disse que aquilo era mentira. Eu mesma, ainda que pedisse para ser tratada por Daniela, trataram-me pelo nome do registro civil, mesmo existindo portaria, mesmo estando na Carta dos Direitos dos Usuários da Saúde, criada pelo Ministério da Saúde.

Conheço universidades que promulgaram o direito ao nome social em que pessoas trans* passam por situações vexatórias e humilhantes pois, apesar de a universidade dizer para a plateia que há essa possibilidade, na vida real das pessoas trans*, que precisam ficar implorando para serem respeitadas, o respeito não tem acontecido. Não basta dizer que há essa possibilidade, se não há a vontade de treinar os funcionários para receber essa população de forma respeitosa e dignamente.

Por exemplo, essa iniciativa do MEC de usar o nome social no exame do Enem, em que você precisa ligar para fazer a solicitação para que lhe tratem pelo nome social, e tenho amigas e amigos dizendo que estão sendo desrespeitadas e desrespeitados ao telefone, por atendentes que claramente não receberam treinamento para lidar com pessoas trans* e respeitar o gênero que reivindicamos como nosso.

Ao invés de, por exemplo, terem publicado em edital a provisão desse direito, facilitando a vida das pessoas trans* e treinando os funcionários, fazem uma medida paliativa e novamente mais onerosa as pessoas trans*, exigindo ligação, envio de pedido por escrito e sabe-se lá mais o que inventarão no dia da prova.

Pois, por exemplo, o concurso para professores do estado de São Paulo publicou em edital que travestis e transexuais poderiam ser tratados e tratadas pelo nome social: olha que enorme privilégio nosso, resolveram que respeitariam o nome pelo qual nos sentimos respeitadas e respeitados, também havia a informação de que era necessário assinar um requerimento com a solicitação e enviar em carta com aviso de recebimento para a instituição. Claro que a burocracia exigiria que nós tivéssemos que nos mover para além do que é requisitado das pessoas que não são trans*. E no dia da prova, continuaram a me tratar pelo nome do registro civil, o qual saiu em todas as listas.

No mundo da cidadania do faz de conta das pessoas trans*, o respeito também é faz de conta. Faz de conta que vamos respeitar as pessoas trans*, e quem não passa o que passamos diz que precisamos aplaudir essas medidas como se fossem as melhores coisas sobre a Terra – mesmo não funcionando.

Quer dizer, é a velha cidadania a conta gotas, o puxadinho de cidadania que as pessoas cisgêneras vão construindo para as pessoas trans*. Como não temos o direito à cidadania plena, vão erguendo puxadinhos em uma universidade ou outra, um órgão ou outro, uma prefeitura ou outra, um estado ou outro. Leis e decretos que só funcionam no âmbito restrito daquele órgão, daquela instituição, da administração pública direta e indireta – apenas. E que precisamos sempre torcer para que de fato sejam respeitados.

Aí, por exemplo, se respeitam seu nome social na universidade pública, não irão fazê-lo na particular – já que não há nenhuma lei federal possibilitando isso. Se respeitam seu nome social no posto de saúde, não vão respeitar na delegacia, na rodoviária, no aeroporto, na casa noturna, no restaurante que faz preço diferenciado para homem e mulher.

Nome social é uma cidadania gambiarra, é o *apartheid* para as pessoas trans*. Enquanto quem não é trans* tem seus direitos personalíssimos de que terá seu nome e gênero respeitados em qualquer equipamento público, às pessoas trans* resta-nos implorar, enviar cartas com aviso de recebimento, pedir mil vezes à central do aluno o nome social e saber que novamente vão dar de ombros, imprimir portarias para mostrar a funcionários mal treinados e mal preparados o que eles já deveriam saber.

Pois lutar pela aprovação de uma lei de identidade de gênero, que alteraria a lei de registros públicos, que funcionaria em nível federal e logo, proporcionaria o direito ao reconhecimento integral à identidade de gênero das pessoas trans* perante as leis brasileiras em qualquer parte do país e em qualquer órgão, instituição, equipamento, parece que é pedir demais.

Não há pressão, não há mobilização, não há vontade política e social de se pressionar o Congresso Nacional para que uma lei assim seja aprovada. Afinal, quem é essa gente que quer todos os direitos de uma vez, que quer do dia para a noite ser tratada como gente, não é mesmo?!

Apesar de existirem projetos de lei em andamento, nenhum deles, ainda, foi aprovado. Essa omissão legislativa é relevante, pois:

(...) produz consequências sérias, contribuindo para a marginalização da pessoa transexual, na medida em que a mantém invisível perante as instituições de Direito de seu país, tratada como se não existisse. Acentua, também, a vulnerabilidade do transexual, na consideração de que a menos-valia resultante da omissão estatal não passa despercebida pela sociedade, acabando por fomentar a violência e a discriminação. A ausência de legislação, outrossim, estimula o preconceito e a intolerância por revelar a incapacidade do sistema para gerir, respeitar e assimilar a diferença[2].

Berenice Bento já lançou um olhar crítico sobre as normas brasileiras que asseguram direitos a travestis e transexuais, especialmente as que garantem o direito ao nome social ao afirmar que, enquanto em outros países mais avançados no tema – como a Argentina, o Uruguai e a Espanha –, a mobilização de ativistas tem possibilitado conquistas, como leis de identidade de gênero, no Brasil,

> há uma criatividade inédita no cenário internacional: inventou-se o nome social para as pessoas trans. São normas que regulam o respeito à identidade de gênero em esferas micro: nas repartições públicas, em algumas universidades, em bancos[3].

A produção normativa realizada dessa maneira sugeriria, segundo a autora, que:

> há um *modus operandi* historicamente observável das elites que estão majoritariamente nas esferas da representação política no Brasil, qual seja: a votação/aprovação de leis que garantem conquistas para os excluídos (econômicos, dos dissidentes sexuais e de gênero) são feitas a conta-gotas, aos pedaços. E assim se garante que os excluídos sejam incluídos para continuarem a ser excluídos (...)[3].

Essa cidadania a "conta-gotas" seria uma "cidadania precária" que nega, simultaneamente, a condição humana e a de cidadão/cidadã a sujeitos que trazem no corpo determinadas marcas, como é o caso "das mulheres, do/as negro/as, das lésbicas, dos *gays* e das pessoas trans (travestis, transexuais e transgêneros)". Para esses corpos, o reconhecimento político, econômico e social seria "lento e descontínuo"[3].

DIREITO AO TRABALHO

No acesso ao mercado de trabalho, verificam-se altos índices de desemprego e subemprego por causa da discriminação. Conforme levantamento realizado pela Fundação de Amparo à Pesquisa do Estado de São Paulo (Fapesp) em 2020, somente 13,9% de mulheres trans e travestis possuíam empregos formais. Dentre os homens trans, a proporção foi superior, alcançando 59,4%[4].

Frequentemente, travestis e transexuais enfrentam discriminação durante o processo de contratação e, ainda, quando são contratadas(os), sofrem dificuldades na manutenção do trabalho. A discriminação no acesso ao trabalho pode ensejar marginalizações, exclusões e falta de acesso a bens básicos para a sobrevivência, o que culmina em uma condição de pobreza, privação de moradia adequada e de acesso a cuidados de saúde. No limite, as pessoas podem acabar em situação de rua ou mesmo encarceradas, como decorrência de um processo social de vulnerabilização econômica.

Quando empregadas, podem enfrentar um ambiente de trabalho hostil e pouco acolhedor. Comentários ofensivos, piadas, discriminação verbal e, frequentemente, assédio, podem ocorrer, prejudicando o bem-estar emocional e a produtividade dessas pessoas. A visibilidade como pessoa trans no ambiente de trabalho pode levar ao estigma e à eventual rejeição por parte de colegas de trabalho, clientes ou empregadores. Esse estigma pode criar barreiras significativas para a inclusão laboral e o pleno exercício dos direitos profissionais. Muitas empresas e instituições não têm políticas claras de inclusão e diversidade que abordem, especificamente, as questões enfrentadas por travestis e transexuais. Assim, a falta de diretrizes e apoio institucional contribui para a perpetuação da discriminação e da exclusão no ambiente de trabalho. Além disso, travestis e transexuais podem encontrar dificuldades em avançar em suas carreiras por causa da discriminação. Eles(as) podem ser preteridos(as) para promoções ou oportunidades de desenvolvimento profissional, ao se considerarem, de modo muitas vezes subliminar, sua identidade de gênero e não suas habilidades e competências.

É importante destacar que travestis e transexuais trazem diversas habilidades e perspectivas valiosas para o ambiente de trabalho, assim como todas as pessoas. A criação de ambientes inclusivos, a implementação de políticas antidiscriminação, a conscientização e a educação podem ajudar a superar os obstáculos apontados, promover a igualdade no mundo profissional e fomentar o compartilhamento de saberes e experiências diversos.

Nesse sentido, algumas instituições, como a própria Defensoria Pública do Estado de São Paulo, têm criado políticas afirmativas para pessoas trans, como, a criação de reserva de vagas nos concursos públicos[5]. Recentemente, o Governo Federal também anunciou a previsão de cotas nos concursos públicos federais[6].

No âmbito internacional, os Princípios de Yogyakarta[7], que consistem em interpretações da principal legislação internacional de direitos humanos, a partir da ótica da orientação sexual e da identidade de gênero, enunciam, no Princípio 12, que "Toda pessoa tem o direito ao trabalho digno e produtivo, a condições de trabalho justas e favoráveis e à proteção contra o desemprego, sem discriminação por motivo de orientação sexual ou identidade de gênero". Por sua vez, a Convenção 111 da Organização Internacional do Trabalho (OIT) considera discriminação "qualquer distinção, exclusão ou preferência que tenha por efeito destruir ou alterar a igualdade de oportunidades ou tratamento em matéria de emprego ou profissão"[8]. A Convenção 190 da OIT também estabelece que os Estados-membros devem "respeitar, promover e realizar o direito de todas as pessoas a um mundo de trabalho livre de violência e assédio"[9]. Já a Convenção Interamericana Contra Toda Forma de Discriminação e Intolerância impõe o dever aos Estados americanos de se comprometerem a "prevenir, eliminar, proibir e punir (...) todos os atos e manifestações de discriminação e intolerância"[10].

No Brasil, a Constituição Federal[11] estabelece o princípio da igualdade, proibindo qualquer forma de discriminação ("sem distinção de qualquer natureza", conforme art. 5º), que, portanto, inclui a discriminação por motivo de sexo, gênero, orientação sexual ou identidade de gênero. Esse princípio é aplicável ao ambiente de trabalho, o que por si já deve garantir a proteção dos direitos das pessoas trans. Além disso, é consolidado o entendimento judicial de que é possível requerer indenização por práticas discriminatórias em diversas esferas, incluindo o ambiente de trabalho. Essas decisões têm contribuído para fortalecer a garantia dos direitos das pessoas trans no país.

Importante mencionar que, no âmbito federal, o Decreto n. 8.727/2016 assegura o uso do nome social e o reconhecimento da identidade de gênero de pessoas travestis e transexuais, no âmbito da administração pública direta, autárquica e fundacional, inclusive em documentos oficiais e registros dos sistemas de informação.

Nesse campo, é fundamental consultar as legislações atualizadas e buscar assessoria jurídica especializada, como a do Ministério Público do Trabalho (https://mpt.mp.br/), para obter informações mais detalhadas sobre os direitos das pessoas trans no ambiente de trabalho no Brasil, pois as leis podem ser atualizadas e novas decisões judiciais paradigmáticas nesse tema podem ocorrer.

A inclusão de pessoas trans no ambiente de trabalho envolve mais do que seguir as leis: também implica a implementação de políticas sérias de promoção da igualdade e da inclusão democrática, de ações afirmativas e adoção de boas práticas, como o recrutamento inclusivo, que consiste em treinamentos, conscientizações e acomodações no local de trabalho para garantir que o local de trabalho seja acessível e inclusivo para pessoas trans. Essa inclusão abarca: a disponibilidade de banheiros e vestiários neutros ou de acordo com a identidade de gênero; o uso de nome social nos crachás e registros internos; a criação de um ambiente seguro onde as pessoas possam expressar sua identidade de gênero livremente; a oferta de suporte emocional e redes de apoio no ambiente de trabalho; parcerias com organizações e instituições LGBTQIAPN+, entre outras. Cada empresa pode adaptar essas práticas a sua realidade e necessidades específicas, e buscar, sempre, o respeito e a valorização da diversidade.

DIREITO À SAÚDE E ACESSO AOS SERVIÇOS DE SAÚDE

No âmbito da saúde, é possível observar várias violações de direitos das pessoas travestis e transexuais, como: estigmas e discriminação; falta de conhecimento e capacitação dos profissionais de saúde, que não recebem treinamento adequado sobre questões relacionadas à identidade de gênero e saúde das pessoas trans em suas formações, podendo resultar em falta de compreensão das necessidades específicas dessa população, dificultando o acesso a serviços de saúde adequados e sensíveis; barreiras financeiras, que dificultam o acesso a alguns procedimentos médicos relacionados à transição de gênero, que podem ser caros e, por vezes, não são cobertos por planos de saúde; estruturação do sistema de saúde em conceitos heteronormativos e binários de gênero, o que dificulta o atendimento adequado às necessidades das pessoas trans; estruturação de muitos serviços de saúde para atender exclusivamente homens cisgêneros e mulheres cisgêneras, deixando as pessoas trans sem acesso a cuidados de saúde apropriados; barreiras legais e burocráticas para a observância de nome e gênero nos registros oficiais; exigência de diagnóstico de transtorno de identidade de gênero para acessar determinados serviços e procedimentos de saúde; falta de serviços especializados e sensíveis às questões trans; e dificuldade de encontrar profissionais de saúde que tenham experiência e conhecimento sobre questões trans, incluindo terapeutas, endocrinologistas, cirurgiões e outros especialistas necessários para uma transição de gênero segura e saudável.

Essas barreiras são complexas e interligadas, exigem uma abordagem multifacetada para superá-las e, assim, garantir um acesso equitativo à saúde para as pessoas trans. É fundamental promover a conscientização, educar os(as) profissionais de saúde, implementar políticas inclusivas e lutar por um sistema de saúde que atenda às necessidades específicas dessa população. A identificação e o tratamento de questões de saúde específicas da população trans são fundamentais para proporcionar uma assistência médica adequada e centrada no(a) paciente.

É crucial que os(as) profissionais de saúde sejam treinados e educados sobre as questões de saúde específicas da população trans, como a necessidade de terapias hormonais, cirurgias de afirmação de gênero, agravos de saúde mental, decorrentes das dificuldades enfrentadas ao longo da vida, questões de saúde sexual e reprodutiva, e cuidados de saúde preventivos, como todas as pessoas. Também é importante que atuem respeitando a identidade de gênero de cada pessoa. A abordagem multidisciplinar, o respeito às diretrizes e protocolos de tratamento estabelecidos e a escuta atenta às necessidades e desejos do(a) paciente são fundamentais para garantir uma assistência de saúde inclusiva e que contribua para a promoção da igualdade e justiça social.

Em relação às normativas, cabe destacar que, em 2008, o Ministério da Saúde (MS) publicou a Portaria n. 1.707, que instituiu, no âmbito do Sistema Único de Saúde (SUS), o processo transexualizador. Em 2009, a Portaria GM n. 1.820 assegurou o uso do nome social no âmbito do SUS.

A Portaria n. 2.836, de 2011, institui, também no âmbito do SUS, a Política Nacional de Saúde Integral de Lésbicas, Gays, Bissexuais, Travestis e Transexuais (Política Nacional de Saúde Integral LGBT). A norma prevê direitos e objetivos gerais à população LGBT, aplicáveis também a travestis e transexuais, como:

> I – instituir mecanismos de gestão para atingir maior equidade no SUS, com especial atenção às demandas e necessidades em saúde da população LGBT, incluídas as especificidades de raça, cor, etnia, territorial e outras congêneres; II – ampliar o acesso da população LGBT aos serviços de saúde do SUS, garantindo às pessoas o respeito e a prestação de serviços de saúde com qualidade e resolução de suas demandas e necessidades; III – qualificar a rede de serviços do SUS para a atenção e o cuidado integral à saúde da população LGBT; IV – qualificar a informação em saúde no que tange à coleta, ao processamento e à análise dos dados específicos sobre a saúde da população LGBT, incluindo os recortes étnico-racial e territorial; V – monitorar, avaliar e difundir os indicadores de saúde e de serviços para a população LGBT, incluindo os recortes étnico-racial e territorial; (...) X – oferecer atenção e cuidado à saúde de adolescentes e idosos que façam parte da população LGBT; XI – oferecer atenção integral na rede de serviços do SUS para a população LGBT nas Doenças Sexualmente Transmissíveis (DSTs), especialmente com relação ao HIV, à AIDS e às hepatites virais; XII – prevenir novos casos de cânceres ginecológicos (cérvico uterino e de mamas) entre lésbicas e mulheres bissexuais e ampliar o acesso ao tratamento qualificado; (...) XIV – garantir os direitos sexuais e reprodutivos da população LGBT no âmbito do SUS; XV – buscar no âmbito da saúde suplementar a garantia da extensão da cobertura dos planos e seguros privados de saúde ao cônjuge dependente para casais de lésbicas, gays e bissexuais; XVI – atuar na eliminação do preconceito e da discriminação da população LGBT nos serviços de saúde; (...) XVIII – fortalecer a participação de representações da população LGBT nos Conselhos e Conferências de Saúde; XIX – promover o respeito à população LGBT em todos os serviços do SUS; XX – reduzir os problemas relacionados à saúde mental, drogadição, alcoolismo, depressão e suicídio entre lésbicas, gays, bissexuais, travestis e transexuais, atuando na prevenção, promoção e recuperação da saúde; XXI – incluir ações educativas nas rotinas dos serviços de saúde voltadas à promoção da autoestima entre lésbicas, gays, bissexuais, travestis e transexuais e à eliminação do preconceito por orientação sexual, identidade de gênero, raça, cor e território, para a sociedade em geral; XXII – incluir o tema

do enfrentamento às discriminações de gênero, orientação sexual, raça, cor e território nos processos de educação permanente dos gestores, trabalhadores da saúde e integrantes dos Conselhos de Saúde; (...) e XXIV – realizar estudos e pesquisas relacionados ao desenvolvimento de serviços e tecnologias voltados às necessidades de saúde da população LGBT[13].

Em relação às especificidades de travestis e transexuais, essa Política prevê os seguintes direitos:

(...) VI – garantir acesso ao processo transexualizador na rede do SUS, nos moldes regulamentados; VII – promover iniciativas voltadas à redução de riscos e oferecer atenção aos problemas decorrentes do uso prolongado de hormônios femininos e masculinos para travestis e transexuais; VIII – reduzir danos à saúde da população LGBT no que diz respeito ao uso excessivo de medicamentos, drogas e fármacos, especialmente para travestis e transexuais; IX – definir estratégias setoriais e intersetoriais que visem reduzir a morbidade e a mortalidade de travestis; (...) XIII – prevenir novos casos de câncer de próstata entre gays, homens bissexuais, travestis e transexuais e ampliar acesso ao tratamento; (...) XVII – garantir o uso do nome social de travestis e transexuais, de acordo com a Carta dos Direitos dos Usuários da Saúde; (...) XXIII – promover o aperfeiçoamento das tecnologias usadas no processo transexualizador, para mulheres e homens.

Na elaboração de planos, programas, projetos e ações de saúde, o artigo 3º da referida Portaria estabelece as seguintes diretrizes:

I – respeito aos direitos humanos de lésbicas, gays, bissexuais, travestis e transexuais, contribuindo para a eliminação do estigma e da discriminação decorrentes das homofobias, como a lesbofobia, gayfobia, bifobia, travestifobia e transfobia, consideradas na determinação social de sofrimento e de doença; II – contribuição para a promoção da cidadania e da inclusão da população LGBT por meio da articulação com as diversas políticas sociais, de educação, trabalho, segurança; III – inclusão da diversidade populacional nos processos de formulação, implementação de outras políticas e programas voltados para grupos específicos no SUS, envolvendo orientação sexual, identidade de gênero, ciclos de vida, raça-etnia e território; IV – eliminação das homofobias e demais formas de discriminação que geram a violência contra a população LGBT no âmbito do SUS, contribuindo para as mudanças na sociedade em geral; V – implementação de ações, serviços e procedimentos no SUS, com vistas ao alívio do sofrimento, dor e adoecimento relacionados aos aspectos de inadequação de identidade, corporal e psíquica relativos às pessoas transexuais e travestis; VI – difusão das informações

> pertinentes ao acesso, à qualidade da atenção e às ações para o enfrentamento da discriminação, em todos os níveis de gestão do SUS; VII – inclusão da temática da orientação sexual e identidade de gênero de lésbicas, gays, bissexuais, travestis e transexuais nos processos de educação permanente desenvolvidos pelo SUS, incluindo os trabalhadores da saúde, os integrantes dos Conselhos de Saúde e as lideranças sociais; VIII – produção de conhecimentos científicos e tecnológicos visando à melhoria da condição de saúde da população LGBT; e IX – fortalecimento da representação do movimento social organizado da população LGBT nos Conselhos de Saúde, Conferências e demais instâncias de participação social.

Os demais artigos da Portaria delimitam as competências do MS (art. 4º), dos estados (art. 5º), dos municípios (art. 6º), do Distrito Federal (art. 7º) e da Secretaria de Gestão Estratégica e Participativa do MS (art. 8º).

Em relação à Política Nacional de Saúde Integral LGBT, Keila Simpson[14], ativista transexual, destaca:

> Ainda estamos longe de ter uma saúde ou um atendimento com qualidade integral, universal e equânime, mas vale destacar a importância das políticas específicas, pois foi a partir delas que se trabalhou com a chamada inclusão. É preciso lembrar que travestis e transexuais são ainda as populações mais distanciadas dos serviços de saúde, e isso ocorre especialmente por falta de mecanismos específicos que venham facilitar o acesso dessa população aos serviços.
>
> Mas a implementação da Política Nacional de Saúde Integral LGBT trouxe, cada dia mais, ações para que essas populações pudessem transitar mais tranquilamente nas dependências do SUS, para que tratem sua saúde em espaços que outrora era impensável encontrar esses dois grupos populacionais: travestis e transexuais.

Em 2013, a Portaria n. 2.803 redefiniu e ampliou o Processo Transexualizador no SUS. O artigo 2º da Portaria estabelece como

> diretrizes de assistência ao usuário(a) com demanda para realização do Processo Transexualizador no SUS: I – integralidade da atenção a transexuais e travestis, não restringindo ou centralizando a meta terapêutica às cirurgias de transgenitalização e demais intervenções somáticas; II – trabalho em equipe interdisciplinar e multiprofissional; III – integração com as ações e serviços em atendimento ao Processo Transexualizador, tendo como porta de entrada a Atenção Básica em saúde, incluindo-se acolhimento e humanização do atendimento livre de discriminação, por meio da sensibilização dos trabalhadores e demais usuários e usuárias da unidade de saúde para o respeito às diferenças e à dignidade humana, em todos os níveis de atenção[15].

O parágrafo único do mencionado artigo compreende como "usuário(a) com demanda para o Processo Transexualizador transexuais e travestis"[15].

A linha de cuidado, conforme o artigo 3º da referida Portaria, abrange:

> I – Atenção Básica: (...) responsável pela coordenação do cuidado e por realizar a atenção contínua da população que está sob sua responsabilidade, adstrita, além de ser a porta de entrada prioritária do usuário na rede; e II – Atenção Especializada: (...) conjunto de diversos pontos de atenção com diferentes densidades tecnológicas para a realização de ações e serviços de urgência, ambulatorial especializado e hospitalar, apoiando e complementando os serviços da atenção básica de forma resolutiva e em tempo oportuno[15].

O artigo 4º prevê

> a integralidade do cuidado aos usuários e usuárias com demanda para a realização das ações no Processo Transexualizador no Componente Atenção Básica", garantida por: "I – acolhimento com humanização e respeito ao uso do nome social; e II – encaminhamento regulado ao Serviço de Atenção Especializado no Processo Transexualizador[15].

O artigo 5º, por sua vez, estabelece que, no Componente Atenção Especializada, o cuidado se dará por meio das seguintes modalidades:

> I – Modalidade Ambulatorial: consiste nas ações de âmbito ambulatorial, quais sejam acompanhamento clínico, acompanhamento pré e pós-operatório e hormonioterapia, destinadas a promover atenção especializada no Processo Transexualizador (...); e II – Modalidade Hospitalar: consiste nas ações de âmbito hospitalar, quais sejam realização de cirurgias e acompanhamento pré e pós-operatório, destinadas a promover atenção especializada no Processo Transexualizador (...).

Os demais artigos definem formas de habilitação dos serviços (arts. 7º ao 10º e 16º); formas de regulação, controle e avaliação de estabelecimentos de saúde autorizados a prestarem assistência a transexuais e travestis no âmbito do SUS (art. 11); regulação do acesso a procedimentos cirúrgicos (art. 12); tabela de serviços (art. 13); tabela de procedimentos e medicamentos (art. 14º); custeio (art. 17) e anexos com normas de habilitação e modelos de "termo de vistoria" (art. 18).

Os procedimentos previstos (art. 14º) são realizados após o diagnóstico da pessoa como portadora de "transtornos da identidade sexual" (F 64.0 do CID-10).

O parágrafo 2º do artigo 14 prevê, ao paciente no processo transexualizador, a possibilidade de início da hormonioterapia a partir dos 18 anos de idade e de início dos procedimentos cirúrgicos a partir de 21 anos de idade. A realização dos procedimentos cirúrgicos está condicionada à "indicação específica e acompanhamento prévio de 2 (dois) anos pela equipe multiprofissional que acompanha o usuário(a) no Serviço de Atenção Especializada no Processo Transexualizador"[15].

O artigo 15 prevê a realização de procedimentos cirúrgicos para "readequação" ao fenótipo masculino, em caráter experimental, em "estabelecimentos definidos como hospitais de ensino", "a partir da assinatura de Termo de Consentimento Livre e Esclarecido pelo paciente"[15].

A Portaria n. 2.803/2013 é informada pela Resolução n. 1.955/2010 do Conselho Federal de Medicina (CFM).

Interessante observar que, antes da entrada em vigor da Portaria n. 2.803/2013, foi publicada a Portaria n. 859/2013. Esta, no artigo 11, previa a possibilidade de hormonioterapia a partir da idade de 16 anos ou mais, nos casos indicados pela "avaliação e consenso da equipe multiprofissional que acompanha o/a usuário/a no Serviço de Atenção Especializada no Processo Transexualizador", desde que houvesse "consentimento informado e autorização dos pais ou responsável legal", bem como de realização de procedimentos cirúrgicos a partir da idade de 18 anos ou mais, desde que com "indicação específica e acompanhamento prévio de 02 (dois) anos pela equipe multiprofissional que acompanha o/a usuário/a no Serviço de Atenção Especializada no Processo Transexualizador". Essa Portaria, porém, foi revogada no dia seguinte pela Portaria n. 1.579/2013, certamente em razão de pressões conservadoras que se manifestaram contra a previsão de procedimentos transexualizadores em crianças e adolescentes.

A Resolução n. 1.955/2010 foi revogada e o "o cuidado específico à pessoa com incongruência de gênero ou transgênero" passou a ser regulado pela Resolução CFM n. 2.265, de 2019[16].

A Resolução define como "transgênero" ou "incongruência de gênero" a "não paridade entre a identidade de gênero e o sexo ao nascimento, incluindo-se neste grupo transexuais, travestis e outras expressões identitárias relacionadas à diversidade de gênero" (art. 1º)[16]. Compreende, ainda, como "afirmação de gênero" o "procedimento terapêutico multidisciplinar para a pessoa que necessita adequar seu corpo à sua identidade de gênero por meio de hormonioterapia e/ou cirurgias" (art. 1º, § 5º)[16]. O artigo 2º, por sua vez, estabelece que "a atenção integral à saúde do transgênero deve contemplar todas as suas necessidades, garantindo o acesso, sem qualquer tipo de discriminação, às atenções básica, especializada e de urgência e emergência"[16].

A hormonioterapia cruzada é vedada até os 16 anos de idade (art. 9º) e a realização de procedimentos cirúrgicos até os 18 anos de idade (art. 11). O bloqueio hormonal pode ser iniciado a partir da puberdade, "sendo realizado exclusivamente em caráter experimental" (art. 9º, § 2º)[16].

Já os procedimentos clínicos e cirúrgicos exigem a assinatura de termo de consentimento livre e esclarecido (art. 12) e, no caso de menores de 18 anos, de termo de assentimento (art. 12)[16].

Importante anotar que, em 2018, a Organização Mundial da Saúde (OMS) publicou a 11ª revisão da Classificação Estatística Internacional de Doenças e Problemas Relacionados à Saúde (CID-11)[17] e deixou de incluir o antes denominado "transtorno de identidade de gênero". A nova denominação passou a ser "incongruência de gênero", como espécie de "condição relativa à saúde sexual". Optou-se por manter a condição dentro da CID para facilitar o acesso a cuidados de saúde a essa população.

REFERÊNCIAS BIBLIOGRÁFICAS

1. Andrade D. Nome social é uma cidadania gambiarra. Blogueiras feministas [Internet]. 29 de maio de 2014. [citado em 15 jul. 2023]. Disponível em: http://blogueirasfeministas.com/2014/05/nome-social-e-uma-cidadania-gambiarra/.
2. Gonçalves CJM. Transexualidade e direitos humanos. Curitiba: Juruá; 2014.
3. Bento B. Brasil: país do transfeminicídio [Internet]. Rio de Janeiro: Instituto de Medicina Social da Universidade do Estado do Rio de Janeiro; 4 de junho de 2014 [citado em 25 ago. 2023]. p. 166. Disponível em: http://www.clam.org.br/uploads/arquivo/Transfeminicidio_Berenice_Bento.pdf.
4. Fapesp na mídia [Internet]. Mercado de trabalho para pessoas trans. [Educa+ Brasil]. São Paulo: Fapesp; 14 jun. 2022 [citado em 15 jul. 2023]. Disponível em: https://namidia.fapesp.br/mercado-de-trabalho-para-pessoas-trans/388294.
5. Lara W. Defensoria Pública de SP cria cotas para transexuais em concurso pela 1ª vez. G1 [Internet]. 13 jun. 2022 [citado em 10 jul. 2023]. Disponível em: https://g1.globo.com/sp/sao-paulo/noticia/2022/06/13/defensoria-publica-de-sp-cria-cotas-em-concurso-para-negros-indigenas-pessoas-com-deficiencia-e-transexuais.ghtml.
6. Ribeiro L. Concursos do governo federal terão cotas para transexuais e indígenas. CNN Brasil [Internet]. 29 jun. 2023 [citado em 16 jul. 2023]. Disponível em: https://www.cnnbrasil.com.br/economia/concursos-do-governo-federal-terao-cotas-para-transexuais-e-indigenas/.
7. Centro Latino-Americano em Sexualidade e Direitos Humanos (Clam) [Internet]. Princípios de Yogyakarta. Rio de Janeiro: Instituto de Medicina Social da Universidade do Estado do Rio de Janeiro; 2007 [citado em 15 jul. 2023]. Disponível em: http://www.clam.org.br/uploads/conteudo/principios_de_yogyakarta.pdf.
8. Organização Internacional do Trabalho (OIT). Convenção n. 111 – Discriminação em matéria de emprego e ocupação. Genebra: OIT; 1958 [citado em 15 jul. 2023]. Disponível em: https://www.ilo.org/brasilia/convencoes/WCMS_235325/lang--pt/index.htm.
9. Organização Internacional do Trabalho (OIT). Convenção n. 190 – Eliminar a violência e o assédio no mundo do trabalho. Genebra: OIT; 2019 [citado em 15 jul. 2023]. Disponível em: https://www.ilo.org/brasilia/noticias/WCMS_831984/lang--pt/index.htm.
10. Organização dos Estados Americanos (OEA). Convenção Interamericana Contra Toda Forma de Discriminação e Intolerância. Washington, DC: OEA; 2013 [citado em 15 jul. 2023]. Disponível

em: https://www.oas.org/en/sla/dil/docs/inter_american_treaties_A-69_Convencao_Interamericana_disciminacao_intolerancia_POR.pdf.
11. Brasil. Presidência da República, Casa Civil, Subchefia para Assuntos Jurídicos. Constituição da República Federativa do Brasil de 1988. Brasília: Diário Oficial da União; 5 de outubro de 1988 [citado em 15 jul. 2023]. Disponível em: https://www.planalto.gov.br/ccivil_03/constituicao/constituicao.htm.
12. Brasil. Presidência da República, Casa Civil, Subchefia para Assuntos Jurídicos. Decreto n. 8.727, de 28 de abril de 2016. Dispõe sobre o uso do nome social e o reconhecimento da identidade de gênero de pessoas travestis e transexuais no âmbito da administração pública federal direta, autárquica e fundacional. Brasília: Diário Oficial da União; 29 de abril de 2016 [citado em 15 jul. 2023]. Disponível em: https://www.planalto.gov.br/ccivil_03/_ato2015-2018/2016/decreto/d8727.htm.
13. Brasil. Ministério da Saúde (MS). Institui, no âmbito do Sistema Único de Saúde (SUS), a Política Nacional de Saúde Integral de Lésbicas, Gays, Bissexuais, Travestis e Transexuais (Política Nacional de Saúde Integral LGBT). Brasília: MS; 1º de dezembro de 2011 [citado em 15 jul. 2023]. Disponível em: https://bvsms.saude.gov.br/bvs/saudelegis/gm/2011/prt2836_01_12_2011.html.
14. Simpson K. Transexualidade e travestilidade na saúde. In: Brasil. Ministério da Saúde (MS). Secretaria de Gestão Estratégica e Participativa, Departamento de Apoio à Gestão Participativa. Transexualidade e travestilidade na saúde. Brasília: MS; 2015. p. 13-4.
15. Brasil. Ministério da Saúde (MS). Portaria n. 2.803, de 19 de novembro de 2013. Redefine e amplia o Processo Transexualizador no Sistema Único de Saúde (SUS). Brasília: MS/Diário Oficial da União; Seção I, n. 225, 20 de novembro de 2013.
16. Brasil. Conselho Federal de Medicina (CFM). Resolução CFM n. 2.265/2019. Dispõe sobre o cuidado específico à pessoa com incongruência de gênero ou transgênero e revoga a Resolução CFM nº 1.955/2010. Brasília: CFM/Diário Oficial da União; 9 de janeiro de 2020 [citado em 15 jul. 2023]. Disponível em: https://sistemas.cfm.org.br/normas/visualizar/resolucoes/BR/2019/2265.
17. Organização Mundial da Saúde (OMS). Classificação Estatística Internacional de Doenças e Problemas Relacionados à Saúde (CID-11). 11. ed. Genebra: OMS; 2018.

38

Direito à Reprodução

Rodrigo Augusto Tadeu Martins Leal da Silva

INTRODUÇÃO

Mais recentemente, os direitos sexuais e reprodutivos foram inscritos na gramática dos direitos humanos, principalmente em decorrência de articulações internacionais de movimentos feministas em torno das atividades político-normativas das Nações Unidas ao longo dos anos 1990 e 2000[1]. Desde então, encontram-se em intensa disputa com o avanço de agendas conservadoras e contrárias aos direitos de mulheres e da população LGBTQIAPN+[2].

Neste capítulo, fala-se, então, de direitos sob ameaça em relação a uma população já sujeita a diversas formas de violência, invisibilidade e silenciamento, sobretudo porque a própria noção de direitos reprodutivos, na lógica cisgênera e heteronormativa vigente, acaba reduzida unicamente às mulheres, especialmente às heterossexuais cis.

Por conseguinte, é evidente que o ponto de partida inevitável na abordagem dos direitos reprodutivos de pessoas trans é a própria visibilidade dessas pessoas, não apenas como sujeitos e sujeitas de direitos, titulares de direitos da personalidade como a identidade e o nome, mas também como titulares de direitos sobre suas capacidades reprodutivas.

Um enorme problema que perpassa a transfobia institucionalizada na saúde brasileira, muito pautado pelos movimentos sociais e recorrente em queixas, é o estigma – categoria sociológica que tomo emprestada de Goffman[3] – que se mantém sobre pessoas trans, como pessoas existentes unicamente em função de sua transexualidade, já marginalizada na figura de corpos abjetos[4].

Quantas vezes ouvimos de pessoas trans que buscaram atendimentos de saúde, públicos ou privados, que questões como cardiopatias, síndromes respiratórias e diabetes foram colocadas em segundo plano por uma visão institucionalizada de que essas pessoas só chegam aos serviços de saúde demandando questões específicas da transexualidade, como hormonioterapia?

No mesmo sentido, infelizmente ainda são recorrentes outras expressões do estigma transfóbico institucionalizado, como na associação imediata e direta entre pessoas trans e infecções sexualmente transmissíveis (IST), sobretudo HIV/Aids. Independentemente de quaisquer estatísticas epidemiológicas, reduzir o atendimento – e mais, o próprio acolhimento – a uma resposta protocolar nesses termos é uma negação da dignidade e da cidadania da pessoa trans atendida, reforçando-se, novamente, o preconceito de que elas só possuem demandas de saúde atinentes à sua transexualidade, o que é ainda pior nesses casos em que se intensifica um violento estigma em torno das IST, de modo a reduzir ainda mais pessoas trans a corpos abjetos de uma sexualidade marginalizada[4].

Aqui, pretende-se abordar especificamente a questão dos direitos reprodutivos de pessoas trans, enfatizando sua incidência jurídica no cotidiano dos serviços de saúde, reconhecendo-se violações cotidianamente narradas por pessoas usuárias e por movimentos sociais, sobretudo aquelas decorrentes da estigmatização. Para tanto, dividiu-se este capítulo em quatro partes.

Na primeira parte, aprofunda-se na direção dos pilares de um atendimento em saúde digno e em observância aos direitos fundamentais e humanos das pessoas trans.

Na segunda parte, aborda-se uma questão menos falada, notadamente em virtude da invisibilidade dos direitos reprodutivos de pessoas trans, concernente à reprodução assistida, tanto no âmbito privado quanto no do Sistema Único de Saúde (SUS).

Na terceira parte, de maneira propositiva, aborda-se a capacitação permanente de equipes como parte da efetivação do direito à reprodução, dialogando-se com a literatura existente a respeito e, principalmente, direcionando-se à democratização dos serviços de saúde e co-construção das capacitações juntamente da sociedade civil.

Na quarta e última parte, são apresentadas as conclusões.

ATENDIMENTO DIGNO E RECONHECIMENTO DA TITULARIDADE DE DIREITOS

O ponto de partida inevitável da garantia e do respeito aos direitos reprodutivos de pessoas trans é o do reconhecimento dessas pessoas como titulares desses direitos – dentro, é claro, de um marco de reconhecimento ainda mais amplo de cidadania e dignidade humana. O estigma que reduz, tão violentamente, a humanidade e a completude do atendimento à questão sexual, reforça, ao mesmo tempo, que esses corpos abjetos só são admissíveis para as práticas sexuais marginais e, portanto, inimagináveis como pessoas capazes de se reproduzirem biologicamente.

Essa invisibilidade que desconsidera completamente a capacidade reprodutiva e o reconhecimento de direitos sobre ela em relação às pessoas trans é o que Angonese e Lago[4] chamaram de "esterilidade simbólica", e está, também, fortemente ligada a deficiências na formação de profissionais de saúde, que decorrem de cursos de graduação centrados, exclusivamente, em uma perspectiva cisgênera e heteronormativa[5].

Por isso, é fundamental que, desde o primeiro atendimento, com a escuta qualificada das demandas trazidas, a pessoa trans atendida seja efetivamente reconhecida e enxergada como titular de diversos direitos, dentre eles os reprodutivos. Em termos práticos, isso traz implicações relevantes para o atendimento.

Mais obviamente, uma das questões às quais se deve atentar é se os protocolos e diretrizes terapêuticas para aquela demanda podem influenciar na capacidade reprodutiva da pessoa atendida; portanto, é dever dos profissionais de saúde informar as eventuais e potenciais implicações em termos de infertilidade e esterilidade. Reitera-se: não se deve presumir, por força da estigmatização, a esterilidade simbólica da pessoa trans, de modo que eventuais efeitos adversos sobre sua capacidade reprodutiva são da ordem do consentimento livre e esclarecido.

Saliente-se que isso é da ordem de qualquer atendimento cujos encaminhamentos possam afetar, de alguma forma, a capacidade reprodutiva da pessoa trans. Por um viés cis-heteronormativo, tende-se a imaginar que a necessidade de explicações e conscientização para fins de um consentimento informado a respeito dos direitos reprodutivos seria própria dos protocolos hormonais do processo transexualizador – o estigma, reitere-se, opera de maneira a reduzirmos a complexidade e a dignidade das pessoas trans a um rol de demandas específicas.

Por exemplo, podemos pensar na microcefalia associada ao vírus Zika: quando homens transexuais são atendidos, considerando que muitos possuem útero e capacidade reprodutiva, eles são orientados a respeito? Um homem transexual atendido em pleno verão, época de surto de doenças vetorizadas pelo mosquito *Aedes aegypti*, receberá essas informações e orientações em atendimento de saúde integral?

Aliás, outra implicação prática diz respeito à escuta a respeito de eventuais demandas reprodutivas durante a anamnese, de maneira que os direitos reprodutivos da pessoa trans não sejam desconsiderados ao longo do atendimento: existe alguma demanda correlata à reprodução? Da mesma forma que os direitos reprodutivos de pessoas trans são invisibilizados por equipes na prática cotidiana[5], muitas vezes a própria pessoa usuária pode desconhecê-los em toda a sua dimensão e profundidade, e aí manifesta-se o dever dos profissionais de saúde de promoverem seu empoderamento[6].

O DIREITO À REPRODUÇÃO COMO DIREITO ÀS TÉCNICAS DE REPRODUÇÃO ASSISTIDA

Afastar a prática sanitária de uma perspectiva orientada pelo estigma, pela invisibilidade e pela chamada esterilidade simbólica[4] implica, também, reconhecer que as pessoas trans podem, se quiserem, buscar os serviços de saúde públicos ou privados por demandas de reprodução assistida. Assim, um atendimento digno e condizente com os direitos humanos reprodutivos necessariamente deve partir de um acolhimento idêntico ao de pessoas cisgêneros, livre de qualquer forma de estranhamento ou curiosidade.

É necessário se balizar, ainda, no amplo reconhecimento jurídico de pessoas trans como titulares de direitos sexuais e reprodutivos e, portanto, amparadas pelas disposições da Lei n. 9.263/93, que dispõe sobre o planejamento familiar e estabelece, em seu artigo 9º, o oferecimento de todos os métodos e técnicas de concepção seguros e admitidos cientificamente. A igualdade constitucional, garantida pelo artigo 5º da Constituição Federal de 1988, impõe uma interpretação não discriminatória entre pessoas trans e cis.

Da mesma forma, a igualdade entre pessoas cis e trans deve ser respeitada, formal e materialmente, na aplicação cotidiana dos dispositivos que regem a Política Nacional de Atenção Integral em Reprodução Humana Assistida no âmbito do SUS, constantes da Portaria n. 426/2005 do Ministério da Saúde (MS).

Nesse sentido, quando se dispõe o dever de desenvolvimento de ações transetoriais para a questão, é mais do que certo que essa articulação intersetorial deve incluir os órgãos e entidades de defesa dos direitos da população LGBTQIAPN+ e, sem dúvida, os próprios movimentos sociais na perspectiva da participação social.

Todavia, não se pode ignorar que há um inegável recorte de classe na questão da reprodução assistida: na prática, a incapacidade eminente do SUS de atender a toda a demanda esbarra, também, na incapacidade financeira de muitas pessoas em buscarem serviços privados por seus elevados custos[7].

Para além desse ponto, Angonese[7] salienta, ainda, a própria ausência de previsão expressa nas portarias atinentes ao processo transexualizador no SUS quanto à possibilidade de preservação de gametas para posterior reprodução assistida, como medida prévia a eventuais procedimentos cirúrgicos que impliquem infertilidade ou esterilidade.

Mais do que intervenções cirúrgicas e demais procedimentos integrantes do processo transexualizador, indiscutivelmente, o respeito aos direitos reprodutivos de pessoas trans engloba sua consideração como pessoas que podem almejar futura reprodução biológica mesmo em cenários clínicos distintos, mas que, ainda assim, impliquem risco de infertilidade ou de esterilidade.

Por exemplo, podemos pensar em alguns protocolos adotados para determinados tipos de câncer, nos quais a medicação quimioterápica utilizada implica elevado risco de infertilidade ou, pior, de tornar a pessoa estéril. Se pessoas cis são orientadas a respeito desses efeitos adversos e encaminhadas – dentro dos limites materiais do SUS, quando na rede pública – para serviços de congelamento de óvulos e espermatozoides, é inafastável o dever de proceder da mesma forma com pessoas trans ou fora da rígida divisão binária cis-heteronormativa, independentemente de suas identidades de gênero, ainda que fluidas, agênero ou não binárias.

Nesse contexto acadêmico, a referida constatação pode soar até óbvia. Mas, tomando-se as inúmeras violações de direitos e violências sofridas por essas pessoas quando acessam serviços de saúde – levando-as, muitas vezes, à não adesão, optando pelo adoecimento e, até mesmo, pela morte física contra a morte simbólica da negação de suas identidades e nomes – rapidamente é possível perceber que, no plano concreto do cotidiano, as observações aqui levantadas não são nem um pouco óbvias.

CAPACITAÇÃO PERMANENTE DE EQUIPES COMO PARTE DA EFETIVAÇÃO DO DIREITO À REPRODUÇÃO

É muito destacada, na ainda pouca literatura sobre os direitos reprodutivos de pessoas trans, a questão da violação de direitos nos atendimentos de saúde em relação ao desconhecimento de profissionais não só a respeito desses direitos, mas também de conceitos básicos sobre sexualidade e gênero, por exemplo, a diferenciação entre orientação sexual e identidade de gênero[7].

Além disso, fala-se da própria associação da aparência física da pessoa, sobretudo no que diz respeito aos estereótipos associados às aparências socialmente típicas feminina e masculina, como condicionantes no cotidiano da prática profissional em saúde para que se faça ou se deixe de fazer uma abordagem voltada à reprodução e à parentalidade por pessoas trans[7].

Homens com vagina, útero e ovários, assim como mulheres com pênis e próstata, colocam em xeque muitas preconcepções balizadas no desconhecimento e na falta de formações profissionais que considerem e confiram a justa relevância ao direito de pessoas trans em vez de reforçarem o apagamento e a invisibilidade como expressões da transfobia institucional.

A perspectiva excludente que se orienta pela normatividade heterossexual e cisgênera, ao mesmo tempo que é um problema da ordem das graduações das diversas profissões atuantes na saúde, é também um problema no âmbito capacitação e da atualização profissionais.

Mais uma vez, podemos falar em uma expressão de transfobia institucional quando vemos diversos congressos e eventos de saúde, espaços de troca de conhecimento, contato com novas tecnologias e técnicas sanitárias e abertura de debates sobre consensos médicos. Ainda assim, a perspectiva de pessoas trans é relegada aos limites do estigma, em especial IST e HIV/Aids.

Além disso, não se pode admitir a precarização das relações de trabalho no âmbito da saúde como justificativa da ausência de capacitações específicas sobre os direitos da população trans, mesmo porque a precarização, tanto no SUS quanto nos serviços privados, é inadmissível e um problema para enfrentamento conjunto por suas trabalhadoras e trabalhadores, articulações coletivas da população usuária, movimentos sociais e sociedade civil em geral.

A instauração de constantes capacitações em saúde a respeito de todo o espectro LGBTQIAPN+, questionando a cis-heteronormatividade e o próprio espectro binário de identidades de gênero, é apontada – com enorme razão – como uma questão de urgência para o atendimento digno, humanizado e, diga-se, alinhado com os direitos humanos e fundamentais. Referidas capacitações, inclusive, longe de um engessamento esquemático de mera reprodução desatualizada de materiais e conteúdo, devem dialogar permanentemente com as pessoas titulares dos direitos em jogo, ao mesmo tempo que devem atingir também as próprias estruturas, tecnologias e práticas institucionais vigentes, como os próprios sistemas informatizados de cadastramento e encaminhamento[8].

A abertura democrática ao debate deve, ainda, extrapolar positivamente o âmbito restrito das capacitações profissionais, promovendo, igualmente, uma constante atividade de repensar protocolos de abordagem, encaminhamento e atendimento multidisciplinar para além dos grilhões cis-heteronormativos binários, desde as práticas institucionais mais cotidianas até o próprio nível normativo, suprindo "(...) as lacunas normativas e as abordagens genéricas nas políticas públicas em relação à autonomia reprodutiva das pessoas trans e travestis (...)"[9].

Por fim, é importante lembrar, que a histórica luta dos movimentos de pessoas trans no sentido da despatologização de suas identidades e expressões de gênero é um paradigma insofismável que restou, assim reconhecido e consagrado, pela Corte Constitucional do país, o Supremo Tribunal Federal (STF)[10], o que se deu no âmbito do julgamento da Ação Direta de Inconstitucionalidade n. 4.725, ocasião em que restou claramente reconhecida na ordem jurídico-constitucional brasileira que "(...) identidade de gênero é manifestação da própria personalidade da pessoa humana e, como tal, cabe ao Estado apenas o papel de reconhecê-la, nunca de constituí-la (...)".

Portanto, do ponto de vista jurídico, a autoidentificação e autodeclaração da identidade de gênero é soberana e atinente à esfera dos direitos de personalidade da própria pessoa, e é impertinente ao Estado a definição arbitrária de identidades por quaisquer critérios, inclusive eventuais exigências de procedimentos cirúrgicos ou laudos de terceiros – o que se refletiu, por conseguinte, no direito à retificação extrajudicial dos assentos de nome e gênero.

CONSIDERAÇÕES FINAIS

Neste capítulo, pretendeu-se destacar as pessoas trans na perspectiva de serem sujeitos de direitos, titulares de diversos direitos fundamentais e humanos para além do que geralmente se associa aos estigmas sociais que, infelizmente, ainda lhes circundam.

Verificou-se que o primeiro grande problema verificado nos atendimentos de saúde diz respeito à invisibilidade de pessoas trans como pessoas titulares de direitos reprodutivos, a despeito da cláusula constitucional de igualdade que incide sobre toda e qualquer norma, ou mesmo sobre os silêncios normativos, como no caso da consideração da preservação de gametas para futura e possível reprodução assistida no curso do processo transexualizador – a chamada esterilidade simbólica, vista anteriormente.

Há um gigantesco salto, desde o tratamento discriminatório enraizado na abjeção, até o reconhecimento da titularidade de direitos reprodutivos, e de uma dignidade humana que comporta, também, possibilidades de parentalidade por quem escapa das grades do binarismo de gênero e da cis-heteronormatividade.

Esse salto, por sua vez, é imprescindível e urgente, sob pena de permanecermos reiterando, como Estado e sociedade brasileiros, a cotidiana violação desses direitos reprodutivos. E só será possível avançarmos nesse sentido a partir de políticas de capacitação permanente de profissionais de saúde, capacitações essas que não devem surgir verticalmente de herméticos gabinetes de secretarias ou conselhos de administração de sociedades anônimas hospitalares, mas do diálogo democrático e da co-construção do atendimento integral em saúde como empoderamento e efetividade de direitos – chamando-se à cena, então, atores e atrizes da sociedade civil, sobretudo os movimentos sociais e as articulações de pessoas usuárias.

Por estes tempos, viralizou nas redes sociais um *meme* consistente em *print* de uma postagem em uma rede social de *microblogs* em que a pessoa narra uma experiência vivida na ocasião da realização de uma ultrassonografia transvaginal: a médica responsável perguntou à paciente "é trans?"; como ela não reagiu à pergunta por não a ter compreendido, a médica novamente perguntou "é trans?";

a paciente, então, respondeu "não, sou cis"; ao final, esclareceu-se que a médica queria apenas confirmar com a paciente se o exame seria o transvaginal.

Independentemente se o diálogo narrado no *meme* ocorreu verdadeiramente ou não, ele é extremamente emblemático do debate neste capítulo: quando a paciente responde que é uma mulher cisgênera, ela demarca uma identidade de gênero que não é única nem automática, mas inserida em muitas outras possibilidades que questionam barreiras moralizantes cis-heteronormativas.

A transexualidade, na resposta da paciente, é visível e digna de reconhecimento e respeito. E as vaginas, úteros e ovários, órgãos examinados pela ultrassnografia transvaginal, podem estar em corpos de mulheres, homens, pessoas não binárias, intersexo, gênero fluido, agênero... Todas pertencentes a sujeitos de direito titulares de direitos reprodutivos que devem ser observados, respeitados e garantidos em uma sociedade que se pretenda verdadeiramente democrática, justa e plural.

REFERÊNCIAS BIBLIOGRÁFICAS

1. Gomes JCA. Direitos sexuais e reprodutivos ou direitos sexuais e direitos reprodutivos? Dilemas e contradições nos marcos normativos nacionais e internacionais. Rev Direito GV. 2021 [citado em 28 jul. 2023]; 17(3):1-33. Disponível em: https://www.scielo.br/j/rdgv/a/WmD3ZFV7jy6x3JKnPjbfXSN/?format=pdf&lang=pt.
2. Pereira MM. Oportunidades políticas em um presidencialismo de coalizão. Lua Nova. 2018 [citado em 28 jul. 2023]; 105: 217-52. Disponível em: https://www.scielo.br/j/ln/a/Z75FRMXQ4kVQwBg8HSRpjcG/?format=pdf&lang=pt.
3. Goffman E. Estigma: notas sobre a manipulação da identidade deteriorada. 4. ed. Rio de Janeiro: LTC; 2008.
4. Butler J. Gender trouble: feminism and the subversion of identity. New York: Routledge; 1990.
5. Angonese M, Lago MCS. Direitos e saúde reprodutiva para a população de travestis e transexuais: abjeção e esterilidade simbólica. Saúde Soc. 2017 [citado em 28 jul. 2023]; 26(1):256-70. Disponível em: https://www.scielo.br/j/sausoc/a/FqFGGyngpCS9xJp4zrZYBcL/?format=pdf&lang=pt.
6. Kleba ME, Wendausen A. Empoderamento: processo de fortalecimento dos sujeitos nos espaços de participação social e democratização política. Saúde Soc. 2009 [citado em 28 jul. 2023]; 18(4):733-43. Disponível em: https://scielosp.org/pdf/sausoc/2009.v18n4/733-743/pt.
7. Angonese M. Um pai trans, uma mãe trans: direitos, saúde reprodutiva e parentalidades para a população de travestis e transexuais [dissertação]. Florianópolis: Universidade Federal de Santa Catarina; 2016.
8. Calixto VG, Brandi CC. Direitos reprodutivos e sexuais em foco: Experiências de boycetas em atendimento ginecológico. Cad Gên Div. 2021 [citado em 28 jul. 2023]; 7(3):229-45. Disponível em: https://periodicos.ufba.br/index.php/cadgendiv/article/view/46847.
9. Nascimento RB, Carvalho JLS, Silva DCP. Autonomia reprodutiva da população trans: discursos de Direitos Humanos, cisnormatividade e biopolítica. Rev Direito Práx. 2021 [citado em 28 jul. 2023]; 12(4):2658-88. Disponível em: https://www.scielo.br/j/rdp/a/CZvq4YvqcYBrnq98ZPTK9Zm/.
10. Brasil. Supremo Tribunal Federal (STF). Ação Direta de Inconstitucionalidade (ADI) n. 4.275. Brasília: STF; 2020 [citado em 28 jul. 2023]. Disponível em: https://jurisprudencia.stf.jus.br/pages/search?classeNumeroIncidente=%22ADI%204275%22&base=acordaos&sinonimo=true&plural=true&page=1&pageSize=10&sort=_score&sortBy=desc&isAdvanced=true.

Seção 11

A Família Hoje: Abordagem com Famílias de Crianças, Adolescentes e Adultos

39

O Trabalho com a Família | Cuidando de quem Cuida

Beatriz Bork

> Respeitar a dignidade de uma pessoa exige que a tratemos com dignidade – isto é, que não a degrademos, insultemos ou expressemos desprezo por ela (Michael Rosen, 2015)[1].

O trabalho realizado com as famílias de crianças ou adolescentes que apresentam variabilidade de gênero é fundamental, pois considerando o desenvolvimento e a necessidade de cuidados, não seria possível realizar este trabalho sem a parceria e o apoio dado por eles, tanto no que se refere a autorização para viabilizar o trabalho em termos legais, quanto à importância e ao significado de segurança que as crianças e adolescentes precisam no decorrer de seu desenvolvimento.

Abordaremos o histórico de famílias, os atendimentos de pais de crianças e de adolescentes, aspectos legais e atendimentos focais na questão da maternidade.

A definição de famílias, de acordo com o dicionário *Michaellis*[2] pode ser:

- Conjunto de pessoas, em geral ligadas por laços de parentesco, que vivem sob o mesmo teto.
- Conjunto de ascendentes, descendentes, colaterais e afins de uma linhagem ou provenientes de um mesmo tronco; estirpe.
- Pessoas do mesmo sangue ou não, ligadas entre si por casamento, filiação ou mesmo adoção; parentes, parentela.
- Grupo de pessoas unidas por convicções, interesses ou origem comuns.

Portanto, podemos compreender que existem inúmeras possibilidades de famílias, agrupamentos ou arranjos familiares. Segundo Costa, Sabino e Feitosa[3], o tema família envolve uma complexidade importante e ainda permanece como uma das principais fontes de apoio social, além de ser uma referência significativa de transmissão de valores culturais, bem como base das interações sociais. Para falar de família, é importante pincelar brevemente uma rede histórica, com o objetivo de olhar para esse agrupamento pensando na sua construção, compreendendo como se constituiu e modificou ao longo do tempo.

Para não nos estendermos excessivamente, vamos iniciar com a Idade Média, na qual o agrupamento familiar era um contrato estabelecido entre um casal heterossexual com a proposta de ter dois filhos que legitimassem sua união. Não havia laço afetivo, recolhimento, vida privada ou íntima entre a família. Na família renascentista, a razão dessa construção era a transmissão dos bens, sobrenome e ofício. Tratava-se de uma sociedade, um negócio no qual a vida social e profissional se confundia, os elos familiares eram pautados na manutenção e passagem de bens entre famílias. Havia um pacto financeiro, nada de romance, sem a preocupação com amor e afeição aos filhos, o que foi se reformulando ao longo dos anos. Assim, a criança não tinha um papel que merecesse uma atenção especial: até o século XVII era enviada a outras famílias para ser "educada", atuando como um serviçal. Raríssimas crianças tinham acesso à educação, e eram orientadas (ou não) dentro das casas onde viviam.

Somente em meados do século XVIII a criança começa a assumir um lugar central na família ocidental. A educação era mais específica para habilidades, como equitação, uso de armas e caça. A introdução da educação escolar, fruto da revolução científica e industrial, fez com que a transferência de saberes passasse da família para a escola. A família passou, gradativamente, a ter um outro olhar, a ficar mais próxima da criança e a construção e interação começaram a ser modificadas.

Segundo Walsh[4], sempre existiram modelos múltiplos e variados de famílias. Pode-se perceber a alteração visível do modelo tradicional desde os anos 1960 e 1970 no qual o homem e a mulher tinham papéis estabelecidos e diferentes em tempo integral. No século XX, os papéis familiares eram definidos com clareza; o pai, provedor, e a mãe encarregava-se das tarefas da casa, dos filhos e o cuidado com os avós, quando necessário. Esse modelo foi se tornando frágil e outras configurações passaram a ficar mais frequentes e evidentes, embora já ocorressem no passado.

A Constituição Federal de 1988 representou um marco na evolução do conceito de família ao corporificar o conceito de Lévy-Bruhl, de que o traço dominante da evolução da família é sua tendência a se tornar um grupo cada vez menos organizado e hierarquizado e cada vez mais pautado na afeição mútua[5]. Atualmente, a família é vista como um "sistema inserido numa diversidade de contextos e constituído por pessoas que compartilham sentimentos e valores formando laços de interesse, solidariedade e reciprocidade, com especificidade e funcionamento próprios"[6], assumindo, portanto, uma instituição diferente da configuração de pai, mãe e filhos.

Qual a importância de traçarmos esse breve caminho? Anos de historicidade não podem ser ignorados, como se não fizessem parte da formação cultural e do imaginário da constituição das famílias, o que fez parte da construção cultural e do imaginário. Tudo isso foi mesclado às mudanças ocorridas e, ainda que haja abertura e novos elos de família, é importante salientar que aspectos, discretos ou não, emergem ainda hoje, nos comportamentos e visões observados em nossa sociedade e nos pais de pacientes com questões de gênero. Assim, quando se trata de família, é importante observar e considerar tantos anos de construção saliente em cada um de seus membros. Não há, necessariamente, uma visão mais rigorosa somente por se ter uma questão religiosa envolvida, ainda que isso possa interferir. Nem a questão de idade torna-se, de fato, um facilitador ou um empecilho: nenhuma dessas variáveis implicaria em se ter, obrigatoriamente, uma postura dificultadora ou de preconceito.

Portanto, ao atendermos famílias, mesmo que existam genitores, religiosos e até parentes mais velhos com um olhar diferenciado, percebem-se diferenças de postura, mesmo que haja questões como essas envolvidas em suas histórias. Já observamos religiosos que puderam acolher pais que sofriam e chegaram a afirmar que o importante era compreender seu filho, assim como avós que foram os primeiros a guardar segredo e a acolher as angústias de suas netas.

De acordo com Walsh[4], o que permanece se refere à necessidade do parentesco; a maior parte das famílias percebe como maior importância ter laços de afeto e segurança por meio de construções em que são criadas novas estratégias de relacionamento com variação de novos arranjos domésticos e de parentesco. Conexões importantes com a família estendida, mesmo que distante e com laços de amizade significativos, também são de grande valia. As relações humanas são de grande importância, pois elas nos formam como pessoas.

O ser humano infante é o único animal incapaz de sobreviver por conta própria. Qualquer outro nasce com seu aparato de sobrevivência e, em pouco tempo, mesmo que sujeitos a reveses, tem condição de buscar seu próprio alimento e é capaz de persistir. Somos extremamente dependentes de outro ser que cuide de nós, caso contrário não sobrevivemos. Ao cuidar das crianças, o amparo feito se inicia no corpo e, assim, constrói-se o aparato mental.

A partir do momento que os elos afetivos se tornaram mais relevantes, e tiveram início estudos sobre crianças e a importância da sustentação e da segurança, houve um foco ainda maior nas relações de base. Segundo Winnicott[7], uma mãe suficientemente boa é aquela que é capaz de acolher, dar sustentação, mas também que falha e certamente comete erros ao cuidar de outra pessoa. Falhar dentro do que é possível suportar, para que se organize novamente. Em seus escritos, ele se refere à genitora, mas pode se entender como a mãe quem cumpre o papel que compreendemos como tal. Segundo o autor, pelo fato de haver os 9 meses de gestação, a mãe teria uma disponibilidade e um preparo para receber essa nova vida, no entanto, se isso não for possível, ele reitera a importância de que se tenha uma pessoa que seja a referência do bebê para esse suporte/sustentação, e ela é fundamental em seu desenvolvimento, não apenas físico, mas também no que se refere à estruturação psíquica. Essa pessoa deve ser alguém que lhe apresente o mundo em pequenas doses, na condição de que ele possa suportar e ter amparo para perceber e receber o mundo à sua volta.

Segundo Costa, Sabino e Feitosa[3], o tema família envolve uma complexidade importante e ainda permanece como uma das principais fontes de apoio social, além de ser uma referência significativa de transmissão de valores culturais, bem como base das interações sociais. A família da atualidade se diferencia dos séculos anteriores, pois exerce uma enorme influência social e cultural para as crianças e os adolescentes, tendo seu papel como protetora, zeladora e, principalmente, amorosa, para que elas cresçam saudáveis emocionalmente e de maneira fortalecida. Assim, pode-se compreender a força e a importância do papel do acolhimento e aceitação dos filhos, especialmente quando eles têm questões delicadas, a respeito das quais se veem confusos e assustados, o que pode ocorrer com as crianças que apresentam variabilidade de gênero, quando se sentem diferentes, inadequadas e não aceitas.

Nos atendimentos realizados dentro do Ambulatório Transdisciplinar de Identidade de Gênero e Orientação Sexual (AMTIGOS) do Instituto de Psiquiatria do Hospital das Clínicas da Faculdade de Medicina da Universidade de São Paulo (IPq-HCFMUSP), a importância do elo e apoio da família é claramente explicitada. Sentir-se amparado e aceito pelos familiares é fundamental para a vivência e o reconhecimento da identidade de gênero. Tivemos oportunidade de ouvir declarações de adolescentes que se ergueram em reuniões e agradeceram o apoio que tiveram; alguns verbalizaram até que isso os impediu de se machucarem, mutilarem e até mesmo se suicidarem.

Sentir-se diferente torna o humano mais vulnerável a impactos e é ainda mais significativa a importância do apoio e da compreensão. Quando a família depara com questões de gênero, passa por situações de estresse significativas. Segundo Sá[8], existem estudos empíricos que apontam para grandes desafios experimentados por pais ou cuidadores, regados por uma ampla e diversa quantidade de emoções e reações vividas por eles. É possível perceber que questões em relação ao gênero são manifestas por comportamentos, alguns percebidos desde a tenra infância, que promovem diversas reações familiares. Sabe-se que essas expressões nem sempre persistirão como tal até a fase adulta, mas a atitude e reação diante delas, tais como não ser aceito, ser destratado, excluído e ser olhado com rechaço, podem marcar profundamente e repercutir no desenvolvimento das crianças, por precisarem e dependerem dessas pessoas que são responsáveis por elas e de seus cuidados. Crianças pequenas precisam e querem ser aceitas e amadas e farão doloridas negociações internas e externas para que se sintam como tal.

Portanto, o que os filhos esperam de um lar e das pessoas que cuidam delas é tê-los como uma base segura, em quem podem confiar, com quem podem contar. Quando se fala em variabilidade de gênero, é possível perceber os desafios para cada um dos membros da família. Não se pode esquecer o olhar breve da história de formação dos grupos familiares e a construção pessoal dessas pessoas, que serão base para cada um deles. Quem são, como se construíram, de onde vieram, qual região, qual país, suas bagagens e origens familiares.

Já ouvimos pessoas comentarem em atendimentos que se imaginavam e se percebiam muito flexíveis e compreensíveis em relação a temas de sexualidade, mas que nesse momento enxergavam-se com muitas dúvidas e dificuldades e que tinham mais preconceitos do que percebiam. Tivemos casos de pais que em sua vida adolescente e jovem adulta foram extremamente preconceituosos com questões de gênero e que, quando se depararam com essas questões particulares, sentiram-se muito desconfortáveis e tristes com suas próprias reações em relação aos filhos, contrastando com quem não se incomodava em absoluto com nada sobre o assunto sexualidade. Tivemos outros que censuraram e repreenderam possíveis expressões que identificaram como divergentes daquelas esperadas por nossa cultura e, quando compreenderam seus filhos, sentiram-se culpados por suas ações. No decorrer dos atendimentos, foi possível presenciar diversos relatos da percepção do que é ser mulher ou homem e como é esperado que se comportem. São assim descortinadas suas autopercepções e construções.

Assim, cada um se sente atingido ou abalado à sua maneira, e precisará lidar com seus aspectos internos, além do que está a sua volta, dos medos de retaliações, agressões e do que entendem que ocorrerá na vida de seus filhos. Precisam trabalhar com suas fantasias e sua realidade, são colocados frente a frente com quem são, suas crenças, hábitos, preconceitos, com todo seu aparato, com suas famílias pregressas, os elos de amizade, grupos de religião e outros. A família é o primeiro grupo de confiança que as crianças ou adolescentes podem contar, e sua reação e amparo são muito importantes. Quando a criança, ou adolescente percebe e eles percebem e identificam, ainda que não sejam explícitos os rechaços e olhares de reprovação ou crítica de seus pais, sentem-se muito mal por serem quem são. Têm vontade de ser diferentes, de não serem quem são. No entanto, é uma mudança e um arsenal de muitos fatores que estão em jogo e que precisam ser verdadeiramente cuidados; não há como disfarçar.

A vivência que percebemos desses pais é regada a inúmeros questionamentos e sofrimentos. Eles precisam estar fortalecidos, necessitam de uma atenção especial e de acolhimento. São eles que estarão ao lado dessas crianças, em quem elas precisam se apoiar, com quem elas podem contar e confiar. Não se trata de deixar os filhos fazerem o que quiserem, como quiserem, de não ter nem dar limites, de educar; o que precisa e deve ser feito não se trata de uma vontade ou extravagância, não é um desejo a ser satisfeito. Quando se trata de ser quem se é, com quem se identifica como ser, com qual gênero, não se trata de uma escolha nem de permissão; trata-se de respeitar a pessoa como ser, com dignidade e aprender a respeitar a si e ao outro.

Segundo Rosen[1],

> "a dignidade do ser humano deve ser efetivamente relacionada à posse de uma liberdade "que se autoprojeta" – o poder de estabelecer fins e persegui-los por meios racionais. Tal liberdade contudo não é arbitrária, mas limitada pelo fato de que a liberdade, autonomia e individualidade de cada um deve coexistir com as dos demais.

Não ser aceito por ser quem é por pessoas tão significativas e importantes é uma dor intensa, e a marca de que nem com esse suporte se pode contar é muito dura. O que pode causar a tentativa de não ser quem se é, de querer ser o que o outro espera e de negligenciar a si próprio é gerar um sofrimento intenso, a violação da liberdade e da dignidade de ser quem é e o desenvolvimento de doenças mentais.

O trabalho e os cuidados realizados pelos pais e familiares são fundamentais. A rejeição, o estigma e a discriminação de base familiar são prejudiciais[9,10]. O apoio e a aceitação dos pais são fundamentais para o bem-estar das crianças e jovens trans[10-12], com isso há um aumento da qualidade de vida e do bem-estar, além de taxas mais baixas de autoflagelação, depressão e suicídio[11-16]. As técnicas empregadas para o cuidado dos cuidadores envolvem a psicoeducação, o encontro de pais mediado por profissionais e os atendimentos focais, quando necessário.

Segundo Lemes e Neto[17], o uso da psicoeducação utilizado no Sistema Único de Saúde (SUS) engloba aspectos emocionais, comportamentais e emocionais, que permitem e envolvem a equipe multidisciplinar. A psicoeducação tem como objetivo explicar e esclarecer dúvidas, explicar e orientar sobre a falta de conhecimento, clareza de compreensão e de pensamentos distorcidos acerca dos temas envolvidos. Destrinchar medos, mitos, questionamentos e apropriarem-se de suas experiências[18]. No caso ao que nos referimos, a temática principal tem o foco nas questões de gênero, com manejo dos aspectos emocionais e melhora na qualidade de vida. O grupo beneficia-se tanto das intervenções terapêuticas quanto da troca, que se torna possível pelos encontros ocorridos com pessoas que vivem e sofrem das mesmas questões e angústias diante da preocupação com seus filhos, bem como seus próprios conflitos e sofrimentos.

Vale salientar, portanto, que não são todas as pessoas que se beneficiam desse tipo de intervenção, quando apresentam dificuldades em se relacionar com outros ou quando precisam de cuidados específicos em questões muito particulares e que não cabem dentro da proposta grupal. Nesses casos, são necessários atendimentos focados e diferenciados.

Alguns indivíduos podem apresentar dificuldade para se relacionarem com outros membros ou prejuízos cognitivos que limitam ou impedem o acompanhamento das atividades propostas. Tais pacientes precisam de cuidados específicos e demandam um atendimento psicológico diferenciado e individualizado. Tanto nos casos de participação nos grupos como em sessões particularizadas para as famílias, o plano de intervenção e atuação deve ser avaliado pelos profissionais que precisam reconhecer e identificar as demandas e técnicas a serem utilizadas. É preciso ter cuidado para cuidar dos cuidadores.

Vale ressaltar que não se trata de mera aplicação e uso de técnicas, mas da análise aprofundada de cada situação e momento do percurso em que a família se encontra, o início do acompanhamento dos cuidadores, suas primeiras questões, o desenvolvimento de seus filhos e do que se refere à variabilidade. As fases que se apresentam em ambas as frentes, tanto em relação às faixas etárias quanto às questões de gênero, incentivam o desenvolvimento de padrões comportamentais mais adaptativos ao contexto, de maneira que os pais se sintam acolhidos e possam acolher, contribuir e dar o suporte necessário para o desenvolvimento saudável de seus filhos. O comportamento do paciente não deve ser compreendido em função de quaisquer rótulos que sejam apontados a ele.

Entre as dúvidas apresentadas, uma parcela considerável delas têm relação com características pessoais ou mesmo do desenvolvimento cognitivo e emocional de cada faixa etária. Também podem ocorrer situações nas quais se apresentam questões cognitivas ou psiquiátricas não relacionadas ao gênero, mas a características pessoais que precisam ser identificadas, acolhidas e encaminhadas, se necessário. A postura e o compromisso ético com esses indivíduos deve se fazer presente para que eles recebam um atendimento de qualidade. Fica claro que o trabalho realizado com as famílias e os suportes básicos se torna imprescindível para que crianças e adolescentes possam ter um desenvolvimento saudável.

REFERÊNCIAS BIBLIOGRÁFICAS

1. Rosen M. Dignidade: sua história e significado. São Leopoldo: Unisinos; 2015. 158 p.
2. Michaelis: moderno dicionário da língua portuguesa [Internet]. São Paulo: Melhoramentos; 2023 [citado em 28 jul. 2023]. Disponível em: https://michaelis.uol.com.br/moderno-portugues/busca/portugues-brasileiro/familia.

3. Costa TGG, Sabino MSV, Feitosa LRO. Reflexão sobre as famílias na abordagem científica: um estudo de revisão bibliográfica sistemática. Fortaleza: Faculdade Metropolitana da Grande Fortaleza; 2019. p. 4.
4. Walsh F. Processos normativos da família: diversidade e complexidade. 4. ed. Porto Alegre: Artmed; 2016.
5. Genofre RM. Família: uma leitura jurídica. A família contemporânea em debate. São Paulo: Educ/Cortez; 1997.
6. Simionato MAW, Oliveira RG. Funções e transformações da família ao longo da história. In: I Encontro Paranaense de Psicologia. Brasil; Curitiba, novembro de 2006. Curitibra: ABPPPr; 2006.
7. Winnicott DW. Collected papers: through paediatrics to psycho-analysis. Abingdon: Routledge; 1993.
8. Sá NN. Transitando entre o íntimo e o social na contramão da cisnormatividade: a experiência de ressignificação de crenças em direção ao acolhimento das identidades trans pelo sistema familiar [tese]. São Paulo: Universidade de São Paulo; 2019.
9. Pullen SA, Kirichenko V, Holmes C, Feder S, Lawson ML, Ghosh S, et al. Parents' journeys to acceptance and support of gender-diverse and trans children and youth. J Fam Iss. 2019; 41(8).
10. Klein A, Golub SA. Family rejection as a predictor of suicide attempts and substance misuse among transgender and gender nonconforming adults. LGBT Health. 2016; 3(3):193-9. Epub 2016 Apr 5.
11. Turban JL, Ehrensaft D. Research review: Gender identity in youth: treatment paradigms and controversies. J Child Psychol Psychiatry. 2018 Dec; 59(12):1228-43. Epub 2017 Oct 26.
12. Travers RN, Bauer G, Pyne J. Impacts of strong parental support for trans youth: a report prepared for Children's Aid Society of Toronto and Delisle Youth Services. Trans PULSE. 2012; 1-5.
13. Alegria A. Supporting families of transgender children/youth: Parents speak on their experiences, identity, and views. Int J Transgend. 2018; 19(2):132-143.
14. Katz-Wise SL, Ehrensaft D, Vetters R, Forcier M, Austin SB. Family functioning and mental health of transgender and gender-nonconforming youth in the Trans Teen and Family Narratives Project. J Sex Res. 2018 May/Jun; 55(4-5):582-90. doi: 10.1080/00224499.2017.1415291.
15. Olson KR Durwood L, DeMeules M, Mclaughlin KA. Mental health of transgender children who are supported in their identities. Pediatrics. 2016; 137(3):e20153223. doi: 10.1542/peds.2015-3223. Epub 2016 Feb 26.
16. Veale J, Saewyc E, Frohard-Dourlent H, Dobson S, Clark B; The Canadian Trans Youth Health Survey Research Group. Being safe, Being me: Results of the Canadian Trans Youth Health Survey. Vancouver, BC: Stigma and Resilience Among Vulnerable Youth Centre, School of Nursing, University of British Columbia; 2015 January.
17. Lemes CB, Neto JO. Aplicações da psicoeducação no contexto da saúde. Temas Psicol. 2017; 25(21):9.
18. Farina M, Terroso LB, Lopes RMF, Argimon Lima II. Importância da psicoeducação em grupos de dependentes químicos: relato de experiência. Aletheia. 2013 [citado em 28 jul. 2023]; 42:175-85:8. Disponível em: http://pepsic.bvsalud.org/scielo.php?script=sci_arttext&pid=S1413-03942013000300015&lng=pt.

40

A Importância do Atendimento Familiar

Lunna Toffano de Abreu e Lima
Beatriz Bork

INTRODUÇÃO

Gênero, sexualidade e expressão (comportamento manifesto) foram observados, interpretados e compreendidos de diversas maneiras ao longo da História. A biologia do indivíduo determina o sexo – se este é macho ou fêmea – mas não define os comportamentos esperados para cada gênero, que variam segundo a época, momento histórico, país e região. O nível de pressão e exigência para que se tenha determinadas atitudes, características e gostos também sofre mudanças. Como isso varia de cultura para cultura, a maneira que se expressa ou se apresenta dentro deste ou daquele gênero difere em cada local. É diferente ser homem ou mulher na Europa, Brasil, África ou Oriente Médio, pois gênero é um produto social, cultural e histórico[1].

É essencial distinguir o que é biologicamente determinado e o que se refere a processos de educação e socialização[1] para que famílias, profissionais e sociedade tenham as ferramentas necessárias para compreender os fenômenos da variabilidade de gênero na infância e adolescência.

No Ambulatório Transdisciplinar de Identidade de Gênero e Orientação Sexual (AMTIGOS) do Instituto de Psiquiatria do Hospital das Clínicas da Faculdade de Medicina da Universidade de São Paulo (IPq-HCFMUSP), essas ferramentas são trabalhadas por meio da psicoeducação, em que são feitos esclarecimentos importantes, considerando as demandas de cada família. Por receber pacientes das mais diversas regiões do Brasil, é possível perceber, por causa da vasta extensão do nosso país, que existem localidades que vivem de forma mais tradicional, e por esse motivo podem agir de maneira mais rígida diante da variabilidade de gênero.

Assim, o fato de morar em pequenos ou grandes centros, locais urbanos ou rurais, também pode ser mais uma variável que interfere nas diversas reações percebidas em relação ao tema da sexualidade, e que podem causar menor ou maior sofrimento ao infante. Quando nasce uma criança, é frequente que o sexo, determinado biologicamente, influencie as práticas direcionadas a ela. Enquanto algumas dessas práticas são explícitas, outras aparecem de modo mais sutil, por exemplo, na maneira de se comunicar, no trato e trejeitos utilizados na interação, e que contribuem para a constituição daquele indivíduo.

O resultado mais frequente dessa construção é que o indivíduo seja cisgênero, ou seja, que haja congruência entre o sexo biológico (designado no nascimento) e a percepção da pessoa sobre seu próprio gênero. Aqueles que são incongruentes e não se identificam são conhecidos como transgêneros. Em países ocidentais, como o Brasil, o gênero é tão importante que marca comportamentos sociais e físicos, salários, cargos e trabalhos, atribuições no lar e, no âmbito social, responsabilidades ou ausência delas, entre outros. Adultos tratam de forma diferente os bebês e as crianças de acordo com o sexo (órgão genital), atribuem um gênero (menino ou menina) e ensinam comportamentos e formas de falar distintas, acolhem e criam expectativas diferentes, determinam as roupas, cores e cortes de cabelo permitidos ou aceitos para fazerem parte do universo da criança daquele gênero.

É importante salientar que gênero trata de identidade, quem eu sou; e orientação sexual, a quem dirijo meu afeto. Há muitas décadas a sociedade debate a heterossexualidade e a homossexualidade, pois a norma social determina a quem cada indivíduo pode se interessar romântica ou sexualmente, de acordo com o gênero que lhe foi atribuído, direcionando-o ao sexo oposto. Apesar de, historicamente, essa norma ter sofrido alteração, percebe-se a permanência de tais expectativas relativas ao tema de maneira mais ou menos intensa.

Assim, gênero e orientação sexual estão incluídos na sigla LGBTQIAPN+, que abarca variações no que se refere a formas de orientação sexual, identidade de gênero, entre outras expressões humanas. A parte inicial abarca lésbicas, gays e bissexuais, que dizem respeito às orientações sexuais. Já a ausência desse desejo é representada pelo A, de assexuais. A letra T inclui transgêneros, travestis e transexuais, que são identidades de gênero, bem como o Q, que se refere a *queer*. Em outras palavras, é como o indivíduo se percebe enquanto homem ou mulher (binário) ou se está fora desse conceito (não binário). O I representa os intersexuais, que são pessoas que nasceram com variações na região genital. O P se refere aos pansexuais, aqueles que se atraem por pessoas e não pelo sexo ou gênero do indivíduo e o N aos não binários, aqueles que não se identificam nem como homens ou mulheres. O + ao final tem a intenção de incluir outras representações que possam surgir.

Apesar de a sigla ser usada para se referir a adultos, a percepção de gênero se inicia na infância. Uma parte dos adultos transexuais afirma que desde pequenos eles percebiam que havia uma grande diferença entre a forma como se sentiam e como eram percebidos pelos então adultos. Reconhecer como legítima a experiência da criança é essencial para reduzir sofrimento e orientar melhor os familiares. De acordo com uma pesquisa realizada na Faculdade de Medicina de Botucatu (FMB), a proporção de indivíduos identificados com diversidade de gênero na população adulta brasileira é de aproximadamente 2%; apenas 0,69% são transgêneros e os demais, não binários[2].

Para os adultos, é mais fácil expressar com clareza como se percebem, com quais pronomes se identificam e buscar profissionais da área. Já as crianças que vivenciam questões de gênero dependem do apoio e da intermediação de adultos. Por isso, a compreensão e o acolhimento da família afetam diretamente a qualidade de vida dessa criança, dando-lhe liberdade para se expressar ao seu modo, sem retaliação, de maneira que possa descobrir-se a si mesma, como se percebe e se identifica. Dessa forma, a criança recebe o amor, sem que para isso seja forçada a corresponder à expectativa dos adultos. São essenciais nessa jornada: a comunicação intrafamiliar e com a escola, a busca por profissionais que entendam do assunto, e que os cuidadores se informem e aprendam a lidar com o fenômeno. Portanto, é relevante que os profissionais saibam orientar a família e acolher suas demandas. Dentre elas, surge a oportunidade para que crianças e seus pais se encontrem com outras famílias que passam pelas mesmas dificuldades, a fim de que possam formar uma rede de apoio.

RELEVÂNCIA DA FAMÍLIA E SUAS PRINCIPAIS DIFICULDADES

Pelo histórico abordado, espera-se que as crianças sigam os padrões sexuais mais aceitos; assim, não se percebe um preparo e, por vezes, nem uma disponibilidade para lidar com variações que podem existir[3]. Ao perceberem comportamento de variabilidade de gênero em seus filhos, algumas famílias optam por desencorajar aquilo que desconhecem ou não compreendem e, por não disporem de ferramentas, sentem-se inseguras e sem saber como agir. A atitude dos pais pode ser lida pela criança como inadequação, no sentido de que ela não deve apresentar determinados comportamentos e expressões. Como consequência, essa criança pode esconder suas sensações, dores emocionais e demais angústias. Se forem consideradas as histórias pregressas das famílias, suas origens e a maneira como entendem a sexualidade, é possível perceber que esse receio não é infundado. De fato, existe um número significativo de famílias que não apoiam seus filhos ao saber que eles lidam com incongruência de gênero. É frequente que os pais tenham reações emocionais intensas[4].

O pouco conhecimento dos pais acerca da transexualidade contribui para que tenham dificuldade em compreendê-los e entender as diferenças entre identidade de gênero e sexualidade, o que impacta negativamente na forma como entendem e reagem ao que está acontecendo com seus filhos. Pressão familiar, herança cultural e religiosa contribuem para a dificuldade em ter um olhar para a questão, bem como na aceitação parental. Alguns estudos apontam que até o gênero dos genitores é um fator que influencia: as mães aparentam ter menos dificuldade em aceitar a diversidade de gênero do que os pais[4]. Pode-se observar a mesma manifestação nos atendimentos do AMTIGOS.

O apoio parental é um fator importante de proteção para as crianças e os jovens que apresentam questões de gênero. Durante a infância, indivíduos que são acolhidos e têm suporte familiar para a transição social (mudança de nome, cabelo, vestimentas etc.) apresentam melhor autoestima e menores taxas de depressão e de ideação suicida do que aqueles que não recebem. Alguns estudos apontam que esses índices podem ser semelhantes ao de crianças gênero-congruentes[4,5]. Aqueles que não recebem apoio têm mais risco para adversidades, como abuso de subsistência, sofrimento psicossocial e suicídio[5].

Apesar da relevância que a família tem para a satisfação de vida de seus filhos, percebê-los como expressão de uma minoria tão estigmatizada e discriminada implica dificuldades e sofrimento para cada um dos seus membros de maneira distinta. Os cuidadores temem pelo impacto das intervenções medicamentosas, pela falta de acesso à saúde ou a direitos básicos e pela discriminação que podem ocorrer no âmbito social e institucional (como na escola). Apresentam, também, medo de o filho ser machucado física e psicologicamente e as opressões que provavelmente encontrarão ao longo da vida[4].

Muitos pais passam pelo processo de luto por terem a sensação de perder o filho que tinham até então, pelas idealizações que foram feitas, e pelo futuro sonhado por eles e que acreditam que não será mais possível (como o de o filho se casar e ter filhos). Quando se inicia o processo de transição, a sensação de algumas famílias chega a ser, literalmente, a da morte de um filho[4].

Nos atendimentos realizados no AMTIGOS e ao longo do processo longitudinal, podemos observar o mal-estar e a culpa que os pais sentem por terem causado sofrimento e desconforto a seus filhos, quando perceberam que não tinham como modificar quem eles são e com qual gênero se identificam, apesar de terem tentado. Alguns relataram a tristeza nos olhos do filho nas fotos de determinada época. Foram abordadas preocupações sobre as repercussões de suas atitudes e o pesar pela falta de compreensão e de conhecimento sobre a variabilidade de gênero, a ponto de evitar determinadas atitudes. Alguns foram acusados por outros adultos, ou traziam a culpa em si mesmos, de terem pensado que o filho se comportava de determinada maneira por terem desejado uma criança do outro sexo durante a gestação. Mais tarde, perceberam o quanto não era verdade e não caberia tal situação, pois a expressão de gênero da criança não se manteria se fosse causada apenas por agentes externos.

O receio dos pais não se restringe às dificuldades que seus filhos encontrarão pela vida. Eles também temem pela estigmatização vinda de pares, parentes, vizinhos, colegas de trabalho, na cultura e no ambiente político, além dos comentários acusatórios que provavelmente receberão e a possível exclusão que a família e o filho enfrentarão em ambientes e espaços sociais. Os próprios responsáveis sofrem as mesmas pressões e olhares acusatórios por serem inadequados, não colocarem limites ou não serem competentes para, socialmente, mudar seus filhos conforme o esperado. Algumas famílias evitam conversar com seus filhos sobre identidade de gênero e transexualidade, e/ou tentam adiar ao máximo a transição[4].

É comum que os pais passem por períodos de ajuste, luto, vergonha e culpa antes de aceitarem a identidade de seus filhos. Pode-se dizer que vivenciam um processo de transformação, durante o qual pesquisam e adquirem conhecimento sobre transexualidade; buscam suporte com profissionais ou famílias que também passam por questões de gênero; desenvolvem novos comportamentos e habilidades; apresentam flexibilidade mental ao mudar e repensar suas crenças; e aprendem a linguagem apropriada para conversar com seus filhos. Não se trata de um processo rápido: ele exige um trabalho intenso e profundo. Também faz parte dessa transformação encontrar barreiras e isolamento, perceber atos de discriminação, além do aumento da empatia e do reconhecimento da carga mental[4].

Encontrar profissionais atualizados é mais um dos desafios enfrentados. Tanto na área da saúde quanto na educação, não é incomum encontrar exemplos de condutas inadequadas. Na escola, os pais encontram dificuldade para que sejam implementadas medidas efetivas de inclusão e de proteção contra *bullying*[4]. Situações que seriam simples do cotidiano, para essas crianças e adolescentes podem se tornar um desafio, como a decisão de qual banheiro deve-se usar no período que se está na escola (feminino, masculino ou o exclusivo dos professores). Nos encontros conduzidos com grupos de pais, há depoimentos de crianças que deixam de se hidratar, mesmo em dias de intenso calor, por não ficarem à vontade para usar os sanitários, e até mesmo retêm a urina por horas, independentemente do tempo que permanecem na instituição escolar. O profissional da saúde pode desempenhar um papel relevante para que os educadores entendam o impacto de suas decisões e tenham mais informação para elaborar medidas mais adequadas.

Durante o desenvolvimento da criança, os profissionais de saúde desempenham um papel relevante. É essencial que eles estejam preparados para transmitir informações corretas para os cuidadores, para a coordenação e todos os funcionários da escola e até para outros profissionais que atendam o mesmo paciente. É igualmente importante orientar as famílias a respeito das diversas dificuldades que encontrarão nessa jornada, pois, dessa maneira, estarão instrumentalizadas para responderem às respectivas necessidades, de acordo com as questões apresentadas em seus caminhos. Oferecer suporte para os pais é tão importante quanto para a criança que está experienciando questões de gênero. A família e os responsáveis passam por um trabalho paralelo de construção e fortalecimento, para que possam se mostrar presentes e dar o suporte necessário para favorecer o fortalecimento emocional de seus filhos. A vivência da criança é atravessada pela da família, e esta é essencial para seu acesso à saúde, o alicerce para sua saúde mental, o apoio para que possa se expressar da forma como se sente e também para que ela seja defendida - e aprenda a se defender - em situações de discriminação.

A INFLUÊNCIA DA SOCIEDADE

A família que lida com questões de gênero precisa superar seus próprios medos e preconceitos, aumentar a comunicação e a conexão com o filho, e se fortalecer para lidar com a sociedade, cujo discurso é estigmatizante e marginaliza esses indivíduos. O contexto político e cultural agrava a situação da população transexual, pois diminui ainda mais o acesso a espaços sociais, empregos e atendimento de saúde adequado[4].

Desde a gestação, a sociedade pressiona os pais a seguirem padrões rígidos de exigência: que sejam um casal de homem e mulher, o quanto a gestante pode engordar durante a gestação, o tipo de parto esperado, se deve ou não amamentar e até quando, o quanto podem pegar o bebê no colo ou deixar no berço, se deve aceitar o colo de outros, o local e a forma como o bebê deve adormecer, entre outros. À medida que o bebê se torna uma criança, é imposto sobre ela a maneira que deve manifestar suas emoções (se é que ela pode manifestá-las), com quem deve brincar e quais brinquedos pode usar, como se sentar, vestir, portar (geralmente determinado pela expectativa da cultura para determinado gênero), que seja obediente, não fale alto e que fique sentada, entre outras coisas. Em suma, a sociedade espera que a família encaminhe a criança a se adequar aos padrões idealizados por adultos, e não haja preocupação se tais comportamentos seriam realmente adequados para seu desenvolvimento saudável.

No Brasil, a pressão que recai sobre as mães já foi traduzida em expressões como "nasce uma mãe, nasce uma culpa". Não importa o quanto a mãe tente se adequar, dificilmente ela conseguirá se manter no estreito caminho imposto pela cultura e, consequentemente, escapar do julgamento social. É nesse contexto, já tão rígido, que as famílias estão inseridas quando seus filhos declaram perceber-se diferentes do gênero atribuído ao nascimento.

Além da pressão por controle sobre o corpo, as emoções e as manifestações da criança, a sociedade também julga o que ela pode pensar ou sentir. A famosa frase "criança não tem que querer" revela o lugar que os pequenos têm diante dos adultos. A vontade e a opinião do adulto prevalecem e os mais jovens devem se adequar a qualquer custo. Quando a manifestação da criança sai de "quero ficar mais tempo no parquinho" e ganha a seriedade de "sinto que nasci no corpo errado", a reação social costuma silenciá-la e culpabilizar a família.

Diante de todo esse contexto, é compreensível observar que as famílias relutam em aceitar a condição transexual do filho e temem a repressão que sua criança receberá no meio, bem como a pressão que eles, adultos, sofrerão. A criança e o jovem transexual podem não ter a dimensão de como sua condição afeta aqueles ao seu redor e como ela repercute na sociedade, mas conseguem perceber-se como um peso em sua família[5]. A estressante jornada dessas famílias em busca de escolas, serviços de saúde e outros sistemas para encontrar apoio para seus filhos parece contribuir para o adoecimento parental. Colabora também para esse adoecimento a convivência com as normas sociais de gênero estabelecidas e o tratamento discriminatório contra aqueles que apresentam variabilidade. O simples ato de estar em um espaço público pode levar alguns pais a um estado de hipervigilância, por medo de serem questionados sobre a identidade de seus filhos. Esses fatores estão relacionados com a maior prevalência de ansiedade e depressão encontrada nos pais[4].

Alguns pais podem comentar com o profissional de saúde sobre suas teorias do motivo pelo qual o filho seria transexual. Culpam a si mesmos, destacando alguma ação ou intervenção sua, ou mesmo a baixa qualidade do relacionamento pai-filho que cultivaram até então. Outras famílias apontam a pressão de colegas e distúrbios psicológicos como responsáveis por influenciar a variabilidade de gênero[4]. Essas crenças criadas pelos genitores, somadas a sua saúde mental e ao amparo que recebem (ou não) de seus pares, têm forte influência na relação que esses pais conseguem estabelecer com seus filhos transexuais.

Algumas famílias acreditam que os comportamentos dos filhos estão ligados à orientação sexual e não à identidade de gênero. Outros afirmam que se trata de uma fase[4]. Tendo em vista que nem toda criança que apresenta questões de gênero se tornará uma pessoa transexual na vida adulta, é preciso que a família, o profissional da saúde e, idealmente, a sociedade, não cristalizem a criança no gênero com o qual ela se identifica naquele momento, tampouco mantenha a expectativa de que as coisas mudem. Deve-se trabalhar com o conteúdo que a criança traz, de acordo com seu próprio ritmo. É preciso ouvir e respeitar suas manifestações, acompanhar seu desenvolvimento e estar preparado caso ela queira voltar atrás e tentar um caminho diferente[6].

O percurso de cada criança é único. Por isso, a família e os profissionais que a acompanham devem seguir o ritmo que cada criança propõe. Algumas iniciam pela escolha de um nome, outras pela mudança na aparência ou até pelo grupo social. Elas podem fazer uma transição imediata ou ao longo de meses, linear ou não, completa ou parcial. No entanto, percebe-se que há uma demanda da sociedade e dos pais para que a criança se defina dentro do modelo binário (menino × menina), se adeque totalmente a um dos gêneros e faça uma transição total, imediata e permanente. É preciso um trabalho intenso para que os genitores possam resistir a seus próprios preconceitos e à pressão social de modo a conseguir acompanhar o passo e a cadência que seu filho precisa.

Entre o ideal e o possível, observa-se que a família também tem seu próprio ritmo de aceitação da identidade, compreensão do que isso significa e para a construção dos alicerces (profissionais, apoio entre os pares, comunidade de pais de filhos trans etc.), de modo a permitir ao filho e a si mesmos viverem essa nova realidade. No AMTIGOS, são acompanhados casos de famílias que fazem transições gradativas. É frequente que, primeiro, aceitem que a criança se vista de acordo com o gênero com o qual se identifica dentro de casa, exclusivamente. Depois de um tempo, a própria criança passa a solicitar que sua expressão possa ficar livre fora da própria casa. Aos poucos expandem para outros ambientes, como o nosso ambulatório ou lugares de passeio e, por fim, realizam uma transição completa, no sentido de se vestirem, serem nomeados e usarem os mesmos pronomes, independentemente de onde ou com quem estiverem.

A literatura já afirma que os profissionais da saúde precisam lembrar aos cuidadores a importância de seu apoio e de fortalecer o vínculo com os filhos[5]. É preciso que a família desempenhe seu papel como protetora e zeladora para que os filhos, emocionalmente, cresçam de maneira fortalecida e saudável, e o acolhimento e a aceitação se tornam cruciais nesse processo. Dessa forma, eles têm a oportunidade de compensar o impacto na saúde mental do assédio social e da discriminação que os filhos recebem[5]. Essa proteção se torna ainda mais urgente quando lembramos que as experiências na infância se estendem até a vida adulta e marcam sua construção interna[7].

CONSIDERAÇÕES FINAIS

Sabendo da relevância que o suporte da família tem para mitigar os riscos e o estresse da estigmatização da criança trans, o profissional da saúde deve investigar a experiência desses cuidadores para avaliar quais intervenções terapêuticas ou psicoeducacionais podem contribuir para essa família. À medida que os pais passam por seu próprio processo, impulsionados pela questão de seus filhos, os quais passam por mudanças e fortalecimento interno, eles podem oferecer melhor suporte para o desenvolvimento e bem-estar de sua criança[4]. O processo de cuidado da saúde mental e de desenvolvimento dos cuidadores repercutirá em uma relação mais saudável consigo mesmos e com o outro. Contribui, também, para um vínculo de confiança entre os responsáveis e seus filhos, e promove qualidade no cuidar.

Saber da identidade de gênero dos filhos pode servir como uma forma de impulsionar a aproximação entre pais e filhos que antes não tinham laços estreitos. Há relatos na literatura de relações familiares que se beneficiaram desse novo momento à medida que adultos e crianças melhoraram a comunicação, repararam conflitos previamente existentes, aumentaram a conexão emocional e a sensação de proximidade[4]. O impacto de ter um filho que pertence a uma minoria tão estigmatizada pode levar alguns adultos a começarem a investir e cultivar laços que anteriormente não pensariam em fazer. Eles também podem encontrar um senso de propósito em sua história parental, o que pode se apresentar por meio do ativismo[4].

Sob esse aspecto, pode-se ressaltar que no trabalho realizado no AMTIGOS há um cuidado importante em propor a reflexão da ação parental, independentemente da questão da criança. Nem sempre os filhos querem participar ativamente ou se expor em sua individualidade, como seus pais. Também há casos cujos pais preferem manter discrição enquanto os filhos se posicionam nas redes sociais. É importante observar se os posicionamentos exprimem características pessoais ou revelam manifestações emocionais, como de fuga.

Cabe lembrar que há diversos embates vividos e específicos de cada fase. A entrada da adolescência traz novos desafios para todos os membros da família e para os profissionais que a acompanham, bem como um turbilhão de dúvidas e emoções que podem atingir a todos.

Na infância, a aceitação e o apoio dos cuidadores para que o filho faça a transição social e viva plenamente de acordo com sua identidade de gênero pode ser suficiente para uma maior saúde mental[5]. No entanto, na adolescência é preciso ir além. A atenção de pais e profissionais de saúde deve ser redobrada, pois surgem novas demandas emocionais, sociais, românticas e sexuais, assim como as mudanças no corpo. Independentemente de usar ou não o bloqueio puerperal, tende a ocorrer o aumento da disforia, afinal o corpo não se assemelha ao de seus pares do mesmo gênero[8]. A adolescência é um período delicado para a maioria das famílias, mas, no caso de filhos transexuais, os desafios dessa fase tendem a ser ainda mais intensos.

Acompanhar crianças e jovens transexuais requer um trabalho próximo com seus cuidadores. Todas as questões de desenvolvimento infantil e adolescente estarão presentes e precisarão ser olhadas. O quesito da variabilidade de gênero é mais um item a ser pontuado em meio a tantos que podem emergir. A compreensão sobre as particularidades da vivência transexual e a saúde mental da família tem uma relação direta com a saúde do filho. É enriquecedor oferecer um espaço seguro para que os jovens possam encontrar outros indivíduos passando pelas mesmas dificuldades e cujas famílias possam construir uma rede de apoio com seus semelhantes. É essencial instrumentalizar os pais para que possam lidar com a escola e demais instituições, estejam bem para dar suporte para o filho e prepará-los para os novos desafios que surgirão à medida que essa criança entrar na adolescência.

REFERÊNCIAS BIBLIOGRÁFICAS

1. Carvalho JB, Melo MC. A família e os papéis de gênero na adolescência. Psicol Soc. 2019 [citado em 28 jul. 2023]; 31. Disponível em: https://www.scielo.br/j/psoc/a/gNFmX6vGgKQ6gCyjQzv4CMS/?lang=pt.
2. Spizzirri G, Eufrásio R, Lima MCP, Nunes HRC, Kreukels BPC, Steensma TD, et al. Proportion of people identified as transgender and non-binary gender in Brazil. Sci Rep. 2021 [citado em 28 jul. 2023]; 11. Disponível em: https://www.nature.com/articles/s41598-021-81411-4.
3. Saadeh A. Transtorno de identidade sexual: um estudo psicopatológico de transexualismo masculino e feminino [tese]. São Paulo: Universidade de São Paulo; 2004.
4. Abreu RL, Rosenkrantz DE, Ryser-Oatman JT, Rostosky SS, Riggle EDB. Parental reactions to transgender and gender diverse children: a literature review. J GLBT Fam Stud. 2019 [citado em 28 jul. 2023]; 15(5):461-85. Disponível em: https://www.tandfonline.com/doi/full/10.1080/1550428X.2019.1656132.
5. Simons L, Schrager SM, Clark LF, Belzer M, Olson J. Parental support and mental health among transgender adolescents. J Adolesc Health. 2013 [citado em 28 jul. 2023]; 53. Disponível em: https://pubmed.ncbi.nlm.nih.gov/24012067/.
6. Newhook JT, Pyne J, Winters K, Feder S, Holmes C, Tosh J, et al. A critical commentary on follow-up studies and "desistance" theories about transgender and gender-nonconforming children. Int J Transgend. 2018 [citado em 28 jul. 2023]; 19(2). Disponível em://www.tandfonline.com/doi/abs/10.1080/15532739.2018.1456390.
7. Kennedy N, Hellen M. Transgender children: more than a theoretical challenge. Grad J Soc Sci. 2010 [citado em 28 jul. 2023]; 7(2). Disponível em: https://itgl.lu/wp-content/uploads/2015/04/Kennedy-and-Hellen-Transgender-Children.pdf.
8. Olson KR, Durwood L, DeMeules M, McLaughlin KA. Mental health of transgender children who are supported in their identities. Pediatrics. 2016 [citado em 28 jul. 2023]; 137(3):e20153223. Disponível em: https://pubmed.ncbi.nlm.nih.gov/26921285/.

41

Atendimento às Famílias | Acolhimento e Orientações sobre os Direitos de Transgêneros

Patrícia Ribeiro Fernandes
Beatriz Bork

Falar sobre o acolhimento psicológico pensando no direito da população transgênero requer uma reflexão que sugere que um sujeito ou uma comunidade ocupem uma posição de vulnerabilidade e precisem do Estado para amenizar os impactos que poderão vir a sofrer individual e socialmente. Como a psicologia pode trabalhar essas temáticas no campo terapêutico com as famílias?

A resposta está inserida no próprio nome escolhido para o capítulo: acolhimento e orientação, associados a uma escuta qualificada e a uma conduta ética. O profissional deve se guiar principalmente pelo Código de Ética da Psicologia, que orienta a prática profissional, amparado na Declaração Universal dos Direitos Humanos. O Conselho Federal de Psicologia (CRP) prevê que é um princípio fundamental da profissão a promoção de saúde e qualidade de vida – individual e coletiva, como forma de eliminar negligência, discriminação, violências e opressões. Nesse sentido, é função da classe promover apoio e mudanças sociais, como forma de promoção de saúde à população transgênero[1]. A psicologia tem estrutura para atuar na redução dos efeitos das violações de direitos humanos e possui ferramentas para o trabalho de resolução de conflitos, comunicação não violenta, habilidades sociais e emocionais, e contribui para uma maior segurança individual e social.

A Associação Profissional para Saúde Transgênero (World Professional Association for Transgender Health – WPATH) tem como proposta reunir diversos profissionais voltados a desenvolver melhores práticas e políticas de apoio às pessoas transgênero com o objetivo de promover saúde, educação, dignidade, pesquisa e igualdade em todos os aspectos culturais. A Associação, baseada em estudos científicos, promove normas que respeitam as peculiaridades das diferenças culturais entre países para prover cuidado de excelência na saúde de pessoas trans que apresentam disforia de gênero[2].

As normas preveem que a atuação do profissional da saúde (não restrita ao psicólogo) deve ser feita em conjunto com conexões sociais - organizações comunitárias, familiares e amigos - pois, por meio desse amparo, é possível reduzir a disforia de gênero, promover saúde, prevenir doenças mentais e fortalecer as redes protetivas.

Nesse sentido, na literatura, o apoio familiar está associado com melhoras significativas de satisfação na vida, menor sobrecarga emocional e menos sintomas depressivos[3]. Segundo os autores das normas da WPATH, as diferenças culturais afetam de diferentes maneiras os usuários dos serviços prestados, bem como as práticas terapêuticas praticadas e aceitas pelos profissionais de saúde[2].

O atendimento familiar é uma modalidade terapêutica que pode ser oferecida visando desde a promoção de saúde e orientação até uma intervenção específica em relação a um conflito que se instala na dinâmica familiar. Entende-se por conflito todo e qualquer enfrentamento que se passa com o sujeito, como isso lhe toca e afeta suas relações, em especial a estabelecida com familiares. O olhar específico para essas interações permite a construção de um quadro clínico amplo e complexo e que abala a saúde mental das pessoas trans[4].

O encontro familiar permeado pela escuta e mediação terapêutica dá a oportunidade para que cada indivíduo se escute e faça o mesmo com relação a seus pares, de modo a viabilizar o desenvolvimento de diálogos e relações mais respeitosas. As intervenções e trocas, com a moderação terapêutica, contribuem para que haja uma interação cautelosa, além de possibilitar a abertura de um novo espaço para que cada um perceba sua responsabilidade, influências e como seu movimento pessoal interfere, no sentido de facilitar ou dificultar interações dentro da dinâmica familiar.

A interação, postura e ações familiares que serão acolhidas permitirão ou possibilitarão o acesso e o cuidado com a saúde que essa população receberá, uma vez que tanto as crianças quanto os adolescentes, por serem menores de idade, dependem de seus responsáveis para darem continuidade a qualquer acesso à saúde.

No contexto ambulatorial, o atendimento familiar tem o objetivo de, nas suas dificuldades, acolher e orientar o paciente, seus familiares ou outras pessoas próximas, principalmente no que tange à questão do gênero. Quando a criança ou adolescente é acolhido pelo ambulatório, recebe cuidados dentro das diversas especialidades da área da saúde, entre elas, a psicologia. Para que isso possa ocorrer, é necessário que tenham ciência de todo o processo e que possam compreender o motivo de permanecerem em um trabalho de atenção à saúde de seus filhos, da importância de sua participação e anuência em todo esse percurso. Enquanto os filhos têm um atendimento pautado em estudo e ciência, seus cuidadores receberão atenção e orientação, pois estarão envolvidos em toda essa trajetória. Para o paciente, ter o apoio dos pais ou responsáveis e, a partir deles, aplacar sua angústia, possibilita a percepção de terem realmente com quem contar e confiar, o que contribui para a diminuição do sofrimento.

No Ambulatório Transdisciplinar de Identidade de Gênero e Orientação Sexual (AMTIGOS) do Instituto de Psiquiatria do Hospital das Clínicas da Universidade de São Paulo (IPq-HCFMUSP), o paciente (criança ou adolescente) e os responsáveis participam de grupos distintos. A criança ou adolescente frequenta encontros grupais terapêuticos junto com outras pessoas que possuem idades semelhantes à sua, enquanto os adultos responsáveis estão no grupo de pais/cuidadores. Ambos os grupos, o da criança ou adolescente e o de pais/cuidadores, trabalham seus conteúdos separadamente.

Os pais e responsáveis são recebidos mensalmente em grupo para que suas demandas sejam acolhidas. Nesses encontros, são realizadas psicoeducação e orientação sobre várias temáticas que envolvem a variabilidade de gênero. Os depoimentos e as trocas proporcionam conforto ao saber que outras pessoas passam por vivências semelhantes, o que contribui para os processos de elaboração e ressignificação. Quando se percebe que existe um conflito que abarca a dinâmica familiar, essas pessoas, então, são convidadas a estarem juntas no atendimento familiar, que tem o objetivo de trabalhar o conflito que atinge exclusivamente esse núcleo familiar.

Os temas que emergem nos grupos de pais e cuidadores, crianças ou adolescentes, são variados e trabalhados dentro do próprio grupo durante o encontro. Quando um direcionamento possui uma particularidade que não é possível ser debatida e construída somente no grupo maior, o atendimento familiar acontece. Essa modalidade é focal e trabalha o núcleo familiar de maneira mais individualizada. Existem temas mais recorrentes, como aceitação familiar, transição social, conduta escolar, uso do banheiro, nome social e pronomes de tratamento, violência, *bullying*, bloqueio puberal e hormonização. Mesmo que a pessoa LGBTQIAPN+ viva em um ambiente receptivo, harmônico e acolhedor, dificilmente atravessará a infância ou adolescência sem ter tido algum conflito que envolva as questões supracitadas.

Quando uma pessoa ou família chega ao atendimento, é papel do terapeuta perceber, acolher a demanda, identificar como se estruturam e interagem e, diante da queixa apresentada, avaliar o que é pertinente, o que se refere aos limites a serem dados ou às características do desenvolvimento e verificar qual conhecimento ou informação os sujeitos possuem sobre a temática para, a partir daí, abarcar os itens, para amparar e construir instrumentos para lidar com as queixas apresentadas.

Toda família possui um conjunto de preceitos que regulamentam e organizam seu funcionamento. Isso inclui seus valores, crenças, espiritualidade, religiosidade, classe, entre outros. O terapeuta é quem chega em um sistema que já possui sua própria organização ao longo de sua trajetória e, dentro desse cenário previamente construído, precisa criar intervenções que promovam a escuta e a reflexão e auxiliem no desenvolvimento das demandas verificadas.

No contexto de trabalho com a população LGBTQIAPN+, é possível encontrar várias modalidades de configurações familiares. Considerando a multiplicidade de maneiras de estar e compreender o mundo, faz-se necessário observar como cada indivíduo inserido nesse sistema interpreta as informações, ações, interações e relações.

Seja qual for a temática, não cabe ao terapeuta supor o conhecimento do paciente ou familiar, e é de suma importância ter o cuidado e respeitar a história prévia, por vezes machucada ou fragilizada e, então, a partir daí construir juntos um saber sobre a situação vivida no momento, pensar alternativas ou mesmo resoluções possíveis e seus direcionamentos.

Quando abordamos a importância de saber qual é o conhecimento que o sujeito possui e falamos em multiplicidade existencial, referimo-nos às inúmeras possibilidades de pensar os casos e os encaminhamentos que poderão ser realizados. O papel do terapeuta, no que tange ao atendimento familiar, passa por duas vias: orientar e acolher, contribuir quando e se necessário na aquisição de informações, conhecimento a respeito das leis de proteção e de direitos das pessoas transgênero; e auxiliar na identificação de direitos violados, ao tratar o posicionamento, colocações familiares, sugerir atitudes para o suporte adequado de seus filhos e fazer as orientações necessárias. Essa intervenção propicia compreensão, fortalecimento do núcleo familiar e auxilia na resolução de conflitos e tomada de decisões.

São os direitos que reconhecem e protegem a dignidade dessa população na sua individualidade, na convivência social e na relação com o Estado. Os profissionais de saúde devem conhecer os direitos dessa população e assegurar que sejam respeitados, inclusive na prática clínica. Muitas vezes, o atendimento familiar nos convoca a pensar em estratégias e alternativas que compreendem o campo do Direito, mas dão lugar a uma elaboração mais ampla e envolvem, sem dúvida, o campo dos afetos, no qual se pode trabalhar concretamente as questões legais e, paralelamente, o autoconhecimento, autopreservação e autoestima, de modo a fortalecer os indivíduos e seus familiares para que se percebam inseridos e participantes ativos na sociedade.

Existem diversas situações em que essas pessoas são desrespeitadas e violadas dentro de seus próprios lares, em outros ambientes familiares, serviços de saúde e escolas. Como abordado, o Direito é aquele que protege; no entanto, aqueles que deveriam proporcionar segurança por vezes são protagonistas de cenas carregadas de preconceito, agressão, violência e, até mesmo, transfobia. No Brasil, LGBTQIAPN+fobia é considerada crime e o Superior Tribunal Federal (STF) permite a aplicação da Lei n. 7.716/89 ao reconhecer tais violações como crimes "por raça", na acepção político-social e não biológica de raça[5]. Assim, enquanto o Congresso não aprova uma lei específica para criminalizar as opressões a essa população, ela deve ser protegida pela Lei Antirracismo.

São múltiplos os desafios enfrentados pela população trans; dentre esses, o uso do nome social é o que aparece mais com mais frequência como demanda dessa população. É essencial ser tratado pelo pronome referente ao gênero com o que se identifica ou, até mesmo, poder escolher um nome, e ter existência em como quer ser chamado. O nome é aquele que nos identifica, que diz quem somos, que nos faz sujeitos e mais, a maneira que a pessoa se reconhece e quer ser reconhecida. Embora a inclusão do nome social e a retificação do seu nome de registro inicial seja um direito garantido, muitas vezes a maneira que a pessoa gostaria de ser chamada não é respeitada em ambientes públicos e privados – considera-se o privado como familiar ou de convivência próxima. Quando um responsável não pode ou não consegue chamar a criança pelo nome ou pronome com o qual ela se identifica, a dificuldade que se apresenta não se refere simplesmente ao seu uso, mas também a tudo o que isso significa. É preciso compreender do que se trata e qual a mensagem transmitida, pois ela merece ser identificada e esclarecida.

Por vezes, trabalhar essa questão envolve implicações muito mais amplas que, ao serem descortinadas, podem aclarar diversas questões e facilitar não somente a comunicação e compreensão entre os membros, mas também possibilitar uma melhor convivência. A importância do nome e do pronome precisa ser construída e reconhecida para que essas pessoas ganhem existência em como se identificam e se reconhecem.

Ouvimos relatos frequentes de que, ao buscar atendimento numa unidade de saúde, o nome não é respeitado. Esses acontecimentos envolvem diversos profissionais, de várias especialidades da Saúde, tanto no setor público quanto no privado. Quem enfrentou situações como essa e passou por esse constrangimento relatou um desconforto considerável, angústia, vergonha e medo. Como exemplo, segue o relato de uma vivência familiar em que o nome social não foi respeitado e a criança evitava ao máximo ir a uma consulta médica ou mesmo ao hospital, mesmo que fosse necessário, por recear ser chamado pelo nome de registro, o que já tinha ocorrido em algumas situações em que houve necessidade de passar por consulta médica ou no pronto-socorro do hospital. Era uma criança bastante fechada, tímida e que se sentia extremamente exposta e incomodada com o ocorrido; não queria sofrer olhares, questionamentos ou ter a chance de alguém saber que ele era trans.

Houve até momentos em que a mãe fingia ser a paciente, pois o nome chamado era feminino, por isso a criança escolhia ir com ela às consultas necessárias. Depois de chegar ao atendimento, ela passava a explicar tudo, e a criança sentia-se desconfortável nessas situações. Em razão dessas experiências, passou a não querer mais buscar atendimento, fosse nos médicos de convênio ou em hospitais. O pai teve a compreensão (equivocada) de que o filho não queria ter nenhum acesso à saúde na sua presença e que ele preferia que a mãe o levasse. No atendimento familiar, ficou claro que a mãe conseguiu compreender, pela proximidade com o filho, o que ocorrera e, para evitar o sofrimento da criança, relatou que carregava um pequeno papel no qual explicava brevemente como seu filho deveria ser chamado, e acrescentava que esse era um direito protegido por lei. Ela entregava o bilhete de maneira discreta e conseguia atingir seu objetivo e, assim, o filho se sentia protegido e amparado. Além de deixar claro no decorrer do atendimento a atitude tomada para que respeitassem o nome dele, ficou claro para o pai o porquê de o filho preferir a presença da mãe nesses momentos.

Nesse caso e em outros, é possível observar que momentos delicados fazem com que as famílias precisem criar estratégias para tentar proteger a criança ou adolescente e, assim, evitar situações constrangedoras.

O encontro familiar proporcionou a compreensão que o filho tinha sobre a conduta do pai: na sua primeira leitura, entendia que ele não aceitava sua condição, o expunha nessas situações e não se importava com seu mal-estar. A percepção e a tristeza do filho foram conteúdos trabalhados, bem como o posicionamento paterno, que, após entrar em contato com essas informações, pode trocar ideias com a família, principalmente com a mãe. Nessa situação, foi possível evidenciar as relações parentais e a questão da comunicação entre eles. Havia um entendimento diferente de acordo com a ótica de cada um e que dava uma direção equivocada de não aceitação do pai, de modo a gerar um distanciamento entre pai e filho, o que tem um peso significativo. A rejeição parental é prejudicial para o desenvolvimento emocional da criança ou adolescente e este é um exemplo no qual o trabalho particularizado com o núcleo familiar pôde acolher e elaborar o amparo e proteção não somente da lei, mas também da família.

As famílias que passam por constrangimentos, ou se sentem demasiadamente vulneráveis, possuem dificuldade em buscar tratamentos fora do ambulatório. Existem situações de saúde em que a necessidade do paciente não corresponde a uma demanda de gênero. Nesses casos, a busca do cuidado deve ser realizada em outro local. É necessário que o atendimento ocorra onde for preciso, pois cada serviço oferece um cuidado específico e o cidadão precisa ser atendido e respeitado. O Sistema Único de Saúde (SUS) reconhece o uso do nome social e as equipes de saúde em todos as unidades devem registrar o nome indicado pela pessoa e tratá-la, exclusivamente, pelo nome e pronome que ela indicar. Outros locais podem não estar preparados e acabam por realizar condutas preconceituosas, porém é importante orientar e cobrar para que as atitudes possam ser modificadas e, se necessário, solicitar providências adequadas.

No âmbito do SUS, a Portaria n. 2.836, de 1º dezembro de 2011, instituiu a Política Nacional de Saúde Integral de Lésbicas, Gays, Bissexuais, Travestis e Transexuais, e criou diretrizes para a promoção da saúde integral dessa população no SUS. Aos seus usuários, é garantido o respeito ao nome social e à identidade de gênero, independentemente de cirurgias de modificações corporais, e basta a autoidentificação do paciente. Em todos os documentos deve existir um campo para registrar o nome social, e deve ser assegurado o uso do nome de preferência, o que inviabiliza, portanto, sua identificação por número, nome ou código da doença, bem como outras formas desrespeitosas ou preconceituosas[6].

O respeito ao nome social no SUS é garantido pela Portaria do Ministério da Saúde (MS) n. 182/2009. Para constar o nome social no cartão do SUS, basta solicitar em qualquer Unidade Básica de Saúde (UBS)[7]. O Decreto Federal n. 8.727, de 28 de abril de 2016, dispõe sobre o uso do nome social e o reconhecimento da identidade de gênero de pessoas travestis e transexuais no âmbito da administração pública federal direta, autárquica e fundacional. Nessa perspectiva, é possível a inclusão e exclusão do nome social no Cadastro de Pessoas Físicas (CPF) do(a) contribuinte, e poderão ser realizadas a qualquer tempo, mediante requerimento da parte interessada[8]. O Tribunal Superior Eleitoral (TSE), por meio da Resolução n. 23.562/2018, permite seu uso, bem como a identidade de gênero no título de eleitor, sem necessidade de alteração prévia em cartório ou via ação judicial[9].

O STF também reconheceu o direito de pessoas trans corrigirem seus documentos diretamente nos Cartórios de Registro. Não é necessária ação judicial ou realização de cirurgias de modificações corporais e não é preciso passar por avaliação médica ou psicológica. Embora não haja idade mínima para alterar o registro, faz-se necessária uma ação judicial para alteração do nome de crianças e adolescentes menores de 18 anos[10]. Baseado no direito humano e fundamental ao livre desenvolvimento da personalidade, e ao compreender que identidade de gênero não se prova, o Estado não pode exigir da pessoa transgênero o cumprimento de requisitos criados pelo próprio Estado para ter sua transgeneridade reconhecida (como laudos psiquiátrico e/ou psicológico o atestando). Uma declaração deve ser suficiente para que ela tenha sua identidade de gênero legitimada e respeitada, com a consequente alteração de seu registro civil.

No atendimento familiar, ainda que se esteja tratando de direitos e posicionamento de cidadãos, não há como desvincular as questões emocionais associadas. Quando os responsáveis se posicionam diante das ações recebidas, conseguem, por meio de seu exemplo, ensinar seus filhos a buscar seus direitos como cidadão. Contudo, para que os responsáveis possam fazer esse movimento em defesa de seus filhos, precisarão: estar tranquilos em relação a si mesmos e a eles; lidar com o significado e a postura diante das questões de variabilidade de gênero;

enfrentar as dificuldades no decorrer do processo; e aceitar seus filhos como quem são. A partir de então, poderão perceber que tiveram o entendimento e a potência necessária para conseguirem estar fortalecidos e colocarem-se com essa postura nos diversos locais. Sem dúvida, os filhos perceberão seu apoio. Diante dessa atitude dos responsáveis, seus filhos se fortalecerão e aprenderão a instrumentar-se nas situações que enfrentarão. Não são somente a postura acolhimento e aceitação dos responsáveis que definirão tais condutas, mas esse é um dos pilares importantes no processo.

É esperado dos profissionais de saúde o acolhimento e a criação de um ambiente seguro que não trate a transgeneridade como um problema, ou aponte que algo está errado. O trabalho do psicólogo é acolher o paciente e buscar, em conjunto, maneiras de aliviar seu sofrimento. A Resolução do CFP 01/2018 estabelece normas de atuação para as psicólogas e os psicólogos e entende que o trabalho é de acolhimento e não de cura ou alteração da identidade de gênero[11]. Contudo, ainda existem profissionais de saúde que atendem as pessoas LGBTQIAPN+ de maneira constrangida ou que se recusam a fazê-lo. Condutas antiéticas, discriminatórias e violentas podem variar, desde negligências diante de questionamentos e até rotinas de exames, colocando em risco a integridade psicológica e médica desses corpos e violando os direitos humanos[12].

No atendimento familiar, é necessário observar quais são as expectativas dos envolvidos em torno do tratamento. Existem famílias interessadas na construção de debates acerca da temática e da subjetividade do paciente, outras que esperam que o diagnóstico possa dar ou confirmar uma identidade e aquelas que esperam por cura ou reorientação. Não se trata de apenas atender a busca solicitada, como atendimento individualizado, bloqueador puberal, hormonização etc. Cada caso precisa ser avaliado. É preciso entender do que se trata essa busca e, independentemente do que espera a família, essa expectativa precisa ser escutada. O papel terapêutico é acolher essas solicitações e compreender em conjunto seus significados, convidar os sujeitos à reflexão, o que não significa atender a desejos, mas sim trabalhá-los.

O processo de aceitação tem suas particularidades e peculiaridades dentro de cada família. A troca entre diferentes grupos familiares com culturas diversas é uma experiência enriquecedora e acolhedora. Ainda que haja diferenças, elas se identificam em aspectos de seus discursos e vivências, percebem que não são as únicos que sofrem ou passam por determinadas situações, partilham dores, angústias, vivências e se apoiam; aprendem, assim, a respeitar divergências, diferenças e conflitos de tantas posturas ao lidar com situações que tenham traços em comum. No entanto, como mencionado, quando uma família chega para o atendimento, ela já possui um histórico e uma singularidade. Ao profissional, cabe validar os discursos, identificar os sintomas, compreender os arranjos familiares e considerar o contexto social em que ela está inserida. O contato com a violência social, e as condições de moradia e privacidade influenciam na experiência da pessoa LGBTQIAPN+, mas a dificuldade de aceitação pode existir independentemente da classe social.

Considerando-se o contexto, cada indivíduo e família terá um trajeto singular na aceitação e autoaceitação. Proporcionar à criança ou ao adolescente compreensão e respeito por sua identidade contribui para experiências positivas e saudáveis que repercutem, também, na fase adulta. Muitos optam por fazer algum tipo de transição social de gênero, que envolve as mudanças de expressão desse, as quais podem acontecer em qualquer fase da vida, por exemplo: corte de cabelo, roupas, acessórios, nomes e pronomes[13]. Ter o apoio da família, ou das pessoas próximas e de confiança, é reconfortante, reduz o sofrimento e, para a grande maioria, tem uma repercussão na diminuição da angústia, que culmina em maior confiança e auxilia a interação social.

O momento da transição pode ser bastante delicado para todos os envolvidos, inclusive para as pessoas que passam por esse processo. Por mais que elas possam ter benefícios, terão que enfrentar o estranhamento do outro e, por vezes, de si mesmas, em relação a sua imagem. As mudanças ocorrem de maneira diferente para cada membro e em cada família, com velocidades distintas, no entanto, aprender a lidar com as modificações envolve um importante desafio e a necessidade de elaborar esse processo.

Cada elaboração tem seu tempo e suas particularidades, seja na família nuclear, seja na família extensa. Existem muitas questões envolvidas e é preciso respeitar o momento de cada uma delas, trabalhando internamente o volume de questões que são atingidas nesse processo. O psicólogo pode interpretar ou até mesmo traduzir para os membros da família as posturas, afetos, significados e representações envolvidas nos discursos, e convidar cada um para uma compreensão respeitosa sobre as dificuldades apresentadas.

Existem situações em que a criança ou adolescente aponta que a família não aceita sua transição social. Em casos assim, é importante estar atento; o fato de não o chamar pelo nome escolhido ou demonstrar atitudes que lhe dão essa percepção, como mencionado, não se trata somente da questão de aceitação, embora isso esteja embutido nesta atitude. Pode se tratar de uma parcela dentre uma série de questões pessoais e familiares que dificultam a compreensão e a aceitação do contexto vivenciado. Em conjunto, buscamos compreender o que tem se passado, e entender que a elaboração psíquica exige assimilação e organização dos acontecimentos, das representações e dos afetos, para, então, conseguir dar um novo sentido para aquela experiência.

Percebemos, principalmente dos cuidadores, os sentimento de culpa, falha, surpresa, desorganização, impotência, medo, confusão e desamparo. O atendimento familiar e as escutas que envolvem esse encontro facilitam esse processo de elaboração: em alguns casos, é possível perceber a necessidade de refazer internamente sonhos projetados para si ou para aquele filho e imagens criadas para a construção da vida daquela pessoa, o que pode envolver um sentimento de luto e perda de uma ideia ou ideal imaginado. O luto indica uma perda e prevê sentimentos de incapacidade e vulnerabilidade e, dentre as dificuldades apresentadas, é importante citar o quão desafiadora se torna a aceitação, pois indica uma fase de readaptação para realocar o lugar que aquela pessoa representava no imaginário. Os sentimentos de abandono parental, vivenciados pela pessoa trans, podem ser reduzidos à medida que essas questões são trabalhadas com a família, e ela é preparada para lidar com a situação.

Os pais projetam suas expectativas e projetos pessoais nos filhos, esperam que satisfaça os seus desejos e sonhos; no entanto, muitas vezes não é possível corresponder a essa satisfação, já que cada criança ou adolescente carrega sua própria especificidade. Criar filhos exige lidar com o inesperado trazido pela existência singular do outro, o que inclui elaborar os lutos das próprias expectativas, aprender com a experiência e reconhecer os limites de sua atuação diante do panorama psíquico do filho.

É necessário entender o que se passa com os adultos e a criança ou adolescente. Quando um comportamento tem um possível significado, podemos compreendê-lo, contextualizá-lo, refletir a respeito dele e pensar em direcionamentos. É muito importante que os pais se informem e tenham consciência do que se pode esperar do seu filho, acompanhar seu desenvolvimento e considerar sua singularidade. A rejeição social e parental gera impactos negativos na criança e no adolescente e ter o apoio da família e das pessoas próximas reduz o sofrimento e a angústia, além de favorecer a interação social e as repercussões na saúde física e mental não somente no desenvolvimento atual, mas na vida adulta[14].

Assim, existe um trabalho importante para se realizar com essa criança ou adolescente que passa por profundo sofrimento, muitas vezes tenta satisfazer o meio familiar ao existir de uma maneira que não faz sentido para ela e, mesmo ao tentar se encaixar, tal posicionamento foge da sua possibilidade. A orientação que acaba por se repetir nos atendimentos de famílias é que a criança ou adolescente possa ser ouvida na sua queixa ou demanda e acolhida na sua reivindicação[15]. Em alguns momentos, é difícil para os cuidadores ter grande abertura e flexibilidade, ou conter a ansiedade por respostas ou posicionamentos, porém a criança ou adolescente pode explorar para compreender quem é. Não se deve forçar comportamentos, respostas ou antecipar suas descobertas ou seus desejos, mas caminhar com eles para que a comunicação e a interação fiquem mais harmoniosas e proporcionem um ambiente mais seguro.

A escola é um local onde se passa boa parte do dia e nesse lugar ocorrem eventos, combinações e intersecções de diversas crenças e culturas. Apesar de a educação ser um direito, conseguir atravessar a fase escolar exige recursos para o enfrentamento da discriminação, exclusão e situações de *bullying*[14]. Um ambiente acolhedor contribui para que esses jovens enfrentem os desafios e dificuldades de maneira mais confiante. O STF declarou a inconstitucionalidade de leis municipais e estaduais que proibiam o debate de gênero nas escolas, e afirmou que elas devem promover uma educação emancipatória, de modo a combater as diversas formas de discriminação, inclusive a homotransfóbica (LGBTI+fóbica)[16].

Algumas escolas possuem dificuldade em lidar com essas temáticas, enquanto outras negam a existência desses e de outros temas. A escola deve fazer parte da rede de proteção de crianças e adolescentes e, quando não garantem o direito ao uso do nome social e/ou o respeito à identidade de gênero, passam a colaborar com a discriminação, o preconceito e a exclusão. Compreendemos que, se a criança ou adolescente está privada do seu direito à proteção contra a violência, isso afetará tanto seu acesso à educação como o desempenho escolar. Assim, entendemos que ambientes positivos podem contribuir não somente para o desempenho escolar, mas também para a interação social e a saúde física e mental[14].

A Constituição Federal de 1988 diz que é dever da família, da sociedade e do Estado proteger todas as crianças e adolescentes, o que inclui pessoas que não atendem às expectativas do gênero atribuído no nascimento. É dever garantir o acesso aos cuidados em saúde e a proteção de sua identidade[17]. Não somente a conduta familiar e dos profissionais da saúde são decisivas das condições de saúde dessa população, mas também a escola, e por isso devem estar preparados para atendê-los em suas especificidades. Quando se percebe que a criança ou adolescente tem dificuldades no ambiente educacional, é importante que o profissional faça essa ponte entre escola e família, para orientar a resolução dos conflitos. As escolas que possuem dificuldade para lidar com certas temáticas precisam de auxílio para criar estratégias, de modo a garantir, maior proteção para crianças e adolescentes.

Para as pessoas com variabilidade de gênero, atravessar o período escolar pode ser marcado por muita dor, o que pode culminar na evasão. Entre as queixas mais recorrentes nesse ambiente estão o *bullying*, o preconceito, a violência verbal ou física, o não respeito ao nome social e pronomes, a utilização do banheiro de acordo com a identidade do gênero e o acesso ao esporte, já que nas aulas de educação física frequentemente são separadas por gênero.

São inúmeros os desafios enfrentados por essa população, tanto no campo social como no familiar, na construção de sua personalidade e identidade, e esse trajeto pode ser marcado por uma diversidade de medos. Para reduzir os riscos físicos e psíquicos a que estão sujeitos no decorrer da vida, o acesso a intervenções hormonais (bloqueio puberal e hormonização) é de fundamental importância e faz parte do acolhimento integral dessa população[18].

Pensar na puberdade, nas alterações ocorridas com sua chegada ou no momento em que ocorre, de fato promove na pessoa com variabilidade de gênero e na família um enorme medo das mudanças físicas com o aparecimento dos caracteres sexuais secundários. Este tema é considerado pelos profissionais com respeito, critério e atenção, e uma avaliação deve ser realizada por equipe multiprofissional habilitada, associada ao acompanhamento durante todo o processo. A partir de então, o bloqueio puberal é indicado para quem está iniciando a puberdade[19].

É comum que apareçam medos e fantasias. Os pais ou responsáveis precisam ter a compreensão do uso do bloqueio, bem como os motivos de escolher esse percurso e trabalhar junto aos profissionais seus receios e dúvidas, além dos efeitos causados pela disforia. Por vezes, a criança ou adolescente não deseja o bloqueio e a família insiste, ou o contrário, a criança ou adolescente deseja o bloqueio e a família apresenta resistência. A escuta e a orientação dessas demandas são fundamentais para essa decisão. A família precisa entender o que está acontecendo para conseguir apoiar esse jovem, pois, quando indicado, o bloqueio lhe dará tempo para vivenciar sua identidade de gênero sem o aparecimento ou desenvolvimento dos caracteres sexuais secundários[19].

Passar pela adolescência pode ser desafiador. Nessa fase, ocorrem, entre os adolescentes, a comparação e a identificação e, portanto, eles valorizam a aceitação de outros adolescentes. O fato de sentir-se diferente pode gerar sofrimentos, incômodos e inquietações. As diferenças percebidas, seja no corpo, por meio das mudanças biológicas, seja pelas mudanças psíquicas, podem promover medo, angústia, ansiedade e isolamento.

Na adolescência, o interesse pelos outros, o desejo, a atração e a orientação sexual ganham espaço significativo e, ao mesmo tempo que é possível vibrar com as sensações dessa fase, é recorrente o medo da rejeição. A fase dos interesses, descobertas e namoro pode ser angustiante não somente para o adolescente, mas também para sua família. Muitos optam por não comentar a variabilidade de gênero fora de casa, e nesse momento da vida se instala o medo da descoberta e a dificuldade para falar sobre a temática. Instalam-se a dúvida e a angústia sobre qual é o momento certo e para quem deve ser revelado; eles chegam a ter a sensação de enganarem as pessoas, acreditam que o outro pode se sentir enganado e surge o receio das possíveis reações.

Para que o adolescente se sinta mais confortável com seu corpo, é possível a realização da hormonização, e esse recurso permite que aconteçam mudanças corporais. No Brasil, a hormonização é permitida para adolescentes acima de 16 anos, e favorece o desenvolvimento de características consideradas masculinas ou femininas de acordo com a identidade de gênero[20]. Esse é um processo que gera muita expectativa, ansiedade e até mesmo frustração diante dos resultados. Diferentemente da transição social da infância, em que há transformações importantes, mas que se restringem a roupas, corte de cabelo e acessórios, com a hormonização as modificações corporais passam a acontecer. Embora seja um procedimento parcialmente reversível, os riscos, benefícios do tratamento e possíveis efeitos colaterais são pautas importantes para discussão e orientação no atendimento familiar.

É imprescindível que o profissional trabalhe com o jovem e sua família a hormonização e o objetivo do tratamento, bem como os desejos, fantasias e as expectativas envolvidas. A hormonização e seus alcances são parte da transição de gênero e, além do que já foi mencionado, a imagem frente ao espelho se transforma e esses novos caracteres precisam ser acomodados internamente pelo sujeito. A apreensão diante dessas mudanças físicas e psíquicas envolve um processo de integração dessas características e seu reconhecimento.

Uma fantasia recorrente sobre as temáticas corporais é que a resolução dos conflitos acontecerá pelo alcance do corpo desejado. Uma transição social de gênero que envolva modificações corporais pode, sim, trazer alívio do sofrimento, reduzir os riscos físicos e psíquicos, além de sintomas ansiosos e facilitar a interação social, mas existem conteúdos subjetivos que merecem elaboração e representação. No entanto, é uma ilusão acreditar que, exclusivamente, as mudanças físicas solucionarão todas as questões. Ainda que sejam importantes, é fundamental o trabalho de acompanhamento da pessoa trans e de seus familiares por meio de acolhimento e orientações, pois os significados vão se acomodando internamente e podem ser ressignificados. Depositar todas as expectativas numa idealização pode gerar ainda mais sofrimento se não ela for alcançada.

As temáticas do corpo nos levam a considerar que é necessário combater a normatização dos corpos, respeitando-se o direito à diferença e o contexto da medicina e da saúde em geral, comprometidas com as diversidades corporais, e que podem avançar muito mais, para contribuir de maneira respeitosa para o cuidado das pessoas LGBTQIA+[12].

CONSIDERAÇÕES FINAIS

A compreensão e aceitação de uma criança ou adolescente transgênero exige esforço conjunto e, por isso, o atendimento familiar é uma ferramenta importante para que as famílias possam ter um lugar para discutir suas angústias e elaborações com o auxílio de um profissional capacitado, para mediar várias posições subjetivas.

O acolhimento dos cuidadores é fundamental, pois a descoberta de um filho transgênero envolve afetos, luto e elaboração. Sentimentos de culpa, medo e vergonha podem surgir, e dificultam a aceitação da sexualidade da criança ou adolescente, pois geram sofrimento em todo o núcleo familiar.

É importante proporcionar um ambiente respeitoso e acolhedor para que a criança ou adolescente se sinta confortável em verbalizar sua autopercepção, de modo a explorar os desafios enfrentados por uma minoria sexual ou de gênero. Familiares que aceitam e permitem a livre expressão do gênero por eles sentido contribuem para um desenvolvimento físico e mental mais saudável.

Famílias que passam por processos terapêuticos, se informam e se envolvem nas temáticas LGBTQIAPN+ conseguem fortalecer os vínculos positivos, aumentam a sensação de pertencimento e se sentem mais seguras para se defender quando necessário, ao fazer valer os seus direitos.

Ainda há muito a se avançar no enfrentamento de discriminações cotidianas às pessoas LGBTQIAPN+. É preciso que os direitos sejam respeitados na prática, principalmente no contexto da saúde, inclusive médica e psicológica.

REFERÊNCIAS BIBLIOGRÁFICAS

1. São Paulo. Conselho Regional de Psicologia (CRP). Portal da Transparência [Internet]. São Paulo: CRP; 2005 [citado em 27 de agosto de 2005 E retirado em 21 de maio de 2023]. Disponível em https://transparencia.cfp.org.br/.
2. Coleman E, Radix AE, Bouman WP, Brown GR, de Vries AL, Deutsch MB, et al; World Professional Association for Transgender Health (WPATH). Standards of Care (SOC) for the Health of Transgender and Gender Diverse People, Version 8. Int J Transgend Health. 2022;23(Suppl.1):S1-259.
3. Simons L, Schrager SM, Clark LF, Belzer M, Oslon J. Parental support and mental health among transgender adolescents. J Adolesc Health. 2013;53(6):791-3.
4. de Vries ALC, Cohen-Kettenis PT. Clinical management of gender dysphoria in children and adolescents: the Dutch approach. J Homosex. 2012;59(3):301-20.
5. Brasil. Presidência da República. Casa Civil. Subchefia para Assuntos Jurídicos. Lei n. 7.716, de 5 de janeiro de 1989. Define os crimes resultantes de preconceito de raça ou de cor. Brasília: Congresso Nacional; 1989 [citado em 31 jul. 2023]. Disponível em: https://www.planalto.gov.br/ccivil_03/leis/l7716.htm#:~:text=LEI%20N%C2%BA%207.716%2C%20DE%205%20DE%20JANEIRO%20DE%201989.&text=Define%20os%20crimes%20resultantes%20de,de%20ra%C3%A7a%20ou%20de%20cor.
6. Brasil. Ministério da Saúde (MS). Secretaria de Gestão Estratégica e Participativa Departamento de Apoio à Gestão Participativa. Política Nacional de Saúde Integral de Lésbicas, Gays, Bissexuais, Travestis e Transexuais. Brasília: MS; 2013 [citado em 31 jul. 2023]. Disponível em: https://bvsms.saude.gov.br/bvs/publicacoes/politica_nacional_saude_lesbicas_gays.pdf.
7. Brasil. Ministério da Saúde (MS). Portaria n. 1.820, de 13 de agosto de 2009. Dispõe sobre os direitos e deveres dos usuários da saúde. Brasília: MS; Diário Oficial da União de 14 de agosto de 2009 [citado em 31 jul. 2023], n. 155, Seção 1, p. 80. Disponível em: https://conselho.saude.gov.br/ultimas_noticias/2009/01_set_carta.pdf.
8. Brasil. Presidência da República. Secretaria-geral. Subchefia para Assuntos Jurídicos. Decreto n. 8.727, de 28 de abril de 2016. Dispõe sobre o uso do nome social e o reconhecimento da identidade

de gênero de pessoas travestis e transexuais no âmbito da administração pública federal direta, autárquica e fundacional. Brasília: Congresso Nacional; 2016 [citado em 31 jul. 2023]. Disponível em: https://www.planalto.gov.br/ccivil_03/_ato2015-2018/2016/decreto/d8727.htm.

9. Brasil. Tribunal Superior Eleitoral (TSE). Secretaria de Gestão da Informação e do Conhecimento. Coordenadoria de Jurisprudência e Legislação Seção de Legislação. Resolução n. 23.562, de 22 de março de 2018. Acrescenta e altera dispositivos da Res.-TSE 21.538, de 14 de outubro de 2003, para inclusão do nome social no cadastro e atualização do modelo de título eleitoral. Brasília: TSE; 2018 [citado em 31 jul. 2023]. Disponível em: https://www.tse.jus.br/legislacao/compilada/res/2018/resolucao-no-23-562-de-22-de-marco-de-2018.
10. Brasil. Superior Tribunal de Justiça (STJ). Decisões do STJ foram marco inicial de novas regras sobre alteração no registro civil de transgêneros. Brasília: STJ; 2023 [citado em 31 jul. 2023]. Disponível em: https://www.stj.jus.br/sites/portalp/Paginas/Comunicacao/Noticias/2023/29012023-Decisoes-do-STJ-foram-marco-inicial-de-novas-regras-sobre-alteracao-no-registro-civil-de-transgeneros.aspx.
11. Brasil. Conselho Federal de Psicologia (CFP). Resolução n. 1, de 29 de janeiro de 2018. Estabelece normas de atuação para as psicólogas e os psicólogos em relação às pessoas transexuais e travestis. Brasília: CFP; 2018 [citado em 31 jul. 2023]. Disponível em: https://site.cfp.org.br/wp-content/uploads/2018/01/Resolu%C3%A7%C3%A3o-CFP-01-2018.pdf.
12. Fruchi H, Pires L, Ganzarolli M, Iotti P. Direitos da diversidade sexual e de gênero. In: Ciasca SV, Hercowitz A, Junior AL, organizadores. Saúde LGBTQIA+: práticas de cuidado transdisciplinar. Santana de Parnaíba: Manole; 2021. p. 496-505.
13. Cordeiro DM, Valle LG. Transição social de gênero. In: Ciasca SV, Hercowitz A, Junior AL, organizadores. Saúde LGBTQIA+: práticas de cuidado transdisciplinar. Santana de Parnaíba: Manole; 2021. p. 127.
14. Hercowitz A, Santos TEC. Desenvolvimento da infância e da adolescência das pessoas LGBTQIA+. In: Ciasca SV, Hercowitz A, Junior AL, organizadores. Saúde LGBTQIA+: práticas de cuidado transdisciplinar. Santana de Parnaíba: Manole; 2021. p. 113-8.
15. Hercowitz A, Morikawa M, Ciasca SV, Junior AL, Desenvolvimento da identidade de gênero. In: Ciasca SV, Hercowitz A, Junior AL, organizadores. Saúde LGBTQIA+: práticas de cuidado transdisciplinar. Santana de Parnaíba: Manole; 2021. p. 42.
16. Brasil. Supremo Tribunal Federal (STF). Cadernos de Jurisprudência do Supremo Tribunal Federal: Concretizando Direitos Humanos – Direitos das pessoas LGBTQIAP+. Brasília: STF; 2022[citado em 31 jul. 2023]. Disponível em: https://www.cnj.jus.br/wp-content/uploads/2022/12/cadernos-stf-lgbtqia-3.pdf.
17. Brasil. Presidência da República Casa Civil Subchefia para Assuntos Jurídicos. Constituição da República Federativa do Brasil de 1988. Capítulo III – Da Educação, Cultura e do Desporto. Seção I – Da educação [citado em 31 jul. 2023]. Disponível em: http://portal.mec.gov.br/dmdocuments/escolaqueprotege_art227.pdf.
18. Hercowitz A, Steinmetz L, Damiani D. Bloqueio puberal e hormonização em adolescentes. In: Ciasca SV, Hercowitz A, Junior AL, organizadores. Saúde LGBTQIA+: práticas de cuidado transdisciplinar. Santana de Parnaíba: Manole; 2021. p. 443.
19. Hercowitz A, Ciasca SV. Cuidados no processo de transição de gênero. In: Ciasca SV, Hercowitz A, Junior AL, organizadores. Saúde LGBTQIA+: práticas de cuidado transdisciplinar. Santana de Parnaíba: Manole; 2021. p. 439.
20. Brasil. Conselho Federal de Medicina (CFM). Resolução CFM n. 2.265/2019. Dispõe sobre o cuidado específico à pessoa com incongruência de gênero ou transgênero e revoga a Resolução CFM n. 1.955/2010. Brasília: CFM; Diário Oficial da União de 9 de janeiro de 2020 [citado em 31 jul. 2023], Seção I, p. 96. Disponível em: https://sistemas.cfm.org.br/normas/visualizar/resolucoes/BR/2019/2265.

42

Grupos de Pais e Cuidadores de Adolescentes | Desafios e Possibilidades

Beatriz Bork
Camila Porto Fischberg

INTRODUÇÃO

Variabilidade de gênero em crianças e adolescentes é um tema que afeta todos os familiares. Para os pais e cuidadores, perceber a transição do adolescente pode ser um processo difícil de entender e aceitar.

O atendimento de pais de pacientes transgêneros é um tema relevante na área da saúde mental, uma vez que a compreensão e aceitação da identidade de gênero das crianças e adolescentes pode ter um impacto significativo na saúde e na qualidade de vida.

Por esse motivo, o atendimento psicológico dos cuidadores se torna parte essencial do acompanhamento. O suporte dos pais e cuidadores pode ser feito individualmente ou em grupos, o que permite vantagens a ser exploradas ao longo deste texto. Este capítulo discute os desafios e as possibilidades no atendimento do grupo de pais e cuidadores de adolescentes transgêneros.

POSSIBILIDADES

Entre as vantagens do atendimento aos pais de pacientes transgêneros, temos a possibilidade de um lugar onde eles podem ser acolhidos em suas dúvidas e angústias e perceber que outras famílias vivem situações semelhantes, além de ser um espaço para a educação.

Psicoedução

A psicoeducação faz uso de técnicas e instrumentos nas áreas de Psicologia e Pedagogia com a proposta de esclarecer aos cuidadores a respeito do tema que será tratado e abordado, a fim de trabalhar a conscientização e a prevenção[1]. Neste caso, este tema está voltado à identidade de gênero e às extensões que o envolvem.

Temas abordados

Alguns itens abordados se referem a temas frequentemente trazidos em sessões de pais em relação a temores e medos quanto a retaliações e olhares preconceituosos, uso de banheiros, questões relativas a convênios médicos, escolas, atendimentos em postos ou hospitais, hormonização, cirurgia de redesignação, uso do nome social e pronome em casa e outros locais, e direitos da população trans.

Vivências identificadas

O grupo de pais de pacientes transgêneros permite um espaço onde podem compartilhar informações, estratégias práticas para enfrentar esses desafios e lidar com o estresse que elas podem causar. Falar sobre esses temas ajuda os pais a compreender melhor o processo e como ele afeta os filhos. É fundamental ter o conhecimento e a compreensão para que se possa entender o que eles vivem; como consequência, tendem a dar maior apoio aos filhos na transição. Existem adolescentes que, de alguma maneira, demonstram características diferentes daquelas socialmente esperadas para o gênero e que, de alguma maneira, fazem com que os pais as percebam com atenção e, por isso, a transgeneridade de seus filhos não os surpreende[2]. No entanto, para outros a clareza da incongruência fica evidente somente na adolescência[3].

Importância da família

O apoio dos pais é essencial para o bem-estar emocional e físico dos pacientes transgêneros[4-7]. É fundamental que eles estejam bem-informados e compreendam suas necessidades e seus desafios. Assim, criam elos fortalecidos, vínculos de maior confiança e se tornam uma importante rede de apoio no auxílio do desenvolvimento, além de participar na promoção do seu bem-estar físico e emocional. O terapeuta trabalha em conjunto com os familiares para que haja maior estruturação, e auxilia no entendimento em relação ao estigma e à discriminação que transgêneros e a própria família podem enfrentar. Esses profissionais devem ser flexíveis e adaptar sua abordagem para atender às necessidades específicas do grupo de pais de pacientes transgêneros, a fim de garantir que todos se sintam compreendidos e apoiados.

Esse grupo tem como objetivo ser um espaço seguro de trocas, onde os pais, cuidadores e outros responsáveis exerçam o papel da base e acolhimento, e também possam receber esses cuidados e atenção, compartilhando suas experiências, emoções e preocupações, o que auxilia na aceitação e compreensão da identidade de gênero de seus filhos. Perceber-se com pessoas que vivem e enfrentam as mesmas experiências permite dividir e aceitar o que em muitos locais não pode ser trazido à tona para discussão – como a vergonha, os temores, as dúvidas e os sentimentos ambivalentes –, de maneira que possam ser olhados por quem viveu ou vive emoções similares. Esse é um espaço onde não são vistos como estranhos e influenciadores por seus próprios desejos de terem um filho ou uma filha, onde podem lidar com suas dores, preconceitos, diversos sentimentos difíceis que vêm à tona, por vezes até mesmo o olhar de crítica de pessoas que lhes são caras, como familiares, amigos, colegas de profissão ou seguidores de sua religião.

O processo de aceitação e compreensão da identidade de gênero de um filho transgênero pode ser desafiador para muitos pais e mães. É comum que esses pais enfrentem dificuldades emocionais e psicológicas ao se depararem com a descoberta ou a revelação da identidade de gênero de seus filhos.

Suporte, cuidado e atenção

Pais e cuidadores revelam que se sentem sozinhos e confusos durante a transição dos filhos. Assim, a transição pode ser um processo emocionalmente instável e que demanda suporte, cuidado e atenção. O fato de fazer parte de um grupo com experiências de vida comuns faz com que não se sintam sós, como ocorre nesse momento de início da transição de seus filhos.

Os terapeutas encorajam os pais a compartilharem entre si suas experiências e emoções. Durante as sessões de acolhimento e psicoeducação em grupo para pais, o profissional pode fornecer orientação, apoio emocional e técnicas de resolução de problemas. O grupo de pais de pacientes transgêneros pode fornecer um ambiente de apoio mútuo, onde os pais possam se conectar com outros pais que estão passando por situações semelhantes, trocar experiências e receber suporte emocional. Dessa forma, pais deixam de passar por essa transição de forma solitária, desenvolver um senso de comunidade e trocar com familiares que têm filhos em diferentes estágios da transição. Além dos terapeutas, o próprio grupo também colabora de maneira importante no que se refere ao apoio, por já terem vivido situações ou sentimentos semelhantes. Com a mediação terapêutica, conseguem explorar e sugerir novas ideias de manejo em diversas situações, maneiras de encarar o cotidiano e de como lidar com diversos desafios.

Suporte para saúde mental

Além da saúde mental dos pais, seu acompanhamento é fundamental para que eles possam estar presentes na vida dos filhos, de modo a resultar em uma maior qualidade de vida e emocional dos pacientes que, frequentemente, enfrentam preconceito e discriminação. Jovens transgêneros que têm apoio de suas famílias têm resultados de saúde física e mental melhores do que aqueles que não têm[4-7].

Pais solidários, presentes e compreensivos promovem um ambiente acolhedor que afeta a saúde mental dos filhos e diminui o estresse e a ansiedade que eles enfrentam em tantas áreas, como: ambiente escolar, casa de amigos, trânsito em ambientes, uso de banheiros, mudanças físicas e psíquicas. De acordo com Olson[8], o apoio dos pais está significativamente ligado à maior satisfação com a vida e a menor peso percebido de ser transgênero, é protetor contra a depressão e pode afetar significativamente a saúde mental dos pacientes.

Comunicação eficaz

Os encontros no grupo auxiliam o desenvolvimento de comunicações mais claras e eficazes dentro do grupo familiar e no traquejo e expressão com o ambiente externo do núcleo menor, como: profissionais da área de saúde, escolas e família estendida. Temas que são focados e trabalhados nos grupos geram informação e competência dentro de uma temática pertencente às suas vidas. Quando os pais são bem-informados e compreendem as necessidades e os desafios da transgeneridade, eles podem transmitir o aprendizado que tiveram para quem vive próximo a eles sobre as questões de identidade de gênero.

No grupo de pais de pacientes transgêneros, são abordadas informações valiosas, que contribuem para o acesso a recursos disponíveis, grupos de apoio, clínicas especializadas, organizações, leis e direitos que podem beneficiar esses indivíduos trans e seus familiares.

As expectativas sociais em relação ao gênero e à parentalidade podem ser muito rígidas, o que pode dificultar para os pais de pacientes transgêneros se sentirem confortáveis em compartilhar suas experiências e emoções em um ambiente de grupo.

Quando os pais são bem-informados e compreendem as necessidades de seus filhos, eles podem buscar os melhores cuidados e direitos de que entendam ser necessários. Além disso, podem ajudar a fornecer informações importantes aos profissionais e trabalhar em conjunto com eles para garantir a qualidade dos atendimentos prestados.

Grupo de pais no AMTIGOS

Os grupos de pais de pacientes transgêneros são compostos por pais e cuidadores de pacientes transgêneros. O acompanhamento das famílias de adolescentes dentro do Ambulatório Transdisciplinar de Identidade de Gênero e Orientação Sexual (AMTIGOS) do Instituto de Psiquiatria do Hospital das Clínicas da Faculdade de Medicina da Universidade de São Paulo (IPq-HCFMUSP) é feito mensalmente. São intercalados encontros com a participação dos adolescentes em um mês e, no seguinte, somente com a presença dos pais. O objetivo desses grupos é oferecer um espaço seguro e acolhedor, tanto nos aspectos emocionais quanto de ordem prática e, assim, permitir que se sintam seguros em um ambiente de desenvolvimento, troca e frutos, onde se tem acesso a informações, habilidades e ideias para as vivências e dificuldades gerais, ligadas ao processo de transição e de situações cotidianas.

O fato de ser um grupo aberto, no qual interagem pais e cuidadores recém-chegados e outros que já estão no ambulatório há mais tempo, possibilita que haja a riqueza de um olhar mais calmo e aconchegante trazido de experiências vividas para aqueles que começam a passar por situações já experimentadas por outros. Permite, também, um olhar para as próprias posturas e aprendizagens de quem já passou por determinadas situações.

DESAFIOS

Existem situações muito particulares de determinadas famílias que, no momento de maior tensão, podem causar um desconforto para eles e para o grupo. Nesse momento, é percebido pelos profissionais presentes que esse não é um tema para o grupo e, por isso, não deve ser trabalhado naquele momento, pois não será aproveitado coletivamente, já que haverá um foco somente naquela família. Quando isso ocorre, emerge a necessidade de se ter um olhar particularizado voltado àquela família, que recebe um convite para receber um cuidado focal para si.

Pais e saúde mental

Um grande desafio do atendimento de pais de pacientes transgêneros é a falta de conhecimento e compreensão sobre questões de gênero. É possível perceber e entender as dificuldades em aceitar e tratar do tema de gênero em função das crenças culturais, religiosas ou pessoais, que podem promover atitudes negativas e preconceituosas, além de levar dificuldades para o relacionamento e a aceitação do filho com variabilidade de gênero. Situações como essas podem gerar posturas de oposição e de não envolvimento em todo o processo realizado no ambulatório.

A revelação de que seu filho é transgênero pode gerar sentimentos de tristeza, culpa, raiva, confusão e medo. Essas emoções podem surgir com o choque e emergir junto aos próprios preconceitos e outros sentimentos com a revelação da identidade de gênero dos filhos. Aparecem também as dificuldades da aceitação social e familiar e de seu bem-estar.

Aprimorando os Profissionais de Saúde

Os profissionais de saúde precisam do preparo para trabalhar com essas questões e sentimentos. Existem, no entanto, aqueles profissionais que não têm experiência, nem mesmo conhecimento das questões trans, tanto no que se refere a abundância de sentimentos ambivalentes quanto a necessidade de acolhimento e ciência dos direitos. Encontrar profissionais que compreendam e tenham conhecimento do tema pode ser um desafio, mas é importante para que se tenha um acompanhamento adequado tanto para os pacientes quanto para os familiares. Vale salientar a necessidade de profissionais qualificados nas áreas de Saúde e Educação, que possam ter competência e preparo para acolher as demandas, e orientar as famílias com informações adequadas e atualizadas em relação à identidade de gênero e aos cuidados essenciais.

Os grupos de pais de pacientes transgêneros podem ser encabeçados por psicólogos, psiquiatras, assistentes sociais ou outros profissionais de saúde mental com experiência nos temas de sexualidade, gênero e diversidade sexual. Esses profissionais podem oferecer orientação, suporte emocional e informações úteis sobre recursos disponíveis para transgêneros e suas famílias.

O papel da psicologia é de acolher, cuidar, promover saúde mental e qualidade de vida, além de construção de rede de apoio, de modo a suscitar maior autonomia ao paciente. Em qualquer atendimento, o paciente deve se sentir à vontade para expressar suas questões, ciente de que será acolhido de forma respeitosa, acolhedora e empática.

Dificuldades de acesso

O acesso a centros especializados de atenção à população transgênero pode ser limitado ou inexistente em algumas partes do Brasil e do mundo, o que pode tornar mais difícil para os pais encontrarem os recursos e serviços de que precisam para apoiar seus filhos. Os profissionais de saúde devem ser conhecedores dessas limitações e trabalhar para garantir que os pais tenham acesso aos serviços de saúde transgênero necessários para seus filhos.

A identidade de gênero é uma questão cultural e socialmente delicada. Em algumas sociedades, a identidade de gênero é vista como rígida e imutável, o que pode dificultar a aceitação diante da questão de gênero e em relação à transição e suas implicações. Os profissionais precisam estar cientes e saber manejar essas diferenças entre etnias para que possam adaptar seu atendimento em conformidade com elas.

Ainda há muito estigma e preconceito em relação à identidade de gênero. Os pais de pacientes transgêneros podem enfrentar julgamentos e preconceitos por parte de amigos, familiares, colegas e, até mesmo, de profissionais de saúde. Podem sofrer pressões sociais e culturais para rejeitar a identidade de gênero de seus filhos e insistir em conformidade com as normas de gênero tradicionais. O estigma e o preconceito podem fazer com que se sintam inseguros em relação ao apoio social e emocional que podem receber, assim como encontrar outras pessoas capazes de entender suas experiências e oferecer suporte.

É importante que profissionais de saúde promovam grupos como o realizado no AMTIGOS, com o objetivo de fornecer suporte emocional, informações e trocas compreensivas pelos profissionais e pelos próprios pais, que vivem situações similares. Esses encontros colaboram para a construção de cada um dentro de sua própria história e dificuldades, e ajudam a lidar com as dores vividas, auxiliando na elaboração em conjunto de alternativas e reflexões para trabalhar com as dificuldades do dia a dia.

Pandemia e mudanças

Em decorrência da pandemia de Covid-19 e as restrições de distanciamento social, foi necessária a adaptação dos serviços para o formato *on-line*, o que ocorreu também no ambulatório.

O atendimento de pais de pacientes transgêneros nesses moldes pode oferecer muitos dos mesmos benefícios do atendimento presencial, o que incluiu um espaço seguro e acolhedor para compartilharem suas experiências, obterem informações necessárias, receberam apoio emocional e aprenderam e apreenderam habilidades práticas para apoiar seus filhos durante o processo de transição de gênero.

Para garantir que o atendimento *on-line* de pais de pacientes transgêneros em grupo fosse tão eficaz quanto o atendimento presencial, os profissionais de saúde mental tiveram que tomar algumas medidas, como estabelecer regras claras para a interação entre os pais durante as sessões *on-line*, para garantir que a privacidade e a confidencialidade dos participantes fossem respeitadas. Utilizou-se uma plataforma segura e confiável para essa nova prática ou modalidade para que fosse possível realizar o trabalho, ainda que pudesse haver dificuldades técnicas no decorrer dos atendimentos. Utilizar o atendimento *on-line* foi vantajoso, pois, além dos pais dos pacientes não ficarem sem cuidados, eles puderam ser atendidos e participar do grupo de onde estivessem, sem terem que se deslocar ou viajar, o que foi favorável, conveniente, além de viabilizar a presença e frequência nos grupos mensais. Eles puderam se tornar mais presentes e ter benefícios e trocas entre os cuidadores.

Com o uso desse recurso para a manutenção dos atendimentos, é importante salientar desafios de segurança e eficácia para os quais a equipe de saúde deve estar atenta e precisa superar.

A conexão com a internet pode ser instável e afetar a qualidade da chamada de vídeo ou do áudio e, consequentemente, a participação dos envolvidos. Para alguns participantes, o uso da tecnologia pode ser um impedimento ou promover dificuldades importantes para uma participação apropriada.

A interação social que o atendimento presencial permite é diferente e, para alguns pais, o atendimento a distância pode gerar a sensação de isolamento. É preciso dar suporte para a qualidade da chamada de áudio e vídeo e oferecê-lo quando necessário. Os terapeutas precisam estar mais atentos a algumas questões que se tornam mais difíceis de perceber quando o atendimento não é presencial, como a observação dos comportamentos não verbais. Com esses cuidados e um ambiente seguro e acolhedor, o grupo *on-line* pode ser tão eficaz quanto o presencial.

CONSIDERAÇÕES FINAIS

O acompanhamento e suporte dos familiares é uma ferramenta importante para ajudar pais e mães de pacientes transgêneros a lidar com as emoções e dificuldades que surgem nesse processo. O terapeuta pode fornecer suporte prático para lidar com as dificuldades da transição de gênero por meio de um espaço seguro para a expressão das emoções, e orientação sobre as questões de gênero e sexualidade. Assim, os pais podem apoiar seus filhos de forma mais saudável e entender melhor suas experiências de vida, vivências, bem como a questão das identidades de gênero.

Os pacientes se veem diante de uma série de desafios – muitas dúvidas, angústias, dores, questões médicas, jurídicas e sociais. O desafio do profissional da saúde, por outro lado é trabalhar com a família para que ela possa se configurar como um ponto de apoio, da melhor maneira possível e viável.

O atendimento de pais de pacientes transgêneros pode ter um impacto significativo na saúde e no bem-estar de crianças e adolescentes transgêneros. Ao fornecer informações precisas e apoio emocional, os profissionais de saúde mental podem ajudar os pais a compreenderem e aceitarem a identidade de gênero de seus filhos. No entanto, é importante reconhecer que esse tipo de atendimento pode ser desafiador pela falta de compreensão e de recursos disponíveis. Ainda assim, a prestação suporte aos pais de pacientes transgêneros deve ser um importante de foco para os profissionais de saúde mental e pode ajudar a melhorar a qualidade de vida de crianças e adolescentes transgêneros.

REFERÊNCIAS BIBLIOGRÁFICAS

1. Lemes, CB, Ondere NJ. Aplicações da psicoeducação no contexto da saúde. Temas Psicol. 2017;25(1):17-28 [citado em 31 jul. 2023]. Disponível em: http://dx.doi.org/10.9788/TP2017.1-02.
2. Leibowits S, de Vries AL. Gender dysphoria in adolescence. Int Rev Psychiatry. 2016;28(1):21-35.
3. Sorbara JC, Chiniara LN, Thompson S, Palmert MR. Mental health and timing of gender-affirming care. Pediatrics. 2020;146(4):e20193600.
4. Hill DB, Menvielle E, Sica KM, Johnson A. An affirmative intervention for families with gender variant children: Parental ratings of child mental health and gender. J Sex Marit Ther. 2010;36(1)6-23.
5. Kuvalanka KA, Weiner JL, Mahan D. Child, family, and community transformations: Findings from interviews with mothers of transgender girls. J GLBT Fam Stud. 2014;10(4):354-79.
6. Ryan C, Russell ST, Huebner D, Diaz R, Sanchez J. Family acceptance in adolescence and the health of LGBT young adults. J Child Adolesc Psychiatr Nurs. 2010;23(4):205-13.
7. Travers R, Bauer G, Pyne J, Bradley K, Gale L, Papadimitriou M. Children's Aid Society of Toronto. Delisle Youth Services. Impacts of strong parental support for trans youth: A report prepared for Children's Aid Society of Toronto and Delisle Youth Services. Toronto: Trans PULSE; 2012 [citado em 31 jul. 2023]. Disponível em: http://transpulseproject.ca/wp-content/uploads/2012/10/Impacts-of-Strong-Parental-Support-for-Trans-Youth-vFINAL.pdf.
8. Olson KR, Durwood L, DeMeules M, McLaughlin KA. Mental health of transgender children who are supported in their identities. Pediatrics. 2016;137(3):e20153223.

43

Supervisionando Atendimentos Familiares

Beatriz Bork

> Aferrado com obstinação ao meu objetivo, continuei praticando. O mestre observava atentamente meus esforços, corrigia serenamente a rigidez da minha postura, elogiava meu zelo, censurava-me pelo desperdício de energia e deixava-me prosseguir (Eugen Herrigel, 1975)[1].

INTRODUÇÃO

As três pilastras de construção do atendimento clínico em psicologia envolvem: a própria terapia, o estudo do conteúdo e a supervisão[2]. No caso da prática de atendimento clínico, os conhecimentos teóricos são processados e internalizados por meio da análise ou trabalho terapêutico da vida pessoal, o que possibilita o autoconhecimento, ou o entendimento do seu mundo interno e a compreensão de seus próprios processos psíquicos. Esses serão a base dos atendimentos realizados e nesse lugar entrará a supervisão, que discutirá e observará o uso desses recursos pessoais associados à linha teórica utilizada pelo profissional. Ao se tomar como base que o conhecimento teórico para o psicólogo seja insuficiente, é preciso conseguir transformar seus conteúdos emocionais em instrumentos que o profissional possa utilizar como recurso no seu próprio trabalho.

No Ambulatório Transdisciplinar de Identidade de Gênero e Orientação Sexual (AMTIGOS) do Instituto de Psiquiatria do Hospital das Clínicas da Faculdade de Medicina da Universidade de São Paulo (IPq-HCFMUSP), os pacientes são crianças e adolescentes; por esse motivo, há todo um trabalho voltado à família, que é fundamental para a vida e o desenvolvimento deles. Primeiro, os grupos são formados pelo critério de idade e, depois, de acordo com o que é observado e discutido nas supervisões sobre os grupos terapêuticos. Também são consideradas características associadas à maturidade, como temas de interesse e comportamentos similares, a fim de respeitar o desenvolvimento de cada um. Ao considerar essa formação dirigida pelo grupo onde os filhos estão, formam-se os atendimentos de pais:

- Grupos de atendimento de pais de crianças.
- Grupos de atendimento de crianças de 11 a 13 anos.
- Grupos de atendimento de pais de adolescentes.

Durante a pandemia, para que os pais não ficassem sem suporte, os atendimentos foram feitos em pequenos grupos, com o atendimento a distância, segundo a plataforma escolhida pelo hospital e com todos os cuidados e proteções assegurados. Foram consideradas as faixas etárias das crianças para que se pudesse tratar dos temas pertinentes às respectivas idades. Foi possível perceber que em algumas situações facilitaria a presença e proximidade dos pais.

Para os não residentes em São Paulo, são mantidos os atendimentos a distância, intercalados com encontros presenciais a cada três meses. Para os pais de crianças e adolescentes que residem em São Paulo, são realizados encontros mensais presenciais, divididos conforme os grupos supracitados. No caso dos adolescentes maiores, há uma peculiaridade: ocorrem de maneira distinta, em um mês somente com a presença dos responsáveis e, no seguinte, com os adolescentes também presentes. Feitos os trabalhos com os grupos de pais, esses são discutidos posteriormente nas reuniões de supervisão, nos quais se levantam questionamentos pertinentes a respeito do que é realizado, aspectos que merecem ser revisados e reflexões, e é quando se percebe a necessidade de atenção específica para alguma família. A partir dessa percepção, são propostos os atendimentos focais, encaminha-se e direciona-se para as queixas e demandas identificadas. São aspectos mais específicos que emergem nos grupos de pais e que demandam um aprofundamento nas questões a serem trabalhadas em uma determinada família.

Tais atendimentos serão realizados, então, com o olhar e cuidados para o todo, mas com o foco de base a atenção às questões de gênero. A partir do primeiro contato individualizado, é reavaliada a necessidade de novos atendimentos e do espaçamento a ser dado entre eles. Esses atendimentos focais duram de uma hora a uma hora e meia e podem ocorrer de um a quatro, aproximadamente. A presença varia de acordo com o que precisará ser abordado; pode envolver somente os responsáveis em um primeiro momento, mas podem estar presentes pessoas muito próximas que fazem parte dos cuidados para com a criança, como avós, babás e outros. Houve uma ocasião em que a babá esteve presente; ela era bastante religiosa, mas percebeu que, na ausência dos pais, a criança ficava triste e queria brincar com a boneca da irmã, o que não era permitido por eles. Pela percepção e sensibilidade que teve, ela autorizava a brincadeira quando possível, então sua inserção no encontro familiar foi muito significativa, pois, como ficava com as crianças a maior parte do tempo, pôde contribuir, por meio de seu olhar, com percepções que não eram tão evidentes para os pais, que reagiam de forma negativa às preferências da criança, por diversos receios e preconceitos, mas puderam ter uma clareza e compreensão no momento em que explicitaram determinadas situações que a moça havia presenciado.

Assim, por vezes é decidido realizar o primeiro atendimento de uma determinada família sem a presença do paciente, e se deixa convidá-lo no seguinte. Toda configuração e decisão sobre as presenças é encaminhada e endereçada de acordo com a queixa trazida pelas respectivas discussões ocorridas nas supervisões.

Os profissionais que conduzem esses grupos precisam abarcar, além de todo o conhecimento teórico e da amplitude de temas que se referem ao desenvolvimento, as especificidades das questões de gênero, e se há dificuldades ou dúvidas, as quais também devem ser tratadas nas discussões teóricas e na supervisão. Na metodologia utilizada, inicialmente são salientados pontos importantes para serem trabalhados na família, que precisam ser olhados pelos terapeutas que realizam os atendimentos.

ANGÚSTIA EM ENTENDER O QUE É TER UM FILHO COM VARIABILIDADE DE GÊNERO

A trajetória dos familiares é complexa, pois cada um tem sua reação, diante da história de vida, crenças, conceitos e preconceitos. O terapeuta precisará perceber a organização dos processos das inter-relações entre os familiares, quais os pontos de apoio, onde há maior rigidez e como permitir que possa ser feito um trabalho de amparo ao filho com variabilidade de gênero. Apoio não significa aceitação de tudo sem limites. No atendimento familiar, o terapeuta precisa estar atento às suas próprias questões e, por ter vários familiares no atendimento, o psicólogo pode se sentir atingido por alguém ou por uma postura e tomar a defesa de outro. Ele pode, também, perceber quando se torna indisponível ou impaciente – é preciso destacar que é necessário compreender que, ainda que haja questões pessoais, essas sensações podem ser reflexo das vividas dentro do grupo familiar. Lidar com as questões de gênero envolve compreender a expressão da outra pessoa.

Aqui não se trata de educação ou regras a serem seguidas: trata-se de olhar para seu filho como alguém que vive em uma condição diferente e que por esse motivo sente-se mal e desconfortável. O paciente em questão pode se sentir responsável e ter um profundo mal-estar por sentir-se responsável por causar dor aos seus entes queridos. Por exemplo: tivemos uma criança que chegou pequena ao ambulatório e descobriu-se em um programa de televisão. Ela disse aos pais: "eu sou assim, como essa pessoa que falou no programa". Os pais, de uma religião tradicional, buscaram ajuda; a criança verbalizou que queria morrer, pois sentia-se mal e culpada pelo sofrimento da família, o que não ocorreria caso não tivesse nascido. As famílias passam por situações difíceis, então deve se atentar para a condição de lidar com esses momentos. Deve-se ter um olhar para eles como um sistema social que possui padrões, alguns mais estabelecidos e difíceis de alterar, mas que está em constante transformação. O profissional precisa ter ciência de que essa configuração existe muito antes de sua chegada e que esse grupo se encontra em sofrimento. É necessário estar atento ao seu funcionamento enquanto grupo, de maneira que mesmo que, com dificuldade, possa mediar a possibilidade de seus membros serem funcionais, com capacidade de se adaptarem, e fazer as modificações necessárias para promover seu crescimento psicossocial. Os terapeutas precisarão ser mais ou menos enfáticos, conforme o movimento que percebam dentro da flexibilidade familiar, de maneira a alcançar, com eles, uma melhor comunicação interna e uma maior funcionalidade.

COMO SABER SE O FILHO É TRANSGÊNERO

As crianças podem não ter clareza de sua identidade. Ao se considerar as fases do desenvolvimento, pode haver fantasias, brincadeira, segundo a idade ou a maturidade, ou ainda outras questões. Mesmo que não tenha certezas, mas quando há uma insistência e manutenção em afirmar de que se é do gênero oposto, é preciso ser observada e acompanhada, pois pode não ser apenas uma fase, segundo Brill e Pepper[3].

No que se refere às famílias, é preciso perceber as angústias, as dúvidas de se ter uma criança com variabilidade de gênero, em entrar em contato com o não saber – o cuidado dos terapeutas e o que deve ser checado na supervisão é o grau da dificuldade e os comportamentos impulsionados, para que se possa compreender o que se passa com aquele responsável para assumir determinado posicionamento; o terapeuta deve ser continente para as dúvidas apresentadas. Ele deve, também, ter condições de compreender e ser empático, perceber como é difícil para os responsáveis lidar com a falta de respostas e definições, para que não pressionem a criança a dar uma resposta e fechar-se antes de poder fazê-lo.

MEDO E CULPA POR TER DESEJADO UM FILHO OU UMA FILHA

Quando pais se sentem responsáveis por tais comportamentos, por terem desejado um filho do gênero com o qual a criança afirma ser, passa por sentimentos de culpa.

Neste caso, os pais sofrem e são acusados com apontamentos externos por permitirem ou influenciarem a criança a se portar de acordo com seu desejo que, segundo algumas pessoas, é visto como incentivador ou estimulador de tais expressões. No entanto, não há nada que possa ser feito para que alguém, de fato, se identifique com determinado gênero, mas é preciso ter clareza que se forçar ou pressionar para que o filho apresente outro comportamento e demonstrar de maneira explícita, ou não, o que se faz ou como age é lido como errado ou inadequado, isso sim poderá gerar graves consequências. Nos atendimentos discutidos em supervisão, é preciso considerar e acolher o olhar crítico para determinadas posturas que afetam o olhar dos terapeutas, para que se possa pensar em conjunto com os familiares o quanto pode doer nos genitores e por que, e também colaborar para que possam ver suas sensações, mas, ao mesmo tempo, desviar o olhar de si mesmos e dar suporte para seu filho. Eles precisam passar por esse acolhimento para que possam oferecer aos seus filhos a mesma compreensão e continência.

DIFICULDADES E RESISTÊNCIAS DOS GENITORES

Quando há indisponibilidade de um dos responsáveis em participar dos atendimentos, e esse parceiro é acusado de não acolher o filho, e proferir abusos físicos ou verbais, os terapeutas precisam de cuidado para que essa pessoa possa se inserir no processo.

Por vezes, os próprios terapeutas têm dificuldade de acessá-la; assim, torna-se mais difícil esse contato. Serão realizados movimentos para que essa pessoa esteja presente, então os terapeutas precisam estar atentos à repercussão que tais atitudes têm na criança, o quão importante é para ela ou de que maneira a afeta. Deve-se avaliar como convidar e conversar com a pessoa. No caso de pais separados, pode haver também o controle do genitor para que o outro não saiba ou não tenha o mesmo contato com seu filho, e a história da pessoa que se apresenta pode ser enviesada – já houve situações em que a história trazida era de um dos genitores ser evasivo. Os terapeutas podem ficar sensibilizados e misturar-se ao incômodo da situação.

Neste caso, foi acessada a pessoa tachada de ausente, foi feito o convite para que participasse e esse movimento do Ambulatório permitiu que ela estivesse presente no acompanhamento. Seu comportamento, então, foi sinalizado nesse instante e, assim, ele pôde refletir sobre os movimentos que vinha fazendo. A partir desse grupo, conseguiu estar presente tanto no processo dentro do AMTIGOS quanto no dia a dia de seu filho. Todas essas questões são discutidas no decorrer das supervisões, assim como são trabalhados os sentimentos dos terapeutas e discutidos, neste caso, o porquê/como foram aceitas as explicações do genitor presente, sem que tivesse havido abertura para aquele que não havia se apresentado. A atenção dada, como no caso mencionado, para que se pudesse olhar para a pessoa sem o viés do outro membro familiar, possibilitou a presença e a assiduidade do genitor em todo processo.

No Ambulatório, os atendimentos de famílias são feitos por dois profissionais, para se ter cautela na observação das próprias tendências ou vieses, bem como os do outro. Dada a delicada tarefa de observar os comportamentos de cada um dos membros familiares, dentro da questão de gênero, que já envolve um nível de tensão, e, por vezes, um possível desagravo entre seus componentes, é fundamental estar atento e perceber se houve ou o quanto ocorreu de envolvimento pessoal dos terapeutas na dinâmica apresentada, e trabalhar esses aspectos. Assim, a condução das sessões por dois profissionais minimiza e ameniza a possibilidade de distorções na análise da dinâmica da família, bem como reduz a possibilidade de geração de conflitos entre profissionais e os membros sob seus cuidados.

A supervisão é um espaço de exposição intensa da execução do trabalho terapêutico, em que o profissional pode se sentir atingido e atacado pessoalmente de acordo com as críticas a ele direcionadas, pois, como abordado, seu trabalho também tem por base seus recursos pessoais, estruturados em sua própria terapia. Deve ser um espaço de acolhimento para que o profissional se sinta livre para sua exposição, o qual permite, dessa maneira, seu desenvolvimento e crescimento, assim como de seus colegas. O processo de supervisão ocorre por meio do relato da sessão terapêutica, exposto pelo supervisionado. De acordo com o que é trazido, o supervisor escuta e analisa com cuidado o comportamento do terapeuta, para que possa encaminhar as devidas orientações[4].

Ela é fundamental, pois trata da formação de competências junto aos pares, somando-se a observação, o conhecimento adquirido pela literatura e a reflexão sobre sua atuação (tanto do supervisor quanto do supervisionado). É um processo em desenvolvimento e não há um modelo ou uma metodologia da sua prática, "permanecendo uma diversidade de maneiras e métodos ligados à formação pessoal do supervisor e sem avaliação do processo ou do resultado". Suportando essa construção e o desenvolvimento profissional, estão a escolha da literatura, que envolve desde conceitos teóricos até as técnicas utilizadas, a maturidade pessoal, a criatividade e a postura ética. Para que haja o desenvolvimento da competência terapêutica, é preciso que a supervisão seja estruturada conforme a prática clínica e que se utilize da descoberta guiada, com a colaboração entre supervisor e supervisionado: "O procedimento supervisionado nos moldes da estrutura clínica é importante para aumentar as chances de melhora no conhecimento, na habilidade prática e nas habilidades interpessoais"[5].

Dentro das supervisões, são necessárias visões para aquele grupo que chegou a nós, ter o olhar do todo, mas especialmente para as peculiaridades na maneira com que a família pode lidar com as questões de gênero. Existem pontos a serem vistos tanto em quem é atendido (neste caso o paciente, que é a família e seus aspectos), quanto nos profissionais que realizam o atendimento. Todos têm suas formações, origens históricas e familiares anteriores e sua maneira de olhar e encarar determinadas questões. Nesse momento, ocorre um encontro de tantas possibilidades e versões, sobre as quais é preciso ter lucidez, autopercepção e clareza. Para que isso seja possível, o trabalho do supervisor deve envolver a relação com o supervisionado, e promover a sensação de confiança e liberdade para que possam expressar suas percepções e sensações. São expostas suas vulnerabilidades e potencialidades, e é por meio delas que serão trabalhados os instrumentos e as percepções terapêuticas. Há uma linha tênue entre o processo terapêutico e a supervisão, pois, ainda que não se deva trabalhar as questões pessoais, elas emergem e evidenciam-se no processo de supervisão, e é por meio desse caminho que ocorre a construção dos instrumentos terapêuticos.

Assim, a supervisão deve ser um espaço em que os psicólogos se sintam acolhidos diante de suas dificuldades e angústias, a fim de propiciar a articulação entre os conhecimentos teóricos e práticos, revisados nas discussões que têm como pauta as vivências de atendimento com o paciente. É nesse local que o terapeuta precisa sentir que existe uma "base segura", na qual possa confiar para explorar e se desenvolver, encontrar um "porto seguro" para se refugiar quando emergirem suas angústias[6]. Embora haja uma maneira intuitiva e determinada para a condução da supervisão, é fundamental que esteja clara para os profissionais a importância da transmissão da teoria e da técnica também pelo trabalho do supervisor. Não há um formato ou linhas que se devam seguir para encaminhar uma diretriz descrita de forma objetiva encontrada na literatura para realizar esse trabalho, nem sobre os resultados objetivos dessa interação [7]. De um modo geral, como afirma Fernández-Alvarez[8], "a aliança é tão importante na supervisão como na psicoterapia".

O supervisor precisa ter uma característica mencionada por Winnicott[9] em relação à mãe – que é suficientemente boa –, pois apresenta o mundo em pequenas doses, com cuidados e frustrações, para que o bebê tenha condições de lidar com elas. No caso do supervisor, ser suficientemente bom envolve o mesmo arsenal, pois para sê-lo é importante que se promova a confiança e uma intimidade que permitam, ao mesmo tempo, relações verdadeiras e distanciamento, além de um enquadramento necessário para que haja uma relação de troca de experiências e compreensão. Mesmo que o supervisor seja mais experiente, é o supervisionando quem vive a experiência do atendimento. A supervisão deve ser conduzida de maneira que se permita compartilhar as angústias, sensações e percepções do atendimento, pois será com esses elementos que ele poderá desenvolver seus instrumentos para conduzir sua postura e trabalho como terapeuta, e crescer como profissional:

> O supervisor assume um papel de mediador, o qual, por meio do holding, pode proporcionar um ambiente suficientemente bom no qual o estudante possa se sentir seguro para desenvolver um pensamento independente, sensível, crítico, criativo e orientado por um verdadeiro self (Sei e Silva, 2017)[10].

Dada sua importância, espera-se que o supervisor tenha algumas competências básicas que viabilizem a construção conjunta do arcabouço profissional dos supervisionados, dentre elas:

- O fomento da interlocução entre teoria estudada ao longo da graduação e a prática do estágio clínico.
- A garantia de que o grupo de supervisão possa aprender e desenvolver competências básicas para o exercício da clínica.
- A promoção de boas relações entre o grupo, de modo que os supervisionados possam expor suas dificuldades e possíveis erros mediante a prática dos atendimentos clínicos[11].

Tanto o supervisor quanto o terapeuta supervisionado precisam ter um arcabouço técnico e um conhecimento específico nas questões de variabilidade de gênero por ser essa a *expertise* do trabalho realizado no Ambulatório. Como mencionados, pontos importantes precisam ser identificados e aprofundados tanto durante as sessões em grupo quanto nas sessões familiares individualizadas: a trajetória da família e seus componentes, as angústias de cada um quanto ao entendimento da realidade de se ter um membro apresentando variabilidade de gênero, assim como as inter-relações entre eles.

O profissional precisa utilizar toda sua bagagem para identificar os pontos críticos em que a mediação precisa ser conduzida, abstendo-se de seu próprio viés. Na reunião de supervisão, esses pontos críticos devem ser discutidos e validados, criando-se a oportunidade para o supervisor avaliar e questionar, em conjunto com o grupo, as conclusões do supervisionando com um olhar global e isento. Também nessas reuniões devem ser amplamente discutidas as estratégias para condução das sessões terapêuticas de mediação, pois, como já expusemos, apresentam-se questões delicadas e tensas, e é necessário considerar a fragilidade das crianças e adolescentes e a trama familiar que não pode ser esgarçada, e sim fortalecida.

Todos esses cuidados, seja da metodologia, seja da escolha dos profissionais, seja da supervisão do todo, têm como objetivo propiciar um ambiente acolhedor e seguro para as famílias, e viabilizam conduzir seus membros por um processo de autoavaliação, que certamente será doloroso, mas necessário para restabelecer um ambiente respeitoso e amoroso para o desenvolvimento saudável das crianças e adolescentes.

REFERÊNCIAS BIBLIOGRÁFICAS

1. Herrigel E. A arte cavalheiresca do arqueiro Zen. 987. ed. São Paulo: Pensamento; 1975.
2. Aguirre AMB, Herzberg E, Pinto EB, Becker E. A formação da atitude clínica no estagiário de Psicologia. Psicol USP. 2000;11(1):49-62.
3. Brill S, Pepper R. The transgender child – a handbook for families and professionals. Jersey City: Cleiss Press; 2008. p. 1-59.
4. Moreira MA. O papel da supervisão numa pedagogia para autonomia. In: Actas do 2º Encontro do Grupo de Trabalho – Pedagogia para Autonomia (GT-PA). Portugal; Braga, 2003. Braga: CIEd; 2003. p. 13347.
5. Barletta JB, Fonseca ALB, Delabrida ZNCD. A importância da supervisão de estágio clínico para o desenvolvimento de competências em terapia cognitivo-comportamental. Psicol Teor Prát. 2012;14(3).
6. Bowlby J. Uma base segura: Aplicações clínicas da teoria do apego. Porto Alegre: Artes Médicas; 1989.
7. Kühne F, Maas J, Wiesenthal S, Weck F. Empirical research in clinical supervision: a systematic review and suggestions for future studies. BMC Psychol. 2019;7(1):54:9.
8. Fernández-Alvarez H. Reflections on supervision in psychotherapy. Psychother Res. 2016; 26(1):1-10.
9. Winnicott DW. Collected papers: through paediatrics to psycho-analysis. Abingdon: Routledge; 1993.
10. Sei MBF, Silva R. Supervisão grupal de estágio em Psicologia. Psicol Ens Form. 2017;8 (2):82.
11. Barreto MC, Barletta JB. A supervisão de estágio em psicologia clínica sob as óticas do supervisor e do supervisionando. Cad Grad Ciênc Biol Saúde. 2010;12(12):183-202.

44

Sexualidade e Preservação da Fertilidade

Vanya Dossi
Fabiana Campos
Beatriz Bork

INTRODUÇÃO

Em capítulos anteriores, foi abordada a experiência com as famílias dos pacientes atendidos no Ambulatório Transdisciplinar de Identidade de Gênero e Orientação Sexual (AMTIGOS) do Instituto de Psiquiatria do Hospital das Clínicas da Faculdade de Medicina da Universidade de São Paulo (IPq-HCFMUSP). Este capítulo aborda especificamente a parentalidade e as possibilidades de preservação da fertilidade para a população trans.

Durante os atendimentos familiares e nos grupos de pais de trans púberes ou com variabilidade de gênero, emergem perguntas sobre sexualidade, orientação sexual, relacionamentos afetivos, bloqueio puberal e tratamento hormonal, além de muitas dúvidas por parte dos pais sobre qual deve ser sua postura diante de seus filhos e como devem exercer a própria maternidade ou paternidade. Porém, questões sobre a parentalidade ou a preservação da fertilidade desses filhos não são comuns, apesar de acreditarmos que essas temáticas são de extrema importância, e é possível entender por que tais questionamentos sobre a parentalidade dos filhos são pouco frequentes. Pensar em ser pai ou mãe não costuma ser o foco de crianças e jovens, especificamente no decorrer da transição, pois a sensação de inadequação, o sofrimento, a disforia e o desejo de não desenvolver caracteres secundários é o primordial e mais relevante naquele momento. Assim, a preservação da fertilidade geralmente fica em segundo plano. Todavia, é fundamental abordar a questão reprodutiva com esses jovens e suas famílias antes de iniciar os tratamentos médicos.

PARTE TEÓRICA

A preservação da fertilidade é recomendada pela World Professional Association for Transgender Health (WPATH) desde 2012, no capítulo dedicado à saúde reprodutiva no manual *Standards of care for the health of transgender and gender diverse people*[1]. Em sua versão mais recente, publicada no ano passado, o capítulo de saúde reprodutiva[2] foi aprofundado e faz recomendações com relação aos riscos de infertilidade, às opções de preservação da fertilidade, aos métodos contraceptivos, cuidados durante a gestação, no pré-natal, na amamentação e no término da gestação, caso seja legalmente permitido[2].

Com relação ao tema, o manual[2] recomenda que sejam apresentadas as opções já estabelecidas clinicamente, assim como as possibilidades que ainda estão em estudo experimental; indica que os profissionais de saúde devem abordar os efeitos que os tratamentos hormonais ou cirurgias podem ter sobre a fertilidade e esclarecer que a reversibilidade ainda não foi estudada em profundidade; e enfatiza que as implicações psicossociais da infertilidade devem ser esclarecidas. Também é recomendado o encaminhamento para especialistas ou clínicas de reprodução humana, para que seja possível obter orientação específica e em tempo de realizar a preservação da fertilidade antes do tratamento médico ou cirúrgico.

Especial atenção é dedicada para o atendimento de pessoas trans ou com variação de gênero que buscam terapias de afirmação de gênero e ainda estão na fase pré-puberal ou no início da puberdade. Nesses casos, o manual[2] aconselha que profissionais da saúde esclareçam para eles e suas famílias as opções da preservação da fertilidade nessa faixa etária, que ainda são limitadas. Com base nas evidências científicas estabelecidas atualmente, a opção disponível é a preservação do tecido gonadal, contudo, ressalta-se que os resultados para a população trans ainda não foram descritos na literatura[2].

PARTE PRÁTICA

Levar conhecimento aos pais, responsáveis e equipes de saúde, apresentar as diferentes configurações possíveis e promover a reflexão sobre parentalidade trans é um cuidado necessário. Como a demanda de transição por parte de algumas pessoas trans ou com variabilidade de gênero é muito forte, mesmo que a princípio declarem que não possuem interesse na preservação de fertilidade em razão do que estejam vivendo naquele momento, é muito importante que essa temática seja abordada. Aprofundar e esclarecer o assunto, para que não fique no campo do desconhecido ou seja subestimado, é um compromisso ético que os profissionais da saúde devem ter, e abordar a saúde reprodutiva é uma prática que deve fazer parte do processo transexualizador[3].

O AMTIGOS é um dos centros de referência do processo transexualizador no Brasil e oferece atendimento transdisciplinar à população trans. O Ambulatório recebe crianças e adolescentes que passam por uma triagem minuciosa e, uma vez admitidos, são acompanhados por equipe multiprofissional, formada por educadores físicos, fonoaudiólogos, nutricionistas, pediatras, psicólogos e psiquiatras. Ao longo do acompanhamento longitudinal, são realizadas consultas pediátricas com atenção voltada ao desenvolvimento físico e, quando as crianças se aproximam da puberdade, a possibilidade do bloqueio puberal é avaliada individualmente pelos profissionais. A partir de então, reúnem visões complementares para ponderar e apresentar aos responsáveis as vantagens e as desvantagens desse procedimento, além de considerar suas indicações clínicas e possíveis contraindicações psiquiátricas. No caso de dúvidas na decisão pelo bloqueio, recebem orientações pediátricas e, como mencionado, o atendimento focal familiar. Depois disso, são direcionados ao Instituto da Criança do Hospital das Clínicas da Faculdade de Medicina de São Paulo (ICr-HCFMUSP), onde é feita, pela equipe, uma avaliação da possibilidade do bloqueio puberal.

É importante ressaltar que as crianças e jovens acompanhados no AMTIGOS estão em desenvolvimento físico e emocional e podem pensar de maneira diferente no futuro. Durante a transição, as pessoas trans ou com variabilidade de gênero se deparam com muitas questões e precisam decidir precocemente qual será sua trajetória pessoal ao longo desse processo, que oferece possibilidades e impossibilidades de acordo com os recursos disponíveis (acesso a serviços, condição financeira, disponibilidade de material genético, entre outros) e as escolhas individuais. Por essa razão, a equipe costuma envolver toda a família, para esclarecer, auxiliar e apoiar as decisões, e consideram os possíveis impactos e o custo-benefício para a saúde integral.

Portanto, a preservação da fertilidade também deve ser pensada, pois pode ter impactos e sentidos diferentes para crianças, adolescentes e adultos trans ou com variabilidade de gênero. Para jovens que não querem realizar tratamentos hormonais durante a transição, a preservação da fertilidade não é um procedimento necessário, pois desenvolveram a puberdade e mantiveram seu potencial reprodutivo. Para adultos que pretendem realizar cirurgias de redesignação sexual, a preservação dos gametas pode manter possibilidades reprodutivas que, após a cirurgia, serão alteradas de forma irreversível. Para jovens que desejam fazer o tratamento hormonal, mas ainda não iniciaram a medicação, a preservação da fertilidade envolve adiar o início dos hormônios por alguns meses para congelar os gametas. Contudo, para quem está realizando o bloqueio puberal ou hormonização cruzada, o impacto pode ser maior, pois essa decisão implica interromper o tratamento e deixar a puberdade seguir seu curso por um tempo para desenvolver a gametogênese, a fim de viabilizar a coleta de gametas.

Warton e McDougall[4] realizaram uma revisão sistemática considerando os aspectos éticos da preservação da fertilidade em crianças e jovens trans, e defendem que o aconselhamento sobre a preservação de gametas deve acontecer antes do bloqueio puberal ou do uso de hormônios de afirmação de gênero, pois esses procedimentos podem trazer riscos para a fertilidade. Segundo os autores, a infertilidade influencia negativamente a saúde psicossocial e é consenso na literatura que o acesso às técnicas de preservação da fertilidade é um compromisso ético com o futuro desses indivíduos. Há algum tempo esses métodos de preservação de fertilidade são amplamente utilizados com pacientes pediátricos oncológicos, e os autores argumentam que as mesmas considerações éticas deveriam ser aplicadas para a população trans. Esclarecem que, apesar de serem menores de idade, as crianças e jovens trans devem ser envolvidos para opinar e participar de todo o processo, contudo, como ainda não podem decidir sozinhos, o envolvimento dos profissionais de saúde e dos familiares responsáveis legais é fundamental para decidir qual será a conduta clínica indicada.

Com relação à fertilidade, os autores[4] apontaram que o risco de infertilidade nos primeiros anos de bloqueio puberal costuma ser baixo e, uma vez interrompido, pode demorar de 6 meses a 2 anos para a fertilidade retornar. Com relação ao risco de infertilidade após a hormonização cruzada, os autores apresentaram os achados de Hudson et al., que avaliaram que o uso de terapia hormonal com estrógeno pode levar à azoospermia irreversível em mulheres trans; e sinalizaram que o uso de testosterona pode impactar a fertilidade de homens trans, contudo sem afirmar quais seriam as consequências a longo prazo em razão da limitação dos estudos realizados até o momento.

Warton e McDougall[4] também indicaram a opção de criopreservação de tecido testicular e ovariano, mas esse procedimento experimental ainda está em desenvolvimento para a preservação da fertilidade de pré-púberes e adolescentes, contudo pode ser uma alternativa para evitar a suspensão do bloqueio puberal ou tratamento hormonal.

Outra revisão sistemática, conduzida por Stolk et al.[5], argumentou que o bloqueio puberal e a hormonização para afirmação de gênero podem melhorar a disforia e diminuir as taxas de depressão e suicídio, contudo ressaltaram que as consequências na fertilidade devem ser consideradas antes da transição. Os autores enfatizaram que no estágio Tanner 2 a espermatogênese ainda não está presente e, caso esses jovens optem pela hormonização cruzada após o bloqueio puberal, pode ser que eles nunca desenvolvam espermatozoides.

Corroborando esse argumento, de Nie et al.[6] realizaram um estudo histológico para avaliar a influência do bloqueio puberal e do tratamento hormonal em 214 mulheres trans. Os autores observaram que não foi possível obter espermatozoides maduros quando o bloqueio puberal foi iniciado na fase Tanner

2 ou 3 e, nas trans femininas que iniciaram o bloqueio na fase Tanner 4 ou 5 da adolescência, ou que iniciaram a terapia hormonal na vida adulta, o percentual foi muito baixo. Portanto, um percentual muito pequeno de mulheres trans consegue fazer a criopreservação de espermatozoides maduros após tratamento hormonal. Para esses casos, os autores também indicam a possibilidade de realizar a criopreservação de tecido testicular, mas esse procedimento pode não ser efetivo se estiverem em terapia hormonal cruzada, pois traz efeitos irreversíveis para a espermatogênese. Assim, o recomendado é descontinuar o bloqueio puberal e preservar os espermatozoides maduros antes do uso da terapia hormonal cruzada. Outra possibilidade seria o amadurecimento dos espermatozoides *in vitro*, mas esse procedimento ainda é experimental, sem aprovação para uso clínico. Dessa forma, no caso de crianças e jovens que realizam o bloqueio puberal seguido de tratamento hormonal ao longo de muitos anos, é importante que todos os envolvidos tenham ciência de que existe um risco maior de infertilidade envolvido. Portanto, é fundamental que pais, responsáveis e comunidade médica tenham conhecimento e tempo para refletir com cuidado e buscar orientação sobre como abordar o assunto com seus filhos(as), de forma compreensível, antes de tomar a decisão.

Outro ponto de atenção quando se avalia a preservação da fertilidade é o desconforto com os procedimentos médicos. Armuand et al.[7] analisaram a experiência de transgêneros na preservação de fertilidade e identificaram o uso de diferentes estratégias de enfrentamento, como: concentrar-se nas razões para fazer a criopreservação; contar com uma rede de apoio; escolher nomes sem gênero para as partes do corpo; e utilizar abordagens cognitivas para não odiar o corpo.

Para os transmasculinos, é importante esclarecer que a interrupção do tratamento hormonal ocasiona o retorno do ciclo menstrual e, para preservar a fertilidade, é necessário realizar exames genitais como ultrassonografia transvaginal, para acompanhamento da ovulação e coleta dos óvulos. Para as transfemininas que não realizaram cirurgia de redesignação sexual, entrar em contato com o órgão sexual para obter ereção e manejo para a ejaculação pode ser desconfortável. Nesses casos, existe a opção de coleta do espermatozoide com punção do epidídimo ou testículos, mas esse procedimento é mais invasivo e envolve os riscos da sedação. Assim, acolher esses sentimentos é essencial e, por ser um momento delicado, é importante poder contar com o apoio da família durante e após os procedimentos, bem como encontrar nas equipes de saúde acolhimento e ponderação na escolha da conduta a ser realizada.

Além disso, é preciso estar atento e ter o cuidado adequado com o nome social e a forma como o indivíduo prefere ser tratado. James-Abra et al.[8] reforçam esse argumento ao recomendar o uso de linguagem neutra e destacar a importância de criar um ambiente receptivo e acolhedor para pacientes trans. É importante respeitar a identidade de gênero, pois nem sempre quem contribui com o óvulo ou engravida se considera "mãe", assim como nem sempre quem contribui com o sêmen se considera "pai". Para atingir seu objetivo, a preservação da fertilidade deve conferir um atendimento respeitoso e humanizado, procurar minimizar o desconforto e permitir que transgêneros preservem seus gametas para, futuramente, realizarem o planejamento familiar.

TÉCNICAS DE REPRODUÇÃO ASSISTIDA

Para a população trans que deseja ter filhos biológicos, existem diversas técnicas da reprodução assistida (Figuras 1 e 2) que dependem de como foi realizada a transição e se houve criopreservação dos gametas. Não podemos deixar de citar

Parentalidade Transmasculinos

- Preservação dos próprios óvulos
- Preservação dos óvulos da parceira (casal hétero)
- Preservação do sêmen do parceiro (casal homoafetivo)
- IIU heteróloga – com sêmen doado
- O parceiro é transmasculino – IIU utilizando os próprios óvulos ou os FIV com embriões formados com óvulos do parceiro, com sêmen doado, no útero do parceiro ou no próprio útero
- O parceiro é um homem cis ou uma transfeminina – FIV com seus óvulos, com sêmen do (a) parceiro(a) e transferência para seu útero ou um útero de substituição
- A parceira é uma mulher cis – FIV com seus óvulos ou da parceira, com sêmen doado e transferência para seu útero, útero da parceira cis ou útero de substituição, caso seja necessário

Sem utilização: filhos biológicos/adotivos antes da transição de gênero

FIGURA 1 Técnicas de reprodução assistida (TRAs) – Transmusculinos. IIU: inseminação intrauterina; FIV: fertilização *in vitro*.

Parentalidade Transfeminina

- Preservação próprio sêmen
- O parceiro é um transmasculino – IIU ou FIV com sêmen e óvulos do parceiro – transferido para o útero do parceiro;
- O parceiro é um homem cis ou uma transfeminina – FIV com o sêmen do parceiro, fertilizados com óvulos doados, em útero de substituição;
- A parceira é uma mulher cis – IIU ou FIV com o próprio sêmen, óvulos da parceira ou doados, se houver necessidade.

Sem utilização: filhos biológicos/adotivos antes da transição de gênero

FIGURA 2 Técnicas de reprodução assistida (TRA) – Transfemininas. IIU: inseminação intrauterina; FIV: fertilização *in vitro*.

outras formas de parentalidade que não necessitam da reprodução humana assistida, como filhos, além de concebidos pelo(a) companheiro(a) com o recurso de gametas doados e/ou útero de substituição; além de filhos adotivos e filhos concebidos antes da transição.

Diante de tantas configurações possíveis, é importante notar que a filiação, antes pertencente ao âmbito privado da sexualidade, adquiriu novas formas de expressão por meio de técnicas de reprodução humana assistida (RHA). Ao separar a reprodução do ato sexual, essas técnicas proporcionaram uma mudança no paradigma de filiação e constituição familiar e possibilitaram a construção de novas formas de parentalidade no contexto da diversidade sexual[9].

Avelar[10] estuda o desejo de parentalidade em pessoas trans e recomenda que seja abordado antes do início da transição. A autora argumenta que a preservação da fertilidade pode possibilitar a experiência da parentalidade com vínculo biológico, o que pode contribuir tanto para a expressão quanto para a consolidação da identidade de gênero. Nos estudos citados pela autora[10], os participantes já se percebiam em seus papéis parentais e, com o nascimento dos filhos, sua identidade de gênero foi reforçada. Relataram que sentiam a necessidade de exercer a parentalidade de um modo diferente, sem a limitação e a rigidez impostas pelos padrões convencionais.

Angonose[11] elucida que a vivência de transgêneros e suas experiências relacionadas à reprodução e ao desejo de parentalidade ainda são predominantemente marcadas pela invisibilidade. A possibilidade de constituição familiar existe, mas a barreira simbólica ainda precisa ser elaborada pela sociedade. Quayle e Lopes[12] ressaltam que "o peso da infertilidade social não é menor do que o da biológica; muitas vezes, o fardo da diferença faz com que esse peso se agigante e comprometa relações saudáveis" (p. 231).

Com relação à "infertilidade social", é importante ressaltar a aprovação da Resolução n. 1.957/2010 do Conselho Federal de Medicina (CFM)[13], que incluiu os direitos dos transgêneros à reprodução e evidenciou essa questão. Nos dias de hoje, a parentalidade trans ainda é mais frequente por meio da adoção ou da gravidez antes da transição de gênero. As barreiras de acesso à reprodução assistida ainda existem, no entanto, é importante salientar que, com o auxílio de técnicas reprodutivas, é possível chegar à parentalidade utilizando seus gametas próprios após a transição, caso desejem.

Alpern et al.[14] realizaram um estudo com 97 mulheres trans e 91 homens trans e encontraram que a maioria gostaria de ter filhos (67,4 e 61,9%, respectivamente), contudo, a preservação da fertilidade foi considerada por 40,4% das mulheres trans e apenas 5,8% dos homens trans. Dentre os principais motivos para essa escolha estava a preferência pela adoção (58,8% dos homens trans e 60,9% das mulheres trans), o custo da preservação da fertilidade (44,9 *vs.* 60,9%), o estresse relacionado ao procedimento (60,3 *vs.* 29,3%), o medo da disforia de gênero (63,5 *vs.* 28,3%) e a preocupação com a atitude da equipe médica (44 *vs.* 19%)[14].

Outra pesquisa realizada *on-line* por Chen et al.[15] nos Estados Unidos, com 156 adolescentes de idades entre 14 e 17 anos, avaliou as atitudes em relação à fertilidade e à formação da família. Os principais temas que emergiram nos comentários qualitativos incluíram preocupações relacionadas à saúde reprodutiva/fertilidade (p. ex., estigma da paternidade transgênero e efeito dos tratamentos de transição de gênero sobre fertilidade) e a necessidade de informações adicionais sobre saúde reprodutiva adaptadas à sua experiência individual, pois 60,9% dos entrevistados estavam interessados em aprender mais sobre suas opções de fertilidade e construção familiar. No grupo estudado, 70,5% dos adolescentes estavam interessados na adoção e 35,9% na paternidade biológica. Sobre a fertilidade, a maior parte dos jovens (66%) não havia discutido ou refletido sobre os efeitos dos hormônios e seu impacto na fertilidade, 20,5% dos jovens haviam discutido a fertilidade em geral e apenas 13,5% haviam discutido os efeitos dos hormônios sobre a fertilidade.

É interessante notar que os pesquisadores observaram que o desejo de fertilidade antes do tratamento é maior em homens trans comparados a mulheres trans, contudo, depois do tratamento, o desejo se iguala e 25% dos homens e das mulheres trans relataram desejar a fertilidade. Com relação à perspectiva futura, o desejo se torna maior em mulheres trans (69,9%) comparadas a homens trans (46,9%). Além disso, 76,1% das mulheres trans e 76,6% dos homens trans chegaram a pensar em preservação de fertilidade, mas apenas 9,6% das mulheres trans e 3,1% dos homens trans o fizeram[15].

Considerando as possibilidades de preservação da fertilidade, bem como a possibilidade de transgêneros terem filhos por meio das técnicas da medicina reprodutiva no Brasil, Dossi realizou dois levantamentos *on-line* em 2018 e 2021[16,17] para verificar se as pessoas trans e/ou familiares procuraram centros de reprodução assistida e quais tratamentos buscaram. Comparativamente, observou-se uma maior abertura das clínicas de reprodução assistida para a população trans em 2021, pois o número de clínicas que nunca havia atendido a população trans diminuiu de 54,29% em 2018 para 43% em 2021, o que indicou maiores procura e possibilidade de acesso, inclusive por parte de familiares (3% em 2018 *vs.* 9% em 2021– Figura 3). Notou-se que tanto as mulheres trans quanto os homens trans buscam as clínicas de RHA, com leve predominância da procura por parte das mulheres trans (55 *vs.* 45% – Figura 4). Considerando os motivos que levaram à procura da clínica, houve aumento significativo dos tratamentos (homens trans de 26% em 2018 para 39% em 2021 *vs.* mulheres trans de 6% em 2018 para 17% em 2021), bem como na busca por informação (homens trans de 3% em 2018 para 30% em 2021 *vs.* mulheres trans de 6% em 2018 para 26% em 2021 – Figura 5).

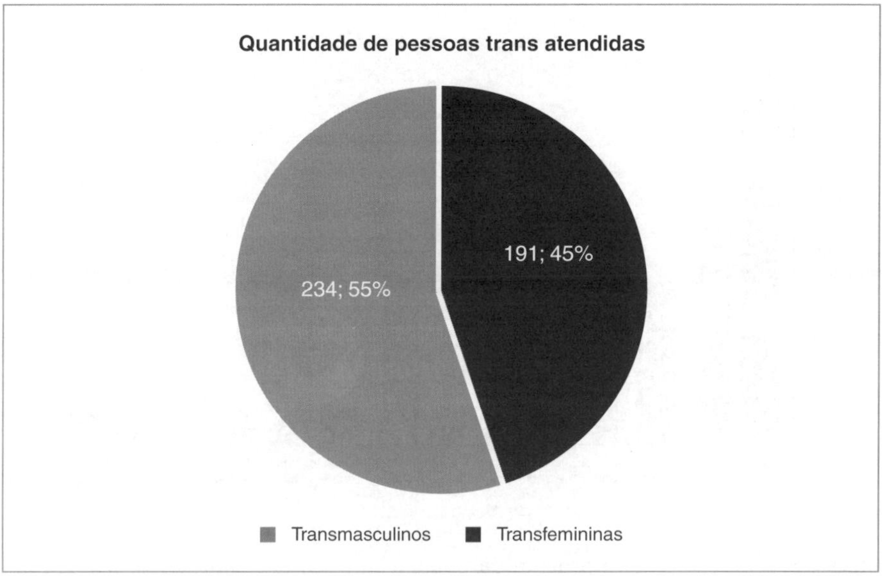

FIGURA 3 Quantidade de pessoas trans atendidas nas clínicas de RHA (2021). RHA: reprodução humana assistida.

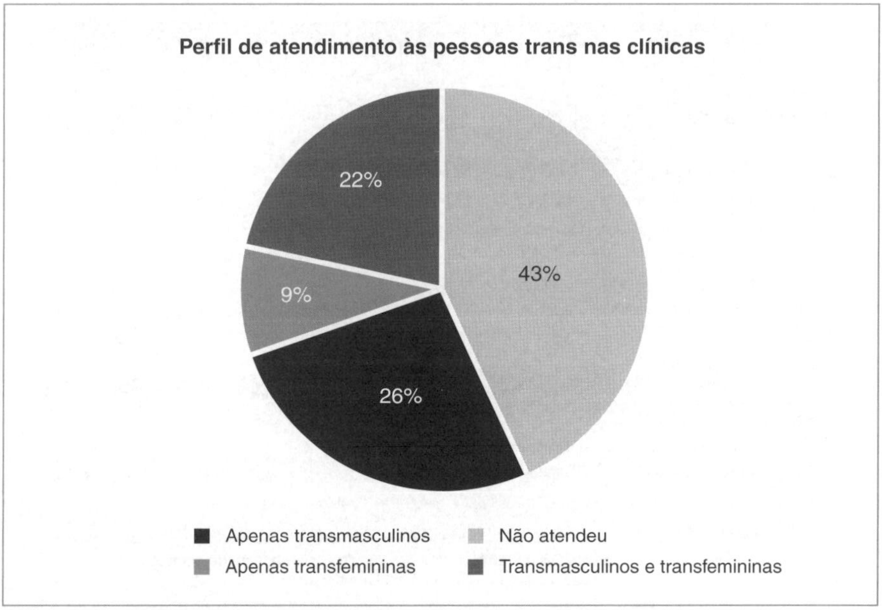

FIGURA 4 Perfil das pessoas trans atendidas nas clínicas de RHA (2021). RHA: reprodução humana assistida.

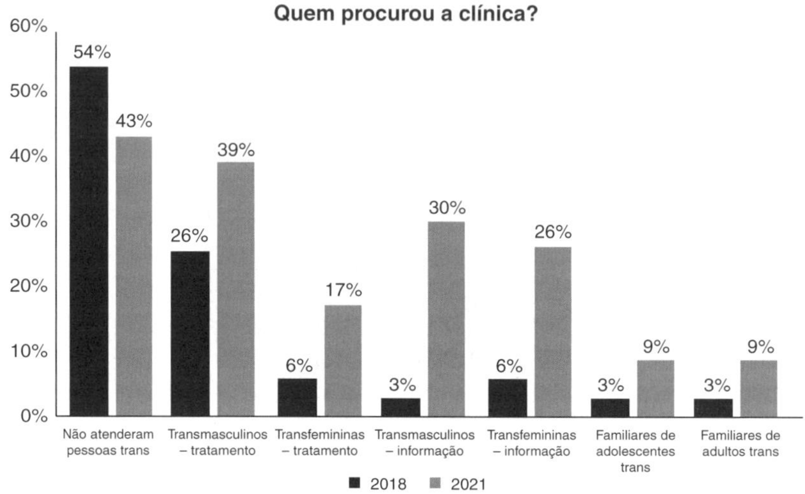

FIGURA 5 Comparativo da procura da população trans nas clínicas de RHA (2018 e 2021). RHA: reprodução humana assistida.

Quanto aos tratamentos realizados por pessoas trans

Tratamentos Transmasculinos	2018	2021
Preservação de óvulos próprios	46%	15%
Preservação de sêmen do parceiro	15%	6%
FIV com óvulos de homens trans, sêmen doado e transf. na parceira	31%	15%
FIV com óvulos da parceira, sêmen doado e transf. na parceira	8%	21%
FIV com óvulos de homem trans e transf. no útero de homem trans	0%	6%
FIV com óvulos da parceira e transf. no útero de homem trans	0%	6%
Inseminação intrauterina no útero de homem trans	0%	6%
Inseminação intrauterina na parceira	0%	6%
Transferência de embrião doado para útero de homem trans	0%	6%
Informação sobre fertilidade	0%	6%
Tratamento hormonal	0%	3%
Suspender menstruação	0%	3%
Tratamentos Transfemininas	**2018**	**2021**
Preservação de sêmen	50%	50%
FIV com óvulos da parceira, sêmen doado e transf. na parceira	33%	0%
FIV com óvulos da parceira, próprio sêmen e transf. na parceira	0%	13%
FIV com óvulos doados, sêmen próprio e transf. para útero de substituição	17%	13%
Tratamento hormonal	0%	25%

Maior diversificação dos serviços em 2021; busca por transferência no útero do homem trans; uso do próprio sêmen em mulheres trans.

FIGURA 6 Tratamentos realizados por pessoas trans nas clínicas de RHA em 2018 e 2021. FIV: fertilização *in vitro*.

Assim, com relação ao tratamento, percebeu-se maior diversificação e utilização dos serviços em 2021, com destaque para uma maior procura por fertilização *in vitro* por parte dos homens trans, apesar da menor utilização de óvulos próprios (31% em 2018 *vs.* 15% em 2021). Por outro lado, houve aumento da utilização do próprio sêmen em mulheres trans (17% em 2018 *vs.* 26% em 2021 - Figura 6).

Com relação à infertilidade biológica, Tornello e Bos[18] realizaram um estudo qualitativo com 32 indivíduos trans e identificaram que eles se sentiam frustrados por não poderem ter filhos biológicos após terem sido submetidos a tratamentos hormonais ou cirurgias. Parte desses indivíduos expressavam o desejo de parentalidade biológica (47%), mas encontraram barreiras, dentre elas: limitações físicas por ser transgênero (38%), financeiras (9%), infertilidade (16%) e falta de proteção jurídica (6%). Os autores reiteraram a importância de remover as barreiras financeiras, melhorar as ferramentas de proteção jurídica e aumentar a comunicação sobre a preservação da fertilidade antes da transição, principalmente em indivíduos que iniciam esse processo mais jovens.

Segundo Wierckx, Van Caegnegem e Pennings[19], encontraram pessoas trans que optaram por realizar a transição por meio de tratamentos hormonais ou cirúrgicos podem se deparar com o risco de perda de seu potencial reprodutivo. Nesse estudo, publicado em 2012, participaram 50 homens trans e 62% expressaram o desejo de ter filhos em algum momento da vida, enquanto apenas 22% declararam ter filhos. Sobre a preservação da fertilidade, 77,1% não consideraram essa possibilidade, mas teriam considerado (37,5%) caso tivesse sido oferecida, 18,8% consideraram, mas não conversaram com um profissional da saúde sobre isso e 4,2% consideraram preservar os gametas, mas não era possível tecnicamente. O estudo evidencia que o desejo de parentalidade existe, mas as questões relacionadas à fertilidade não têm sido tratadas de maneira adequada. Os autores reforçam a importância de estabelecer protocolos de orientação sobre os efeitos dos tratamentos hormonais na fertilidade e aconselhamento sobre as opções que podem aumentar as chances de fertilidade no futuro.

Assim como é importante pensar na preservação de gametas e na possibilidade de gerar filhos biológicos, existem situações em que o processo de percepção, afirmação e transição de gênero pode ocorrer quando a família do genitor já está constituída. Ter um genitor transgênero não implica uma influência direta na constituição da identidade de gênero dos filhos, mas é preciso estar atento aos efeitos que essa mudança pode ter no núcleo familiar.

Os estudos de Chiland[20] apontam que crianças concebidas por pessoas transexuais após a transição não desenvolveram problemas com identidade de gênero, pois não precisaram se adaptar a uma nova identidade parental e costumam ser menos confrontadas com reações socialmente aversivas[20].

Avelar[10] também considerou os impactos da transição de gênero nos membros da família, principalmente nas crianças. Ela cita o estudo de Haines, Ajayi e Boyd[21], que destacam que os fatores predominantes para uma criança se ajustar bem à transição dos pais são: a proximidade entre a criança e a pessoa que está em transição; a qualidade de laços afetivos estabelecidos nessa relação; a cooperação entre os pais e sua participação na educação e criação dos filhos; a idade da criança e o preparo da escola para lidar com a transição.

O estudo de Haines, Ajayi e Boyd[21] foi feito nos Estados Unidos com 50 sujeitos: 46 pais trans e 4 parceiros de pais trans. Dentre eles, 60% se identificaram como mulheres trans (MTF), 32% como homens trans (FTM) e 4% não especificaram o gênero e se identificaram como transgênero ou transexual. Esses pais tinham entre 1 e 6 filhos (moda = 2), totalizando 106 filhos dessas 50 famílias, e 68,9% eram filhos biológicos, 15,1% enteados, 9,4% concebidos por meio de esperma doado e 6,6% eram adotados. O estudo avaliou qualitativamente cinco aspectos da parentalidade: a história da família e da transição de gênero, as mudanças significativas na família, os desafios da parentalidade, a relação com os filhos e questões relacionadas aos aspectos legais/discriminação.

O estudo concluiu que a transparentalidade possui características únicas que merecem atenção e cuidado mais amplo, pois o resultado da mudança do papel de gênero na dinâmica familiar pode ocasionar conflitos com parceiros e filhos caso eles não consigam lidar com a transição de gênero. Consideramos que esse impacto na dinâmica familiar merece cuidado e atenção especiais, pois pode desencadear impasses de difícil manejo e efeitos significativos em todos envolvidos. Além desses fatores, também é importante avaliar o entorno como um todo, considerando amigos, vizinhos, parentes próximos e outras relações sociais, visto que a sociedade brasileira ainda está permeada de preconceitos e transfobia.

CONSIDERAÇÕES FINAIS

O direito à reprodução e à sexualidade é um direito humano e pessoas trans ou com variabilidade de gênero também podem ter o desejo de constituir família e estar biologicamente relacionadas aos filhos. Segundo a definição da Organização Pan-Americana da Saúde, da Organização Mundial da Saúde (OPAS/OMS)[22], sexualidade é parte integral da personalidade de todo ser humano e seu desenvolvimento total depende da satisfação de necessidades humanas básicas, como desejo de contato, intimidade, expressão emocional, prazer, carinho e amor. Ela é constitutiva e influenciada por fatores individuais, familiares, comunitários, culturais, socioeconômicos, políticos ambientais e espirituais.

Ao combinar esse desejo com recursos reprodutivos e quebras de paradigmas socioculturais, a paternidade transgênero torna-se uma categoria não convencional, fruto da sociedade contemporânea[23]. Dessa forma, incluir a paternidade transgênero dentre o rol de paternidades é dar visibilidade a um grupo que deseja ter um filho, mas sofre discriminações.

Considerar a preservação da fertilidade é não só um cuidado para evitar sofrimento e arrependimento, mas também se relaciona com a capacidade de decisão, reflexão e maturidade para o tema. O papel dos pais é fundamental e não é uma tarefa simples, pois envolve estar diante de um lugar de ambivalência entre o desejo de não desenvolver caracteres secundários que afirmam a identidade de gênero dos filhos ou o futuro da fertilidade deles, tema pouco conhecido e difundido em nossa sociedade.

Além da necessidade de um espaço para discutir em família, precisam ser garantidos maior preparo e receptividade das equipes de saúde para acolher as dúvidas e esclarecer em profundidade os possíveis impactos ao potencial reprodutivo, antes da hormonização e da cirurgia de redesignação. Isso foi feito com sucesso junto aos pacientes oncológicos e poderia ser replicado a transgêneros e àqueles com variabilidade de gênero.

Assim, abordar a preservação da fertilidade e pensar nas possíveis formas de parentalidade trans é uma oportunidade de colaborar para a construção de um espaço de acolhimento, ampliação do conhecimento e percepção dessa vivência, que proporciona uma prática que visa reverter a invisibilidade, promover saúde e bem-estar, compreender os pacientes em sua singularidade e legitimar seu desejo de exercer ou não a parentalidade.

Como afirmado anteriormente, não é um tema simples de ser tratado e discutido, pela necessidade de uma reflexão e um cuidado que, para uma pessoa sem as questões de variabilidade de gênero, não precisariam ser pensados e nem ao menos serem tomadas decisões precocemente.

Este assunto, assim como tantos outros temas que abordam famílias, corroboram a importância do cuidado e olhar especial para esse núcleo, que é base de sustentação, proteção e amparo das pessoas trans e com variabilidade de gênero.

REFERÊNCIAS BIBLIOGRÁFICAS

1. World Professional Association for Transgender Health (WPATH). Standards of Care for the Health of Transgender and Gender Diverse People, 7th Version. East Dundee: WPAH; 2012 [citado em 31 jul. 2023]. Disponível em: https://www.wpath.org/publications/soc.
2. Coleman E, Radix AE, Bouman WP, Brown GR, de Vries ALC, Deutsch MB, et al. Standards of care (SOC) for the health of transgender and gender diverse people, Version 8. Int J Transgend Health. 2022 [citado em 31 jul. 2023]; 23(Suppl. 1):S1-260.
3. Campos F. Novas configurações familiares: o papel da Psicologia na reprodução humana assistida [monografia]. São Paulo: Pontifícia Universidade Católica; 2020 [citado em 31 jul. 2023]. Disponível em: https://repositorio.pucsp.br/jspui/handle/handle/26266.
4. Warton C, McDougall RJ. Fertility preservation in trangender children and young people in paediatric healthcare: a systematic review of ethical considerations. J Med Ethics. 2022;48:1076-82.

5. Stolk THR, Asseler JD, Huirne JAF, van den Boogaard E, Mello NM. Desire for children and fertility preservation in transgender and gender-diverse people: a systematic review. Best Pract Res Clin. Obstet Gynaecol. 2023;87:102312.
6. de Nie I, Mulder CL, Meißner A, Schut Y, Holleman EM, van der Sluis WB, et al. Histological study on the influence of puberty suppression and hormonal treatment on developing germ cells in transgender women. Hum Reprod. 2022;37(2):297-308.
7. Armuand G, Dhejne C, Olofsson JI, Rodriguez-Wallberg KA. Transgender men's experience of fertility preservation: a qualitative study. Hum Reprod. 2017;32(2):383-90.
8. James-Abra S, Tarasoff LA, Green D, Epstein R, Anderson S, Marvel S, et al. Transpeople's experiences with assisted reproduction services: a qualitative study. Hum Reprod. 2015;30(6):1365-74.
9. Farinati DM, Montagnini HML. Uso de gametas pós-morte, descarte embrionário e vida sem filhos. In: Avelar CC, Caetano JP, editores. Psicologia em reprodução humana. São Paulo: Sociedade Brasileira de Reprodução Humana; 2018.
10. Avelar CC. Parentalidade transgênero. In: Quayle J, Dornelles LMN, Farinati DM, organizadoras. Psicologia em reprodução assistida. São Paulo: Editora dos Editores; 2019.
11. Angonose M. "Um pai trans, uma mãe trans": direitos, saúde reprodutiva e parentalidades para a população de travestis e transexuais [dissertação]. Florianópolis: Universidade Federal de Santa Catarina; 2016.
12. Quayle J, Lopes HP. Homoparentalidade. In: Quayle J, Dornelles LMN, Farinati DM, organizadoras. Psicologia em reprodução assistida. São Paulo: Editora dos Editores; 2019.
13. Brasil. Conselho Federal de Medicina (CFM). Resolução n. 1.957/2010. Trata das técnicas de reprodução assistida (RA), revogou a Resolução n. 1.358/92, foi revogada em 2013 (CFM 2.013/13) e esta teve atualização em 2015 (CFM 2.121/2015). Brasília: CFM; 2010 [citado em 31 jul. 2023]. Disponível em: http://sistemas.cfm.org.br/normas/visualizar/resolucoes/BR/2010/1957.
14. Alpern S, Yaish I, Wagner-Kolasko G, Greenman Y, Sofer Y, Paltiel Lifshitz D, et al. Why fertility preservation rates of transgender men are much lower than those of transgender women. Reprod Biomed Online. 2022;44(5):943-50.
15. Chen D, Matson M, Macapagal K, Johnson EK, Rosoklija I, Finlayson C, et al. Attitudes toward fertility and reproductive health among transgender and gender-nonconforming adolescents. J Adolesc Health. 2018;63(1):62-8.
16. Dossi VS, Avelar C. Parentalidade em transgêneros através da Clínica de Reprodução Assistida. In: V Jornada Paulista de Psicologia em Reprodução Assistida. Brasil; São Paulo, 2019. São Paulo: Sociedade Paulista de Medicina Reprodutiva; 2019.
17. Dossi V. Transgêneros: aspectos psicológicos – o que abordar para o tratamento da R.A. In: Simpósio de Psicologia do 25º Congresso Brasileiro de Reprodução Assistida e 15º Redlara. Brasil: Rio de Janeiro; 2021. Rio de Janeiro: Sociedade Brasileira de Reprodução Assistida/Redlara; 2021.
18. Tornello SL, Bos H. Parenting intentions among transgender individuals. LGBT Health. 2017;4(2):115-20.
19. Wierckx K, van Caenegem E, Pennings G, Elaut E, Dedecker D, van de Peer F, et al. Reproductive wish in transexual men. Hum Reprod. 2012;27(2):483-7.
20. Chiland C, Clouet AM, Golse B, Guinot M, Wolf JP. New type of family: transmen as fathers thanks to donor sperm insemination. A 12 year follow-up exploratory study of their children. Neur l'Enf l'Adolesc. 2013;61(6):365-70.
21. Haines BA, Ajayi AA, Boyd H. Making trans parents visible: intersectionality of trans and parenting identities. Fem Psychol. 2014;24(2):238-47.
22. Organização Mundial da Saúde (OMS). Sexual health, human rights and the law. [Trad. por projeto interinstitucional entre Universidade Federal do Rio Grande do Sul (UFRGS), Instituto Federal do Rio Grande do Sul (IFRGS), Universidade Federal do Paraná (UFPR); de Oliveira DC, Polidoro M, coordenadores. Porto Alegre: UFRGS; 2020.
23. Avelar CC, Dossi VS, Saadeh A. Transparentalidade. In: Psicologia em reprodução humana. Belo Horizonte: Sociedade Brasileira de Reprodução Humana; 2018.

Seção 12

Protocolo do AMTIGOS do IPq-HCFMUSP

45

Protocolos do AMTIGOS

André Henrique Oliveira Gonçalves

INTRODUÇÃO

Ao longo dos 13 anos de existência do Ambulatório Transdisciplinar de identidade de Gênero e Orientação Sexual (AMTIGOS) do Instituto de Psiquiatria do Hospital das Clínicas da Faculdade de Medicina da Universidade de São Paulo (IPq-HCFMUSP), o protocolo do Ambulatório foi modificado e adaptado às demandas da população assistida, com o intuito de promover saúde, inclusão e acesso a direitos. Inicialmente, os atendimentos eram voltados para adultos, mas eles passaram a ter acesso a outros serviços de saúde nas redes municipais e estaduais. Assim, com uma demanda crescente de pessoas com variabilidade de gênero menores de 18 anos e a pouca disponibilidade de dispositivos de saúde que prestassem o cuidado para elas, o Ambulatório especializou-se no atendimento de crianças e adolescentes, e foram pioneiros nesse trabalho no Brasil[1].

Além dos já ofertados grupos de psicoterapia, atendimentos psiquiátricos e encaminhamentos para endocrinologia, com essa nova população-alvo observou-se a necessidade de atuar mais fortemente em outras frentes, como família e escola. O trabalho se ampliou continuamente e cada vez mais assumiu a característica da transdisciplinaridade, no intuito de promover saúde integral e cuidado longitudinal à população assistida. Atualmente, o AMTIGOS atua com atendimentos em psiquiatria, psicoterapia de grupos, psicoterapia de família, pediatria, endocrinopediatria, fonoaudiologia, educação física, trabalho com escolas e interlocução com a rede de saúde.

O protocolo de funcionamento do Ambulatório é descrito neste capítulo. A Figura 1 mostra o fluxo resumido do AMTIGOS. Particularidades dos atendimentos oferecidos são discutidas ao longo de todo o livro.

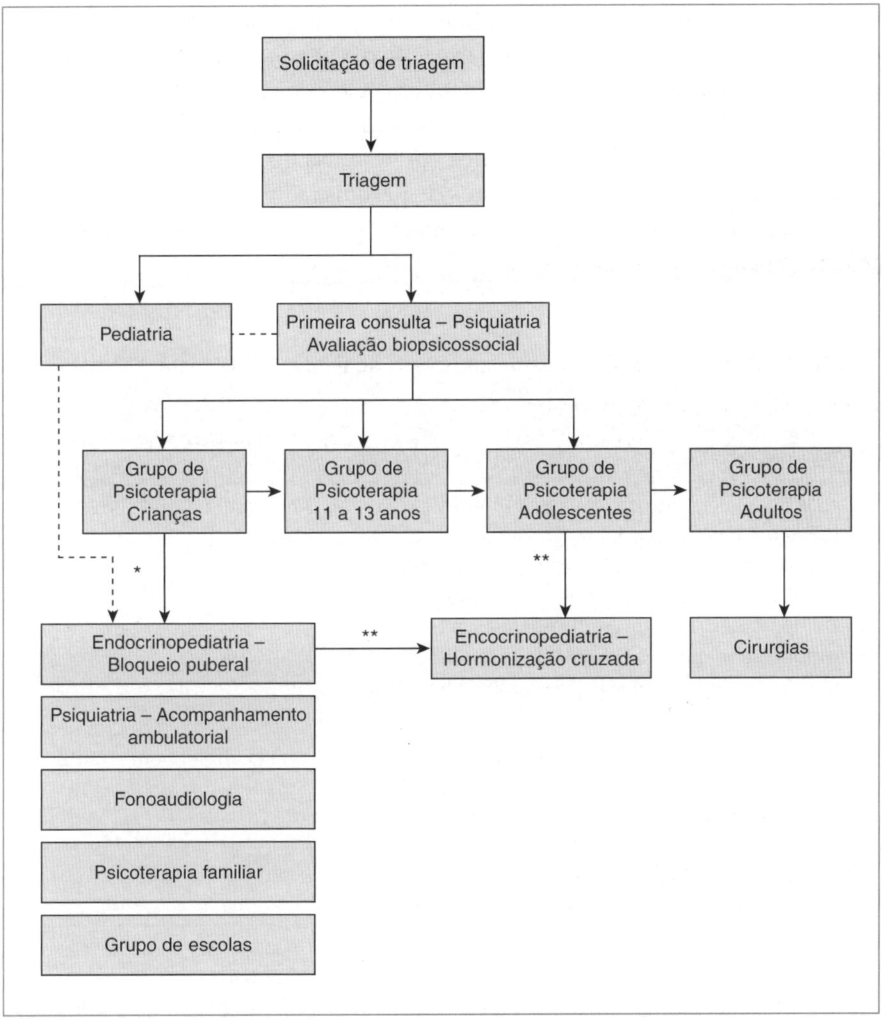

FIGURA 1 Fluxo do AMTIGOS.

* Apenas adolescentes no estágio puberal T2 de Tanner podem ser encaminhados para o bloqueio puberal, após a primeira avaliação psiquiátrica e consulta com pediatra.

** Apenas adolescentes com idade igual ou maior que 16 anos e que tiveram os casos discutidos em equipe transdisciplinar são encaminhados para hormonização cruzada.

NORMATIVAS PARA ATENDIMENTO DE PESSOAS TRANSGÊNEROS

O AMTIGOS atua no cuidado às pessoas transgêneros ou com incongruência de gênero, conforme as normativas da Portaria n. 2.803/2013 do Ministério da Saúde (MS), que redefine e amplia o Processo Transexualizador no Sistema Único de Saúde (SUS)[2], e a Resolução n. 2.265/2019 do Conselho Federal de Medicina (CFM), que dispõe sobre o cuidado específico à pessoa com incongruência de gênero ou transgênero e revoga a Resolução CFM n. 1.955/2010[3]. Os atendimentos do Ambulatório estão vinculados a diversos projetos de pesquisa que foram aprovados pelo Comitê de Ética em Pesquisa do HCFMUSP. A Tabela 1 apresenta todos os títulos dos projetos de pesquisa, o pesquisador responsável e a data de aprovação da pesquisa. A consulta dos projetos aprovados pode ser realizada pela Plataforma Brasil[4].

TABELA 1 Dados dos projetos de pesquisa aos quais o AMTIGOS está vinculado

Título público do projeto de pesquisa	Pesquisador responsável	Data de Aprovação Ética no CEP/Conep*
20 anos de análise retrospectiva de tentativas de suicídio em pessoas com diagnóstico de transexualismo do AMTIGOS - NUFOR-IPq-HCFMUSP (Ambulatório Transdisciplinar de Disforia de Gênero e Orientação sexual – Núcleo de Psiquiatria Forense - Instituto de Psiquiatria do Hospital das Clínicas da Faculdade de Medicina da Universidade de São Paulo) 1997-2017	Alexandre Saadeh	08/11/2018
Proposta de sistematização de prontuário para pessoas com incongruência de gênero em atendimento clínico e hormonioterapia em centros referenciados pelo SUS para o Processo Transexualizador - Prontuário Transdisciplinar de Identidade de Gênero e Orientação Sexual (P TIGOS)	Alexandre Saadeh	08/11/2018
Características sociodemográficas da população triada no primeiro ambulatório voltado para acompanhamento de crianças, adolescentes e adultos com incongruência de gênero no Brasil, após os primeiros dez anos	Alexandre Saadeh	24/03/2022
Descrição da casuística de crianças e adolescentes com incongruência de gênero atendidos no ICr-HCFMUSP	Durval Damiani	24/06/2022
Pediatria e o cuidado das crianças com variabilidade de gênero: avaliação clínica, antropometria e perfil lipídico das crianças admitidas no Ambulatório Transdisciplinar de Identidade de Gênero e Orientação Sexual do Instituto de Psiquiatria do Hospital das Clínicas da USP	Alexandre Saadeh	16/02/2023
Protocolo de atendimento para crianças e adolescentes com incongruência de gênero	Durval Damiani	05/04/2023

*CEP/Conep: Comitê de Ética em Pesquisa/Comissão Nacional de Ética em Pesquisa; ICr: Instituto da Criança.

TRIAGEM

O critério para participação no Ambulatório são crianças e adolescentes com variabilidade de gênero com idade até 12 anos e 11 meses. As solicitações para participação no Ambulatório são realizadas via *e-mail*, que pode ser encaminhado pelos responsáveis dos menores de idade ou pelos profissionais de saúde que os acompanham. Não há obrigatoriedade de qualquer encaminhamento médico ou de qualquer outro profissional de saúde. A triagem é o primeiro encontro do usuário com o serviço e é feita por um psiquiatra experiente na temática de gênero e sexualidade. Nessa etapa é realizada uma entrevista aberta, com duração aproximada de 30 minutos, com o usuário e seus responsáveis. Sempre que possível (o que depende da anuência do usuário e de seus responsáveis e da receptividade ao entrevistador), eles são entrevistados separadamente. São feitas perguntas acerca da identidade de gênero do usuário e um mapeamento inicial de questões relacionadas, como suporte social (família, amigos, escola), sexualidade, problemas de saúde física e/ou mental, questões jurídicas etc.

O objetivo principal da triagem é identificar aqueles usuários que tenham algum grau de incongruência de gênero para iniciar o acompanhamento no Ambulatório. Algumas vezes, responsáveis interpretam expressões de gênero em não conformidade com as expectativas sociais (isto é, menino cis que tem interesse em bonecas) ou orientações sexuais diversas (isto é, menina cis que tenha se interessado por outras meninas) como uma questão de identidade de gênero, confusão que pode ocorrer principalmente entre crianças. O psiquiatra realiza essa diferenciação levando em conta, por exemplo, os relatos do usuário, o desejo expresso de ser (ou de que querer ser) de outro gênero ou sinais de disforia de gênero.

Nos casos em que há poucos indícios de incongruência de gênero, os usuários não são matriculados no Ambulatório; já os responsáveis são orientados sobre diferenças entre identidade, expressão de gênero, orientação afetivo-sexual e a promoverem uma aceitação à diversidade expressa por aquele usuário. Se aquela criança vier a apresentar, pelo seu discurso ou comportamento, indícios maiores de que possa ter uma identificação de gênero diversa, ela poderá passar em nova triagem posteriormente.

Casos que gerem dúvida (p. ex., uma criança de pouca idade que ainda não se expressou abertamente sobre sua identidade de gênero ou adolescentes que estejam questionando seu gênero) são matriculados para fazerem uma entrevista mais detalhada e, possivelmente, iniciar o acompanhamento no serviço.

A triagem também serve como um espaço de suporte para o usuário e de acolhimento inicial para aquela família que, muitas vezes, mostra-se perdida sobre as próximas etapas no que se refere a questões de saúde e de direitos das pessoas trans; os pais parecem angustiados e preocupados, e enfrentam preconceitos tanto externos quanto internos.

PRIMEIRA AVALIAÇÃO

Após a triagem, os usuários são encaminhados para as primeiras avaliações no Ambulatório, que consistem em uma entrevista biopsicossocial com questionário próprio e uma consulta pediátrica (para os menores de 13 anos).

Solicita-se o preenchimento do termo de consentimento livre e esclarecido pelos responsáveis e do assentimento por parte do menor de idade para participação no ambulatório.

Na primeira consulta, é realizada uma entrevista semiestruturada seguindo o Protocolo de Avaliação de Identidade de Gênero e Orientação Sexual (PTIGOS). Trata-se de um questionário desenvolvido e adaptado ao longo dos anos no AMTIGOS, em processo de publicação que está em sua 10ª versão. O questionário tem o objetivo principal de ser um instrumento de pesquisa, mas pode guiar qualquer profissional de saúde que acompanhe indivíduos com variabilidade de gênero. A Tabela 2 mostra algumas das informações que são avaliadas com o PTIGOS.

Essa entrevista tem duração de mais de uma hora. Assim como na triagem, usuário e família são atendidos separadamente, sempre que possível. Entrevistamos primeiro a criança (quando a idade permite) ou o adolescente (em todos os casos), como forma de promover privacidade ao usuário, pois existem algumas perguntas sensíveis no questionário. Posteriormente, convidamos os responsáveis para a entrevista, de forma que eles possam responder algumas questões mais específicas (p. ex., histórico da gestação e do neurodesenvolvimento), bem como possamos obter suas percepções sobre o usuário e sua identidade de gênero.

Em nosso serviço, a entrevista inicial é sempre realizada por um médico psiquiatra ou um médico residente de psiquiatria (sob supervisão dos psiquiatras da equipe), por uma questão do protocolo de pesquisa em que é necessária a realização do diagnóstico conforme a Classificação Internacional de Doenças (CID). Entretanto, trata-se de um questionário que tem como objetivo realizar uma avaliação ampla do usuário, considerando fatores sociais, emocionais, culturais, médicos ou psiquiátricos. Portanto, a estrutura do questionário poderia ser aplicada por qualquer profissional de saúde que preste atendimento à população trans e que tenha a intenção de alcançar um amplo entendimento dos seus casos.

TABELA 2 Principais informações coletadas na primeira consulta do usuário, por meio do questionário próprio, o PTIGOS

- Identificação
- Dados socioeconômicos*
- Rede social de apoio*: lista de todos os indivíduos mais importantes para o usuário
- Identidade de gênero: como se identifica, idade em que se percebeu diferente, como a identidade de gênero se manifestava etc.
- Sexo biológico: masculino, feminino, intersexo
- Orientação afetivo-sexual: bem como a identidade sexual autorreferida
- Família e círculo social: genograma familiar; aceitação por parte da família e amigos; questões religiosas e culturais da família; questões com órgãos de proteção à criança e ao adolescente (Conselho Tutelar, Vara da Infância e Juventude, Ministério Público)
- Rotina atual: rotina diária, uso de telas e tempo na internet, atividade física, vida social
- Vida escolar e graduações: ano escolar atual, escola/faculdade, pública ou privada, frequência e abandono escolar, rendimento escolar, sofrimento na escola em decorrência de transfobia, *bullying*, uso de banheiros (gênero identificado × gênero atribuído ao nascimento), suporte (ou não) de professores, colegas e funcionários
- Corpo: percepções e sensações em relação ao próprio corpo, como lida com genitais e caracteres sexuais secundários
- Transição: se vive integralmente no gênero identificado e desde quando; nome, seu significado; uso de banheiros públicos e eventuais situações negativas vivenciadas ou temidas; hormonização, seja bloqueio hormonal, seja hormonização cruzada, idade de início, objetivo com o uso; cirurgias, quais deseja realizar; outros procedimentos
- Desenho: é solicitado à criança ou ao adolescente que faça um desenho representando como se percebe atualmente e outro de como se imagina no futuro
- Sexualidade: desejos e fantasias sexuais; vida sexual e suas características; masturbação; orgasmos; vida amorosa; prostituição
- Violência: sobre violência física, psicológica ou sexual, em quais ambientes
- Sintomas psicopatológicos e uso de substâncias: histórico de diagnóstico psiquiátrico, histórico de acompanhamento psiquiátrico ou psicoterápico (e motivo), uso de substâncias; anamnese psiquiátrica
- Gestação, parto e amamentação*
- Desenvolvimento neuropsicomotor*
- Vacinação*
- Sociabilidade e brincar*: dificuldades ou facilidades na socialização; brincadeiras preferidas; personagens preferidos
- Percepções familiares sobre o gênero*: se havia sinais de variabilidade de gênero na infância; como lidam com a questão
- Antecedentes pessoais e informações médicas relevantes*
- Antecedentes familiares*
- Prospecção: como o usuário se imagina no futuro (profissão, relacionamentos etc); pretensão de ter filhos; se sim e biológicos, métodos utilizados para manutenção da fertilidade

*Estas questões geralmente são feitas na presença dos responsáveis.

Após a primeira consulta, como forma de complementar nossa avaliação inicial, são solicitados dos usuários:

- Relatório escolar: contendo informações como desempenho acadêmico, socialização com pares e professores e comportamento em sala de aula. Além de podermos ter uma visão do funcionamento social e escolar do usuário, este relatório muitas vezes já traz pistas de como a escola lida com a questão de gênero (p. ex., a escola pode utilizar o nome de registro em vez do nome social, o que nos geraria questionamentos dos motivos para tal).
- Relatórios multiprofissionais: muitos usuários, ao chegarem ao AMTIGOS, já foram atendidos em outros serviços de saúde, públicos ou privados. Assim, após a primeira consulta, são solicitados relatórios psicológicos, médicos, de equipes multidisciplinares etc., para auxiliar no entendimento dos casos. Essa é uma forma também de iniciar uma comunicação com estes profissionais, haja vista a importância de esses usuários serem atendidos numa estrutura de rede de saúde.

A partir das informações levantadas nas avaliações iniciais, são estabelecidos diagnósticos clínicos, psicodinâmicos e sociais, que vão servir para guiar o início do Projeto Terapêutico Singular (PTS) de cada usuário no Ambulatório.

O cerne do serviço é a psicoterapia em grupo* de pessoas trans e de familiares, voltada para questões de gênero e outros temas que atravessam essa questão principal. A modalidade de terapia em grupo se justifica por: 1) propiciar o reconhecimento e a troca entre pares (isto é, pessoas trans com vivências semelhantes); 2) aumentar a rede social e de apoio dos usuários e de seus familiares; 3) tratar-se de um serviço público com alta demanda. Assim, todo usuário do nosso serviço é inserido em grupos de psicoterapia, de diferentes modalidades, divididos por faixas etárias: crianças, 11 a 13 anos, adolescentes e adultos. O funcionamento desses grupos será descrito posteriormente.

Um dos pontos observados na avaliação do PTIGOS é se o usuário tem condições de ser acompanhado em grupo. Por vezes, é necessário que o usuário realize algum tipo de intervenção em saúde mental antes de iniciar no grupo. Por exemplo, um adolescente com transtorno de ansiedade social grave, com uma dificuldade significativa para falar em público, precisará de um

---

* Por se tratar de um serviço público e de alta demanda, acompanhamentos psicológicos individuais são ofertados apenas a casos muito específicos e por um curto período. Se essa demanda é observada, acionamos a rede de atenção psicossocial ou estimulamos que os pacientes que possam realizar esse acompanhamento individual o façam em escolas ou faculdades que ofereçam psicoterapia gratuita ou outras modalidades, a depender das condições da família.

tratamento desse quadro antes de iniciar a psicoterapia em grupo no serviço; algo semelhante pode acontecer com outro usuário que esteja com um quadro depressivo grave, com risco de suicídio elevado. O raciocínio por trás dessa conduta é evitar que haja um prejuízo ao usuário (p. ex., uma piora significativa da ansiedade, com crises durante a participação do grupo), ou ao grupo como um todo (p. ex., uma "contaminação" dos demais participantes com ideias suicidas). Cada caso é pensado individualmente e discutido pela equipe que está avaliando.

ACOMPANHAMENTO PSIQUIÁTRICO

Após a primeira avaliação ou ao longo do acompanhamento no serviço, alguns usuários necessitarão de um acompanhamento psiquiátrico, que também é ofertado pelo AMTIGOS. Priorizamos o acompanhamento daqueles casos cujo transtorno mental possa ter uma relação mais direta com a questão de gênero, por exemplo, quadros depressivos relacionados com *bullying* transfóbico na escola ou com uma disforia de gênero importante. Também buscamos realizar diagnósticos psiquiátricos de casos que possam interferir no processo de transição de gênero, como transtorno do espectro autista (TEA) ou deficiência intelectual (DI).

ACOMPANHAMENTO PEDIÁTRICO

Além da avaliação inicial apresentada anteriormente, todos os usuários com idade menor ou igual a 13 anos passam em uma primeira consulta pediátrica, e iniciam um acompanhamento com a equipe da pediatria. O objetivo principal é identificar os pacientes com sinais de início da puberdade para serem encaminhados ao serviço de Endocrinopediatria, no Instituto da Criança do Hospital das Clínicas de São Paulo (ICr-HCFMUSP), onde poderá ser ofertado o bloqueio puberal (ver "Acompanhamento endocrinopediátrico" a seguir). A presença do pediatra se faz necessário a para o acompanhamento de crianças e adolescentes com incongruência de gênero, conforme a resolução do CFM[3].

Na pediatria, são avaliados o crescimento e o desenvolvimento, o estadiamento puberal, a atualização da carteira de vacinação, a alimentação e o peso, uso de telas etc. Exames complementares (laboratoriais e de imagem) também podem ser solicitados conforme a necessidade.

A avaliação pediátrica realizada não substitui o acompanhamento de puericultura das crianças, pré-adolescentes e adolescentes do nosso serviço; pelo contrário, é orientado que as famílias busquem um acompanhamento com pediatras e/ou médicos de família e comunidade quando não o fazem. A grande particularidade do atendimento ofertado é poder encaminhar o paciente para início do bloqueio puberal na fase correta, isto é, em estadiamento de Tanner 2, ou seja, M2P2 para os usuários do sexo biológico feminino e G2P2 para os usuários do masculino. Assim, a frequência das consultas vai depender, entre outros fatores, da idade ou da fase de desenvolvimento da criança/pré-adolescente: os que estiverem mais próximos da puberdade são vistos semestralmente, enquanto aqueles mais novos, com uma frequência menor, como a cada 1 ou 2 anos.

ACOMPANHAMENTO ENDOCRINOPEDIÁTRICO

O acompanhamento endocrinopediátrico é realizado por equipe especializada do ICr-HCFMUSP. Os casos são encaminhados para o ICr após passar pelas avaliações psiquiátrica, pediátrica e psicológica, e são discutidos em equipe com regularidade para acompanharmos toda a transição de gênero médica das crianças e adolescentes sob diferentes olhares.

Seguindo estritamente as regras da Resolução n. 2.265/2019 do CFM, o AMTIGOS, por meio da endocrinopediatria, oferece as seguintes intervenções médicas para crianças e adolescentes:

- Bloqueio puberal: para aqueles pré-adolescentes trans que estejam entrando na puberdade.
- Tratamento hormonal cruzado: para aqueles com idade maior ou igual a 16 anos.

Cabe ressaltar que nenhum procedimento médico é ofertado para crianças pré-púberes, isto é, antes da segunda fase do desenvolvimento puberal de Tanner.

Ainda no que tange à hormonização nos menores de idade, orientamos os usuários e seus familiares que esse processo só se dará após indicação colegiada da equipe e que deverá ser realizado exclusivamente no ICr, salvo alguns casos de adolescentes com 17 anos ou mais, que são encaminhados para a rede pública. Infelizmente, com alguma frequência, nos deparamos com adolescentes (principalmente meninas trans) que utilizam hormônios por conta própria, sem acompanhamento médico nem indicação da nossa equipe. Nessas situações, orientamos o usuário e sua família sobre os riscos à saúde, indicamos a interrupção do uso do hormônio e solicitamos exames laboratoriais (LH, FSH, testosterona total e livre, estrógeno e progesterona) para acompanhar os níveis hormonais do adolescente. A manutenção do uso de hormônio sem acompanhamento médico é critério de exclusão do programa, assim o adolescente recebe alta do Ambulatório. Nesses casos, é realizada uma comunicação para a rede básica de saúde para que possa acompanhar o caso mais de perto.

Para todos os casos em que há indicação por parte da equipe da intervenção médica hormonal, é obtido o Termo de Consentimento Livre e Esclarecido (TCLE), informando ao responsável legal e ao usuário sobre a possibilidade de infertilidade advinda dos procedimentos hormonais.

Em toda consulta na endocrinopediatria, os usuários são avaliados clinicamente, no que se refere a seu desenvolvimento, crescimento, peso e estadiamento puberal, dentre outros. Exames complementares são solicitados conforme protocolo de pesquisa. São solicitados exames laboratoriais gerais e hormonais para acompanhamento da resposta aos tratamentos. Exames de imagem também são necessários, como radiografia de pulso para idade óssea, densitometria óssea (avaliação da saúde óssea dos usuários em bloqueio puberal), ultrassonografia de mamas (para os meninos trans), ultrassonografia de testículos (para meninas trans), dentre outros.

Como citado anteriormente, o bloqueio puberal é indicado para todos aqueles usuários no estágio inicial da puberdade, se assim a família concordar e o pré-adolescente desejar. Nesse procedimento, é utilizada a leuprorrelina, um agonista do GnRH (hormônio liberador da gonodotrofina). Com o bloqueio puberal, a puberdade natural é retardada e ganha-se tempo para que a criança seja acompanhada pela equipe transdisciplinar, desenvolva maturidade e possa se empoderar mais claramente da sua identidade de gênero. Assim, esses usuários mantêm o acompanhamento nos grupos de psicoterapia e, ao completar 16 anos, caso aquela identidade de gênero diversa se mantenha, pode ser indicada, então, a hormonioterapia cruzada. Se em algum momento o usuário passa a se identificar como o gênero atribuído ao nascimento, o bloqueio puberal é suspenso e a puberdade pode acontecer.

Para os adolescentes de 16 anos ou mais, pode ser indicada a hormonização cruzada. Nos adolescentes homens trans (ou pessoas transmasculinas), é utilizada a testosterona, em suas diferentes apresentações. Nas adolescentes mulheres trans (ou pessoas transfemininas), são utilizados estrógeno e medicações antiandrogênicas (como espironolactona e ciproterona). A indicação da hormonização depende da maturidade cognitiva do adolescente, de sua capacidade de consentimento e entendimento sobre os riscos e benefícios da hormonização, de uma consolidação de sua identidade de gênero e do consentimento familiar. Todos os casos precisam ser discutidos em equipe para que esse procedimento seja liberado.

ACOMPANHAMENTO PSICOTERAPÊUTICO

Grupos de crianças

As crianças de até 11 anos de idade e suas famílias são acompanhadas nos grupos de psicoterapia de crianças. O trabalho com a família é primordial para essa faixa etária: um ambiente familiar saudável e inclusivo pode propiciar um desenvolvimento satisfatório para essas crianças.

As crianças (e suas famílias) são divididas em grupos por faixa etária, que ficam sob a responsabilidade de uma dupla de psicoterapeutas (psicólogos ou psiquiatras). Enquanto ocorre o grupo de pais, as crianças também estão em grupos, que podem ser mais lúdicos (grupo de brincar, para as crianças menores) ou no formato mais próximo ao habitual (para crianças maiores). Os grupos acontecem mensalmente. Para os moradores de fora da cidade de São Paulo, a atividade é realizada por videochamada (sem a participação da criança) e a cada três meses há um encontro presencial (com a criança).

O grupo de pais de crianças é um espaço para acolhimento, suporte mútuo, compartilhamento de vivências, troca de experiência e reflexões, por meio de questionamentos e resoluções para questões cotidianas ligadas à identidade de gênero, na vida das crianças e seus familiares. Os psicoterapeutas também têm o papel de educar os pais sobre questões do desenvolvimento infantil, gênero e sexualidade. Temas como assertividade também são trabalhados. O grupo também tem por objetivo aumentar a rede de apoio daquela família. É um espaço de encontro, continência e acolhimento, evitando-se julgamentos. São momentos em que eles dividem suas vivências, acolhem sofrimentos e se fortalecem como uma comunidade. No grupo de crianças, por meio de atividades lúdicas, semidirigidas, é propiciado um espaço para que as crianças possam expressar sua identidade de gênero de forma plena, sem forçá-las à congruência ou ao gênero definido ao nascimento.

Semanalmente, é realizada a supervisão dos grupos com uma psicóloga, que tem anos de experiência com crianças com variabilidade de gênero. O funcionamento dos grupos e casos particulares são discutidos em equipe e intervenções são pensadas para os próximos encontros.

Grupo de 11 a 13 anos

Desde 2022, foi proposto um grupo específico para adolescentes de 11 a 13 anos, por se entender que essa etapa de transição entre a infância e adolescência necessitava de atenção especial.

O grupo ocorre mensalmente com temas que abrangem esse período de não ser mais criança, autonomia e responsabilidade com o corpo, início da sexualidade e dúvidas sobre o processo do acompanhamento (a grande maioria é de usuários que estão em tratamento endocrinológico, com bloqueio puberal). O grupo de pais acontece concomitantemente ao grupo dos adolescentes, realizado por um psiquiatra experiente e psicólogos da supervisão de família.

Este grupo é rediscutido de 6 em 6 meses para a inserção de novos participantes ou para o deslocamento de usuários a outros grupos da supervisão de adolescentes. As supervisoras responsáveis pelas crianças e pelos adolescentes estão à frente do grupo.

Grupos de adolescentes

Assim como em crianças, os adolescentes e suas famílias também são acompanhados em grupos. Mas, diferentemente delas, o foco se volta para o adolescente (e não mais sua família) como forma de aumentar sua autonomia e propiciar a individuação que faz parte dessa fase da vida.

Atualmente, os grupos de adolescentes são divididos da seguinte forma:

- Grupos de chegada: todo adolescente que entra no ambulatório ou é encaminhado do grupo de 11 a 13 anos passa por esse grupo, com duração de 12 semanas, no qual em cada encontro um tema específico é trabalhado, como transição de gênero, sexualidade, escola e hormonização.
- Grupos de terapia: são semanais e sem duração definida. O grupo de terapia é indicado para os adolescentes que necessitam de um acompanhamento psicoterápico mais próximo e de mais espaço para trabalhar suas questões. Em geral, nesses grupos temos adolescentes que ainda estão se apropriando do próprio gênero, apresentam sintomas psiquiátricos relacionados à questão de gênero, sofrem com uma disforia muito intensa ou iniciaram há pouco tempo a hormonização.
- Grupos de *follow-up*: são grupos de acompanhamento mensais, para os adolescentes cuja identidade de gênero está bem consolidada para si, que têm um bom funcionamento geral e não demandam um acompanhamento psicológico tão próximo.

Cada grupo é atendido por uma dupla de psicoterapeutas.

O formato dos grupos é costumeiramente repensado, a depender das demandas surgidas entre os usuários.

Os familiares dos adolescentes também são acompanhados em grupo. Esse grupo acontece com frequência mensal: em um mês apenas a família participa e no outro mês contamos com a presença da família e do adolescente. Em geral, seguimos as demandas dos responsáveis no que se refere aos temas, que costumam estar mais relacionados ao momento do desenvolvimento dos adolescentes trans, como hormonização, sexualidade, vida acadêmica e mercado de trabalho.

Uma vez por semana também é realizada a supervisão dos grupos, com uma psicóloga com experiência com adolescentes trans. Discutem-se o funcionamento dos grupos, temas a serem abordados nos grupos e encaminhamentos (internos e externos) a serem feitos. É no momento da supervisão que são discutidos os encaminhamentos para hormonização dos adolescentes que completaram 16 anos.

Grupos de adultos

No grupo de adultos estão os usuários mais antigos do Ambulatório, que entraram quando o serviço ainda aceitava adultos ou que foram encaminhados do grupo de adolescentes. Essa população é acompanhada mensalmente no que chamamos de "Grupão". São realizadas diferentes atividades com esses usuários, algumas com caráter mais psicoterápico e outras mais educacionais. Em geral, eles se mantêm em acompanhamento no AMTIGOS por aguardarem na fila para as cirurgias de afirmação de gênero, realizadas no HCFMUSP. Também é realizada a supervisão semanal dos casos com psicólogas que têm experiência com essa população.

Atendimento de famílias

Outro braço do acompanhamento psicoterápico dos usuários do AMTIGOS é o atendimento de famílias. O atendimento de família pode ser solicitado para qualquer usuário do Ambulatório, independentemente da idade e do momento de seu acompanhamento, em que se identifique alguma dificuldade ou problema familiar, como algum membro da família que apresenta discurso transfóbico. Esse atendimento em geral consiste em até quatro encontros da família com os psicoterapeutas, que fazem intervenções mais breves e fornecem algumas orientações para aquele sistema familiar. Essa supervisão clínica é realizada com uma psicóloga experiente em atendimento familiar.

CIRURGIAS

Conforme a Portaria n. 2.803[2], as intervenções cirúrgicas para transição de gênero podem ser ofertadas às pessoas transgêneros e travestis com idade igual ou maior a 21 anos e o Hospital das Clínicas da FMUSP é um dos serviços habilitados nacionalmente para realização destes procedimentos. Atualmente, as cirurgias disponíveis na instituição são: mastectomia masculinizadora, cirurgia de implante mamário e cirurgia de transgenitalização. As cirurgias são realizadas pelas equipes das especialidades da Urologia e cirurgia plástica do HC.

Os usuários adultos do AMTIGOS quando desejam e estão aptos são encaminhados para uma fila cirúrgica, compartilhada por outros serviços do HC que também prestam atendimento para a população trans. Infelizmente, essa fila tem uma espera de anos, em decorrência da relativa baixa frequência das cirurgias. Entretanto, alguns pacientes estão sendo encaminhados para outros hospitais estaduais que também realizam o procedimento; filas nesses outros serviços também tendem a ser longas.

Enquanto aguardam, os pacientes são acompanhados no chamado "grupão", o grupo psicoterápico para adultos mencionado anteriormente. Quando convocados para as cirurgias, os profissionais do AMTIGOS enviam os relatórios multidisciplinares necessários e entram em contato com as equipes cirúrgicas, se necessário.

ATENDIMENTO FONOAUDIOLÓGICO

O AMTIGOS também oferece o acompanhamento fonoaudiológico para aqueles usuários que tenham algum incômodo com a própria voz, o que os usuários costumam chamar de "disforia da voz". Esse acompanhamento independe do momento de transição de gênero do usuário (isto é, se já iniciou ou não o uso de hormônios). Os casos são avaliados pela equipe de Fonoaudiologia e se iniciam as intervenções, com exercícios que devem ser realizados pelo usuário nas sessões e fora dela. Também são realizadas intervenções avaliações fonológicas e orientações durante os grupos de psicoterapia.

ATIVIDADES COM ESCOLA

Duas vezes por ano é realizado o grupo de escolas ou instituições de acolhimento para menores. O grupo é aberto para quaisquer escolas/instituições que tenham interesse em discutir as questões de variabilidade de gênero. Quando observamos que algum dos nossos usuários está sofrendo algum tipo de discriminação no ambiente acadêmico ou que a escola não está sabendo lidar adequadamente com algum aspecto da diversidade de gênero, convidamos a escola daquele usuário para participar do grupo.

Como forma de viabilizar o grupo, solicitamos que seja escolhido um ou dois representantes do corpo de funcionários da escola para a participação. Esses representantes deverão funcionar como multiplicadores dentro de suas escolas.

Atualmente, esse grupo tem acontecido na modalidade virtual, por videochamadas, o que facilita a presença de um maior número de escolas.

Alguns temas abordados são os direitos das pessoas trans, o acesso ao banheiro do gênero identificado e o uso do nome social no ambiente escolar.

INTERLOCUÇÃO COM A REDE DE SAÚDE

A interlocução com a rede de saúde tem sido fomentada nos últimos anos, aproximando o AMTIGOS e outros dispositivos de saúde e propiciando a descentralização do cuidado às pessoas trans.

Mensalmente, ocorre o TranSUS, um encontro virtual com profissionais de diferentes serviços de saúde da rede municipal da cidade de São Paulo e estadual de São Paulo, além de gestores e articuladores que atuam no cuidado à saúde das pessoas trans. Nesse espaço são discutidos cuidados em saúde a essa população, diretrizes para esses cuidados, políticas públicas e ações em saúde.

O AMTIGOS também tem realizado o matriciamento de casos de adolescentes e crianças que são atendidos pela rede Sampa Trans, rede de atenção integral de pessoas trans e travestis do município de São Paulo. Com o movimento de descentralização do cuidado, as unidades de serviço também começam a atender menores de idade, e podemos compartilhar a *expertise* do Ambulatório no cuidado com essa população.

Finalmente, sempre que necessário, são realizadas reuniões para discussões de casos específicos com os dispositivos da rede. As reuniões podem ser articuladas tanto pela equipe do AMTIGOS quanto por outros serviços. Podemos contar com a participação de profissionais do Caps (Centro de Atenção Psicossocial), UBS (Unidades Básicas de Saúde), Creas (Centro de Referência Especializado de Assistência Social), Ministério Público, Conselhos Tutelares, escolas e outros dispositivos.

CONSIDERAÇÕES FINAIS

O protocolo do AMTIGOS aprimorou-se ao longo dos anos de existência do serviço e tende a ser o mais abrangente possível no que se refere aos cuidados com gênero e sexualidade. A atuação do AMTIGOS segue as normativas para atendimento de pessoas transexuais existentes no Brasil, isto é, a Portaria do Processo Transexualizador do SUS e a Resolução do CFM que trata do assunto[2,3]; todos os projetos de pesquisa do ambulatório foram aprovados por um Comitê de Ética. O protocolo apresentado pode servir como base para outros serviços no Brasil atuarem junto a essa população e está em consonância com publicações internacionais que guiam esse cuidado, como o *Standars of Care Version*

8, da World Professional Association for Transgender Health (WPATH)[5]. Para qualquer profissional de saúde que atenda pessoas com variabilidade de gênero, é importante uma avaliação ampliada desses pacientes, bem como um trabalho transdisciplinar, como o apresentado aqui.

REFERÊNCIAS BIBLIOGRÁFICAS

1. Saadeh A, Caetano L O, Gonzalez L, Bork B, Cordeiro DM, Santo CL E, et al. AMTIGOS – Ambulatório Transdisciplinar de Identidade de Gênero e Orientação Sexual, do IPq-HCFMUSP: proposta de trabalho com crianças, adolescentes e adultos. BIS Bol Inst Saúde Impr. 2018;19(2):86-97.
2. Brasil. Ministério da Saúde (MS). Gabinete do Ministro. Portaria n. 2.803, de 19 de novembro de 2013. Redefine e amplia o Processo Transexualizador no Sistema Único de Saúde (SUS). Brasília: MS; 19 de novembro de 2013 [citado em 01 ago. 2023]. Disponível em: https://bvsms.saude.gov.br/bvs/saudelegis/gm/2013/prt2803_19_11_2013.html.
3. Brasil. Conselho Federal de Medicina (CFM). Resolução CFM n. 2.265/2019. Dispõe sobre o cuidado específico à pessoa com incongruência de gênero ou transgênero e revoga a Resolução CFM n. 1.955/2010. Brasília: MS; 9 de janeiro de 2020 [citado em 01 ago. 2023]. Disponível em: https://sistemas.cfm.org.br/normas/visualizar/resolucoes/BR/2019/2265.
4. Brasil. Ministério da Saúde (MS). Plataforma Brasil [Internet]. Brasília: MS; 2023 [citado em 01 ago. 2023]. Disponível em: https://plataformabrasil.saude.gov.br/visao/centralSuporteNova/consultarProjetoPesquisa/detalharProjetoPesquisa.jsf.
5. Coleman E, Radix AE, Bouman WP, Brown GR, de Vries ALC, Deutsch MB, et al. Standards of Care for the Health of Transgender and Gender Diverse People, Version 8. Int J Transgender Health. 2022;23(Suppl. 1):S1-259.

Seção 13

Abordagem da População Transgênero na Rede Pública e Saúde Complementar

46

Ação Intersetorial do Atendimento de Adolescentes Transgêneros no SUS

Maíra Caricari Saavedra
Tânia Regina Corrêa de Souza

INTRODUÇÃO

Historicamente, a população LGBTIAPN+ sempre foi excluída nos serviços de saúde. As dificuldades de acesso são reais e podem ser decorrentes do estigma e da discriminação que surgem de forma estrutural, institucional e/ou individual. Essa população sempre foi invisível nos programas governamentais e nunca houve políticas públicas de saúde que garantissem seus direitos.

O Sistema Único de Saúde (SUS), por meio da Portaria n. 2.836, de 1º de dezembro de 2011, do Ministério da Saúde (MS), entre outras coisas, institui a Política Nacional de Saúde Integral LGBT, que tem como um dos objetivos específicos qualificar a rede de serviços do SUS para a atenção e o cuidado integral à saúde dessa população. Nas competências, relata que compete aos municípios implantar práticas educativas na rede de serviço do SUS para melhorar a visibilidade e o respeito a lésbicas, gays, bissexuais, travestis e transexuais[1].

Segundo a Carta de Direitos dos Usuários da Saúde[2], o artigo 4º indica que

> Toda pessoa tem direito ao atendimento humanizado e acolhedor, realizado por profissionais qualificados, em ambiente limpo, confortável e acessível a todos. [...] livre de qualquer discriminação, restrição ou negação em virtude de idade, raça, cor, etnia, religião, orientação sexual, identidade de gênero, condições econômicas ou sociais, estado de saúde, de anomalia, patologia ou deficiência, [...] garantindo-lhe: identificação pelo nome e sobrenome civil, devendo existir, em todo documento do usuário e usuária, um campo para se registrar o nome social, independentemente do registro civil, sendo assegurado o uso do nome de preferência, não podendo ser identificado por número, nome ou código da doença, ou outras formas desrespeitosas, ou preconceituosas.

Em artigo publicado em 2020[3], Rocon[15], faz um mapeamento da produção científica sobre o acesso à saúde pela população transexual pós-2008, em que foram constatados inúmeros desafios ao acesso da população trans no SUS,

> como a discriminação, a patologização da transexualidade, a falta de qualificação dos profissionais, o acolhimento inadequado, a escassez de recursos para o financiamento de políticas e programas voltados ao combate à discriminação de origem homofóbica e trans-travestifóbica, bem como a ausência da garantia de serviços específicos – como o processo transexualizador.

As barreiras no atendimento devem ser rompidas para fortalecer o acesso e a qualidade do atendimento em saúde. As pessoas trans precisam ter acolhimento adequado e atendimento integral garantido. Para isso, era necessário ampliar as discussões com profissionais de saúde abordando terminologias e conceitos específicos, respeito ao nome social e ao pronome, estratégias sociais para afirmação de gênero, acompanhamento em hormonização com orientação segura e acesso a informações de contraindicações e efeitos colaterais, além do sofrimento psíquico relacionado à transição de gênero ou decorrente da disforia corporal e a assistência com qualidade nas unidades de saúde para além das demandas que a transição possa ter.

Além dessas questões com a população transgênero maior de 18 anos, as crianças e adolescentes com variabilidade de gênero e seus familiares não tinham referências no município de São Paulo para orientação e encaminhamento.

Outro ponto fundamental a ser considerado diz respeito aos diversos conflitos internos e as inseguranças das pessoas trans, que podem surgir durante todo seu processo de transição de gênero. A saúde dessa população acaba ficando em segundo plano e "um bom acompanhamento é essencial para que esse processo seja menos doloroso, física e psicologicamente", e que são muitas dessas dificuldades que limitam o acesso à saúde, "seja no SUS ou nas grandes redes privadas, o preconceito e o despreparo existem e podem gerar constrangimento"[4].

Diante desse cenário, havia grandes desafios:

- Estruturar políticas de saúde.
- Facilitar o acesso à saúde dessa população.
- Habilitar unidades de saúde no acompanhamento do processo de transição e afirmação de gênero para crianças, adolescentes e adultos.
- Capacitar profissionais de saúde.
- Dar visibilidade às necessidades e aos direitos da população transgênero.

INÍCIO DA PARCERIA

Nesse contexto, no final de 2019, o Ambulatório Transdisciplinar de Identidade de Gênero e Orientação Sexual (AMTIGOS) do Instituto de Psiquiatria do Hospital das Clínicas da Faculdade de Medicina da Universidade de São Paulo (IPq-HCFMUSP) inicia um projeto piloto ao propor encontros com os serviços de saúde especializados em atendimento de pessoas trans da cidade de São Paulo, com o intuito de trocar experiências, ampliar a visão de cuidados, discutir as possibilidades de atuação e como garantir o acesso à saúde das pessoas trans. Essa reunião aconteceu de forma presencial com poucos participantes, pois havia um grande distanciamento com o tema entre os serviços na época. Nomeamos coletivamente essa reunião como "TRANSUS".

No período da pandemia, o formato dessa reunião mudou para o módulo *on-line*, que expandiu exponencialmente a capacidade de participantes interessados na temática.

Os encontros mensais abriram um espaço de discussão e pôde-se então notar que havia dúvidas conceituais sobre a questão da variabilidade de gênero na infância e na adolescência, e que os profissionais da Atenção Básica, na sua grande maioria do município de São Paulo, necessitavam de uma capacitação voltada a esse assunto.

Para viabilizar essa capacitação, iniciou-se, nesse momento, uma parceria entre o AMTIGOS, a Secretaria Municipal de Saúde de São Paulo (SMS-SP), por meio do Comitê Técnico de Saúde Integral de Lésbicas, Gays, Bissexuais, Travestis, Transexuais, Intersexos e demais pessoas contidas na sigla LGBTIAPN+ e a Escola Municipal de Saúde (EMS), responsável pela formação dos trabalhadores para o SUS, diferenciando-se de uma escola na concepção tradicional de educação, por ser voltada "ao trabalho e para o trabalho", com a missão de preparar ou aprimorar o trabalhador já inserido nos processos da SMS.

Em 2019, em pesquisa de doutorado, Oliveira Junior[5] faz uma análise a partir de entrevistas com médicos e usuários de saúde no HC e concluiu que "a maioria dos médicos entrevistados acredita que as questões de saúde da população trans não foram adequadamente tratadas durante sua formação e que suas equipes não se encontram plenamente capacitadas para assistência a essa população", e propõe a capacitação em serviço como o caminho para prevenir a discriminação sofrida pelas pessoas trans nos serviços de saúde.

CAPACITAÇÃO DOS PROFISSIONAIS DE SAÚDE

A capacitação em serviço para os colaboradores da Atenção Básica começa a ser elaborada em 2021, no formato de educação a distância (EAD), em dois módulos: o primeiro, "Atualização em atendimento a pessoas transexuais, travestis e com variabilidade de gênero", com aulas conceituais básicas relacionadas a identidade de gênero, vivência de gênero na infância e na adolescência, direito ao uso de nome social e prevenção de comportamentos transfóbicos, tinha como público-alvo os profissionais de todos os níveis de escolaridade (desde administrativos a gerentes) das Unidades Básicas de Saúde (UBS).

O ano de 2022 foi um grande marco nessa construção. A partir da primeira versão do curso EAD, em março, com a capacitação de 408 profissionais, o fluxo de atendimento das crianças e adolescentes no município de São Paulo passou a ser reconstruído. Até então, o AMTIGOS tinha como um dos critérios de admissão no Ambulatório a idade de 15 anos e 11 meses, e, como esse perfil era amplo, ocasionava uma grande fila de espera. Uma das especificidades do atendimento no AMTIGOS é o bloqueio puberal de adolescentes no estágio 2 de Tanner, entre as faixas de idade de 9 a 11 anos. Após essa janela de oportunidade, não há mais possibilidade desse tipo de intervenção médica pelo protocolo do Ambulatório. Outras intervenções médicas só são possíveis a partir dos 16 anos de idade, quando há a possibilidade de se indicar a hormonização. A proposta de atuação longitudinal está vinculada aos cuidados em saúde mental do usuário e sua família.

FLUXO DE ENCAMINHAMENTO E ACOMPANHAMENTO DE ADOLESCENTES

Com a consolidação da parceria com o município de São Paulo, a idade admissional do AMTIGOS passa a ser até 12 anos e 11 meses, o que criou um novo fluxo. A partir dos 13 anos em diante, as unidades de saúde municipais passam a assumir o acompanhamento longitudinal dos adolescentes sob supervisão clínica mensal do ambulatório.

Em 2023, a Portaria n. 36[6] consolida a Rede de Atenção à Saúde Integral de Pessoas Travestis e Transexuais (Rede Sampa Trans) no âmbito da rede municipal de atenção à saúde, existente desde 2021. Assim, foi possível identificar, em vários pontos do município, unidades dessa Rede que referendam o cuidado à pessoa adolescente trans.

Além de estabelecer referências, a SMS, por meio da Área Técnica de Saúde Integral da População LGBTIAPN+, elaborou um documento[7] com a finalidade de orientar o acompanhamento de adolescentes de 13 a 17 anos e 11 meses nas unidades da Rede Sampa Trans. Esse documento valida a Resolução n. 2.265/2019, do Conselho Federal de Medicina (CFM)[8], que autoriza o início da hormonização cruzada em adolescentes entre 16 a 18 anos sob anuência dos responsáveis legais e independe da realização prévia de bloqueio puberal.

Salienta, ainda, que, no atendimento a adolescentes trans, travestis ou com outras vivências de variabilidade de gênero com menos de 18 anos, devem ser respeitados os princípios de atendimento a adolescentes em geral.

Pessoas adolescentes e seus familiares devem procurar o atendimento na UBS mais próxima de sua residência para orientação e encaminhamentos necessários. Identificada a demanda de transição social e/ou corporal, a UBS deverá encaminhar as pessoas adolescentes e seus familiares a uma das unidades de referência para adolescentes na Rede Sampa Trans. Esse serviço deverá acolher o usuário e sua família, identificar a demanda, construir o Projeto Terapêutico Singular (PTS), fazer os encaminhamentos necessários, inclusive para o Centro de Referência de Saúde Integral para a População de Travestis e Transexuais Janaina Lima (CR POP TT), quando for o caso.

As pessoas adolescentes dos 13 aos 17 anos e 11 meses que manifestarem interesse no processo de afirmação de gênero seguem o mesmo fluxo utilizado para pessoas adultas nas unidades do município: a entrada é sempre pela UBS do território. Nesses casos, a equipe de saúde tem um papel fundamental no atendimento de adolescentes e suas famílias, acolhendo e promovendo o respeito – sobretudo ao considerar que, pela crescente demanda, os serviços específicos para adolescentes trans, travestis ou com outras vivências de variabilidade de gênero são de mais difícil acesso, e não podemos nos omitir nessa fase em que o sofrimento é muito agudo[9].

Em particular, dos 13 anos a 15 anos e 11 meses deverão ser discutidas somente as estratégias sociais (sem intervenções farmacológicas análogas a hormônios), como: vestimenta, uso de nome social e pronome, uso de acessórios que diminuam a disforia, cabelo, maquiagem e transformação da voz.

A partir dos 16 anos, se persistir a identidade de gênero incongruente com o gênero designado ao nascimento e se a pessoa estiver apta a decidir, além das estratégias sociais poderá ser indicada a transição de gênero por meio de intervenções farmacológicas, isto é, hormônios, para alcançar as características corporais desejadas (com intervenções farmacológicas, como o uso de hormônios).

A estruturação de todo o fluxo de acompanhamento de adolescentes dessas faixas etárias pode ser vista na Figura 1.

DIRETRIZES PARA OS SERVIÇOS DE REFERÊNCIA PARA ADOLESCENTES

O documento[7], além de discutir o fluxo, estabelece algumas diretrizes aos serviços de saúde de referência para adolescentes da Rede Sampa Trans e às equipes multiprofissionais no cuidado à pessoa adolescente e seus familiares. São elas:

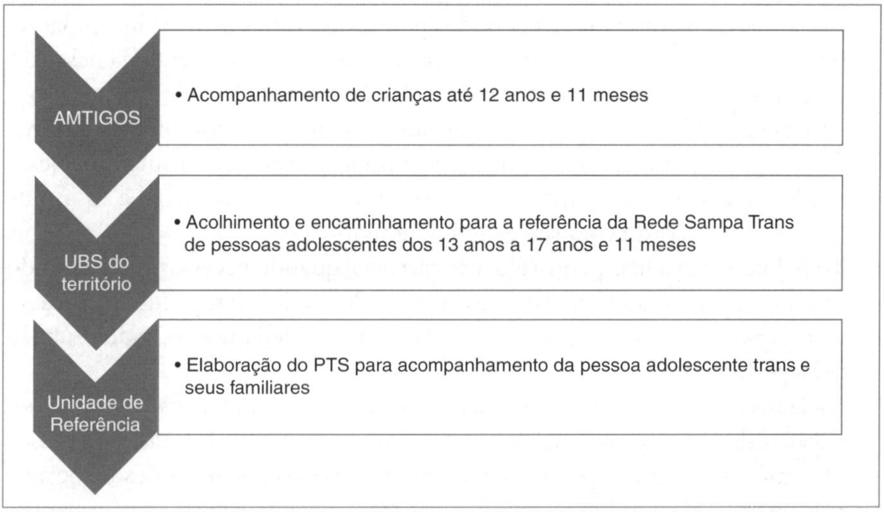

FIGURA 1 Fluxo de encaminhamento e acompanhamento de adolescentes de 13 a 17 anos e 11 meses.
PTS: Projeto Terapêutico Singular; UBS: Unidade Básica de Saúde.

1. *Acolher a família*, inclusive as que têm dificuldade em aceitar a condição da variabilidade de gênero do usuário, ofertando material de informação, momentos de conversa, indicando ONG de mães e pais (p. ex., Mães pela Diversidade[10], Mães pela Resistência[11], Minha Criança Trans[12]). Segundo a *cartilha de letramento para mães que resistem*[4], "é normal que os pais precisem de amparo neste momento". Um grupo de apoio será realmente importante para partilhar experiências e construir conhecimentos.
2. Oferecer *serviços de saúde mental na UBS* do território ou em conjunto com equipamentos de saúde mental que atendam crianças e adolescentes.
3. Ofertar serviços de saúde geral para adolescentes, de forma que sejam protagonistas de seu cuidado, para atendimentos de queixas agudas, dúvidas relacionadas ao corpo, preocupações específicas com a saúde, vivências de relacionamentos, socialização e rendimento no ambiente escolar, anticoncepção, prevenção e cuidados relativos à transmissão do HIV e de outras infecções sexualmente transmissíveis (IST) etc.
4. Propiciar aconselhamento baseado na redução de danos para usuários de álcool e outras drogas.
5. Fazer intervenções junto às escolas para trabalhar conjuntamente questões como *bullying*, pois trata-se uma prática de repetidos atos de violência física e psicológica que podem causar alterações comportamentais e, até mesmo, doenças físicas. Ele pode ser praticado de forma silenciosa ou longe de professores

e gestores escolares. O *bullying* pode aparecer de várias formas: intimidação, humilhação, xingamentos, agressão física ou sexual e isolamento da pessoa[13].

6. Pesquisar também histórias de violências física, sexual e psicológica nos usuários. Segundo Nunes[13], é preciso considerar a violência homofóbica e transfóbica, principalmente nas escolas, pois podem levar até ao suicídio. Nesse sentido, faz-se relevante discutir o direito ao uso de nome social e ao uso de banheiros de acordo com seu gênero identitário.
7. Trabalhar junto à Justiça ou à assistência social quando necessário, lembrando que a criança e o adolescente "são sujeitos de direitos em peculiar processo de desenvolvimento no qual caberá à família, à sociedade e ao Poder Público protegê-lo..."[13].
8. Escutar a história relacionada à variabilidade de gênero, entender se a pessoa considera realizar transição social de gênero e em que momento da transição a pessoa está. Informar sobre as possibilidades de processos da transição, desde sociais e psicológicos, além de hormonais. Se for história recente, sugere-se acompanhar a vivência de gênero da pessoa adolescente trans, travesti ou com variabilidade de gênero de 6 (seis) meses a 1 (um) ano antes da oferta de hormonização, para avaliar se há ou não uma disforia de gênero e os impactos ou imediatismos que ela causa. Segundo Nunes, considerando as recomendações feitas pela Sociedade Brasileira de Pediatria (SBP), é preciso observar a duração das manifestações que surgem em crianças e adolescentes, como: desejo de pertencer ao outro gênero; desejo por vestimentas, brincadeiras e objetos relativos ao outro gênero; desgosto com a própria anatomia sexual; sofrimento com prejuízo no funcionamento social, acadêmico ou em outros aspectos da vida[13].
9. Quando maior de 16 anos, informar e orientar previamente a pessoa adolescente sobre todos os procedimentos e intervenções às quais poderá passar. É importante avaliar se há consenso na família. O Termo de Consentimento Livre e Esclarecido (TCLE) deve ser lido em conjunto com a família ou representante legal, e os termos técnicos devem ser explicados usando uma linguagem mais simples. Após ter esclarecido todas as dúvidas e com a anuência da pessoa adolescente, recomenda-se que o TCLE seja preenchido e assinado pelo responsável ou representante legal, pelo adolescente e pelo médico. É ideal que seja feito em duas vias, para uma ficar no prontuário e a outra com o adolescente.
10. Elaborar o PTS, após a primeira consulta com a equipe multiprofissional, o que envolve a avaliação da situação de saúde e/ou adoecimento das dimensões biológicas, sociais, psicológicas, bem como risco e vulnerabilidade (diagnóstico), negociação entre indivíduo e profissional da equipe de saúde com o melhor vínculo com o usuário para estabelecer um plano de atividades sobre o cuidado a curto, médio e longo prazo (definição das metas), pactuação das atividades que cada um irá realizar no período do PTS estimulando a

corresponsabilização do cuidado entre profissional, usuário ou coletividade (divisão das responsabilidades), discussão na equipe e posteriormente com o usuário sobre a evolução do PTS, pontos positivos, negativos e reformulação das ações em reuniões semanais, quinzenais ou mensais (reavaliação)[14].

11. Ofertar a familiares ou responsáveis grupos de apoio e/ou psicoterapia quando a equipe julgar necessário. Sentimentos de culpa, revolta, tristeza ou luto são legítimos e não devem ser escondidos. É preciso ofertar aos pais e a outros familiares espaços para falarem de suas angústias e compartilharem seu sofrimento.

CONSIDERAÇÕES FINAIS

A construção desse modelo de cooperação para acolher crianças e adolescentes com variabilidade de gênero na cidade de São Paulo abre novas perspectivas sobre as formas de atuação que grandes parcerias podem trazer para melhora no acesso à saúde da população trans. Deve-se considerar que a educação permanente em serviço, apoiada pelos gestores, melhora tanto a qualidade do atendimento quanto a qualidade do trabalho, pois empodera o colaborador nas temáticas que poderão surgir no seu dia a dia. Segundo Rocon,

> o SUS poderá tornar-se um importante instrumento de promoção da cidadania das pessoas trans na medida em que efetivar a universalidade do acesso – buscando superar seus impedimentos –, a integralidade da atenção – ofertando, de forma articulada e contínua, os serviços que permitam enfrentar os determinantes e os condicionantes da saúde e do adoecimento – e a equidade – considerando as questões próprias à saúde das pessoas trans[15].

A discussão de uma abordagem em saúde integral na atenção à saúde das pessoas trans no SUS busca superar as normatividades sociais para desconstruir preconceitos e crenças que, muitas vezes, nas interações sociais, colocam as pessoas transexuais em situação de vulnerabilidade, inclusive em saúde.

A experiência aqui relatada entre as duas instituições públicas evidencia que é possível desenhar uma linha de cuidados para pessoas adolescentes trans e seus familiares no SUS, de modo a facilitar o acesso aos serviços de saúde e garantir todos os seus direitos. O grande desafio é qualificar a Rede Municipal de Atenção à Saúde para coordenar o cuidado e dar a continuidade necessária em outros níveis de atenção.

Essa parceria deve ser contínua, mas isso demandará muito esforço de todos os envolvidos – gestores, profissionais de saúde e usuários –, o que possibilita o monitoramento e a avaliação das intervenções. Por meio de críticas e sugestões, deve-se zelar pela melhoria da qualidade do atendimento.

REFERÊNCIAS BIBLIOGRÁFICAS

1. Brasil. Ministério da Saúde (MS). Portaria n. 2.836, de 1º de dezembro de 2011. Institui, no âmbito do Sistema Único de Saúde (SUS), a Política Nacional de Saúde Integral de Lésbicas, Gays, Bissexuais, Travestis e Transexuais (Política Nacional de Saúde Integral LGBT). Brasília: MS; 2011.
2. Brasil. Ministério da Saúde (MS). Carta dos direitos dos usuários da saúde. Brasília: MS; 2007.
3. Rocon PC, Wandekoken KD, Barros MEB, Duarte MJO, Sodré F. Acesso à saúde pela população trans no Brasil: nas entrelinhas da revisão integrativa. Trab Educ Saúde. 2020 [citado em 01 ago. 2023]; 18(1):0023469. Disponível em: https://www.redalyc.org/articulo.oa?id=406761153005.
4. Mães da Resistência. Cartilha letramento para mães que resistem. Uma cartilha para mães e familiares de pessoas LGBTQIAPN+. Fortaleza: Instituto Repartir/Prefeitura de Fortaleza; 2023.
5. Oliveira Júnior AA. Análise de acesso à saúde da população transgênero no Hospital das Clínicas: um estudo quali-quantitativo na perspectiva dos profissionais médicos e dos usuários [tese]. Faculdade de Medicina da Universidade de São Paulo; 2019.
6. São Paulo. Prefeitura Municipal de São Paulo (PMSP). Legislação Saúde Integral da População LGBTIA+. São Paulo: PMSP; 2023 [citado em 01 ago. 2023]. Disponível em: https://www.prefeitura.sp.gov.br/cidade/secretarias/saude/atencao_basica/index.php?p=317445.
7. São Paulo. Prefeitura Municipal de São Paulo (PMSP). Diretrizes para o Acompanhamento de Pessoas Adolescentes na Rede Sampa Trans. São Paulo: PMSP; 2023 [citado em 01 ago. 2023]. Disponível em: https://www.prefeitura.sp.gov.br/cidade/secretarias/upload/saude/Diretrizes_acompanhamento_adolescentes_trans.pdf.
8. Brasil. Conselho Federal de Medicina (CFM). Resolução CFM n. 2.265/2019. Dispõe sobre o cuidado específico à pessoa com incongruência de gênero ou transgênero e revoga a Resolução CFM n. 1.955/2010. Brasília: CFM; 9 de janeiro de 2020. Disponível em: https://sistemas.cfm.org.br/normas/visualizar/resolucoes/BR/2019/2265.
9. São Paulo. Prefeitura Municipal de São Paulo (PMSP). Protocolo para o atendimento de pessoas transexuais e travestis no município de São Paulo. São Paulo: PMSP; 2020 [citado em 01 ago. 2023]. Disponível em: https://www.prefeitura.sp.gov.br/cidade/secretarias/upload/saude/Protocolo_Saude_de_Transexuais_e_Travestis_SMS_Sao_Paulo_3_de_Julho_2020(1).pdf.
10. Instagram [Internet]. Mães pela diversidade. Menlo Park: Meta; 2023 [citado em 01 ago. 2023]. Disponível em: https://www.instagram.com/maespeladiversidade/.
11. Instagram [Internet]. Mães da resistência. Menlo Park: Meta; 2023 [citado em 01 ago. 2023]. Disponível em: https://www.instagram.com/maesdaresistencia/.
12. Instagram [Internet]. Nunes T. Minha criança trans. Menlo Park: Meta; 2023. Disponível em: https://www.instagram.com/minhacriancatrans/.
13. Nunes T. Ensaio sobre vivências reais de crianças e adolescentes transgêneres dentro do sistema educacional brasileiro. Curitiba: IBDSEX; 2021 [e-book].
14. Prefeitura Municipal de São Paulo (PMSP). Secretaria Municial de Saúde de São Paulo (SMS-SP); Caraciolo JMM, Camargo RF, Pinto VM, organizadores. Linha de cuidados de IST/Aids. São Paulo: PMSP/SMS-SP; 2020.
15. Rocon PC, Rodrigues A, Zamboni J, Pedrini MD. Dificuldades vividas por pessoas trans no acesso ao Sistema Único de Saúde. Ciênc Saúde Coletiva. 2016;21(8):2517-25.

Seção 14

Novos Questionamentos e Perspectivas de Futuro

47
Destransição

André Henrique Oliveira Gonçalves

INTRODUÇÃO

Destransição talvez seja um dos temas mais controversos relacionados à transgeneridade, responsável por colocar desafios éticos importantes para profissionais de saúde que trabalham com incongruência de gênero[1]. O fenômeno pode ser interpretado de formas bastante conflitantes por diferentes perspectivas (p. ex., pessoas trans, pesquisadores das áreas médicas, mídia tradicional, ativistas por direitos LGBTQIAPN+, grupos extremistas antitrans, políticos, cientistas sociais) e tem servido para alguns desses grupos questionarem os modelos atuais de cuidado em saúde às pessoas trans, como a terapia afirmativa de gênero ou a atenção em saúde para crianças e adolescentes.

A definição do termo é pouco clara na literatura e há, ainda, poucos estudos científicos sobre o tema. Uma busca rápida no PubMed/Medline (respectivamente, ferramenta de busca e base de dados para periódicos na área biomédica), em abril de 2023, pelos termos em inglês "*transgender detransition*" ou apenas "*detransition*" gera apenas 26 resultados. Por outro lado, há um crescente interesse social no tema, e é possível acessar pelo Google diversas publicações, sejam reportagens, sejam vídeos no YouTube e postagens no Twitter, com testemunhos de pessoas que passaram pelo processo da destransição, muitas das quais com caráter bastante sensacionalista.

Este capítulo traça considerações importantes sobre a destransição para profissionais de saúde que acompanham questões de gênero.

DEFINIÇÕES

Destransição se refere ao processo de parada ou reversão da transição de gênero[1-5], e pode englobar aspectos psicológicos, sociais e/ou médicos. Já de partida temos uma dificuldade conceitual encontrada na literatura. Alguns autores entendem a destransição como a reidentificação com o gênero designado ao nascimento[4], ou seja, uma pessoa deixaria de se identificar como transgênero e passaria a se identificar com o gênero atribuído ao nascimento. Outros autores, por sua vez, vão ter um entendimento de que a destransição seria o ato de retornar a um estado de pré-transição[3], havendo ou não uma mudança na identificação de gênero[4]. Socialmente, uma pessoa em destransição poderia voltar a usar o nome de registro e os pronomes de antes da transição, passar a usar um vestuário ou corte de cabelo tipicamente associados àquele gênero pré-transição, mudar novamente os documentos legais etc. Do ponto de vista médico, essa pessoa poderia parar de tomar os hormônios ou realizar procedimentos cirúrgicos para reverter aqueles realizados durante a transição[3].

Nesse sentido, a destransição poderia ser temporária ou definitiva. O termo está em debate e gera controvérsias[6]. Autores de diferentes áreas e comunidades de pessoas nesse processo vão propor algumas terminologias numa tentativa de especificar melhor a que tipo de destransição estão se referindo (p. ex., se envolve ou não o retorno a uma identidade de gênero designada pré-transição)[1,3]. Entretanto, como a literatura nessa área é ainda incipiente e essas terminologias não são largamente aplicadas, utilizaremos o conceito mais amplo de destransição neste capítulo, fazendo as ressalvas quando necessárias para melhor entendimento.

Detrans ou pessoas detrans (termos livremente traduzidos pelo autor do inglês *detransitioner*) podem ser entendidos como uma identidade e/ou comunidade. Fora do Brasil, há muitas comunidades, grupos e fóruns *on-line* de pessoas que se identificam dessa forma.

A retransição corresponderia ao ato de retomar uma transição de gênero por alguém que tenha destransicionado por algum período[1,3]. Por exemplo, pode-se dizer que uma mulher trans que parou de usar hormônios por causa de um problema de saúde e, posteriormente, retomou seu uso, está em retransição.

Outro termo comumente usado em pesquisas clínicas sobre variabilidade de gênero, com pouca aplicabilidade na prática clínica e que pode ter uma sobreposição com "destransição", é "desistência"/"desistentes" (em inglês, *desistence* e *desisters*)[3]. Na literatura, o termo é mais utilizado para crianças e adolescentes que apresentam incongruência de gênero/disforia de gênero por um tempo e depois cessam com essa apresentação, normalmente sem ter passado por nenhum tipo de transição de gênero (médica ou social)[1]. Para clarificar, na literatura médica, o termo "desistência" indica que o indivíduo não apresenta mais incongruência de gênero, enquanto na "destransição" o indivíduo, apesar de ter cessado ou revertido a transição, pode manter a incongruência.

"Persistência"/"persistentes" (em inglês, *persistence/persisters*) corresponderia àqueles casos em que há manutenção da incongruência de gênero/disforia de gênero manifestada na infância/adolescência durante a idade adulta. Alguns estudos com crianças e adolescentes tentam entender os fatores associados à desistência ou à persistência da incongruência de gênero na fase adulta[7], mas esse não será o foco deste capítulo, apesar de ser um tema relacionado.

Por fim, outro termo utilizado em pesquisas é "arrependimento" (em inglês, *regret*)[8,9], que pode ser definido como o sentimento de que uma decisão errada foi tomada em algum ponto da transição de gênero [4]. Cabe ressaltar que "arrependimento" e "destransição" não devem ser utilizadas como sinônimos[1,3]. Algumas pessoas que destransicionam, por exemplo, podem entender que a transição foi importante no seu processo de exploração de gênero; outras podem se arrepender de terem se submetido a um procedimento cirúrgico de afirmação de gênero em decorrência das complicações desse procedimento.

As definições de destransição e os termos relacionados a ela encontram-se na Tabela 1.

DESTRANSIÇÃO NAS MÍDIAS E AS DIFERENTES "NARRATIVAS"

Há um crescente interesse social no tema da destransição, que pode se dar pelo aumento da visibilidade da comunidade trans. Por meio de uma busca na internet pelo termo, é possível acessar diversas publicações, sejam reportagens de

TABELA 1 Definições de destransição e termos relacionados

Destransição	Processo de cessação ou reversão da transição de gênero, podendo englobar aspectos psicológicos, sociais e/ou médicos. Pode ser temporária ou não. Pode envolver ou não uma mudança na identidade de gênero do indivíduo.
Detrans/pessoas detrans (*detransitioners*)	Identidade e/ou comunidade de pessoas que destransicionam.
Retransição	Processo de retomar uma transição de gênero por alguém que tenha destransicionado por algum período.
Desistência/persistência (*desistence/persistence*)	Termos utilizados na literatura biomédica para se referir à manutenção ou não da incongruência de gênero/ disforia de gênero em crianças e adolescentes durante a vida adulta.
Arrependimento	Sentimento de que uma decisão errada foi tomada em algum ponto da transição de gênero.

jornal ou televisão, sejam vídeos no YouTube e postagens no Twitter, com testemunhos de pessoas que passaram pelo processo da destransição. No Brasil, pode-se acessar algumas das entrevistas em canais de televisão e canais do YouTube com pessoas que destransicionaram e que têm um caráter extremamente sensacionalista, explorando a vivência daqueles indivíduos para gerar entretenimento.

Fora do país, há casos famosos de destransição que causam grande repercussão midiática e acabam lançando dúvidas sobre os cuidados em saúde para pessoas trans. Talvez um dos mais famosos seja o de Keira Bell, uma mulher no Reino Unido que processou a clínica que realizou sua transição de gênero, a Tavistock and Portman, fundação que comanda o único serviço britânico voltado à identidade de gênero[10]. Aos 16 anos, ela iniciou o processo de transição de gênero fazendo uso de bloqueadores puberais, hormônios masculinizantes e uma dupla mastectomia. Keira Bell alegava que a clínica não teve cuidado ao indicar os procedimentos de transição de gênero, que não havia sido adequadamente avaliada e sua intenção de mudar de gênero não havia sido questionada pelos profissionais. No processo movido por ela contra a clínica, que chegou à Suprema Corte, os advogados questionaram se menores de idade poderiam consentir ao tratamento com bloqueadores puberais[10].

Atualmente, a clínica Tavistock and Portman NHS, uma das pioneiras no cuidado de pessoas trans, está sendo fechada, em decorrência da pressão sofrida por casos como o de Keira Bell[11,12]. Nos Estados Unidos, Chloe Cole tem uma história similar. Chloe passou por um processo de transição de gênero para o masculino entre os 13 e os 17 anos, com bloqueadores puberais, hormônios masculinizantes e mastectomia; ela refere que no período estava passando por problemas de saúde mental e que a clínica lhe pressionou para passar pela transição. Hoje ela se entende como uma mulher cis, é uma proeminente ativista contra os cuidados de afirmação de gênero e está movendo um processo contra a clínica[13].

Segundo alguns defensores dos direitos trans, a narrativa comumente apresentada na mídia sobre destransição está alimentando concepções equivocadas[14]. As reportagens fazem parecer que a destransição é mais comum do que realmente é e contribui para concepções equivocadas sobre as pessoas trans em geral[14]. Esse tipo de narrativa acaba gerando uma visão distorcida na opinião pública, o que pode inclusive gerar pressão para o fechamento de serviços de saúde para pessoas trans, como visto no caso de Keira Bell.

Interessante notar que, para algumas pessoas trans, a destransição parece deslegitimar sua vivência de variabilidade de gênero diante da comunidade não trans. Essa percepção não é inteiramente falsa, haja vista o que foi apontado sobre o efeito da narrativa apresentada na mídia. Entretanto, isso faz com que pessoas em destransição não se sintam acolhidas nos espaços LGBTQIAPN+.

LITERATURA CIENTÍFICA

O fenômeno da destransição só passou a ter maior visibilidade, tanto no discurso público como na literatura científica internacional, há poucos anos[1,2,15]. A partir de 2016, publicações científicas na área do saúde passam a relatar casos de destransição[15]. Como mencionado anteriormente, a literatura médica no tema ainda é muito incipiente; ela se divide entre relatos de casos de destransição, investigações de "arrependimento" na população submetida a procedimentos médicos ou legais e estudos com pessoas que destransicionaram (geralmente recrutados a partir de fóruns ou comunidades *on-line*). No Brasil, a literatura disponível sobre o assunto tem uma perspectiva das ciências humanas, muitas vezes com considerações mais teóricas sobre a destransição.

Historicamente, entende-se que as taxas de destransição e arrependimento de pessoas trans que se submetem a procedimentos de afirmação de gênero é baixa. Entretanto, a real frequência do fenômeno entre as pessoas que se submetem a transição de gênero, seja ela social, seja legal ou médica, é desconhecida e difícil de acessar[16] por causa das diferentes metodologias dos estudos, da baixa de duração de *follow-up* nos estudos e do elevado número de *drop outs*[16]. Alguns estudos citam uma variação entre menos de 1% e 13,1%[5,6,8,9].

Um estudo de coorte realizado em Amsterdã com 6.793 pessoas trans acompanhadas entre 1972 e 2015 mostrou uma taxa de arrependimento de 0,5% entre aquelas que se submeteram à gonadectomia[9]. Outro estudo publicado em 2014 avaliou todos os casos de cirurgias genitais de afirmação de gênero e retificação legal do sexo na Suécia entre 1960 e 2010. Dos 681 que se submeteram ao procedimento cirúrgico e à retificação legal, 15 indivíduos solicitaram a reversão do sexo legalmente, correspondendo a uma taxa de arrependimento de 2,2%[8]. Outro estudo relatou oito casos de desistência e/ou arrependimento entre 796 pacientes atendidos de 2008 a 2018 em uma clínica multidisciplinar de identidade de gênero em Valência, Espanha[17].

O maior estudo sobre destransição foi publicado por Turban e colaboradores em 2021, a partir de dados da *U.S. Transgender Survey*, estudo transversal não probabilístico com 27.715 adultos transgêneros recrutados *on-line*[6]. Os autores questionaram se em algum momento o participante havia destransicionado ("já voltou a viver como seu sexo atribuído no nascimento"), por pelo menos algum tempo, e as possíveis respostas eram "sim", "não" ou "eu nunca transicionei". Do total de participantes, 17.151 haviam transicionado e responderam à pergunta. Desse subgrupo, 2.242 (13,1%) responderam que, em algum momento, haviam destransicionado. Um dos critérios para participar desse estudo era se identificar como transgênero, ou seja, subentende-se que a maioria dos participantes que destransicionaram tenha feito por períodos curtos ou transicionaram para outro gênero (p. ex., não binário), mantendo a identificação como transgênero. Uma das interessantes conclusões dos autores é que a afirmação de gênero para muitas pessoas trans é um processo contínuo, no qual os indivíduos gradualmente buscam vários domínios de afirmação de gênero de uma maneira que nem sempre é linear.

Alguns estudiosos no assunto se preocupam que o aumento de buscas por intervenções médicas de transição de gênero, a facilidade que o modelo afirmativo de gênero, em que apenas o termo de consentimento informado e esclarecido é necessário para o acesso a procedimentos, e a não necessidade de avaliação em saúde mental possam aumentar o número de casos de destransição. Com isso, essas baixas taxas de arrependimento e destransição historicamente observadas podem aumentar.

Apesar de a frequência de destransição não ficar tão clara, os estudos lançam luz sobre outros aspectos do fenômeno que são de grande importância para a prática clínica. Particularmente, é interessante notar os motivos para a destransição, que são variados. Turban e Keuroghlian sugerem, na abordagem clínica, que os motivos para destransição sejam divididos entre internos, isto é, forças de dentro do paciente (p. ex., flutuação ou questionamento da própria identidade de gênero), e externos, qualquer força de fora do paciente que leve à destransição (p. ex., pressão familiar, dificuldade para acessar hormônios etc.)[6,18]. No estudo dos autores, citado anteriormente[6], 82,5% dos participantes que destranscionaram referiram pelo menos um motivo externo, 10,8% um motivo interno e 2,1%, motivos internos e externos. As razões mais comuns citadas foram pressão de um dos pais (36%), a transição era muito difícil (33%), muito assédio ou discriminação (31%) e dificuldade para conseguir emprego (29%). Outros fatores dignos de nota foram: flutuação na identidade de gênero (10,5%), razões médicas (3,3%), motivos financeiros (3,5%), razões psicológicas (3,9%) e dúvidas sobre a identidade de gênero (2,4%).

Littman conduziu um estudo transversal com 100 pessoas que transicionaram medicamente (ou seja, fizeram uso de bloqueio puberal, hormonização cruzada e/ou cirurgias) e destransicionaram[2]. Os participantes foram recrutados em *blogs*, fóruns e comunidades *on-line* ou redes sociais voltadas para a população *detrans* (isto é, pessoas que se identificam como tal) e responderam a um questionário com perguntas de múltipla escolha e abertas. O questionário buscava informações tanto sobre a experiência de transição quanto sobre a destransição. A razão mais frequentemente citada para a destransição foi uma mudança na definição pessoal sobre masculino e feminino e a pessoa passar a se sentir confortável em se identificar com seu sexo de nascimento (60,0%). Outras razões comumente citadas foram: preocupações com possíveis complicações médicas (49,0%); a transição não melhorou sua saúde mental (42,0%); insatisfação com os resultados físicos da transição (40,0%); e a descoberta de que algo específico, como trauma ou uma condição de saúde mental, causou sua disforia de gênero (38,0%). Pressões externas para desistir, como experimentar discriminação (23,0%) ou preocupação com o pagamento de tratamentos (17,0%), foram menos comuns.

Um estudo de 2021, conduzido por Vandenbussche, com metodologia semelhante ao apresentado anteriormente, entrevistou 237 pessoas que transicionaram médica ou socialmente e destransicionaram, recrutados de comunidades *detrans on-line*[19]. Os motivos mais comuns que levaram à destransição foram: perceber que a disforia de gênero estava relacionada a outros problemas (70%); preocupações com a saúde (62%); a transição não ter ajudado com a disforia (50%); encontrar alternativas para lidar com a disforia (45%); insatisfação com as mudanças sociais (44%); e mudança nas visões políticas (43%). Os participantes desse estudo apresentaram altas taxas de comorbidades de saúde mental, incluindo transtorno depressivo (70%), ansiedade (63%), transtorno de estresse pós-traumático (33%), transtorno de déficit de atenção (24%), condição do espectro autista (20%), transtorno alimentar (19%) e transtorno de personalidade (17%). Além dos motivos para esse processo, outros aspectos estudados devem ser chamados a atenção sobre fatores da mudança e necessidades após a destransição.

Uma possibilidade é que falhas das equipes de saúde relacionadas à indicação da transição possam estar associadas a esse processo. No estudo de Littman, muitos participantes que destransicionaram avaliaram como inadequada a avaliação em saúde mental recebida antes da transição[2]. A autora considera que, diante da complexidade da disforia de gênero, devem ser avaliadas as coocorrências de transtornos mentais e o contexto em que a disforia de gênero emerge, para que isso não leve a diagnósticos errados e a uma transição de gênero inapropriada[2].

De suma importância para profissionais de saúde é a informação de que muitos que destransicionaram acreditam não ter recebido informações médicas adequadas sobre riscos e benefícios da transição[1,2,19].

Apenas uma pequena parcela das pessoas que assumem a destransição comunicam às equipes que acompanharam todo seu processo de mudança; no estudo de Littman, apenas 24% dos entrevistados apontaram que as equipes de saúde sabiam. Então, possivelmente os dados das clínicas que atendem questões de gênero sobre a destransição podem estar subestimados[2,5]. Muitos param de fazer uso de hormônios cruzados sem qualquer tipo de acompanhamento[2,5,19]; é comum que, em vez de buscarem apoio das equipes de saúde, para entender as implicações médicas dessa decisão, essas pessoas busquem ajuda em grupos *on-line*[5]. Pessoas que destransicionam podem se sentir envergonhadas ou culpadas diante das equipes que os acompanharam durante a transição[5], evitando, assim, a comunicação da destransição. Profissionais de saúde devem ter cuidado para evitar julgamento de pacientes buscando esse processo[5].

Pessoas que estão em destransição apresentam necessidades psicológicas e sociais significativas [5,19]. Para muitas pessoas, é difícil falar sobre o tema em espaços LGBTQIAPN+ ou com amigos trans, percebendo sentimentos de rejeição e falta de suporte quando decidem destransicionar[19]. Essas pessoas indicam uma série de fatores difíceis de lidar, como solidão, sensação de arrependimento, disforia de gênero (que pode se manter mesmo depois da destransição), mudanças físicas e sociais que vêm com o processo[19]. Dificuldades legais também podem surgir[19].

DESTRANSIÇÃO | REALIDADE BRASILEIRA

No Brasil, ainda não há muitos estudos que se atentem à destransição[20]. Entretanto, é possível traçar algumas reflexões sobre esse processo e, para tanto, é necessário ter em mente algumas características do nosso país, como desigualdades socioeconômicas, dificuldade no acesso à saúde e transfobia estrutural.

Pessoas trans no sistema prisional brasileiro acabam sendo levadas à destransição diante da falta de garantia de direitos às quais são submetidas pelo Estado. Muitas vezes, o nome social não é respeitado; travestis e mulheres trans são comumente alojadas em alas masculinas. O acesso a cuidados de saúde, incluindo aí a manutenção da hormonização feminizante, é precário[21]. A mesma dificuldade de acesso é enfrentada pelas pessoas trans em situação de rua; no centro da cidade de São Paulo, é possível ver mulheres trans e travestis em péssimas condições de vida, que dificilmente têm acesso a hormônios, haja vista algumas características físicas masculinas que vão sobressaindo em seus corpos, como a barba por fazer.

Outro aspecto da realidade brasileira que fala da dificuldade de acesso às intervenções foi o aumento recente e significativo no preço de uma medicação à base de testosterona. Isso fez com que muitos homens trans tivessem que interromper seu tratamento, voltando por exemplo a apresentar ciclos menstruais[22].

Finalmente, uma terceira consideração da realidade brasileira se dá em relação à cura gay ou "recuperação" de travestis em igrejas evangélicas. É sabido que muitas igrejas apresentam discursos anti-LGBTQIAPN+ e forçam pessoas trans a destransicionarem, por entenderem a condição de transgeneridade como um pecado[20]. É possível ver relatos de "ex-travestis" em páginas da, internet dessas igrejas.

Características estruturais do Brasil, como a dificuldade no acesso à saúde, preconceitos imbuídos dentro do discurso religioso e desigualdade socioeconômica, são importantes fatores que levam as pessoas trans a destransicionarem.

É POSSÍVEL PREVENIR A DESTRANSIÇÃO?

Com o aumento da visibilidade da destransição, talvez essa seja uma pergunta que emerja entre os profissionais de saúde que cuidam de questões de gênero. Alguns autores argumentam que o foco na prevenção pode estar carregado de julgamentos negativos sobre ela, como se o fenômeno fosse uma falha clínica ou um resultado a ser evitado, e que o foco deveria ser em apoiar as pessoas que destransicionam[1,3]. Entretanto, como avalia Expósito-Campos, essa distinção entre prevenção e suporte à destransição pode ser útil do ponto de vista teórico, mas não se encaixa bem em um contexto clínico da vida real, no qual os profissionais de saúde têm a responsabilidade de garantir que as decisões de seus pacientes sejam cuidadosamente pensadas, bem-informadas e benéficas a longo prazo[1].

Diante das complexidades dos motivos para a destransição mostrados anteriormente, profissionais de saúde devem entender que ela está comumente associada a fatores externos ao paciente. Alguns desses fatores podem sofrer intervenções clínicas[6], como a falta de apoio familiar ou social[6,9]. Outros fatores estão mais relacionados a políticas públicas e iniquidades de saúde para pessoas trans, como a garantia do acesso ao acompanhamento em saúde, a consultas e a hormônios.

Considerando os fatores internos que levam à destransição, a melhor forma de prevenir o fenômeno seria por meio de uma adequada e compreensiva avaliação transdisciplinar do paciente que busca cuidados de saúde por variabilidade de gênero, antes de serem indicadas intervenções, principalmente as médicas[1,18,23]. Isso não significa dificultar o acesso a terapias afirmativas, como alguns autores podem considerar[3], mas sim propiciar um cuidado ético, humano e baseado nas boas práticas clínicas[1]. É importante lembrar que a incongruência de gênero pode ter diferentes evoluções em cada indivíduo[1], principalmente nas crianças e nos adolescentes. Pode-se checar, com frequência, como o paciente tem se entendido em relação a sua identidade de gênero[18]. Quando presentes problemas psicológicos (transtornos de humor, ansiedade, uso de substâncias, risco de suicídio etc.), faz-se necessário entender como eles se associam à incongruência de gênero: a precedem, são secundários, como se relacionam [1]? No entendimento da equipe do Ambulatório Transdisciplinar de Identidade de Gênero e Orientação Sexual (AMTIGOS) do Instituto de

Psiquiatria do Hospital das Clínicas da Faculdade de Medicina da Universidade de São Paulo (IPq-HCFMUSP), uma avaliação psicológica transversal e um apoio contínuo são fundamentais antes e durante as intervenções médicas de transição de gênero.

Mesmo com avaliação e indicação adequadas, algumas pessoas podem destransicionar e isso não significa uma falha clínica[1]. Enquanto para algumas pessoas a transição pode gerar sentimento de arrependimento[2,19], outras podem afirmar que ela foi importante no seu processo de exploração do gênero e autodescoberta[5,18]. Obviamente, ela pode trazer algumas questões psicossociais importantes e devem-se considerar alterações físicas reversíveis e irreversíveis desencadeadas pela transição, mas é papel dos profissionais de saúde mostrar que a vida após a desntransição pode ser vivida[1,3,18].

CUIDADOS NA DESTRANSIÇÃO

Enquanto existem diversas diretrizes clínicas para auxiliar na transição de gênero, há pouca orientação clínica para pacientes em destransição e, mais especificamente, para aqueles que buscam interromper ou reverter as intervenções médicas de afirmação de gênero[5,18]. A escassez de estudos sobre o tema torna difícil definir as melhores práticas clínicas para acompanhar essas pessoas[16]. Assim como o processo de transição de gênero requer suporte em diferentes domínios (psicológico, social, médico, cirúrgico e legal), o mesmo deve se aplicar para o de destransição[18]. A comunidade científica precisa se esforçar para construir protocolos de acompanhamento de pessoas nessa situação[18]. Entretanto, algumas recomendações já podem ser traçadas para esse acompanhamento.

Os clínicos precisam ter consciência política e social das questões psicossociais relacionadas à diversidade de gênero. É útil ver identidade e expressão de gênero como fluidas para manter uma postura não patologizante e não julgadora e aceitar que algumas pessoas podem mudar sua expressão e/ou identidade de gênero várias vezes. Da mesma forma, uma posição aberta sobre a identidade sexual, que também pode ser fluida, é crucial[16]. Assim, as pessoas em destransição se sentirão compelidas a buscarem apoio das equipes de saúde.

É fundamental a importância do trabalho transdisciplinar diante das diferentes necessidades citadas das pessoas em destransição. Serão necessárias orientações sobre como suspender adequadamente o uso de hormônios, como lidar de forma não médica com sintomas de disforia de gênero que podem se manter e quais as possibilidades de reversão das alterações físicas alcançadas com procedimentos cirúrgicos[1].

É possível que sejam necessários atendimentos em diferentes áreas médicas, como psiquiatria (há uma elevada frequência de transtornos mentais nessa população), endocrinologia (para acompanhamento clínico relacionado às mudanças hormonais), cirurgia plástica/urologia/ginecologia (para os que se submeteram a procedimentos cirúrgicos), dermatologia/cosmiatria (pelas necessidades estéticas; p. ex., pessoas que fizeram uso de testosterona podem apresentar acne ou calvície), dentre outros. O suporte psicológico é fundamental, haja vista o sofrimento emocional que pode emergir com a destransição[2,19] ou para lidar com fatores que levaram à transição em primeiro lugar[1]. É importante trabalhar com o paciente e a família a aceitação da "nova" apresentação de gênero daquele indivíduo[1,16], porque a experiência de destransição pode ser muito isoladora[19]. Questões legais, como mudança do nome e nova retificação do gênero, podem depender de laudos de profissionais de saúde no Brasil, e pessoas em destransição podem necessitar de suporte de advogados ou defensores públicos para conseguir seus objetivos.

CONSIDERAÇÕES FINAIS

A destransição é um fenômeno controverso, mas que efetivamente acontece com algumas pessoas que passam pela transição de gênero. De forma geral, pelos poucos estudos disponíveis sobre o tema, há um entendimento de que ele é relativamente incomum. Entretanto, há uma preocupação entre estudiosos de que sua frequência possa aumentar, haja vista o aumento da demanda em saúde para intervenções médicas de transição de gênero. Ela é também um fenômeno complexo, que pode ser ocasionado por diversos fatores sociais, econômicos, psicológicos e estruturais. Profissionais de saúde que trabalham com questões de gênero devem ter esse entendimento, e é interessante avaliar motivos externos e/ou internos que possam levar um paciente a destransicionar. Uma adequada avaliação e acompanhamento de pessoas que buscam a transição de gênero pode prevenir esse fenômeno, ainda que não seja necessariamente uma falha do cuidado de saúde de pessoas que referem incongruência de gênero. Não existem protocolos definidos para o acompanhamento em saúde de pessoas em destransição, mas é importante ter uma perspectiva transdisciplinar e uma postura acolhedora para com esses pacientes, que podem ter necessidades médicas, psicológicas, sociais e legais.

REFERÊNCIAS BIBLIOGRÁFICAS

1. Expósito-Campos P. A typology of gender detransition and its implications for healthcare providers. J Sex Marital Ther. 2021;47(3):270-80.
2. Littman L. Individuals treated for gender dysphoria with medical and/or surgical transition who subsequently detransitioned: A survey of 100 detransitioners. Arch Sex Behav. 2021;50(8): 3353-69.
3. Hildebrand-Chupp R. More than 'canaries in the gender coal mine': a transfeminist approach to research on detransition. Sociol Rev. 2020;68(4):800-16.
4. Sanders T, du Plessis C, Mullens AB, Brömdal A. Navigating detransition borders: an exploration of social media narratives. Arch Sex Behav. 2023;52(3):1061-72.
5. MacKinnon KR, Kia H, Salway T, Ashley F, Lacombe-Duncan A, Abramovich A, et al. Health care experiences of patients discontinuing or reversing prior gender-affirming treatments. JAMA Netw Open. 2022;5(7):e2224717.
6. Turban JL, Loo SS, Almazan AN, Keuroghlian AS. Factors leading to "detransition" among transgender and gender diverse people in the United States: a mixed-methods analysis. LGBT Health. 2021;8(4):273-80.
7. Steensma TD, McGuire JK, Kreukels BPC, Beekman AJ, Cohen-Kettenis PT. Factors associated with desistence and persistence of childhood gender dysphoria: a quantitative follow-up study. J Am Acad Child Adolesc Psychiatry. 2013;52(6):582-90.
8. Dhejne C, Öberg K, Arver S, Landén M. An analysis of all applications for sex reassignment surgery in Sweden, 1960-2010: prevalence, incidence, and regrets. Arch Sex Behav. 2014;43(8):1535-45.
9. Wiepjes CM, Nota NM, de Blok CJM, Klaver M, de Vries ALC, Wensing-Kruger SA, et al. The Amsterdam Cohort of Gender Dysphoria Study (1972-2015): trends in prevalence, treatment, and regrets. J Sex Med. 2018;15(4):582-90.
10. Holt A. [Internet]. Trans processa clínica de saúde no Reino Unido: "Transição deveria ser mais cautelosa". BBC News Brasil, 2023 [citado em 01 ago. 2023]. Disponível em: https://www.bbc.com/portuguese/internacional-51727313.
11. Brooks L. [Internet]. 'A contentious place': the inside story of Tavistock's NHS gender identity clinic. London: The Guardian, 19 de janeiro de 2023 [citado em 01 ago. 2023]. Disponível em: https://www.theguardian.com/society/2023/jan/19/a-contentious-place-the-inside-story-of-tavistocks-nhs-gender-identity-clinic.
12. Brooks L. [Internet]. Tavistock gender identity clinic is closing: what happens next? The Guardian, 28 de julho de 2022 [citado em 01 ago. 2023]. Disponível em: https://www.theguardian.com/society/2022/jul/28/tavistock-gender-identity-clinic-is-closing-what-happens-next.
13. Tietz K [Internet]. Detransitioner Chloe Cole announces lawsuit against hospitals "for pushing her into medical mutilation". Fox News, 2023 [citado em 01 ago. 2023]. Disponível em: https://www.foxnews.com/media/detransitioner-chloe-cole-announces-lawsuit-hospitals-pushing-medical-mutilation.
14. NBC News [Internet]. Media's "detransition" narrative is fueling misconceptions, trans advocates say. New York: Comcast; 2019 [citado em 01 ago. 2023]. Disponível em: https://www.nbcnews.com/feature/nbc-out/media-s-detransition-narrative-fueling-misconceptions-trans-advocates-say-n1102686.
15. Irwig MS. Detransition among transgender and gender-diverse people-an increasing and increasingly complex phenomenon. J Clin Endocrinol Metab. 2022;107(10):e4261-2.
16. Butler C, Hutchinson A. Debate: the pressing need for research and services for gender desisters/detransitioners. Child Adolesc Ment Health. 2020;25(1):45-7.
17. Pazos Guerra M, Gómez Balaguer M, Gomes Porras M, Hurtado Murillo F, Solá Izquierdo E, Morillas Ariño C. Transsexuality: transitions, detransitions, and regrets in Spain. Endocrinol Diabetes Nutr. 2020;67(9):562-7.

18. Turban JL, Keuroghlian AS. Dynamic gender presentations: understanding transition and "de-transition" among transgender youth. J Am Acad Child Adolesc Psychiatry. 2018;57(7):451-3.
19. Vandenbussche E. Detransition-related needs and support: a cross-sectional online survey. J Homosex. 2022;69(9):1602-20.
20. Brito CF, Toneli MJF, Oliveira JM. "Destransição de gênero" como trânsito e errância: abertura para novas corporalidades. Rev Periód. 2022;1(17):232-56.
21. Brasil. Superior Tribunal de Justiça (STJ). STJ mostra dilemas e direitos de presos e presas transexuais no Brasil. Brasília: STJ; 11 de dezembro de 2022 [citado em 01 ago. 2023]. Disponível em: https://www.stj.jus.br/sites/portalp/Paginas/Comunicacao/Noticias/2022/11122022-Transformando-a-prisao-diferentes-olhares-sobre-direitos--dilemas-e-esperancas-de-presos-e-presas-transgenero.aspx.
22. Folha de S.Paulo [Internet]. Homens trans interrompem tratamento hormonal com alta de preços e voltam a menstruar. Grupo Folha, 2023. Disponível em: https://www1.folha.uol.com.br/cotidiano/2023/01/homens-trans-interrompem-tratamento-hormonal-com-alta-de-precos-e-voltam-a-menstruar.shtml.
23. Turban JL, Carswell J, Keuroghlian AS. Understanding pediatric patients who discontinue gender-affirming hormonal interventions. JAMA Pediatr. 2018;172(10):903-4.

48

Enfermagem e Incongruência de Gênero

João Victor Bernardi Bragiola

INTRODUÇÃO

A garantia de acesso a cuidados de saúde dignos e de qualidade é um direito humano fundamental reconhecido pela Constituição Federal do Brasil[1]. No entanto, pessoas transexuais muitas vezes enfrentam iniquidades no acesso à assistência à saúde e experiências discriminatórias, o que contribui para as disparidades nos desfechos de saúde dessa população.

Consequentemente, a discussão sobre o acolhimento e a assistência de saúde às pessoas transexuais tem crescido nos últimos anos, impulsionada pelo aumento da visibilidade da população trans e por uma maior conscientização sobre questões e identidade de gênero.

Nesse contexto, a enfermagem pode desempenhar um papel fundamental no acolhimento e no cuidado de pessoas transexuais, o que inclui crianças e adolescentes com questões de gênero. Vejamos como.

ENTENDENDO O CENÁRIO

Antes de prosseguir, é importante definir um conceito que será abordado neste capítulo. A identidade de gênero é definida pela maneira como alguém pensa e se sente sobre seu próprio gênero. Quando essa identidade não está alinhada com o gênero atribuído ao nascimento, é denominada "incongruência de gênero"[2].

Pessoas que vivenciam essa incongruência frequentemente sofrem discriminação, inclusive no atendimento em serviços de saúde, onde profissionais despreparados podem não afirmar sua identidade de gênero, dificultando o acesso a cuidados e afetando diretamente a percepção de se sentirem acolhidas[3]. Isso inclui o desrespeito ao uso do nome social ou de pronomes de tratamento não concordantes com o que o usuário trans se identifica[4] – atitudes que violam a normativa da Carta dos Direitos dos Usuários do Sistema Único do Saúde (SUS), que salvaguarda o direito ao uso do nome social e incentiva um atendimento humanizado e livre de discriminação[5].

Muitas vezes, os profissionais de saúde utilizam pressupostos heterocisnormativos para orientar o atendimento, fazendo com que eles associem, quase que automaticamente, as queixas e sintomas apresentados pelos usuários a questões de infecções sexualmente transmissíveis (IST), por exemplo, reforçando atitudes de julgamento moral internalizadas pelo preconceito. Isso leva a uma compreensão reducionista das reais necessidades de saúde dessas pessoas e pode resultar em atrasos no diagnóstico e iatrogenias[6], e tem forte correlação com a formação acadêmica (que veremos no próximo tópico).

Crianças e adolescentes trans também são vulneráveis a formas de discriminação. Embora o Estatuto da Criança e do Adolescente (ECA)[7] preveja ações integradas de saúde para os jovens, a infância e adolescência trans apresentam desafios adicionais em razão do estigma e da transfobia estrutural[8].

A prevalência exata de crianças e adolescentes com incongruência de gênero é difícil de determinar, mas estima-se que corresponda a uma porcentagem da população entre 0,3 e 1,2%[2]. No entanto, uma parte significativa dessa população pode experimentar sofrimento significativo decorrente da "disforia de gênero", que é a discordância entre sua identidade de gênero e o sexo reconhecido no nascimento[9].

Aqueles que diferem das expectativas sociais de gênero são frequentemente, discriminados e marginalizados, o que resulta em uma comunidade vulnerável, a qual enfrenta mais problemas de saúde e psicossociais do que outros grupos. Para se alinharem com sua identidade de gênero e experimentarem menos violências, crianças e adolescentes podem fazer transições sociais que incluem mudanças nos pronomes, penteados, roupas e, às vezes, no nome, rompendo com o gênero reconhecido ao nascimento[10].

Nesse sentido, oferecer um acolhimento adequado durante o processo de transição de gênero é fundamental, visto que afeta crianças e adolescentes, mas também toda a família, de maneiras variadas e intensas. É importante reconhecer que a falta de apoio pode levar à rejeição familiar, ao risco de suicídio, à discriminação e à relutância em buscar serviços de saúde[11], o que endossa a importância em abordarmos esse tema.

No que tange à família, ressaltamos que esse processo não é linear. É cercado de dúvidas, medos e inquietações. É necessário compreender que os familiares dessas crianças e adolescentes podem desenvolver sentimentos de perda, luto e incertezas diante da exposição a uma identidade de gênero diferente da experimentada desde o nascimento. É comum que as famílias se sintam isoladas no processo de compreensão dessas situações[11].

Por isso, é fundamental a construção de ambientes seguros, com profissionais preparados para acolher e identificar as necessidades de crianças e adolescentes em transição de gênero. É preciso que esses ambientes proporcionem o desenvolvimento de relacionamentos de confiança e acolhimento para que os familiares e pacientes se sintam seguros e apoiados durante esse processo[11].

Durante o processo de cuidado, estratégias interventivas como psicoterapia, transição social de gênero, atividades em grupo e outros serviços de acompanhamento são de suma importância no acolhimento dessas pessoas[12]. Além disso, é importante dar ênfase ao apoio aos familiares e à escola, já que isso proporciona a base necessária para um cuidado personalizado e integral, bem como entender e atender às necessidades individuais nos principais cenários.

E é nesse contexto que se situa o Ambulatório Transdisciplinar de Identidade de Gênero e Orientação Sexual (AMTIGOS) do Instituto de Psiquiatria do Hospital das Clínicas da Faculdade de Medicina da Universidade de São Paulo (IPq-HCFMUSP).

A FORMAÇÃO DO ENFERMEIRO

De modo amplo, ao enfermeiro, durante seu processo formativo acadêmico, a abordagem da sexualidade e gênero é percorrida nas disciplinas sob enfoque biologicista/reprodutivo, com viés patologizante (do ponto de vista psiquiátrico e de IST), o que reforça fortemente a assistência que reproduz o modelo heterocisnormativo. Isso contribui para que, na ponta, ao se depararem com pacientes que não se enquadram nesse modelo heterocisnormativo que perpassou a formação, sejam relatados, no momento do cuidado, insegurança, angústia e constrangimento[13].

Dessa forma, é notório que o nível de conhecimento afete diretamente a qualidade do cuidado e as atitudes dos profissionais nas relações com pessoas trans, inclusive crianças e adolescentes. Nesse processo, faz-se necessário um novo paradigma de formação profissional, que trate questões de identidade de gênero e sexualidade, para que seja possível lidar com essa complexidade de forma consciente, sensível e inclusiva[6].

Treinamentos e formação educacional devem incluir conhecimentos sobre orientação sexual, identidade de gênero, expressão de gênero, saúde sexual, disparidades e necessidades específicas de saúde da população transexual. Também deve incluir educação sobre vocabulários, terminologias, especificidades de cuidado e papéis de cada profissional da equipe multiprofissional na prestação de cuidados de saúde, além da avaliação de preconceitos internos, como homofobia e transfobia[14,15].

Assim, ao pensar em uma formação desde a graduação que abarque questões de gênero e sexualidade, há expectativa de novas gerações de enfermeiros mais preparados, municiados de conhecimento e habilidades, necessários para proporcionar cuidados sensíveis e adequados às pessoas transgênero e suas famílias. Diretamente, ao incorporarem conhecimento e melhores práticas para assistência das pessoas trans, proporcionarão uma melhoria da saúde dessa população[16].

ATUAÇÃO TRANSINCLUSIVA E ACOLHEDORA

Os enfermeiros, que constituem uma importante proporção da força de trabalho dos profissionais da saúde[16], são profissionais que se inserem, coordenam e participam de ações e serviços, e têm uma importante sensibilidade acerca dos determinantes e condicionantes de saúde, dos contextos de vulnerabilidades, das necessidades subjetivas e coletivas, a partir do seu próprio processo de trabalho[13].

Enfermeiros implicados podem fornecer com segurança o cuidado inclusivo, equitativo e baseado em evidência nos cenários de saúde em que atuam[17]. Pelas atribuições da própria profissão nos cenários de saúde, são os profissionais com maior tempo e disponibilidade nos serviços e, pela proximidade por meio das suas rotinas, têm um potencial de vinculação muito significativo com os pacientes.

Quando os enfermeiros estão sintonizados às necessidades de saúde das pessoas com incongruência de gênero, por meio da compreensão singular de suas respectivas necessidades, membros da equipe técnica profissional se fazem potentes na luta pela garantia de que tais necessidades sejam contempladas[16].

Lançar mão de estratégias que podem parecer simples, mas que sobretudo reforçam cidadania e resguardo dos direitos da população trans, como chamá-los pelo nome social e usar pronomes congruentes à sua identidade de gênero, possibilitam a construção de um maior vínculo com esses usuários de forma mais assertiva com solidificada, construída na base da confiança e do respeito às especificidades de gênero, e impactos na qualidade da prestação do cuidado[18].

Profissional enfermeiro, líder, por meio de uma comunicação aberta e respeitosa, contribui para o desenvolvimento efetivo, dentro da equipe interdisciplinar, de mudanças transformacionais que terão impactos na qualidade do cuidado[19] das crianças, adolescentes e suas respectivas famílias.

E é partindo desses pressupostos todos que há o conceito de acolhimento.

O acolhimento deve se fazer presente em todas as relações que permeiem as relações de cuidado, nos encontros entre profissionais e usuários (incluindo famílias) e nas relações de escuta, de modo a proporcionar que as demandas sejam acolhidas e reconhecidas como legítimas[20].

O termo acolhimento, segundo Ribeiro e Castro, pode ser definido como a

> constitutiva dos modos de se produzir saúde como ato ou efeito de acolher, implica uma atitude de inclusão e é também um dispositivo de qualificação da escuta, vínculo, e acesso responsável. Predispondo à conversa, interlocução e ao diálogo, permite ao grupo entender as necessidades de saúde apresentada e responsabilizar-se pelas pessoas que o procuram, buscando a solução do problema real e criando a possibilidade do fortalecimento da rede de atenção[21].

O enfermeiro pode se fazer protagonista no que diz respeito ao acolhimento, já que é um profissional essencial e que atua quase sempre na porta de entrada dos serviços de saúde. No Sistema Único de Saúde (SUS), na Atenção Primária à Saúde (APS), é visto como estratégia de potencialização da implementação da assistência a esse público, e é possível, a partir de então, a construção do vínculo profissional-paciente e o atendimento às suas necessidades de saúde[22].

A partir da proposição de práticas e diretrizes que dialoguem com as reais necessidades dessa população, colabora-se para a construção de uma cultura organizacional nos espaços de saúde por meio de um ambiente acolhedor e respeitoso[6].

Especificamente no que se refere às famílias, o acolhimento proporcionado deve criar um vínculo terapêutico que permita que elas expressem suas narrativas. É importante que se pense em uma perspectiva de atuação que reitere os papéis da família, não no sentido de promover o "desenvolvimento" da incongruência de gênero ou buscar a cura, mas sim de extrair maneiras colaborativas de apoiar a personalidade e as escolhas das crianças e adolescentes com incongruência de gênero, de modo a estabelecer limites e garantir um ambiente seguro[11].

Ao estabelecer uma relação de confiança e de empatia com as famílias, o profissional de enfermagem pode empoderá-las para expressar seus sentimentos e capacitá-las a criar ferramentas para superar suas dificuldades. Um exemplo disso é o manejo das demandas específicas associadas à transição, que incluem mudanças físicas e emocionais das crianças e adolescentes, as quais afetam diretamente a família. Ou seja, o conhecimento especializado do profissional de enfermagem, pode ser utilizado para lidar com essas e outras questões de forma mais eficaz e acolhedora[23].

Portanto, com base na prática baseada em evidências, entende-se que a promoção de cuidados para a população trans inclui a criação de um ambiente acolhedor, solidário, seguro e inclusivo, em que haja uma relação efetiva entre o profissional de saúde e o paciente, bem como todo o ecossistema que os envolve, especialmente a família. É fundamental que essas pessoas, assim como todas as outras, se sintam protegidas e defendidas durante a oferta de cuidado em quaisquer espaços de saúde[14].

CONSIDERAÇÕES FINAIS

É indispensável que sejam rompidos o ciclo discriminatório e estigmatizante e a consequente violência institucionalizada, e que seja proporcionado respeito às pessoas na sua singularidade, por meio do combate a todas as formas de "normalização" que resultem na exclusão de sujeitos (incluindo crianças e adolescentes) ao seu direito de acesso à saúde.

A reversão desse cenário pode se dar pelo enfermeiro como agente de mudança, maior força de trabalho da área da saúde, e por profissionais com maior proximidade e grau de interação com os usuários nos serviços, por meio de um cuidado empático e de respeito à singularidade. As reflexões da importância da construção de um ambiente transinclusivo e de profissionais capacitados/preparados para o atendimento da população trans, que tenham atitudes em afirmar o gênero, e acolham (no sentido literal do conceito) as necessidades de saúde legítimas trazidas em uma relação profissional-paciente centrada na pessoa, contribuem para a mudança de paradigma de cuidado.

REFERÊNCIAS BIBLIOGRÁFICAS

1. Brasil. Constituição da República Federativa do Brasil. Brasília: Senado Federal; 2016 [citado em 01 ago. 2023]. Disponível em: http://www. planalto.gov.br/ccivil_03/constituicao/constituição.html.
2. Claahsen-van der Grinten H, Verhaak C, Steensma T, Middelberg T, Roeffen J, Klink D. Gender incongruence and gender dysphoria in childhood and adolescence-current insights in diagnostics, management, and follow-up. Eur J Pediatr. 2021;180(5):1349-57.
3. Cicero EC, Reisner SL, Silva SG, Merwin EI, Humphreys JC. Healthcare experiences of trans-gender adults: an integrated mixed research literature Review. ANS Adv Nurs Sci. 2019;42(2):123-38.
4. Rocon PC, Sodré F, Rodrigues A, Barros MEB, Wandekoken KD. Desafios enfrentados por pessoas trans para acessar o processo transexualizador do Sistema Único de Saúde. Interface. 2019;23:e180633.
5. Brasil. Ministério da Saúde (MS). Portaria n. 675/GM, de 30 de março de 2006. Aprova Carta dos Direitos dos Usuários da Saúde, que consolida os direitos e deveres do exercício da cidadania na saúde em todo o país]. Brasília: MS, Diário Oficial da União; 2009 [citado em 01 ago. 2023]. Disponível em: http://bvsms.saude.gov.br/bvs/saudelegis/gm/2006/prt0675_30_03_2006.html.
6. Lampalzer U, Behrendt P, Dekker A, Briken P, Nieder TO. The Needs of LGBTI people regarding health care structures, prevention measures and diagnostic and treatment procedures: a qualitative study in a German metropolis. Rev Int J Environ Res Public Health. 2019;16(19):3547.
7. Brasil. Presidência da República. Casa Civil. Subchefia para Assuntos Jurídicos. Lei n. 8.069, de 13 de julho de 1990. Dispõe sobre o Estatuto da Criança e do Adolescente e dá outras providências.

Brasília: Diário Oficial da União; 16 de julho de 1990 [citado em 01 ago. 2023]. Disponível em: http://www.planalto. gov.br/ccivil_03/leis/l8069.html.
8. Nascimento FK, Reis RA, Saadeh A, Demétrio F, Rodrigues ILA, Galera SAF, et al. Brazilian transgender children and adolescents: attributes associated with quality of life. Rev Lat Am Enfermagem. 2020;28:e3351.
9. Shumer DE, Nokoff NJ, Spack NP. Advances in the care of transgender children and adolescents. Adv Pediatr. 2016;63(1):79-102.
10. Rae JR, Gülgö S, Durwood L, DeMeules M, Lowe R, Lindquist G, et al. Predicting early-childhood gender transitions. Psychol Sci. 2019;30(5):669-81.
11. Wagner LD, Armstrong E. Families in transition: the lived experience of parenting a transgender child. J Fam Nurs. 2020;26(4):337-45.
12. Murchison G. Supporting & caring for transgender children. Washington, DC: American Academy of Pediatrics; 2016 [citado em 01 ago. 2023]. Disponível: https://assets2.hrc.org/files/documents/SupportingCaring-forTransChildren.pdf.
13. Belém JM, Alves MJH, Pereira EV, dos Santos Moreira FTL, da Silva Quirino G, Albuquerque GA. Atenção à saúde de lésbicas, gays, bissexuais, travestis e transexuais na Estratégia Saúde da Família. Rev Baiana Enferm. 2018;32:e26475.
14. Aleshire ME, Ashford K, Fallin-Bennett A, Hatcher J. Primary care providers' attitudes related to LGBTQ [citado em 01 ago. 2023]. People: A Narrative Literature Review. Health Promot Pract. 2019;20(2):173-87.
15. Ziegler E, Valaitis R, Vost J, Carter N, Risdon C. "Primary care is primary care": use of normalization process theory to explore the implementation of primary care services for transgender individuals in Ontario. PLoS One. 2019;14(4):e0215873.
16. Yingling CT, Cotler K, Hughes TL. Building nurses' capacity to address health inequities: incorporating lesbian, gay, bisexual and transgender health content in a family nurse practitioner programme. Rev J Clin Nurs. 2017;26(17-8):2807-17.
17. Frei J, Kalensky M, McIntosh E, Mystkowski J, Schwelnus E, Shaw B, et al. Gender Affirmation in Adult Primary Care. J Nurse Pract. 2019;15(10):742-8.
18. Guimarães NP, Sotero RL, Cola JP, Antonio S, Galavote HS. Avaliação da implementação da Política Nacional de Saúde Integral à população LGBT em um município da região Sudeste do Brasil. Rev Eletron Comun Inf Inov Saúde. 2020;14(2):372-85.
19. Rowe D, Ng Chye Y, O'Keefe L. Leadership initiatives in patient-centered transgender care. Rev Fed Pract. 2017;34(1):8-14.
20. Brasil. Ministério da Saúde (MS). Secretária de Atenção à Saúde. Departamento de Atenção Básica. Acolhimento à demanda espontânea. Brasília: MS; 2013 [citado em 01 ago. 2023]. Disponível em: http://bvsms.saude.gov.br/bvs/publicacoes/acolhimento_demanda_espontanea_cab28v1.pdf.
21. Ribeiro YCNMB, Castro RLV. Acolhimento com classificação de risco: dois momentos de reflexão em torno das cores. In: Brasil. Ministério da Saúde (MS). Cadernos Humaniza SUS. Brasília: MS; 2011 [citado em 01 ago. 2023]. Disponível em: http://bvsms.saude.gov.br/bvs/publicacoes/cadernos_humaniza-sus_atencao_hospitalar.pdf
22. Sehnem GD, Rodrigues RL, Lipinski JM, Vazquez MED, Schmidt A. Assistência em saúde às travestis na atenção primária: do acesso ao atendimento. Rev Enferm UFPE On-Line. 2017; 11(4): 1676-84.
23. Lopes PF, Melo LL, Ribeiro CA, Toledo VP. Experiences of families of adolescents with gender incongruence in the light of the Calgary Models for Families. Rev Esc Enferm USP. 2022;56:e20220027.

Seção 15

Desafios

49

Desafios

Alexandre Saadeh

Desafios são muitos. O principal é mostrar para as pessoas, profissionais e famílias, que crianças com variabilidade de gênero existem, sofrem, se recolhem e muitas vezes se desenvolvem em ambiente hostil e pouco acolhedor para suas vivências.

Ser diferente não é para ser um problema, mas sim algo que facilita à sociedade perceber que, apesar de termos os mesmos direitos e deveres, somos singulares sempre em algum detalhe ou característica, o que nos faz únicos e valiosos para o todo da trama social.

Esse talvez seja o desafio mais difícil e importante agora.

Além dele, temos muitos outros:

1. Ampliar a assistência e o acolhimento da população infantil e adolescente (a adulta precisa ser ampliada e melhorada no país, mas já é reconhecida pelo Sistema Único de Saúde – SUS). Isso só será possível quando pudermos, como profissionais da saúde, entender que a base do fenômeno é biológica e suas consequências são sociais e não o contrário. Ou seja, que o tema em si é alvo de debates apaixonados, os quais não resultam em melhorias de saúde para essa população.
2. Reivindicar que o SUS possa inserir no rol do Processo Transexualizador o acompanhamento de crianças e adolescentes, incluindo o acompanhamento no desenvolvimento infantil, o bloqueio puberal e seu adequado acompanhamento, e a hormonização cruzada a partir dos 16 anos de idade. Esse direito está garantido na Constituição Federal e no Estatuto da Criança e do Adolescente (ECA) há anos. Só depende de leitura que não seja moralista ou ideologicamente definida. A ampliação do acompanhamento de crianças e

adolescentes e a adequação do acompanhamento da população adulta aos princípios do SUS não devem permanecer restritas a alguns centros, mas serem difundidas para todos.

Devemos melhorar o treinamento das equipes, sem viés ideológico, para que todos os que necessitem possam ser incluídos e os que têm na incongruência de gênero um sintoma e não um quadro clínico possam também ser reconhecidos, orientados e acompanhados adequadamente. Com isso, reduziremos as retransições/destransições e promoveremos maiores ações em saúde.

3. O fenômeno trans não pertence a ninguém. Quem é sabe como se desenvolve e como a sociedade lida, diariamente, com as pessoas e o fenômeno trans. Mas isso não faz com que possam ser os únicos a falar, apoiar, defender, exigir e acolher as famílias, as crianças e os adolescentes com variabilidade de gênero. Entidades ou associações trans existem para defender de maneira ampla TODAS as iniciativas de inclusão e acesso, não só à saúde, mas também à educação digna e inclusiva e a outros direitos. Quem está junto, acompanha e participa, também tem essa mesma obrigação e direitos, associado ao dever de não se fechar numa única forma de entendimento ou de linguajar, mas poder ser inclusiva a todos que trabalham diariamente para fazer desse tema algo presente, visível e respeitado.
4. O Brasil se ressente de uma legislação adequada para a população trans. Já evoluímos muito desde os anos 1990, muito por batalhas individuais de alguns advogados, algumas associações e sensibilidade dos nossos órgãos jurídicos superiores. Mas está na hora de repensarmos uma legislação eficiente, protetora, porém não condescendente.
5. Ampliar na formação universitária a discussão sobre o tema, sem valorizar uma única maneira de entender o assunto, mas propondo uma visão humanística e democrática.
6. Repensar as políticas de inclusão, pensando que apenas 1 a 2% da população pode ser considerada transgênero e é um erro pensar que os outros 98 a 99% são inimigos e devem renunciar a quem são pelos 1 a 2%. Todos têm de ser incluídos, mas não ocupar espaços de forma exclusiva. Nenhum privilégio deve ser aceito.
7. Temos hoje maior representatividade da população trans adulta, no entanto, ainda incipiente quando se trata de crianças, adolescentes e suas famílias. Necessitamos pensar e implementar uma maior visibilidade e participação social de todos eles.
8. Por fim, quem sabe, abandonar os termos trans e cis e ficarmos com a simplicidade das possíveis variações de identidade de gênero incluídas em nosso cotidiano, como características humanas, o que na realidade são.

Não custa sonhar!

Índice Remissivo

E

R

S

U

V

W

GRÁFICA PAYM
Tel. [11] 4392-3344
paym@graficapaym.com.br